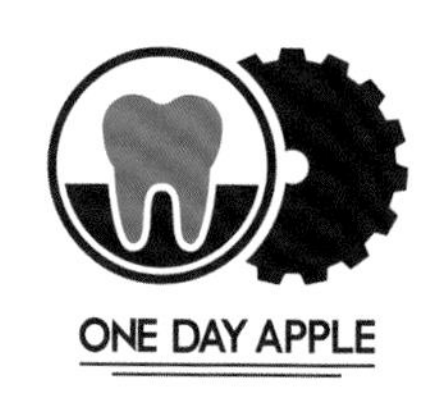

“翼”招制胜

——无牙颌种植手术临床策略

王　明　主编

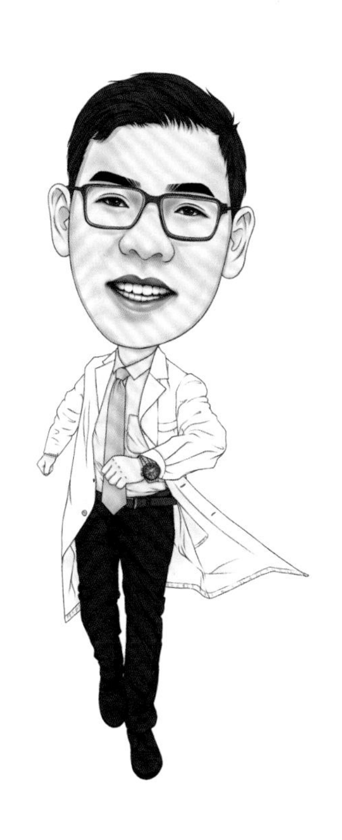

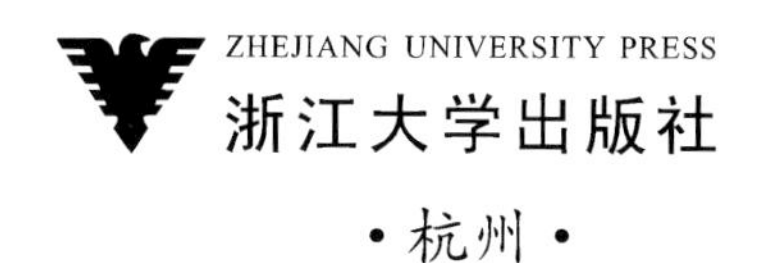
ZHEJIANG UNIVERSITY PRESS
浙江大学出版社
·杭州·

《“翼”招制胜——无牙颌种植手术临床策略》
编　委　会

主　　编　王　明(北京北一科技发展有限公司、杭州美奥口腔医院)

副 主 编　郭　永(重庆德亚口腔医院)

尉廷杰(北京廷杰口腔医院)

伍正辉(成都大型口腔医院连锁机构)

苏印锋(暨南大学穗华口腔医院)

王小芳(苏州方津口腔医院)

主编助理　陈　阵(内蒙古赤峰市忠冠口腔连锁集团)

张　朋(郑州大学第一附属医院·河南省口腔医院)

曹新颖(天津合心口腔医院)

秘　　书　韦丽芬(广州医科大学口腔医院种植科)

朱文新(苏州元和口腔医院、苏州牙道口腔医院)

参　　编

王文清	葛朕飞	闫　硕	阿布都热木·沙塔尔
伍正辉	朱文新	陈　阵	杜永涛
于泳健	王宏法	曹新颖	张平珍
张春玲	韦丽芬	苏印锋	王小芳
郭　永	张　朋	王　明	王琼琼
王鸣华	王　莹	黄圣运	尉廷杰
黄品玲	张国强	黄　忠	龙海秋
闫立涛	赵松洋	陈　萍	

主编介绍

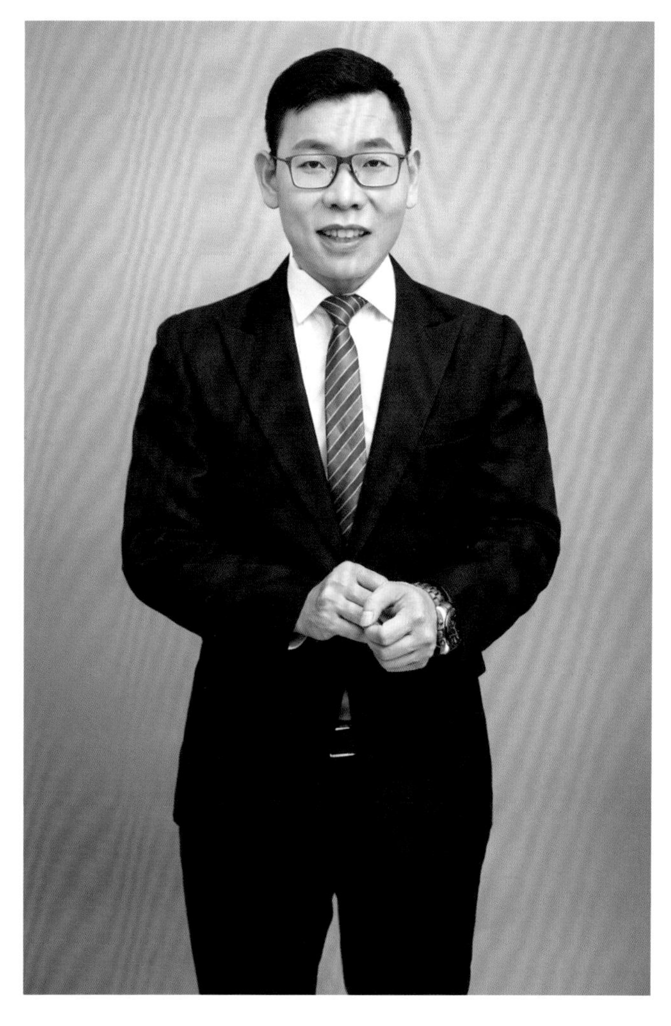

王明

北一微创培训讲师
北一种植培训导师
美奥口腔杭州西湖机构院长
美奥口腔杭州种植学科带头人
中华口腔医学会口腔种植专业委员会会员
中华口腔医学会镇静镇痛专业委员会会员

2003年山东大学口腔医学本科毕业，2006年中山大学口腔临床医学硕士毕业。2006—2011年任职于天津医科大学口腔医院颌面外科，2011—2015年担任北京瑞泰口腔医院种植中心主任，2015—2017年担任拜博口腔北京事业部医疗副总监，2018年至今担任美奥口腔杭州西湖机构院长，2009年应邀参加第八次全国口腔颌面-头颈肿瘤会议并发表演讲。2013年创办北一种植培训机构，至今培训种植医师数千人，成功举办“口腔种植培训实操班”150场次，涵盖北一种植初级班、北一种植中级班、北一种植高级班，以及北一种植“翼”招制胜专题班；2013年应邀参加第八次全国口腔种植学大会并发表演讲。2015年应邀参加第九次全国口腔种植学大会并发表演讲；同年增加了北一微创拔牙技术培训班，成功举办了几十场次微创拔牙培训。2016年应邀参加潍坊市民营牙医协会第三届口腔学术研讨会并做专题讲座。2017年应邀参加中华口腔医学会镇静镇痛专业委员会全国学术年会并做专题发言。2018年创办北一口腔，将先进口腔种植技术带回家乡，在天津蓟州区开展招商引资项目创立天津合心口腔医院二级专科医院。曾多次赴日、美、德等国访问深造学习，在口腔医学类核心期刊发表论文多篇，参编图书三部，主编图书一部，荣获香港大学牙医学院优秀青年人才入围奖等口腔界多项荣誉。

擅长：美学微创种植、颧种植、翼上颌复合体高难度种植、微创拔牙等。特别是在翼上颌复合体种植方面颇具心得，五年来已经完成300多例翼上颌复合体种植病例，取得良好的效果。

主编助理

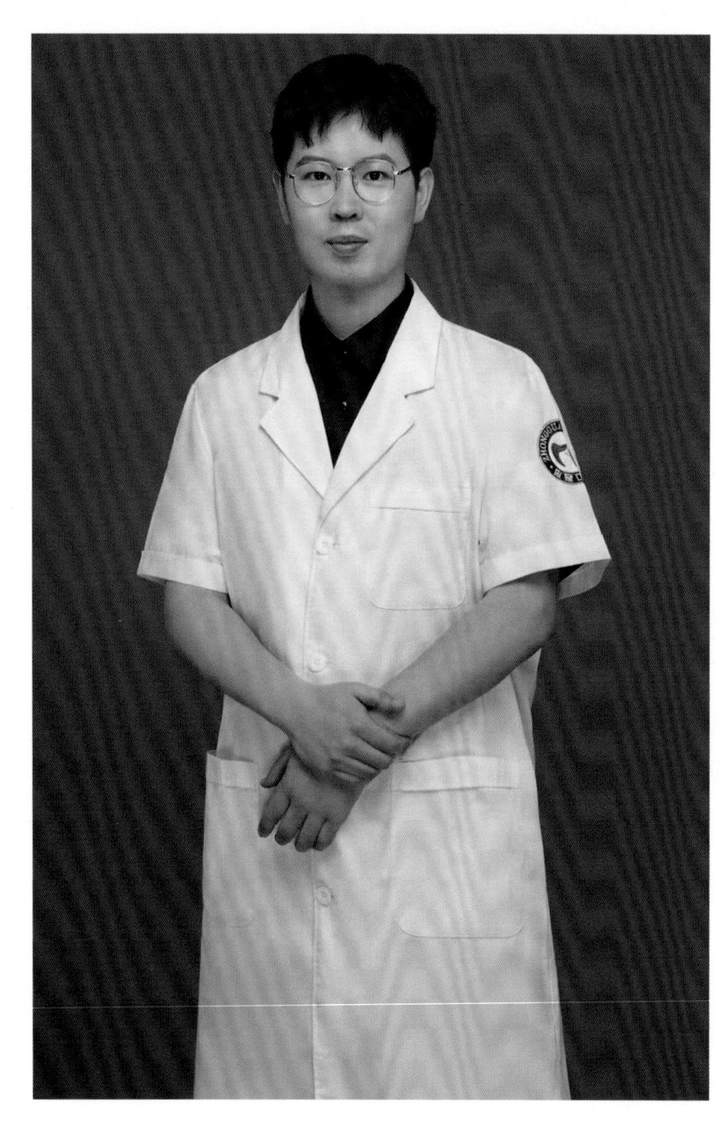

陈阵

内蒙古赤峰市忠冠口腔连锁集团医疗总监

北一种植联盟专家委员

北一种植培训班讲师

中华口腔医学会会员

士卓曼种植系统认证医师

奥齿泰种植系统认证医师

BEGO种植系统认证医师

北一种植联盟专家委员，公立医院工作十余年，2015—2019年担任赤峰市医院全科带教老师，学科带头人，在全国率先开展翼上颌种植业务，给很多无法种植的患者带来了希望。

擅长：美学修复，牙体牙髓病治疗，微创无痛智齿拔除，种植修复，即刻种植，骨增量技术，上颌窦提升技术，即刻负荷ALL ON 4及翼上颌种植、高难度种植及修复。

主编助理

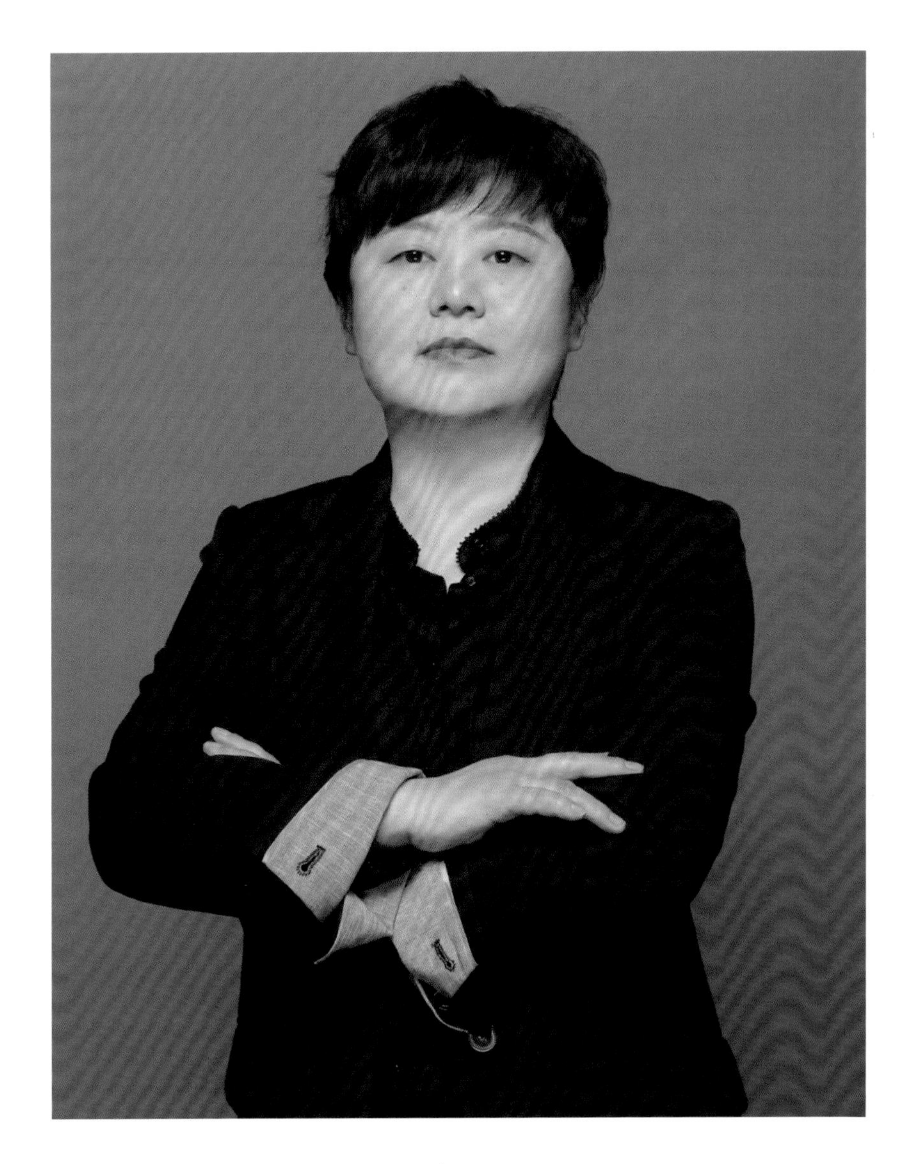

张朋

郑州大学第一附属医院·河南省口腔医院口腔修复科副主任、副主任医师,副教授

中华口腔医学会口腔修复专业委员会委员

中华口腔医学会口腔美学专业委员会委员

中华口腔医学会口腔材料专业委员会委员

河南省口腔医学会口腔美学专业委员会副主任委员

河南省口腔医学会口腔修复专业委员会常委

主编助理

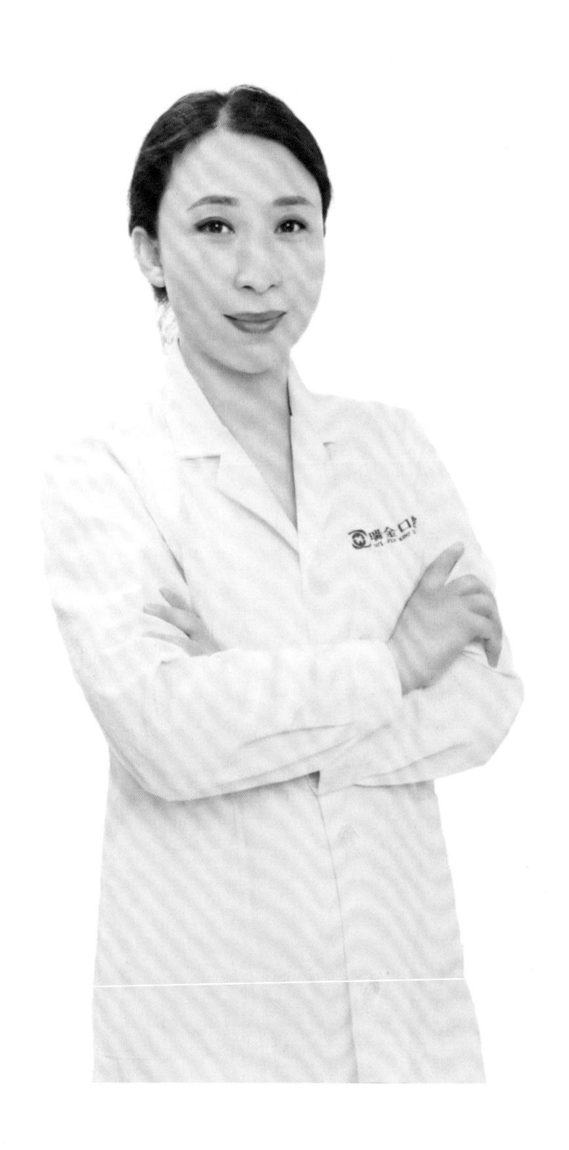

曹新颖

天津合心口腔医院医疗技术总监
天津瑞琫口腔医疗集团医疗技术总监
天津市蓟州区人民医院口腔科原副主任医师
天津北辰区审批局特邀评审专家
天津市第三届卫生行业口腔专业技术比武冠军
北一种植讲师团副团长
中华口腔医学会会员
中华口腔种植学会会员

具有二十余年口腔颌面外科及种植临床经验。

擅长：口腔常规种植技术、即刻种植修复技术、无牙颌全口种植技术、翼上颌区复杂种植技术、美学区种植、上颌窦内外提升技术、GBR骨增量技术、各种疑难智齿拔除、根尖手术、瓷贴面美学修复。

副主编

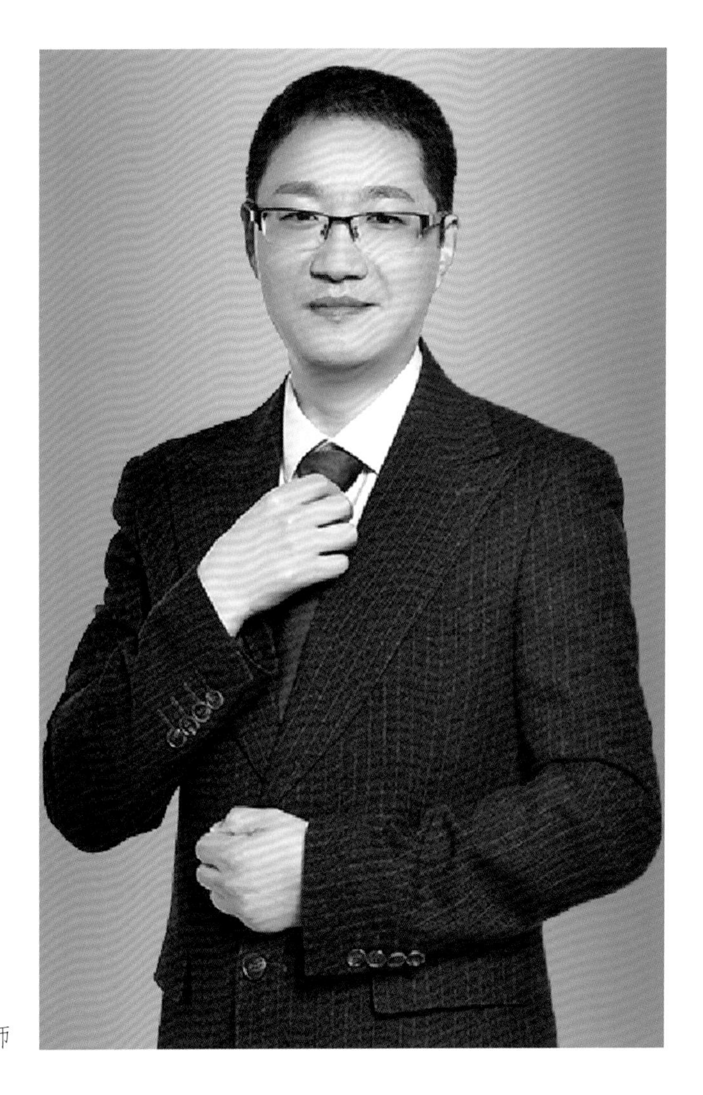

郭永

德亚口腔连锁(西南区)种植技术总院长
中华口腔医学会口腔修复学专业委员会会员
德国ICX种植系统亚洲区培训专家团成员
纽百特、诺贝尔、士卓曼种植系统特约指导讲师

从事口腔临床工作二十余年,专攻口腔种植及修复专业的诊治工作,长期从事高龄疑难缺牙种植实践与研究,具有丰富的临床及教学经验。曾受邀赴德国、奥地利等国家和地区访问学习,发表口腔专业论文多篇,主持开展重庆德亚口腔数字化种植工作并取得重大成果。2018年与王明主编同赴香港参加著名种植专家周国辉教授举办的“ALL ON 4和颧种植临床实践”交流与学习。2018年参加西南区种植高峰论坛案例大赛并获得金奖。

擅长:即刻种植,即刻负荷,全/半口及高龄疑难缺牙种植,牙槽骨增量手术及种植。

副主编

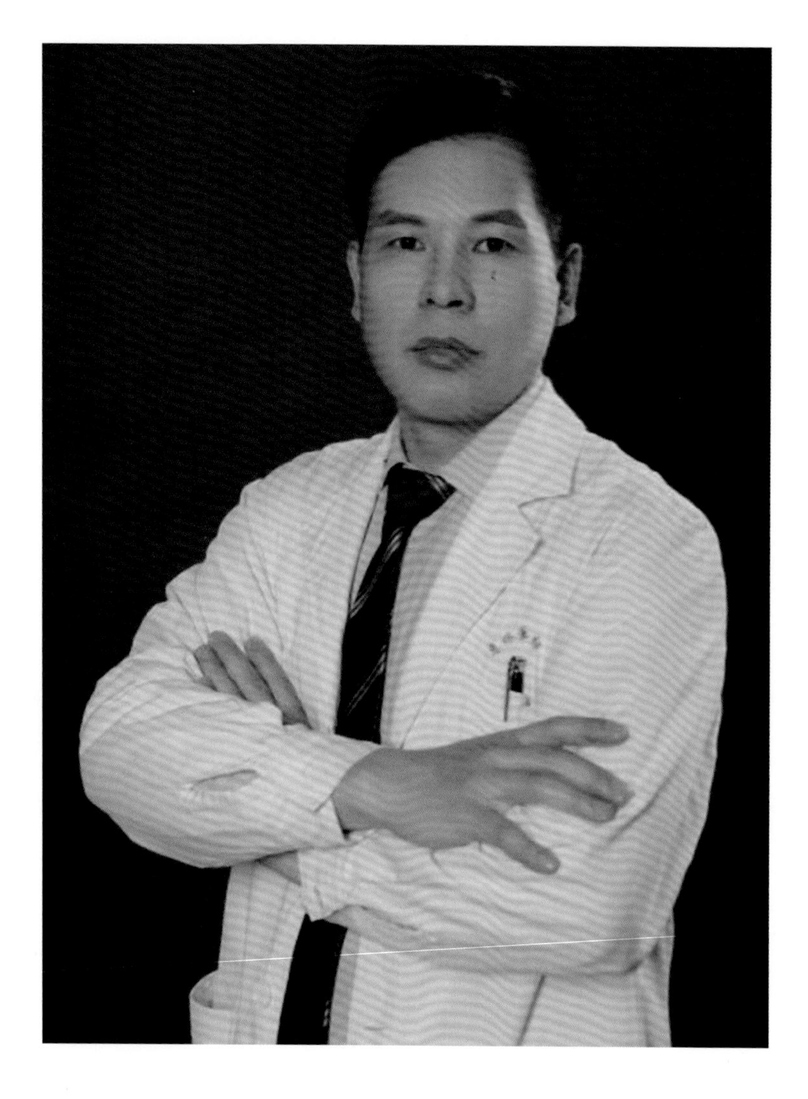

苏印锋

暨南大学穗华口腔荔湾中山八院区口腔种植科主任

中华口腔医学会口控种植专业委会会员

韩国登腾种植系统特聘讲师

韩国种植进修优秀人才

中国人民解放军海军医科大学本科毕业，国家注册口腔医师。曾赴北京大学口腔医院进修；并多次赴广州南方医科大学学习各类口腔方面的理论知识，学习X射线在口腔医学中的应用、诊断；先后多次赴韩国参加种植培训，学习数字化微创种植导板编程，并获得先进个人技术培训奖，取得韩国种植进修优秀人才证书；参加北一种植培训高级进修班并取得毕业证书。

擅长：数字化微创种植技术，复杂无牙颌种植，ALL ON 4、ALL ON 6、穿翼、上颌窦提升、自体骨移植手术等疑难病例种植手术，牙周病治疗，种植后美学修复，等等。

副主编

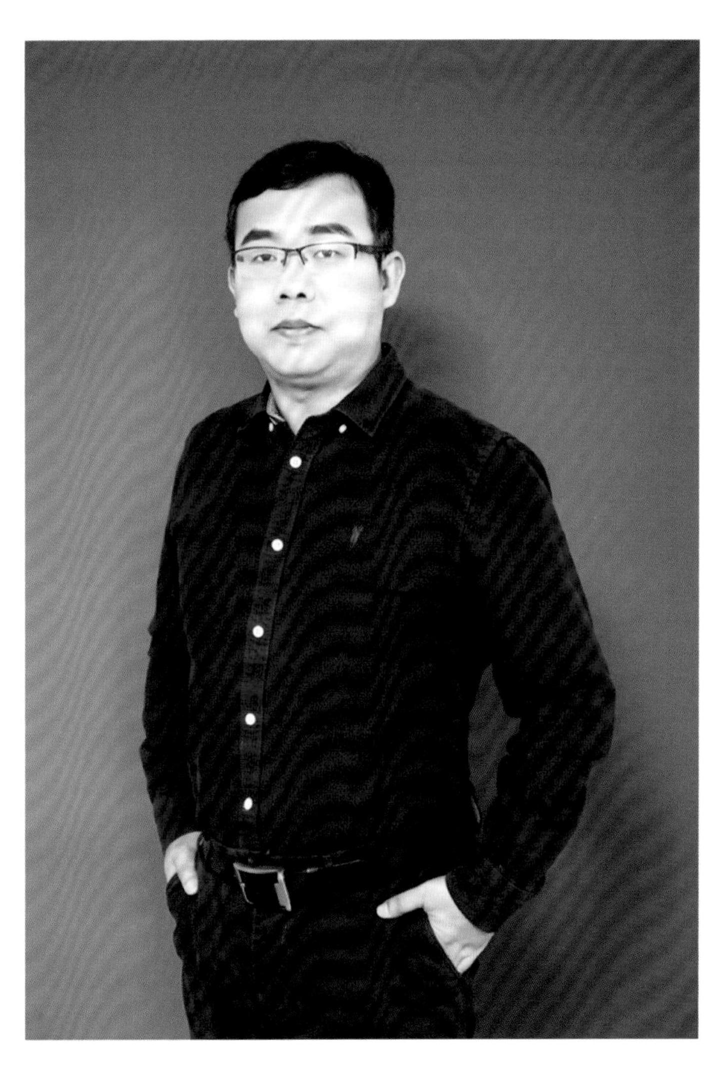

伍正辉

中华口腔医学会口腔种植专业委员会会员
国际种植牙医师学会(ICOI)会员
韩国伊诺登种植系统(中国区)讲师

主治医师，专攻口腔种植，有十余年口腔临床经验。曾先后赴韩国、德国、波兰等国家参加国际口腔学术研讨会。

擅长：口腔常规种植修复，即刻修复技术，美学区种植，ALL ON 4及ALL ON 6种植技术，微创种植技术，骨增量技术，上颌窦提升技术，翼上颌复合体种植、高难度种植及修复。

副主编

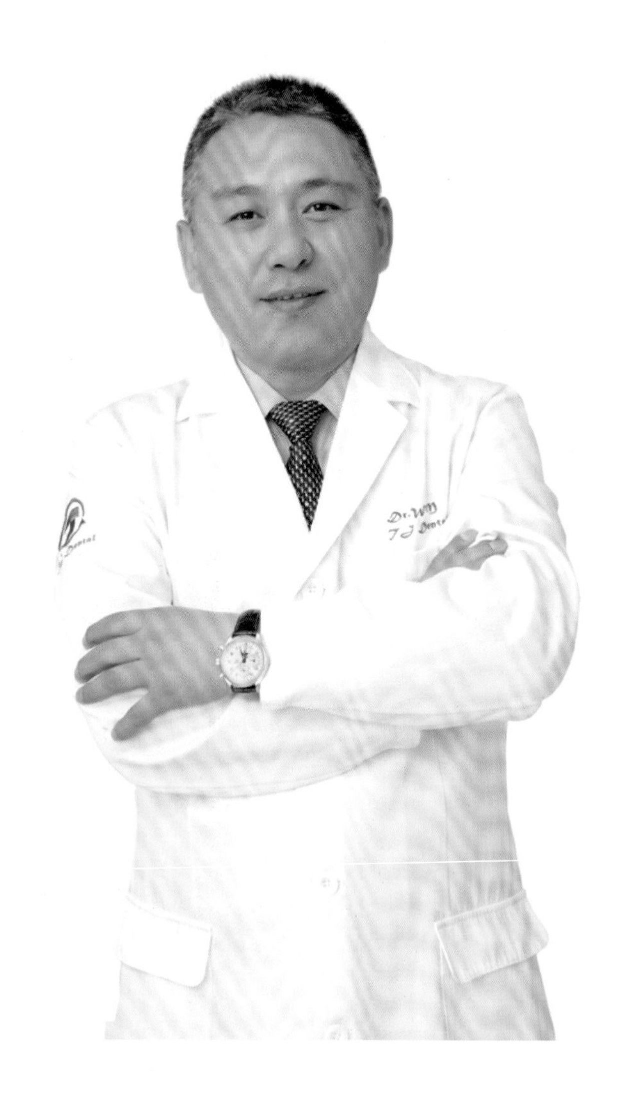

尉廷杰

北京廷杰口腔连锁门诊创始人
北京廷杰口腔连锁门诊医疗总院长
北京昌平区口腔专业委员会副主任
非公立儿童口腔联盟主席
韩国国立庆北大学正畸研修生
ETA认证金牌讲师
时代天使隐形矫正认证医师
隐适美认证医师
北一种植培训讲师
中华口腔医学会会员

2006年创立廷杰口腔全国连锁品牌，2019年创立非凡口腔连锁品牌，并往全国发展成立廷杰口腔天津事业部、浙江事业部、云南事业部、海南事业部等，开启全国连锁联保模式。

擅长：儿童及青少年早期矫治、固定矫治、隐形矫治、舌侧隐形矫正。在精密美学修复、单颗多颗牙种植、半口全口种植、美学复杂种植修复、即刻种植、数字化种植等方面颇有造诣。

副主编

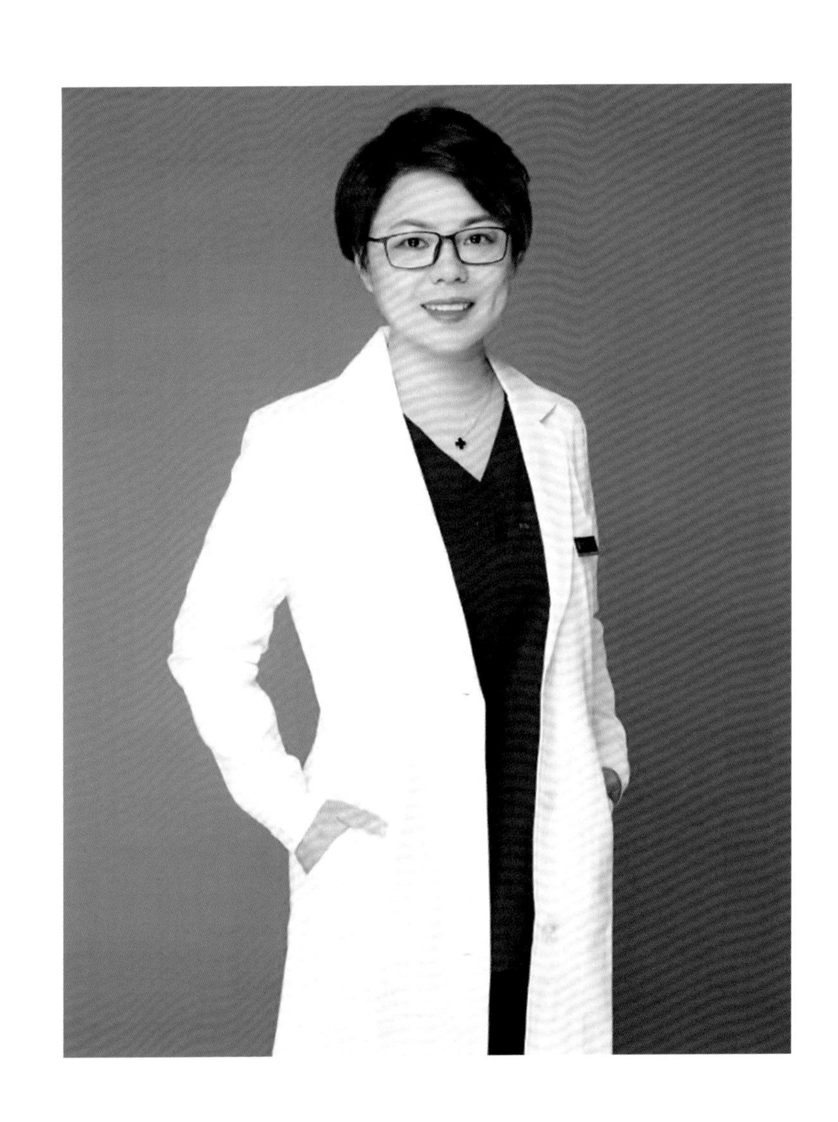

王小芳

副主任医师

方津口腔连锁集团创始人

方津口腔连锁集团医疗总监

苏州民营口腔医疗协会副会长

江苏省口腔医疗协会青年委员

从事口腔临床工作二十余年，在口腔种植及美学矫正等方面具有非常丰富的临床实践经验。先后多次受邀赴美国、德国、以色列等国家访问交流学习。

擅长：儿童牙齿矫正，成人牙齿矫正与种植，半口/全口种植技术，美学复杂种植技术，即刻种植，数字化种植，微创复杂牙拔除术，等等。

秘书

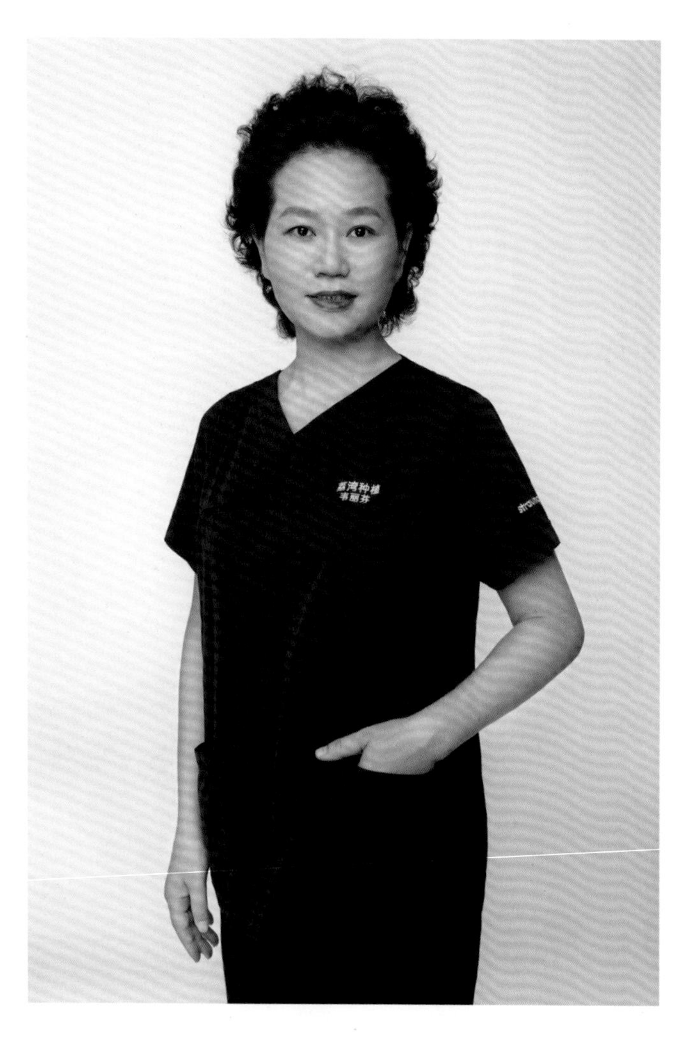

韦丽芬

广州医科大学口腔医院种植科主治医师
中华口腔医学会口腔种植专业委员会会员
广东省临床医学学会牙种植学专业委员会委员
全国精准医疗分会会员

2006年毕业于中山大学光华口腔医院，获硕士学位，从事口腔临床工作十余年。承担广州医科大学口腔本科教学工作多年，主持广州市卫生局课题一项。

擅长：口腔种植技术，即刻种植修复技术，无牙颌全口种植技术，活动修复、固定修复技术，瓷贴面美学修复，固定义齿修复。

秘书

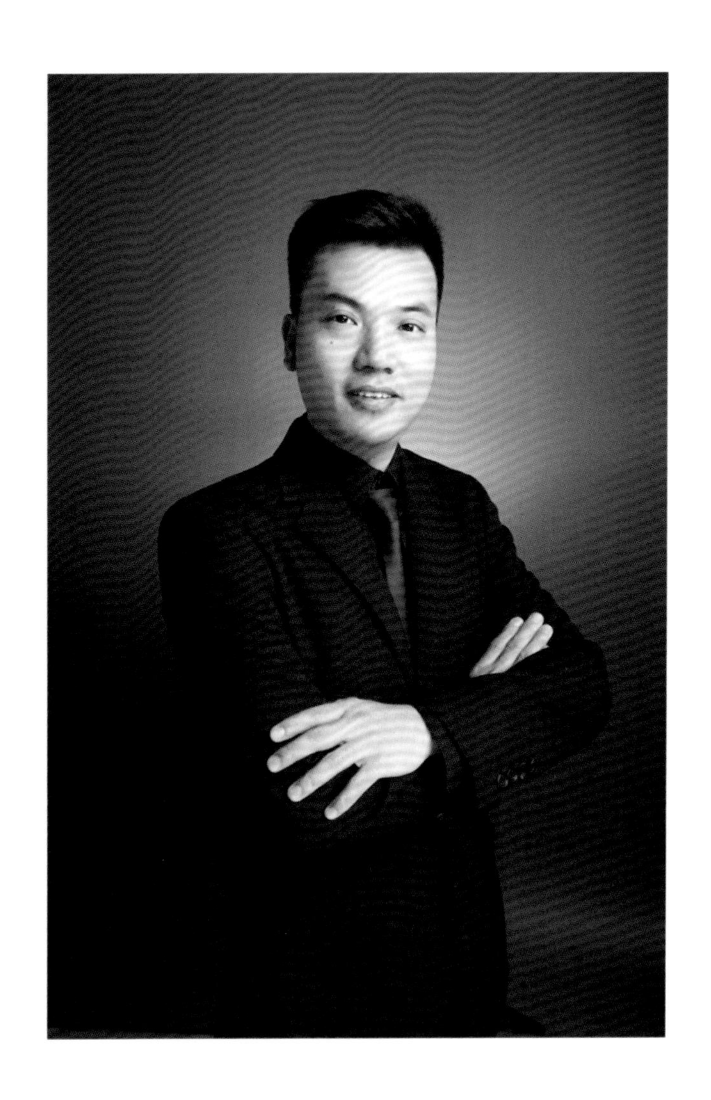

朱文新

苏州元和口腔、牙道口腔品牌创始人
苏州元和口腔、牙道口腔种植技术总监
中华口腔医学会会员
士卓曼种植系统认证医师
诺贝尔种植系统培训讲师
奥齿泰种植系统培训讲师

从事口腔临床工作二十余年，专攻口腔种植技术及各种疑难智齿微创拔除。曾多次出国参与种植技术交流。

擅长：全口种植即刻修复技术，ALL ON 4种植技术，翼上颌复合体种植技术，数字化导板种植，上颌窦内外提升技术，骨劈开技术，GBR骨增量技术，等等。

序一

口腔种植是20世纪口腔医学的一大进展。进入21世纪后，口腔种植学作为一个新兴的学科，不断发展成熟，目前牙种植修复已经成为牙列缺损或缺失的常规修复手段。

上颌后牙区由于其特殊的解剖生理特点，在设计、种植、修复牙列缺损时，常会遇到骨质不佳、骨量不足的病例，此时常规种植技术难以获得满意的效果。在口腔种植学的进步发展中，国内外的专家学者根据上颌后牙区特殊的解剖生理特点，提出了一些治疗方案，如骨增量技术、上颌窦提升技术等。其中，利用翼上颌复合体的特殊结构完成牙种植修复也是专家们提出的解决上颌后牙区种植难点的方案之一。

王明医师多年从事牙种植修复临床工作，具有丰富的临床经验及扎实的口腔医学基础知识，近年对上颌后牙区利用翼上颌复合体这一解剖结构进行牙种植，取得了较好的临床效果，并对该技术有了深入的认识及第一手的临床实践经验。王明医师将自己2017年以来临床工作中对翼上颌复合体部位种植的经验和体会整理成册，撰写了《"翼"招制胜——无牙颌种植手术临床策略》一书。书中详细介绍了其五年来的宝贵经验，并提出了自己的认识和观点，供广大同行学习和借鉴。

该书内容详细，临床病例丰富，大部分病例的临床观察时间超过了两年，最长的将近五年，为该治疗方案的可靠性提供了有力的支持。作者结合国内外学者的经验，在上颌骨分区中提出了第4区的概念，根据4区骨情况总结出独特的五种类型，以此来指导翼上颌复合体种植操作难易程度，并取得了较好的临床效果。书中客观地介绍了该技术的特点，强调该技术不适合作为一种常规技术使用而是作为一种补充技术，在其他常规种植技术失效或者出现问题时，采用翼上颌复合体种植技术来弥补，这种理念值得学习。尤其是书中客观地总结了该技术实施中可能出现的并发症，这对拟开展同类手术的同行更具有学习和参考价值。

最后，在王明医师《“翼”招制胜——无牙颌种植手术临床策略》即将出版发行之际，谨向读者推荐及致以由衷的祝贺！

2022年4月6日

周磊：主任医师，教授，现任广东省口腔医院副院长，医学博士，博士生导师，口腔种植修复专家。国务院政府特殊津贴专家，国际口腔种植学会中国专家组成员，中华口腔肿瘤专委会常委，澳门口腔种植学会名誉会长。

序二

近日收到王明医生的邀请,为其新书作序,倍感荣幸。我经常写书,愿意把自己积累的经验、总结的技术、悟出的想法通过写书的方式传达给更多的同行,为我们的行业发展做一点微薄的贡献。我认为王明医生和他的团队也是出于这个目的,进行了本书的编著工作。

我和王明医生已经相识多年,有过几次教学方面愉快的合作,对其极为勤恳的工作作风以及异常紧张的工作节奏也有所了解,但完全没有想到王明医生能够在百忙中抽出时间完成专著的编写,不由得暗自赞叹和佩服。这是一本以穿翼种植技术为核心的专业参考书,非常贴近临床实战。王明医生和他的团队在书中阐述了穿翼种植相关的基础知识、基础理论、临床诊断设计、手术方法和技巧、常见问题和并发症的预防和处理等问题,同时辅以大量的临床病例予以展示。

最近十多年来,我在临床上一直着重于种植领域的工作,但主要精力用在美学区,其他复杂一些的手术比如上颌窦提升、常规无牙颌种植、自体骨移植等也已经常规开展;但对于风险更高的穿翼、穿颧等手术一直没有开展。

穿翼种植技术是由Linkow于1972年提出的,是解决上颌后牙区骨量不足问题的一种补充手段。在这种情况下,我们可以选择的技术包括上颌窦提升技术、沿上颌窦底前壁的倾斜植体技术、复杂骨增量手术、短种植体、远中悬臂修复技术以及穿翼穿颧种植技术等。在很多病例中,我们可以通过其他治疗手段达到需要的治疗效果,并且更常规的手术通常风险更加可控。然而确有一定数量的病例,采用其他治疗技术难以获得良好的治疗效果,或者同样具有很高的风险,或者手术创伤更大,此时穿翼种植有可能成为“翼”招致胜的关键。作者团队在书中也给我们展示了很多相关的病例，值得我们学习。

当然，我们还是需要再次强调该技术的风险，在应用时需要充分了解该技术可能存在的“罩门”（风险因素），使之能够安全、有效地提供给确实需要的患者。

很多专业朋友知道王明医生是练“功夫”的，身体素质很好，我们曾有幸同游萍乡武功山，体力、速度不相上下。我想也正因如此，王明医生在非常繁忙的临床工作之外，还能拿出相当多的时间和精力进行总结、编写工作。

出版专著，将自己的工作呈现给同行们，需要足够的勇气和自信，相信会有很多同行乐于学习并探讨；出版专著，是对以往工作的总结和回顾，希望王明医生和他的团队以此为新的出发点，继续不断探索，为患者提供最适合、最优选的治疗！

劉峰

2022年4月22日

刘峰，主任医师，北京大学口腔医院门诊部副主任、门诊部培训中心主任、综合科主任，北京大学口腔医院教学质量管理委员会委员，中国整形美容协会口腔整形美容分会委员，中华医学会医学美学与美容分会青年委员，美国美容牙医学会（AACD）会员，国际计算机牙科学会（ISCD）认证国际培训师。擅长口腔美容修复、种植修复、CAD/CAM修复、口腔色彩学、口腔临床摄影等。

序三

在临床工作中，我们常遇到上颌后牙区牙槽骨条件较差的患者，对这类患者，无论是全口种植，还是局部种植，对于种植医生来说都是比较大的挑战。

对于上颌后牙区骨质较差的情况，我们可以采用上颌窦外提升术来增加上颌后牙区的骨量，这个已经是比较常规且非常成熟的处理方法。而在无牙颌的种植中，为了减少植骨所带来的一些术后反应，在前牙区骨量较为理想的情况下，我们可以采用ALL ON 4的术式来解决种植以及即刻修复的问题，这个技术目前在国内外也已经非常成熟。对于一些不满足ALL ON 4手术适应证的患者，也可采用颧骨种植的手术方式，这个术式对种植医生的临床技术要求较高。

因此，有学者探索采用在上颌结节至翼上颌区进行倾斜种植的方法，以此来解决上颌后牙区骨量较差的问题，并获得了良好的临床效果。但需注意此区的骨质在多数情况下相对较为疏松，在种植以及修复时需谨慎评估。

本书是王明医生对翼上颌区种植技术进行的探讨和经验总结，翼上颌区的种植可以获得较好的初始稳定性，同时减少了修复体的悬臂，更好地分散咬合应力，并且可选择性用于无牙颌的即刻负荷。

本书较为详细地阐述了翼上颌区种植的临床要点及其并发症的处理，并配合丰富完整病例的展示，让读者更加深入了解翼上颌区种植技术。同时也将临床上遇到的并发症做了详细解析，让初学者能够提高警惕，保持谨慎态度进行翼上颌区种植。本书为需要采用翼上颌区种植术式的同行提供了参考，具有非常强的实用性。

衷心祝贺王明医师《“翼”招制胜——无牙颌种植手术临床策略》的出版，也期待王明医师和他的团队长期持续跟踪其病例，获得更长久的成功率数据。

2022年4月18日

邓飞龙：教授，博士生导师，中山大学光华口腔医学院·附属口腔医院种植科主任。

序四

上颌翼板区种植技术于20世纪90年代初由美国学者首先报道，虽然命名还存在争议，但经长期大量的临床验证，该技术已被认为是一种可行的种植修复技术。我本人在2000年开始将该技术应用于临床，取得了不错的临床效果。

上颌翼板区种植技术对于上颌后牙区骨量不足种植义齿修复的病例是一个可供选择的治疗方案。该技术的优点有：避免上颌后牙区骨量不足时必须采用的上颌窦提升术等骨增量技术；缩短种植修复的疗程，减少创伤和治疗费用；由于上颌翼板区种植体容易获得良好的初期稳定性，为实现即刻负荷功能提供可行性，且可避免临时和永久性修复体的悬臂梁，避免一些不必要的机械并发症。同时，由于上颌翼板区种植体须穿过上颌骨、腭骨锥突、蝶骨翼突及其所构成的骨支柱，故该技术对手术精度要求高，容错率低。

王明医生是一位非常勤奋的种植医生，具有丰富的种植临床经验，特别是在上颌翼板区种植技术方面积累了大量的病例和丰富的经验，在查阅大量文献资料的基础上，编著了《“翼”招制胜——无牙颌种植手术临床策略》。

该书图文并茂，文献翔实，内容涵盖上颌翼板区种植技术的历史、命名、解剖基础、手术设计、各种术式、并发症以及对策等。并且，作者结合数十例临床病例和上颌翼板解剖区骨质特点，以及种植体的植入位置和对该区种植的个人理解，提出了一些独到的见解。

据了解，《“翼”招制胜——无牙颌种植手术临床策略》是目前国内首部全面系统阐述上颌翼板区种植技术的专著，必将为种植医生制订种植治疗方案、开展相关技术提供参考，并为国内口腔种植水平的发展和提高起到积极的推动作用。

黄建生

2022年4月6日

黄建生：广东省干部保健专家，广州莲之花口腔创始人，广州医科大学口腔医院特聘教授，南方医科大学口腔医院（广东省口腔医院）特聘专家，德国法兰克福大学种植研究生导师。

序五

因为种植牙在咀嚼效率、功能和美观上最接近于天然牙，而被认为是人类的第三副牙齿。种植牙技术发展了近六十年，种植技术日臻成熟。最突出的表现在种植外科技术的不断突破与发展，大大扩大了种植修复的适应证，同时能够满足更多伴有不同解剖缺陷患者的个性化治疗需求。这集中体现在采用各种骨增量技术和利用特殊解剖结构倾斜植入满足微创与即刻种植、即刻修复的患者需求。

关于翼上颌区的种植已经有不少国外学者进行了临床实践与研究，也给出了相应的经验和总结，总体上未见严重的并发症，已逐渐得到肯定的种植体存留率。但关于种植体长期成功率的证据不足，以及大部分医生不能把握翼上颌区解剖特点、相应的外科操作技巧，导致该技术未能在临床中得到广泛和正确的应用。近年来由于我国种植修复尤其是无牙颌种植修复需求的激增，该项技术重新得到关注，临床应用病例不断增加。但翼上颌区解剖并不简单，经过路径包括软硬组织，解剖风险较高，出现严重并发症的概率较高，我们也已经关注到了国内相关严重并发症的出现。缺乏规范的继续教育以及临床的迫切需求所致的盲目开展是导致严重并发症的主要原因。

王明医师将自己亲自操作的大量翼上颌复合体种植病例以及个人经验总结成书。该书特点鲜明，以收录丰富的病例为基础，结合图文并茂的讲解，详细展示了基于翼上颌区解剖的种植外科技术要领，以及临床中可能出现的错误和如何规避严重的并发症。在该书中王明医师首次对翼上颌区的解剖特点进行了分类，并指导临床术式选择。难能可贵的是作者所总结的病例均取得了良好的临床效果和长达五年随访的成功率,但他仍非常明确地将该技术定位为补充技术,强调不能滥用翼上颌复合体种植技术,将常规种植或骨增量失败,以及不耐受复杂骨增量或增量效果差的病例,作为该技术的主要适应证。

该书从实战出发,结合大量无牙颌病例及部分牙列缺损病例的全过程临床考量、技术细节的展示,特别是对并发症的产生原因以及规避技巧的总结,将经验毫无保留地呈现给广大临床医生。虽然病例的长期效果以及患者解剖的分型分类尚需要更大量病例和更长期随访的佐证,但该书基于大量实战病例而得出的经验教训以及技术细节无疑对广大医生实施翼上颌区种植提供了难能可贵的帮助和启发。

值此《"翼"招制胜——无牙颌种植手术临床策略》出版发行之际,谨向广大口腔种植同行推荐,衷心祝贺本书的出版发行。

2022年4月6日

张健:天津市口腔医院(南开大学口腔医院)副院长、教授、主任医师、硕士生导师,中华口腔医学会口腔种植专委会常务委员,天津市口腔医学会口腔种植专业委员会主任委员,国际牙医师学院(ICD)院士,天津市口腔医学会常务理事。

序六

王明医生是我的学生，1998年我从山东医科大学硕士毕业，有幸留校担任了一年的新生辅导员，接的就是王明他们这一级。那时候，我记得王明是一个从江西农村来的新生，矮矮瘦瘦的个子，黑黝黝的皮肤，短短的稍微有点自来卷的头发，穿着皱皱巴巴的白衬衣，一看就是从南方农村出来的孩子。他和人交谈的时候，眼神都会不自觉地去逃避接触，但我发现他那怯生生的眼神里带着一股倔强和不服气，和别的新生相比有些不同。记得很清楚的是，新生晚会的时候，他带了一根少林棍 ，自告奋勇地说要给大家表演一套南少林棍法，在舞台上的他俨然换了一个人，把棍子舞得呼呼作响，引得台下的女生们一阵阵地惊呼，这时候我才发现他的不同之处，暗想这孩子一定前途不可限量。

后来，我离开了辅导员岗位，开始进入临床科研工作，虽然慢慢地离学生们远了，但是1998级是我唯一带过的一届学生，我一直关注他们的成长，知道王明毕业后考上了中山大学，又去了天津医科大学附属口腔医院工作。

再知道王明同学的时候，已经是他早已离开了体制内医院，开始做北一种植培训的时候了。这时候有了微信，能看到他从各个口腔连锁机构工作的经历，看到他完成的高难度的种植病例，看到他严格要求的种植培训（完成不好的学生要被罚做俯卧撑）；看到他拥有了三个孩子，有了幸福美满的家庭生活，也看到他为家乡人民做善事（赞助家乡走出来的大学生），于是甚是欣慰，觉得当年没有看错他。

这次王明同学的新书让我作序，我陷入了深思，他也许不是我学生辈里最优秀的，但一定是最有特点、最善于挑战自己的那个。种植技术近些年已经越来越成熟，凭着种牙的技术在这个行业里纵横驰骋，赚得盆满钵溢的人，我见得太多了，但王明同学没有满足于会做种植而去做简单重复性的“搬砖”劳动，而是勇于挑战穿颧穿翼这样的高难度技术，并且把2017年以来的翼上颌复合体种植病例做了总结和回顾，从“武功秘籍”的角度提出了这些技术的“罩门”所在，并在全国各地教授课程，出版书籍，普及推广这些技术。我觉得这是最难得的一点，毕竟耐得住寂寞和经得住诱惑，才做得了这样的事。

从1990年开始，我的生活工作足迹都没有离开老山医的校园，每年看着校园里丁香花开开谢谢，中心花园里的枫树绿了又红，看着校园里匆匆走过的年轻人，似乎时光静止了。只有类似王明同学让我写序言这样的事，才能让我想起岁月的流逝。一转眼王明同学这样的学生都已经到了不惑之年，在感叹岁月无情的同时，也看到他们在传道授业解惑的道路上筑起一片晴空，于是甚感欣慰。

最后，作为王明医生的辅导员老师，在他《“翼”招制胜——无牙颌种植手术临床策略》即将出版发行之际，郑重向读者推荐及致以由衷的祝贺！希望大家从书中学到你想要的知识，获得想要的帮助。

亓庆国

2022年5月4日

亓庆国：山东大学副教授、硕士生导师，四川大学华西口腔医学院博士，上海交通大学医学院博士后，中华口腔医学会牙体牙髓病学专委会常委，山东省口腔医学会常务理事，可恩口腔医疗集团总院长 。

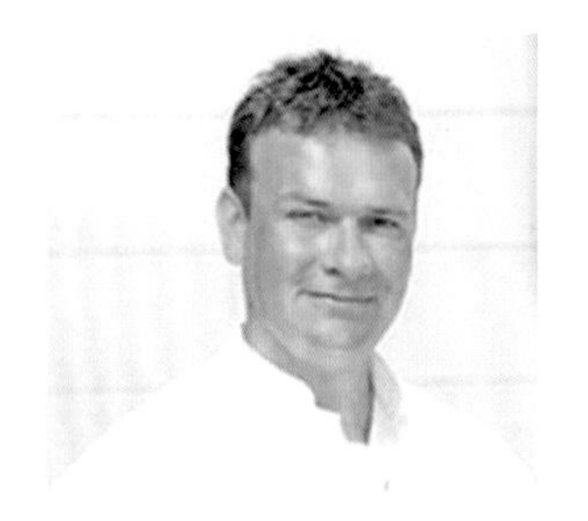

"Winging It": Clinical Strategies for Edentulous Implant Surgery

Dr. Dr. Andreas Pohl
Chefarzt und Leiter von Family Dental

In den fast 60 Jahren der Entwicklung der Zahnimplantologie ist es immer anspruchsvoller geworden. Die gleichen guten Ergebnisse wurden mit komplexen Verfahren wie der Sofortimplantat-Technik, der Sofortversorgungs-Technik und der Jochbein-Implantat-Technik erzielt. Der Pterygomaxillarbereich wurde ebenfalls von vielen Wissenschaftlern untersucht. Den anatomischen Merkmalen des Pterygomaxillarbereichs zufolge gibt es in diesem Bereich keine wichtigen anatomischen Strukturen und das Risiko einer Implantation ist gering. Dr. Wang Ming hat seine Erfahrungen aus mehr als 300 Fällen von Pterygomaxillar-Implantaten in diesem Buch zusammengefasst, das er seinen Kollegen zur Verfügung stellt.

Das Buch enthält eine Fülle von Fallbeispielen, Abbildungen und Erläuterungen sowie eine ausführliche Diskussion der technischen Grundlagen. In diesem Buch definiert und klassifiziert Dr. Wang Ming erneut den Pterygomaxillarbereich. Es wird auch eine genaue Positionierung der Pterygomaxillar-Implantat-Technik gegeben, d. h. diese Technik wird als ergänzende Technik positioniert. Die Pterygomaxillar-Implantat-Technik darf nicht missbraucht werden. Für Implantate im Oberkiefer-Seitenzahnbereich gilt es als eine zusätzliche technische Option. Für Patienten mit unzureichender Knochensubstanz im Seitenzahnbereich, die keine lange Zahnlosigkeit abwarten wollen und keine komplexen Knochenaufbautechniken vertragen, kann diese Implantat-Technik verwendet werden.

Weitere Beispiele für die Sanierung fehlgeschlagener Fälle von ALL-ON-4, ALL-ON-6 inklusive Sinuslift mit der pterygomaxilläre Implantat-Technik werden in diesem Buch ebenfalls gezeigt und sind für den Leser von Interesse. Das Buch hebt auch die größte Schwierigkeit bei pterygomaxillären Implantaten hervor, nämlich die Verhinderung des Abwanderns des pterygomaxillären Implantats in Richtung Fossa pterygoidea, und analysiert deren Ursachen und schlägt Lösungen vor. Es soll auch eine Inspiration für den Leser sein.

Anlässlich der Veröffentlichung von "*Winging It*": *Clinical Strategies for Edentulous Implant Surgery* möchte ich dieses Buch allen meinen Kollegen aus dem Bereich der Zahnimplantologie empfehlen und ihnen zu seinem Erscheinen gratulieren.

序七

种植牙技术发展了近六十年，种植技术日臻成熟。即刻种植技术、即刻修复技术及颧种植技术等复杂手术同样获得了良好效果。也有不少学者对翼上颌区种植进行研究，根据翼上颌区解剖特点认为此区域无重要解剖结构，种植风险较少。王明医师完成300多例翼上颌复合体种植后将个人经验总结成书，供同道参考。

本书收录了大量的病例，并对案例进行了图文并茂的讲解和技术要领的细致探讨，也对目前国内外开展的翼上颌区种植技术进行了系统的综述。在本书中，王明医师对翼上颌区进行了定义和分类，较为新颖；也对翼上颌复合体种植技术进行了精准定位，即把该技术定位为补充技术，认为不能滥用翼上颌复合体种植技术。该技术为上颌后牙区需要种植的患者提供了多一种技术选择，当一部分后牙区骨量不足的患者不愿意等待长时间的缺牙和不耐受复杂的骨增量技术时，可以采用翼上颌复合体种植技术替代。

本书还展示了较多翼上颌种植技术补救ALL ON 4和ALL ON 6及上颌窦提升失败的病例，对读者有借鉴意义。书中还重点介绍了翼上颌复合体种植的最大难点是预防翼上颌植体往翼突窝游走，并分析了其原因和提出了解决方法。这些对读者均有启发作用。

值此《“翼”招制胜——无牙颌种植手术临床策略》出版发行之际，谨向广大口腔种植同行推荐，同时衷心祝贺本书发行。

Dr. Dr. Andreas Pohl，牙科医学博士，Dental Family主任医生。Dental Family诊所配备现代化设施，可进行现代化牙科治疗。Pohl博士面向未来，对技术充满热情；主要从事种植和牙龈治疗，专门开展疑难病例种植手术。

前 言

目前,种植牙技术发展如火如荼,受到越来越多缺牙患者的青睐;同时,国内也出现了一批又一批年轻优秀的种植医生。随着生活水平的提高,人们对口腔健康的重视日益提高,越来越多的人选择种植修复方式,并且为了追求更快捷的修复方式,要求在即刻种植的同时还能够实现即刻修复,满足咀嚼和美学的需要。但是,目前上颌无牙颌患者及上颌后牙缺失患者往往因为病理性骨吸收以及生理性骨吸收造成种植骨高度不足等问题,需要采取骨增量技术。骨增量技术不仅需要临床医生有精湛的手术经验,而且需要患者自身具备条件。另外,骨增量技术敏感性较高,还会延迟种植义齿修复时间。翼上颌复合体种植充分可以利用4区骨质,不需要采用植骨手术,可化繁为简,同时满足即刻修复的要求。笔者从2017年开始采用翼上颌复合体种植术完成了300多例手术,取得了较好的效果。因此,笔者将翼上颌复合体种植技术相关经验编成书籍,供临床种植医生参考。目前,本技术在国内外医生中尚未普及,有些医生由于解剖不熟练不敢开展,还有部分医生对本技术成功率及长期预后有争议,因此笔者通过展示大量成功病例来树立医生的信心。

在本书撰写过程中,张朋撰写了第四章内容;韦丽芬、王小芳、葛朕飞、闫硕、阿布都热木·沙塔尔、伍正辉、朱文新、黄圣运、郭永、陈阵、苏印锋、王文清、尉廷杰撰写了第十一章内容;杜永涛撰写了第七章内容;于泳健、王宏法撰写了第十二章内容,其余由主编撰写完成。本书特别指出将翼上颌区定义为第4区,并且将第4区分为五种类型,以此来指导翼上颌复合体种植的难易程度和预测其成功率,为种植医师提供可靠参考。

由于时间仓促、水平有限,书中难免存在错误及纰漏,敬请广大读者和同道予以批评指正。

2022年2月7日于杭州

目 录

第一章 翼上颌复合体种植可行性分析

第一节 翼上颌复合体种植概述

口腔种植学是20世纪口腔医学上最具突破性进展的一门学科。种植牙的最早文献记载是关于法国人Moggioli采用金质牙种植体的报道。此后直到20世纪中叶，各种不同形状、不同材料的牙种植体得到了广泛应用。第一个骨内种植体长期成功的报道是1939年Alvin Strock采用钴铬钼合金制作的螺旋状种植体（spiral implant）植入术，并追踪观察16年之久。1967年，Linkou在螺旋状种植体的设计基础上发明了自攻螺旋骨内种植体（self-tapping endosseous screw implant），这一发明经改良沿用至今。1952年，瑞典哥德堡大学的Brånemark教授在研究中偶然发现钛和骨发生了非常坚固的结合。20世60年代初，他开始将钛应用于牙种植的研究，提出了种植体与骨组织"骨结合"（osseointegration）理论。目前公认的种植体与周围骨组织最理想的结合状态仍是骨结合。1990年，国内陈安玉教授领衔建立了中国第一个口腔种植中心"华西口腔种植中心"。1992年，陈安玉教授主编出版了《口腔种植学》，这是我国第一部口腔种植学专著。2010年，口腔种植学在我国被列为二级学科。种植技术经历了60多年的发展，经过几代口腔人的努力，发展至今天，形成了完整的种植理论和实践体系。即刻种植技术、即刻负荷技术、骨增量技术、上颌窦提升术及颧种植技术等均被成功应用于临床工作中。

上颌后牙缺失后，因缺乏咀嚼刺激以及呼吸产生的压力，上颌窦气化、牙槽嵴萎缩，进而造成上颌后牙区骨高度不足，无法实现在上颌后牙区的常规种植。早期对于上颌后牙区种植受到相应解剖结构限制的患者，多采用单端桥的治疗方式，但其治疗效果并不十分理想。20世纪60年代，美国Philip Boyne教授提出通过上颌窦骨移植来增加剩余骨高度，以治疗长期缺牙而导致的上颌窦气化骨量萎缩，建议使用侧壁开窗法（lateral window，LW），即Caldwell-Luc技术进行上颌窦侧壁开窗，提升上颌窦黏膜并移植自体骨颗粒。1980年，塔特姆（Tatum）提出了针对叶状种植体的上颌窦提升术。1994年，萨默斯（Summers）报道了骨凿技术（经牙槽嵴顶技术），这是一种微创的上颌窦提升术，其逐渐发展成为上颌窦提升技术现有的两大主流方法，即上颌窦外提升术和上颌窦内提升术。上颌窦提升术为种植体植入及修复创造了条件，且被证实长期效果可靠，已经在全球范围被广泛接受，成为上颌后牙区骨量不足的常规治疗方法。

虽然上颌窦提升技术可以实现大部分上颌后牙区骨量不足病例的种植，但是一些患者因上颌窦内炎症或者上颌窦囊肿不适合采用该技术。上颌窦囊肿的存在也严重制约了上颌后牙种植区的骨量移植。有学者采用倾斜种植技术避开上颌窦区域，并获得了成功，例如上颌ALL ON 4种植技术不仅可以避开上颌窦骨量不足问题，而且可以实现即刻负荷。有学者研究颧种植技术和翼上颌区种植技术。1989年，Tulasne首次描述了翼上颌区域种植技术，其充分利用翼上颌区的密质骨，植入较长的植体，获得良好的初始稳定性。同时，该技术保证了上颌窦的完整性，避免了上颌窦底骨增量手术，有效缩短了愈合时间。1994年，Grace等报道通过上颌结节至翼板区的种植，即上颌翼板区种植。翼板区种植可弥补其他方法之不足，具有特殊的优点。但是种植体需要穿过上颌骨腭骨锥突、蝶骨翼突及其所构成的骨支柱，手术要求严格、准确。

近些年，国内外不少学者开始研究数字化导航种植技术，并将其成功应用于种植的临床工作中，因此翼上颌区域可实现可视化、安全化种植。2017年初，笔者开始对翼上颌区域解剖进行研究，并在翼板区进行模拟种植，发现翼板区皮质骨可利用骨质有4~8mm不等。植体可获得良好的初始稳定性。结合该区域解剖特点，笔者将该技术命名为翼上颌复合体种植技术，并于2017年5月开始在临床上开展翼上颌复合体种植，到目前已完成300多例手术。除早期因为操作不熟练，出现一枚植体没有稳定而在术中放弃植入，另一例翼上颌植体术后一个月出现感染予以取出外，其余植体均能行使咀嚼功能。因此，翼上颌复合体种植技术值得肯定，其熟练掌握其手术技巧，则种植成功率高，植体可预测性好。

第二节　翼上颌复合体种植的解剖学

目前，翼上颌复合体种植技术未能普及，除了翼上颌复合体种植长期成功率有待观察之外，较多种植医生由于对翼上颌区的解剖结构不熟悉，担心翼上颌复合体种植可能发生不可预料的并发症。因此，要掌握翼上颌复合体种植技术，首先要熟悉翼上颌区域的解剖结构。

一、骨

翼上颌区域的解剖结构：该区域主要由上颌骨、腭骨锥突及蝶骨翼突组合而成（见图1-1，图1-2，图1-3）。上颌结节主要由第三、四类骨组成，腭骨锥突和蝶骨翼突均为致密的皮质骨。腭骨锥突位于腭骨后外侧角水平部和垂直部的连接处，充满于蝶骨翼突内外侧板立之间的翼切迹，此处厚度约6mm，是致密皮质骨，能为植体提供良好的稳定性。在该区域没有重要的解剖结构，在翼板之间有上牙槽后神经分支经过，主要结构为翼肌，颌内动脉横行翼颌裂上方1cm处进入翼腭窝，而翼上颌连接的高度约为15mm，也就是该动脉与翼上颌连接的下端距离为25mm，这是美国学者Turvey在研究了白种人成人翼上颌连接后得出的结论。中国学者袁桂琴等也对中国人成人翼上颌连接的高度和其到颌内动脉的距离进行过测量，结论与Turvey相同。该区由于没有重要的解剖结构而被认为是一个安全的种植区。Uchida等（2017）发表的文章中列出了用CT (computed to mography)测量46具尸体标本中78个萎缩的上颌骨后部解剖数据。CT测量显示上颌结节点(MT)与翼上颌裂最外侧最低点(PF)之间的平均距离和最小距离分别为18.7mm和10.0mm。牙槽嵴点通过颧下嵴延长线与PF之间的平均距离和最小距离分别为22.7mm和14.7mm。PF与腭大管之间的平均距离和最小距离分别为2.9mm和0.2mm。物理测量显示,MT与腭降动脉(DPA)之间的平均距离和最小距离分别为19.4mm和12.7mm,PF与DPA之间的平均距离和最小距离分别为3.7mm和0.0mm。支持骨最厚的部位在两板间翼突下端的中部,此部在牙槽嵴内侧3~4mm,所以种植体必须以略向内侧倾斜的角度嵌入翼区致密骨质交界处。翼内板的翼钩在口咽部容易触及。种植体就是放在这一重要标志的外侧,在蝶腭突交界处致密的骨平均宽度是6mm,如果种植体以45°角穿过骨支柱,那么其在致密的皮质骨中的长度应在8~9mm。

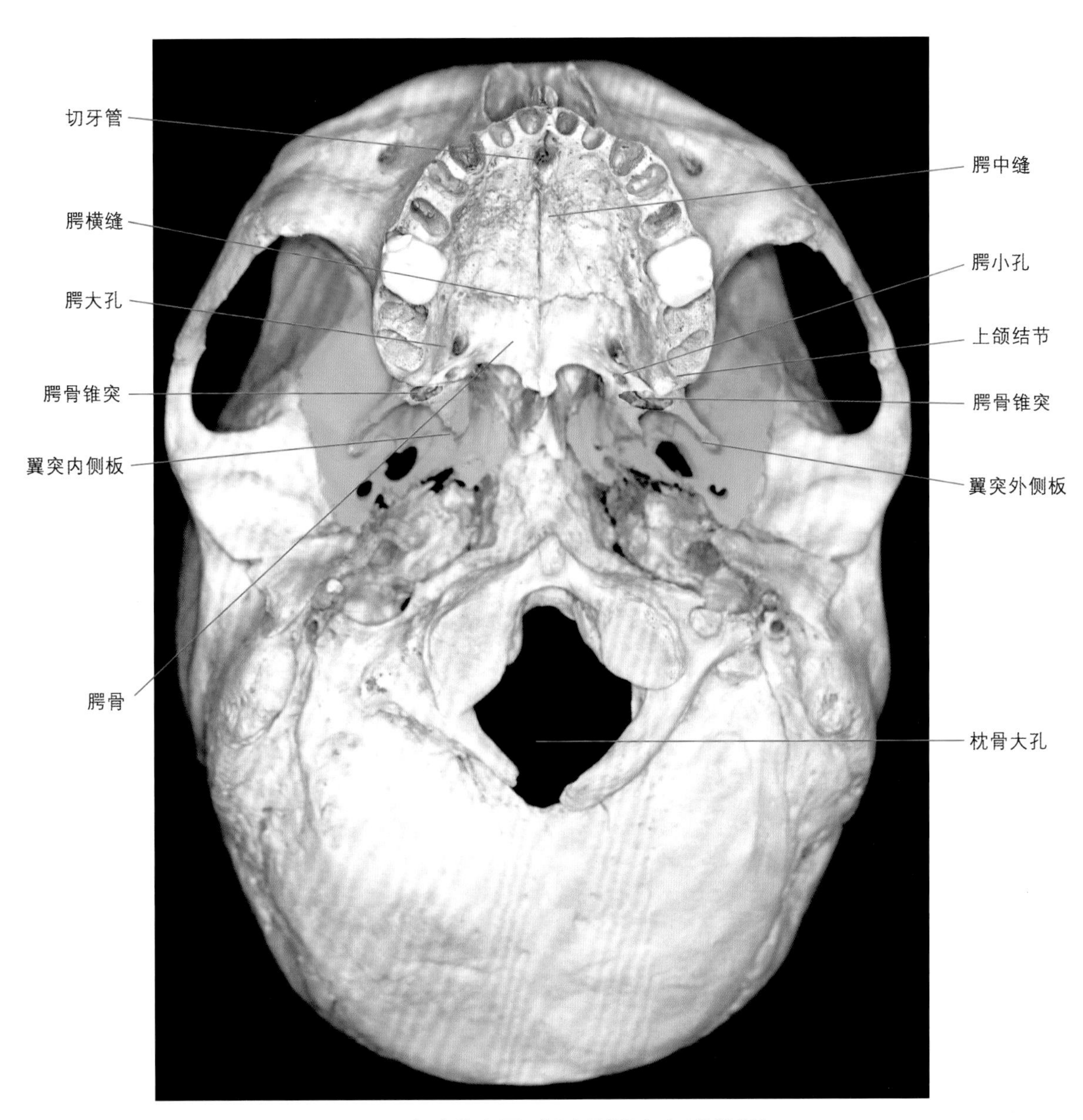

图1-1 颅底外表面、底面观(翼突内、外侧板)

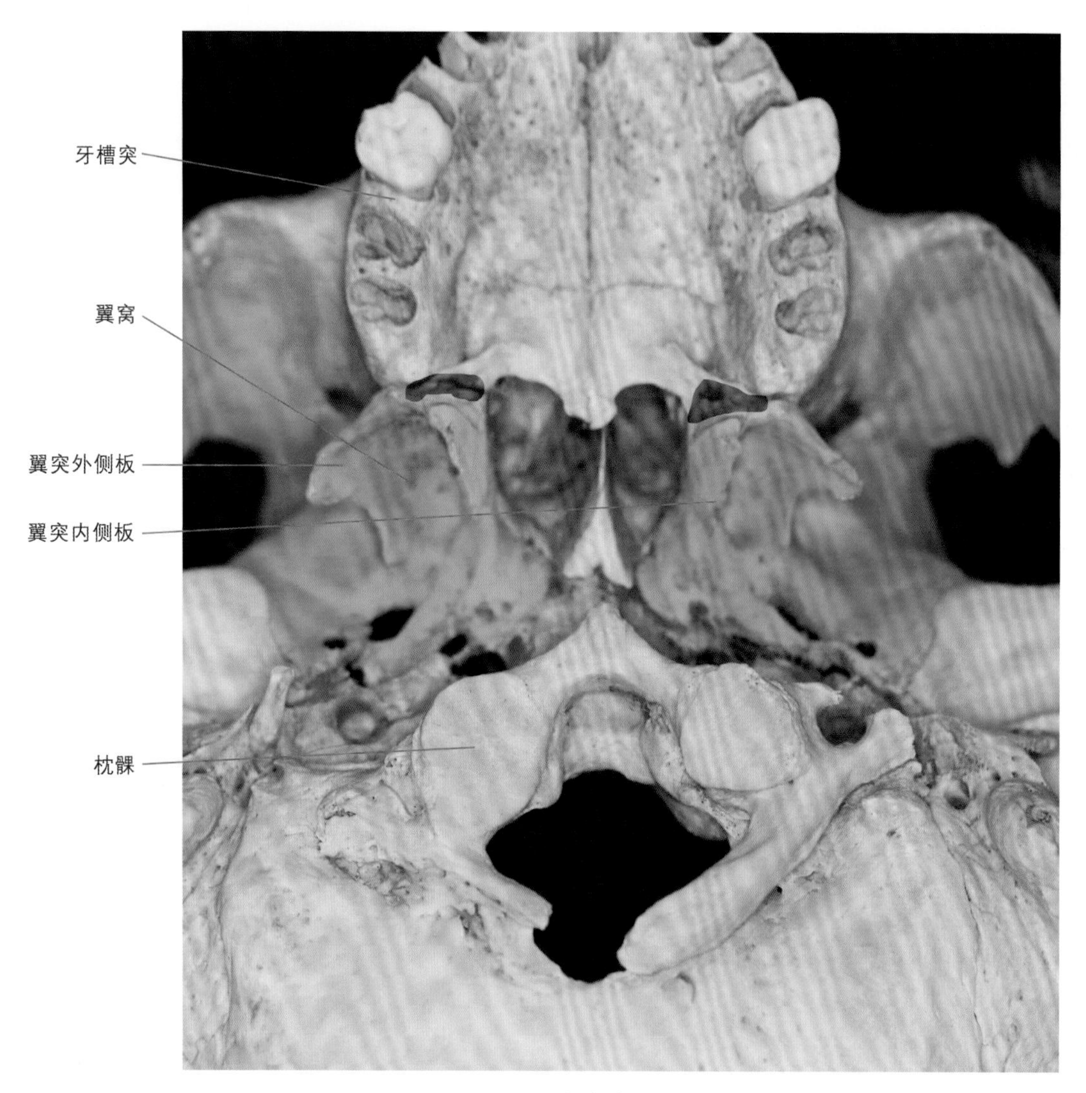

图1-2　翼突窝底面观

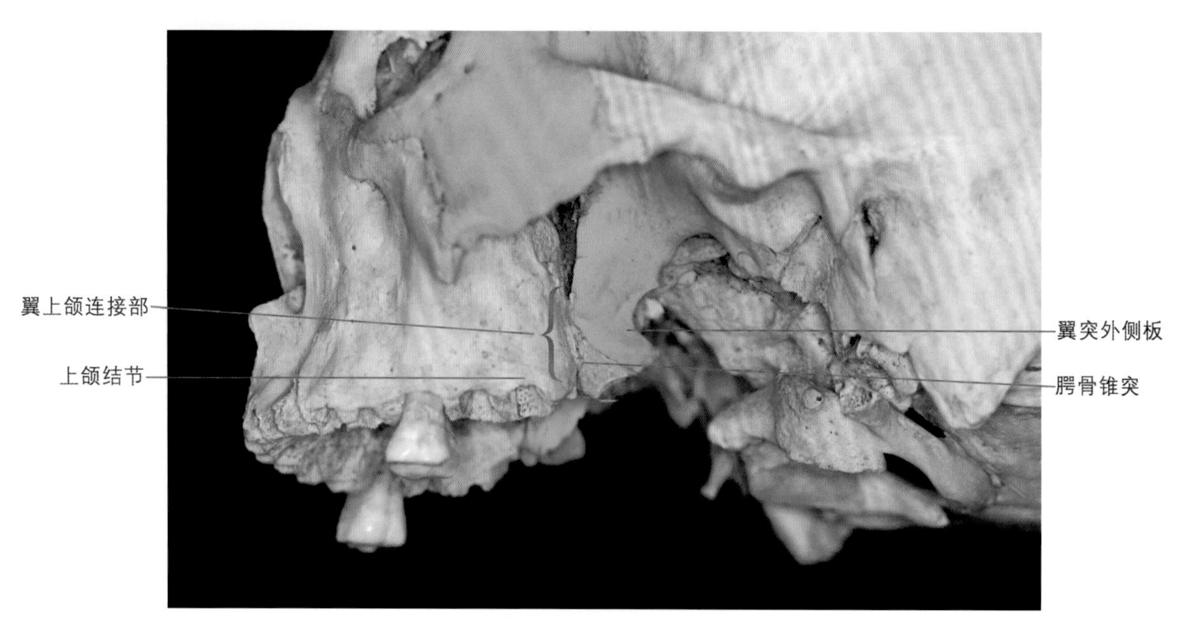

图1-3　翼突窝侧面观

二、动脉

翼上颌区域的动脉血供：颈外动脉发出终末支之一——上颌动脉，在翼段发出5条分支，其中翼外肌动脉及翼内肌动脉分别进入翼外肌和翼内肌；上颌动脉在翼腭段经翼上颌裂进入翼腭窝，通常在翼上颌裂高度1cm处进入翼腭窝，发出6条分支，与上颌神经分支伴行，其中腭降动脉发出的腭大动脉行走于腭大孔（见图1-4），在管内发出几支腭小动脉，出腭大孔至硬腭。

腭小动脉：行经腭小孔，腭降动脉发出吻合支行经切牙管，与蝶腭动脉吻合，终经蝶腭孔进入鼻腔，发出鼻后外侧支，然后过鼻中隔，发出末支-中隔后支。

腭降动脉：腭降动脉由上颌动脉在刚进入翼上颌裂时发出，经翼上颌裂的最下端入腭降管，发出腭大动脉和腭小动脉，分别分布于硬腭鼻腔（下鼻道）上颌牙龈，以及软腭、腭扁桃体、咽壁。

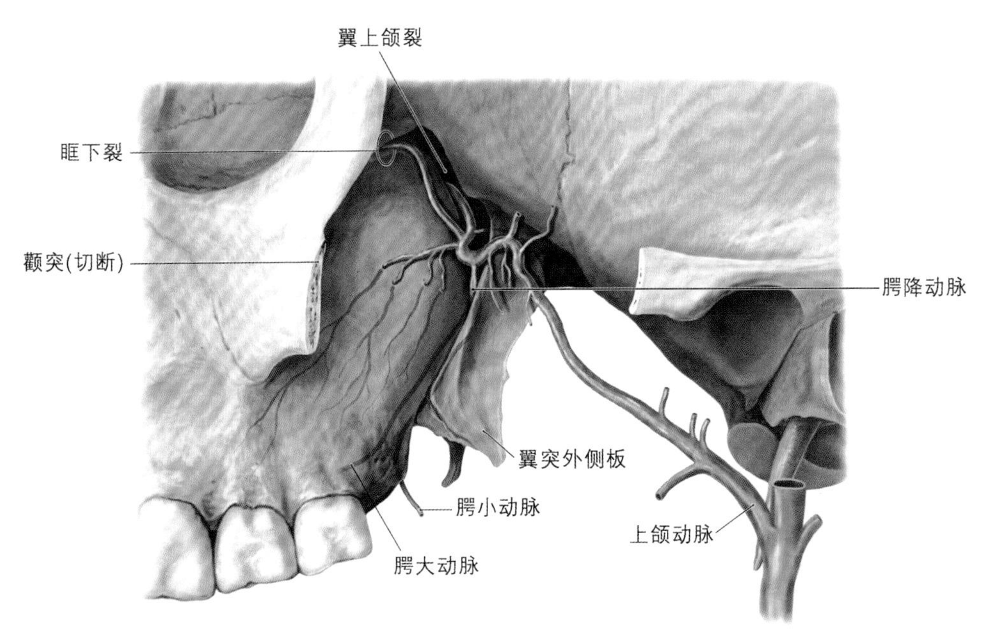

图1-4　腭降动脉及腭小动脉

三、肌肉

翼上颌复合体种植时要注意翼外肌和翼内肌的起止点，避免损伤引起出血。

翼外肌：翼外肌上头起点为蝶骨大翼（颞下嵴），终点为下颌骨（翼肌凹）和颞下颌关节（关节盘）；翼外肌下头起点为翼突外侧板（外侧面），止于下颌骨（翼肌凹和髁突）。由翼外肌神经支配，主要功能：双侧收缩前伸下颌骨（向前牵拉关节盘和开口）；单侧与同侧翼内肌交替作用，引起咀嚼所需的侧方运动。

翼内肌：分为浅头和深头，浅（外）头起点为上颌骨（上颌结节）和腭骨（锥突），止于下颌角内侧的翼肌粗隆；深（内）头起点为翼突外侧板内面和翼窝，止于下颌角内侧的翼肌粗隆。由翼内肌神经支配，双侧运动可上提下颌骨并协同翼外肌前伸下颌骨，单侧运动协同同侧翼外肌前伸下颌骨，并朝对侧内移。左右侧交替作用，引起侧方咀嚼运动。

翼上颌复合体种植区域属于安全的解剖范畴，引起出血及神经损伤较为罕见。需要避免翼内肌损伤造成出血。

第三节 翼上颌复合体种植的命名分析

目前，该技术是叫翼上颌复合体种植，还是翼板区种植，并没有统一的命名。美国学者Tulasne（1992）等报道过翼上颌区种植，美国学者Graves（1995）、Khayat和Nader（1994）也阐述过翼板种植（the pterygoid plate implant）、骨融合种植体在上颌结节区的应用。Graves等认为通过上颌结节至翼板区的种植称为上颌翼板区种植。Balshi（1992）报道了上颌结节入路植入的种植体并定义为翼颌区种植体，上颌翼板区种植可弥补其他方法之不足，具有其特殊优点，可获得种植成功。但由于种植体须穿过上颌骨、腭骨锥突、蝶骨翼突及其所构成的骨支柱，故手术要求严格、准确。

种植体在磨牙后区域种植存在两个解剖位置，即翼上颌区（pterygomaxillary）和翼突区（pterygoid process）。因此，一部分学者将其翻译为穿翼种植，或者TPP种植，即种植体植入上颌结节（T: maxillary tuberosity）、翼板（P: pterygoid plate）及腭骨（P: palatine）三部分；认为理想的翼种植体应全穿过上颌后牙牙槽嵴、上颌结节及上述二突全层进入翼突窝。国内学者史俊宇和赖红昌教授（2021）将其定义为翼上颌种植，并且将其分为上颌结节种植及翼突种植两类。笔者结合该区解剖区骨质特点以及种植体的植入位置和对该区种植的个人理解，认为将其命名为翼上颌复合体种植较为贴切。根据此区域解剖结构，该部位主要由上颌骨、腭骨锥突和蝶骨翼突组成。笔者结合自己翼上颌复合体种植四年临床病例观察认为，翼上颌复合体种植体不必过于追求进入翼突窝，植体位于骨内最佳，不必穿出翼突皮质，这样可以避免损伤翼外肌及翼内肌，出血、损伤血管以及植体移位至翼突窝等并发症。

第二章 翼上颌复合体种植的最新分型与各型技巧探索

翼上颌复合体种植可以根据种植4区骨质进行分类，也可以依据牙齿缺失数量来进行归纳分类。笔者观察第一种分类可以分为五种类型，第二种分类可以分为四种类型。下面分别进行探讨。

第一节 上颌骨4区骨质分型与翼上颌复合体种植成功率预测

为了更好地对上颌无牙颌进行种植修复设计，Bedrossian根据上颌骨骨量将上颌骨分成三个区域：1区（zone1），上颌前牙区；2区（zone2），前磨牙区；3区（zone3），磨牙区域。如果1区和2区骨量充足，可以采用经典的ALL ON 4种植，但ALL ON 4种植因上颌磨牙悬臂造成植体受力受到影响。因此，如果在翼上颌结节区域增加两颗植体，则可以完全避免悬臂，受力更加分散。翼上颌结节区域的骨质临床可见多种类型。笔者结合Bedrossian对上颌骨的分类，在其3区基础上增加4区，即将翼上颌结节和翼板区定义为4区（翼上颌区）。4区包含上颌第三磨牙区骨质、上颌结节和锥突及翼板。同时根据临床全景片投影可将4区骨质分为五种类型，以此来区分翼上颌复合体种植难易程度以及进行成功率预测。

第一种类型：锐角三角形

如图2-1所示，上颌结节后壁与牙槽嵴顶及上颌窦下壁在全景片平面上的投影类似锐角三角形。此类型因解剖标志清晰，翼上颌复合体种植定位简单，种植成功率高。

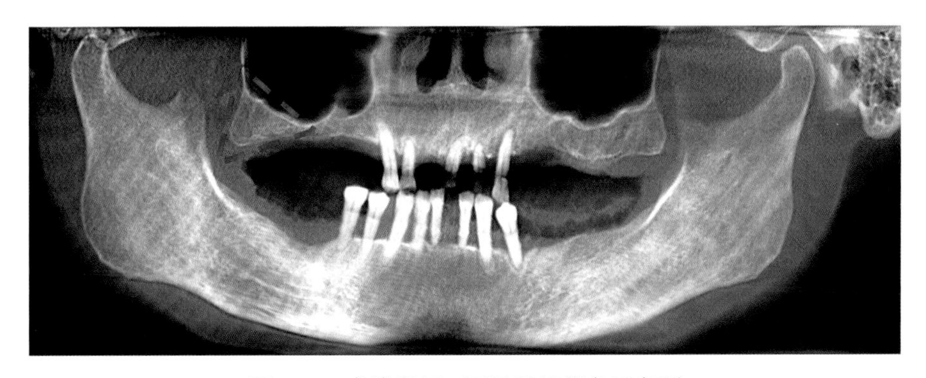

图2-1 虚线所示4区骨质呈锐角三角形

第二种类型：直角三角形

如图2–2所示，上颌结节后壁与牙槽嵴顶及上颌窦下壁在全景片平面上的投影类似直角三角形。此类型因解剖标志清晰，翼上颌复合体种植也较为简单，种植成功率高。

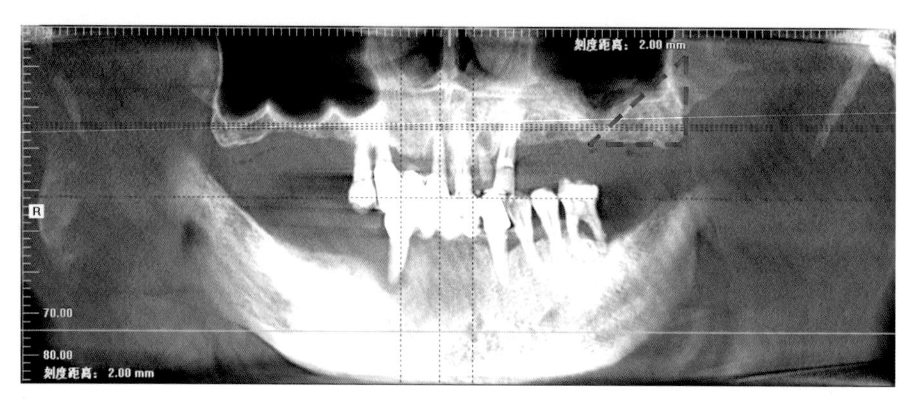

图2–2　虚线所示4区骨质呈直角三角形

第三种类型：钝角三角形

如图2–3所示，上颌结节后壁与牙槽嵴顶及上颌窦下壁在全景片平面上的投影类似钝角三角形。此类型因上颌窦腔较大，上颌结节骨质较少，解剖标志不清晰，翼上颌复合体种植容易进入上颌窦，种植手术操作也较为复杂，种植成功率不如第一种类型和第二种类型。

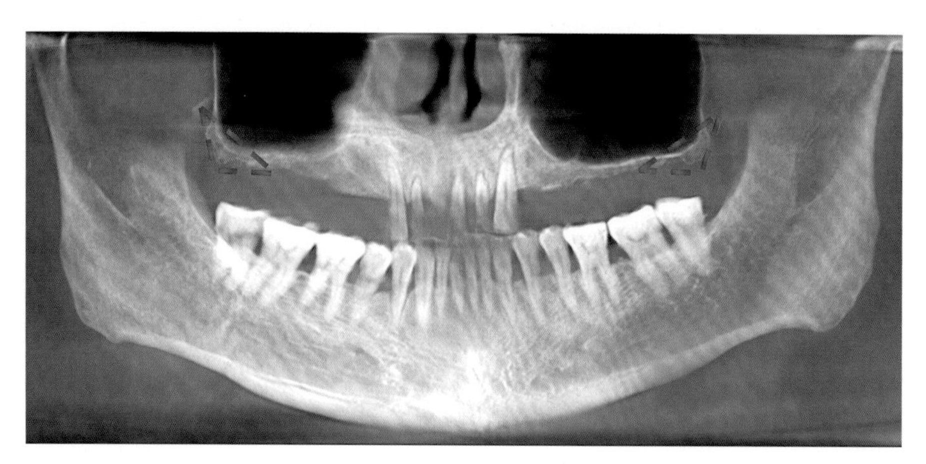

图2–3　虚线所示双侧4区骨质呈钝角三角形

第四种类型：球形或者圆形

如图2–4所示，上颌结节后壁与牙槽嵴顶及上颌窦下壁在全景片平面上的投影类似球形或者圆形。此类型往往因上颌窦生理性气化，导致上颌窦窦腔较大，上颌结节骨质菲薄，解剖标志不清晰，翼上颌复合体种植必须穿过上颌窦进入锥突和翼突窝，植体固位力不足，植体容易掉入上颌窦，手术十分复杂，种植成功率不可预估。

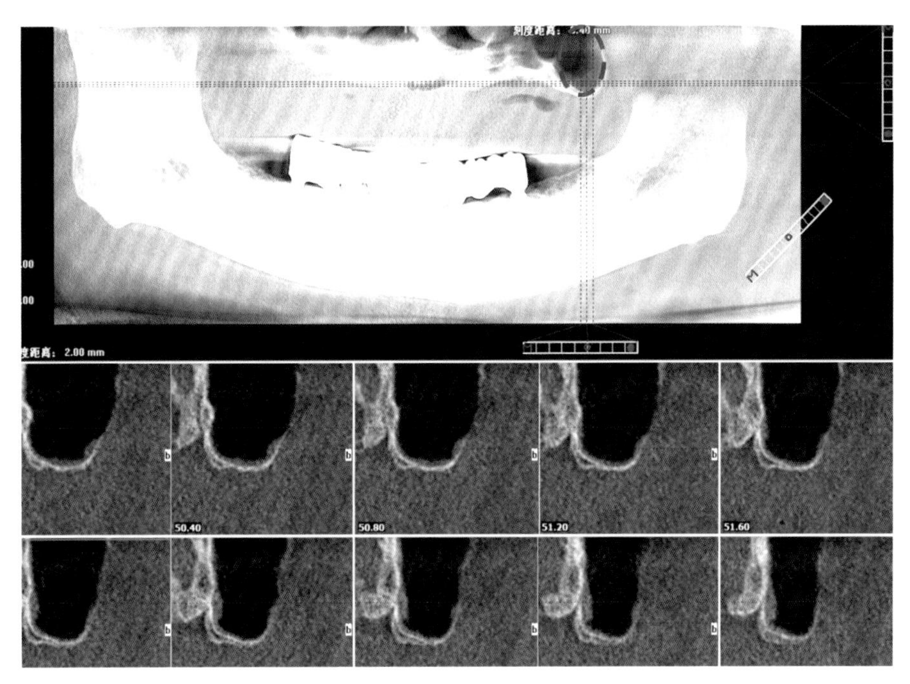

图2-4　虚线所示4区骨呈球形

第五种类型:其他特殊类型

主要依据上颌窦内容物来和前四种类型区分,如上颌窦内囊肿、上颌窦炎症、上颌窦内积液、上颌窦内异物、上颌窦瘘,或者上颌后牙区骨缺损等情况归入此类型。此类型采用的翼上颌复合体种植术式和前四种类型有一定区别,需要制订个性化翼上颌复合体种植方案,如图2-5所示。

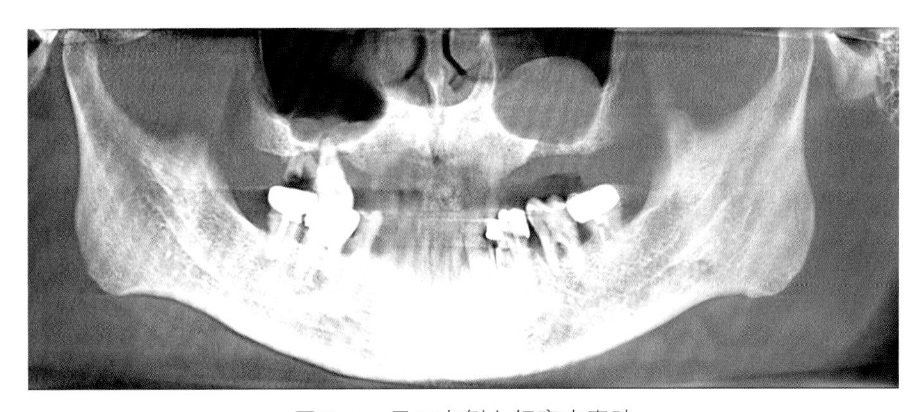

图2-5　显示左侧上颌窦内囊肿

总结:本节通过对4区骨质分类,即对翼上颌结节骨质分类来区分翼上颌复合体种植手术难易程度,并可通过其分类预测翼上颌复合体种植成功率高低,对种植医生开展翼上颌复合体种植有实战指导意义(见表2-1)。

表2-1　4区骨质的不同类型对应手术难易程度及成功率预测

类型	形状	手术难易程度	成功率预测
第一类	锐角三角形	易	高
第二类	直角三角形	易	高
第三类	钝角三角形	一般	较高
第四类	圆形(球形)	难	一般
第五类	特殊类型	依据类型决定	不可预测

第二节　翼上颌复合体种植的类型分类

第二种分类方式以上颌后牙区缺失牙颗数为依据。

仅仅缺失一颗第二磨牙是无法进行翼上颌复合体种植的,因为邻牙阻挡以及修复问题,一般仅缺失第二磨牙不建议进行翼上颌复合体种植。因此,翼上颌复合体种植通常需要至少连续缺失两颗磨牙,依据缺失牙数量可以将其分为四种类型。

第一类:第一磨牙和第二磨牙缺失

连续两颗磨牙缺失,如果第一磨牙区骨高度可、第二磨牙骨高度不足,可进行第一磨牙垂直种植,第二磨牙进行翼上颌复合体种植,二期完成连冠修复。此类型需要特别注意的是翼上颌复合体种植备洞时可能会遇到第一前磨牙远中面的阻挡,造成植入角度过小,容易将植体植入上颌窦。

第二类:第二前磨牙、第一磨牙、第二磨牙连续三颗牙缺失

连续三颗牙缺失,可以进行第一前磨牙垂直种植,第二磨牙进行翼上颌复合体种植,二期采用种植固定桥修复。此类型较为容易,初学者容易控制植入角度,不会因为邻牙阻挡导致植入角度产生偏差。

第三类:第一前磨牙至第二磨牙连续四颗牙缺失

连续四颗牙缺失,可以进行第一前磨牙和第二前磨牙垂直种植,第二磨牙进行翼上颌复合体种植,二期采用三颗植体支持的种植固定桥修复;或者进行第一前磨牙垂直种植,第二磨牙进行翼上颌复合体种植,二期采用两颗植体支持的种植固定桥修复。此时需要注意修复体减径,调整咬合。

第四类:上颌无牙颌

上颌所有牙均缺失,两侧分别进行翼上颌复合体种植,通常采用ALL ON 6种植,整体桥架修复;也可以行即刻修复,实现即刻负荷。

第一类病例:展示病例(一)

一般资料:傅某,女,50岁。

主诉:左上后牙及下前牙缺失4个月,咨询种植。

现病史:4个月前左上后牙及下前牙缺失,影响咀嚼和发音,来院咨询种植。

既往史:否认系统性疾病史,否认高血压,偶尔吸烟,否认心脏病、糖尿病、药物过敏史,无特殊家族病史,否认双膦酸盐药物史。

检查:双侧颜面部基本对称,张口度及开口型正常,双侧颞下颌关节无弹响及杂音。口内可见14、26、27、35、42缺失,41、31、32松动3度。颌龈距离可,对𬌗牙无伸长,牙龈质地健康,邻牙未见明显异常,全口口腔卫生可。

辅助检查:CBCT(cone beam computed to mography)显示26骨高度3mm,骨宽度8mm;27骨高度6mm,骨宽度8.9mm;32骨高度15mm,骨宽度6mm;42骨高度16mm,骨宽度6.5mm;骨密度2类。

诊断:(1)上下颌牙列缺损;(2)41、31、32牙周炎。

治疗计划:(1)26、27、31、32、41、42种植修复;(2)41、31、32拔除。

处置:2017年12月8日,进行26上颌窦底内提升和植骨术,27行翼上颌复合体种植手术。术中常规消毒,铺巾,4%阿替卡因1.7ml×1支局部浸润麻醉,麻药起效后拔除41、31、32,在26、27、31、32、41、42牙槽嵴顶做水平切口,全层切开黏骨膜,翻瓣,定位,逐级备洞至预定深度;26内提升同期植入ICX植体4.8mm×8mm;27植入Nobel Active RP 4.3mm×18mm;41、31、32即刻种植,32、42植入Anthogyr植体3.4mm×12mm两枚;2018年8月15日,完成永久修复。2018年9月7日,37进行即刻种植。2019年6月12日,进行14种植。2020年4月7日,发现26植体松动,取出后于2020年7月8日再次种植。2021年1月4日完成修复,CBCT显示翼上颌植体稳定。

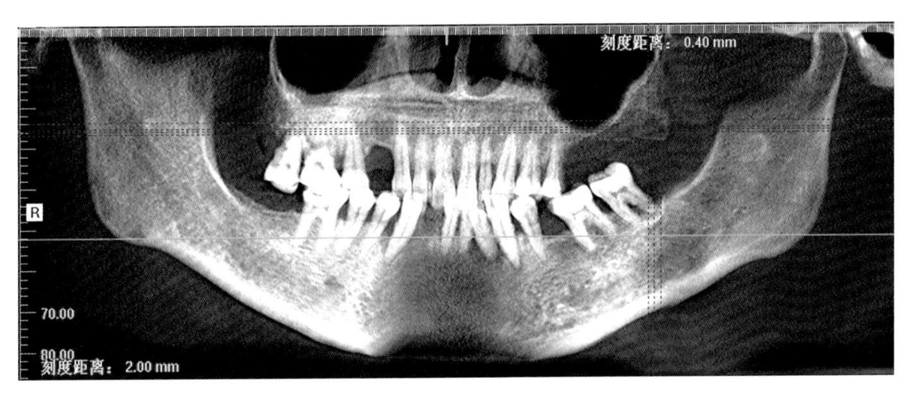

图BL1-1　术前CBCT检查

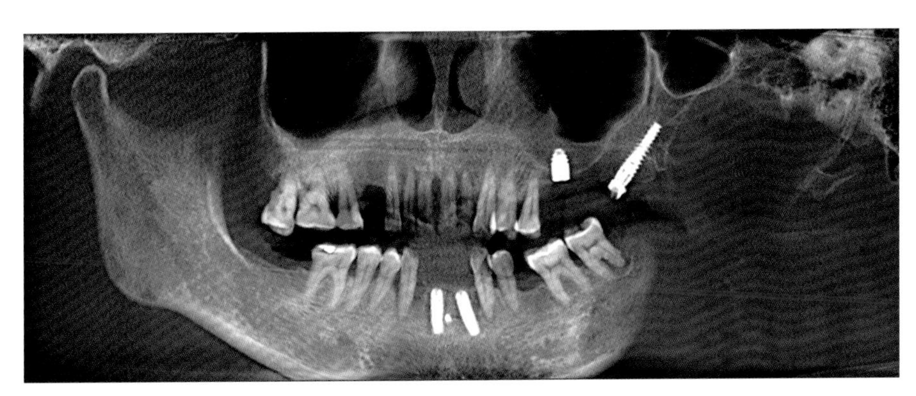

图BL1-2　术后当天CBCT检查

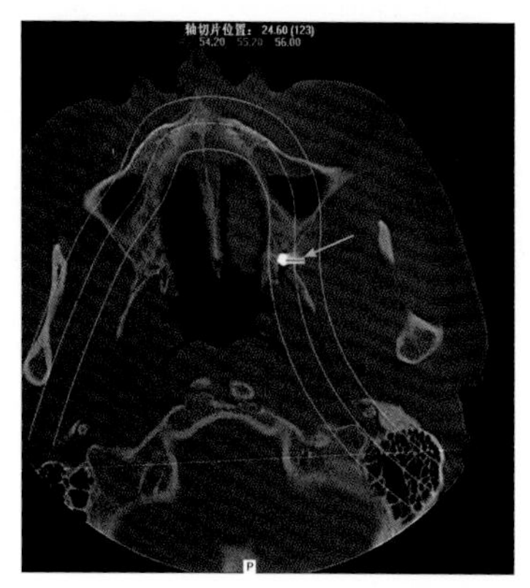

图BL1-3　术后当天CBCT显示翼上颌植体位置恰当(箭头所示)

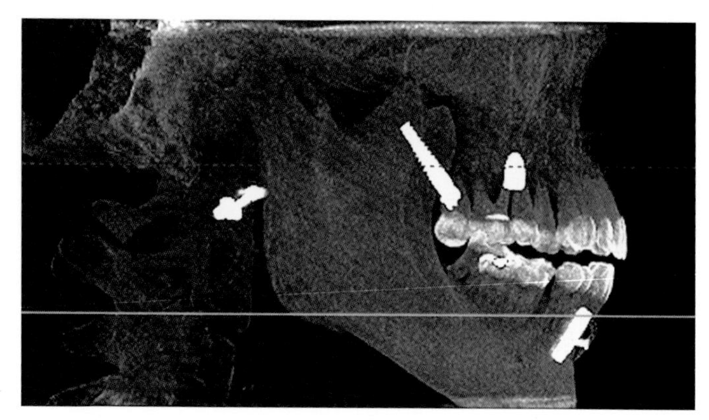

图BL1-4　术后当天CBCT显示翼上颌植体角度恰当

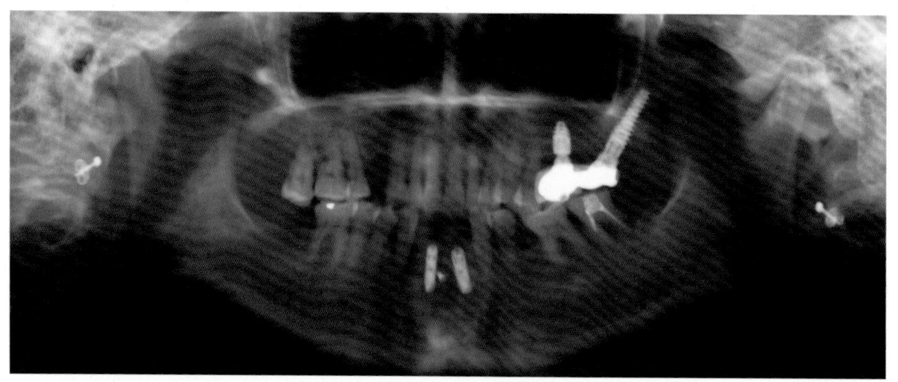

图BL1-5　2018年8月19日术后8个月复查

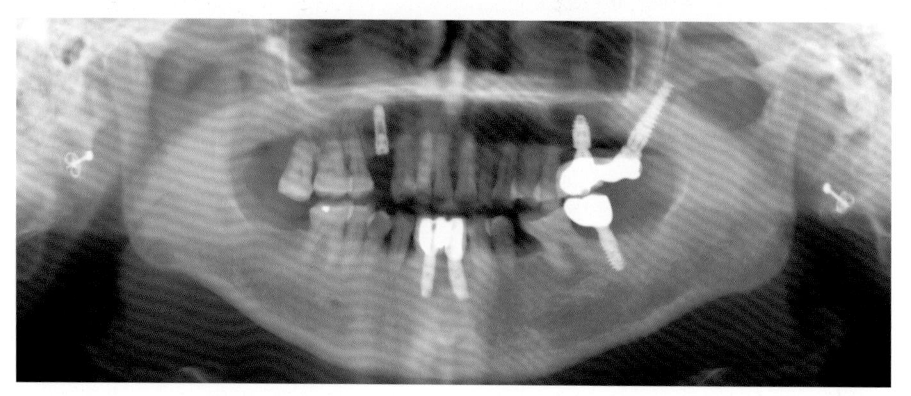

图BL1-6　2019年6月12日术后一年半复查

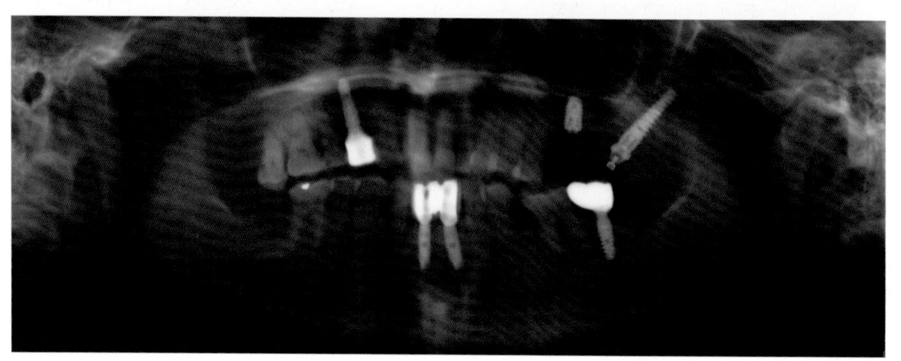

图BL1-7　2021年1月4日术后三年零一个月复查

第二类、第三类病例：展示病例（二）

（左侧为第二类、右侧为第三类）

一般资料：周某，男，55岁。

主诉：咨询种植。

现病史：左上后牙缺失一年余，影响咀嚼，要求种植修复。

既往史：既往体健，否认全身重大疾病史，否认药物过敏史，否认双膦酸盐类药物用药史。有拔牙史。

检查：双侧颜面部基本对称，张口度及开口型正常，双侧颞下颌关节无弹响及杂音。口内可见25、26、27、15缺失，14、17残根，16近中倾斜，3度松动，牙槽黏膜正常。

辅助检查：CBCT显示25区骨高度及宽度充足，16区骨高度不足，4区骨高度及宽度充足。

诊断：（1）上颌牙列缺损；（2）14、17残根；（3）16牙周炎。

治疗计划：25常规种植；27翼上颌复合体种植。

处置：患者于2017年12月17日，在局部浸润麻醉下进行25、27种植。术中患者取仰卧位，常规口内外消毒，铺巾，4%盐酸阿替卡因肾上腺素局部浸润麻醉下，25-28牙槽嵴顶全层切开牙龈，翻瓣，25、27位点定位，扩孔，逐级备洞；25植入Anthogyr 4.6mm × 8.0mm；27植入Nobel Active 4.3mm × 18mm；27置入30°复合基台，严密缝合创口。2018年6月22日，完成25、27种植固定桥修复及复查。2020年6月20日，行14、17种植及12即刻种植：14植入瑞锆BLT植体4.1mm × 10mm，17植入瑞锆BLT植体4.1mm × 16mm，17置入30°复合基台；12植入瑞锆BLT植体3.3mm × 12mm。2020年11月17日，完成14、17固定桥修复及12永久修复。2021年6月1日复查。三年零六个月后复查可见27植体稳定，骨吸收不明显，口腔内卫生良好。

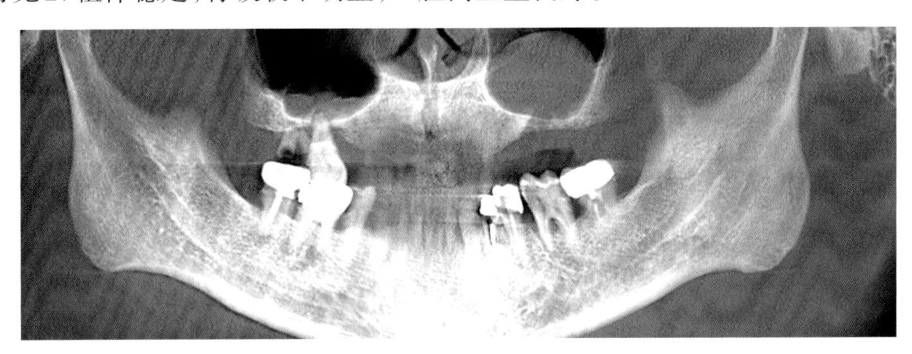

图BL2-1　术前CBCT显示后牙区骨高度不足

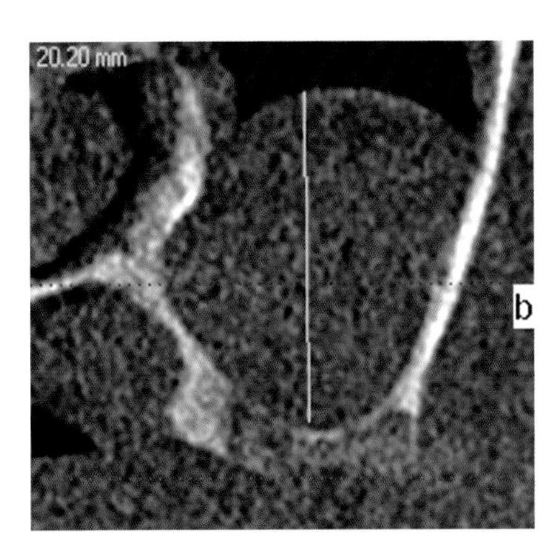

图BL2-2　术前CBCT显示左侧上颌窦囊肿直径20mm

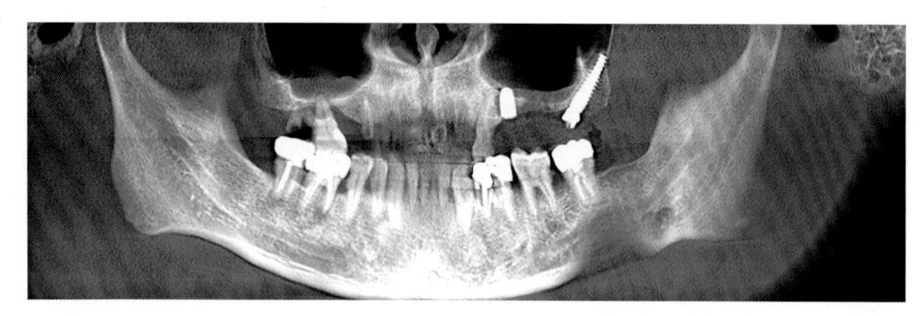

图BL2-3　术后当天CBCT显示左侧翼上颌植体位置恰当

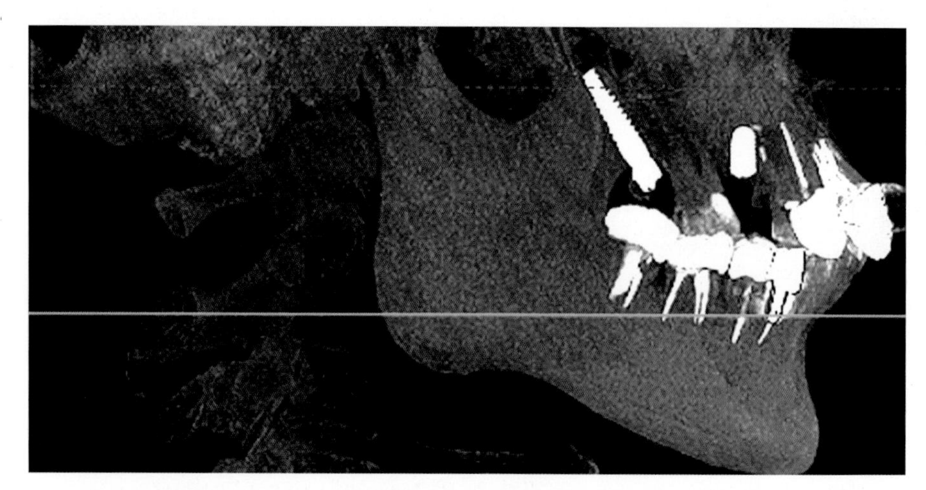

图BL2-4　术后当天CBCT显示左侧翼上颌植体角度恰当

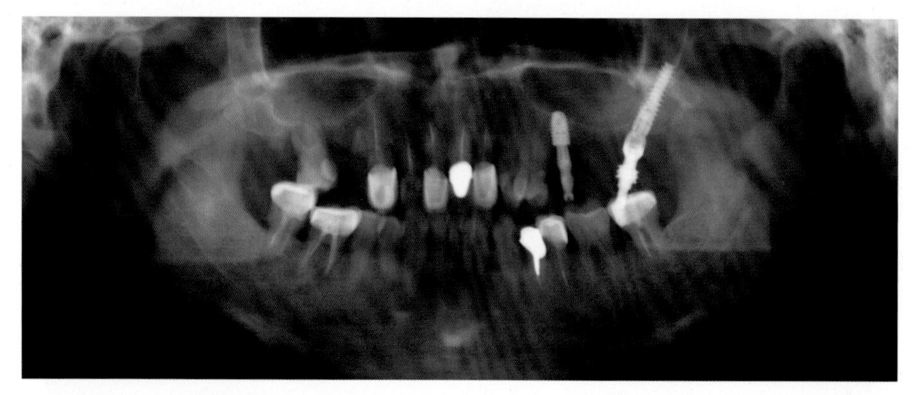

图BL2-5　2018年5月28日术后八个月修复取模

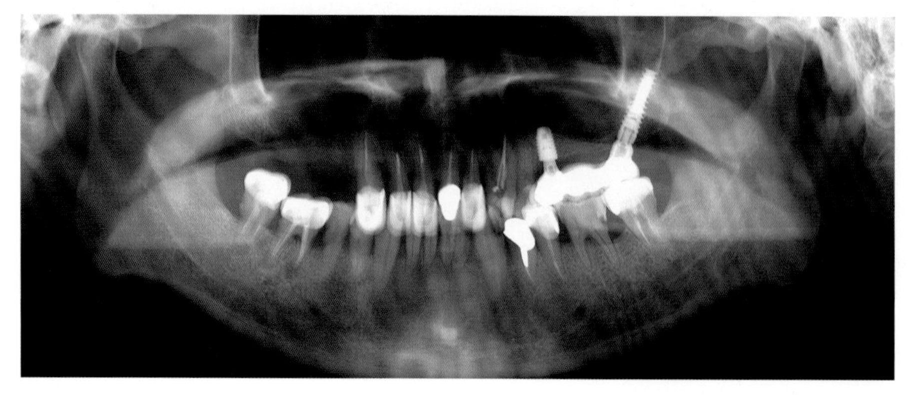

图BL2-6　2019年6月17日术后一年半复查

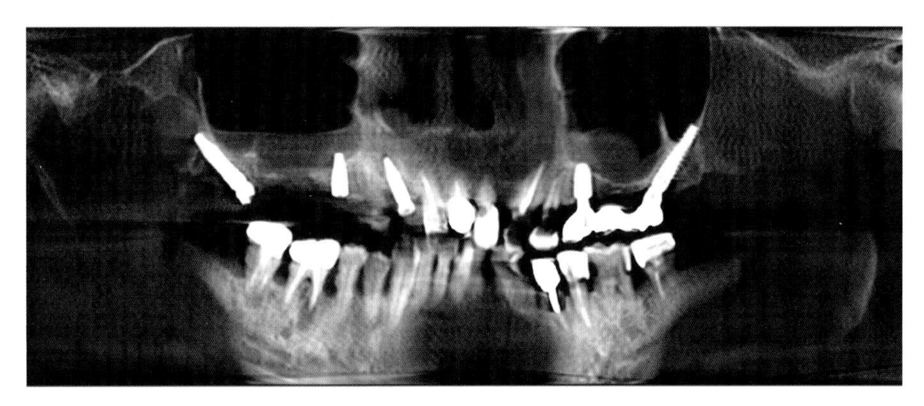

图 BL2-7　2020 年 6 月 20 日术后两年半复查，于右侧完成翼上颌手术

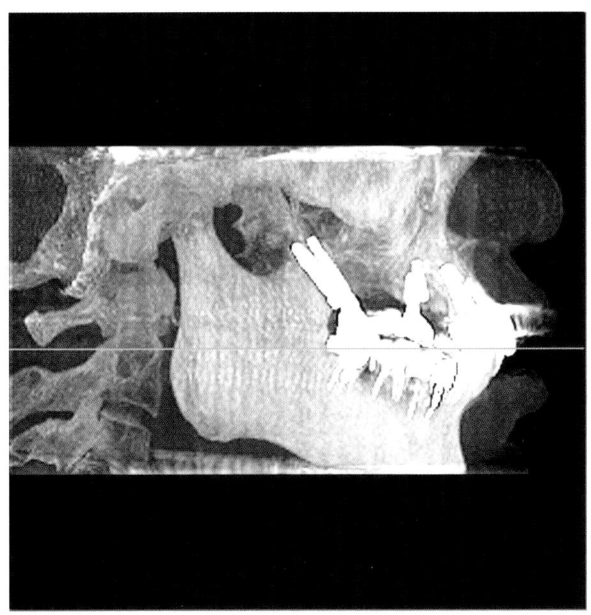

图 BL2-8　术后当天 CBCT 矢状面显示右侧翼上颌植体角度恰当

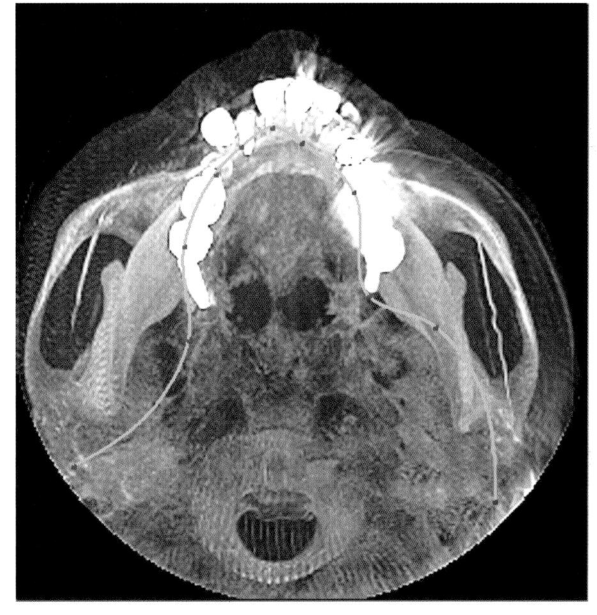

图 BL2-9　术后当天 CBCT 显示翼上颌植体角度恰当

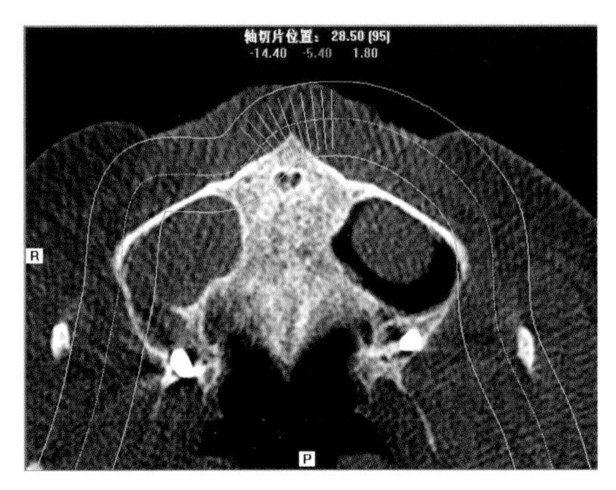

图 BL2-10　术后当天 CBCT 水平面显示右侧翼上颌植体位置恰当

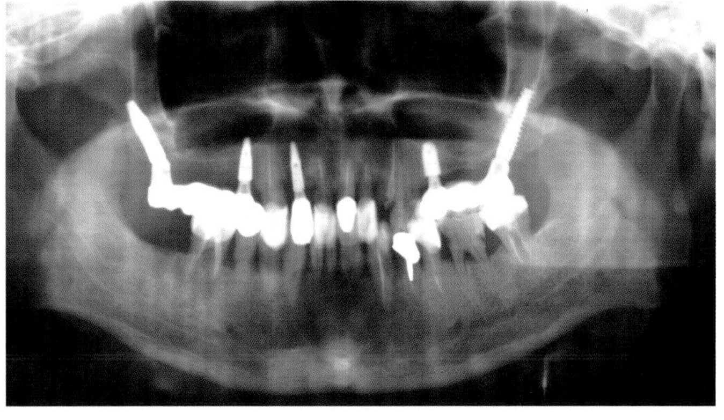

图 BL2-11　2021 年 6 月 1 日术后三年半复查翼上颌植体稳定

第三类病例:展示病例(三)

一般资料:夏某,男,60岁。

主诉:左上后牙拔除四月余,影响咀嚼。

现病史:四个月前拔除左上后牙,现自觉咀嚼进食受影响,要求种植修复。

既往史:既往体健,否认全身重大疾病史,否认药物过敏史。

检查:双侧颜面部基本对称,张口度及开口型正常,双侧颞下颌关节无弹响及杂音。口内可见24、25、26、27缺失,缺牙区牙槽骨愈合良好。23松动1度,16-14种植固定桥修复体,45-36种植固定桥修复体,无松动。牙周卫生状况良好,未发现明显牙周异常。

辅助检查:CBCT显示26牙槽嵴顶距上额窦底可用垂直距离仅2mm,左上颌结节处垂直骨高度6~8mm。

诊断:上颌牙列缺损。

治疗计划:27翼上颌复合体种植;24上颌窦底提升同期种植。

处置:患者于2018年10月14日行24、27种植,考虑上颌后牙区骨高度不足,24上颌窦底内提升种植,27行翼上颌复合体种植。24植入Nobel Replace CC植体4.3mm × 8mm;27植入Nobel Replace CC植体4.3mm × 16mm,放置30°复合基台。2019年3月23日,完成24、27种植固定桥修复。2020年12月29日,完成术后两年复查,植体稳定,骨吸收不明显,黏膜完整,角化龈良好,植体周卫生良好。

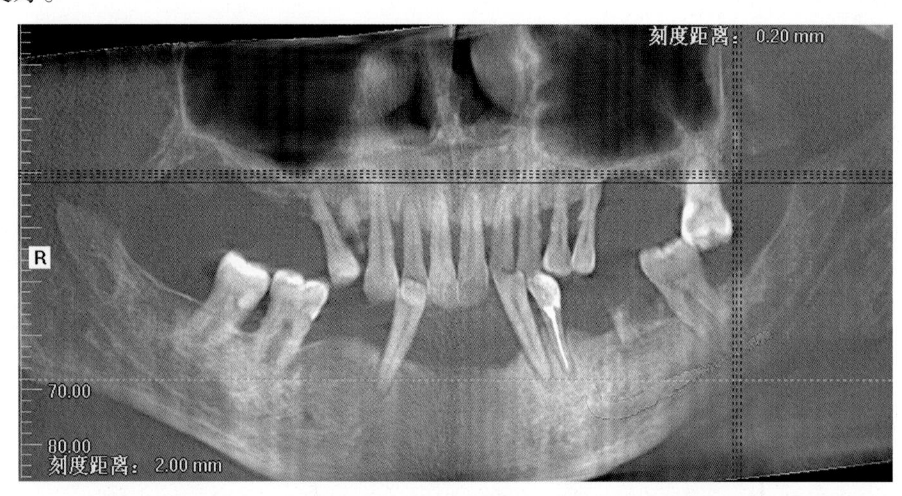

图BL3-1 拔牙前CBCT检查

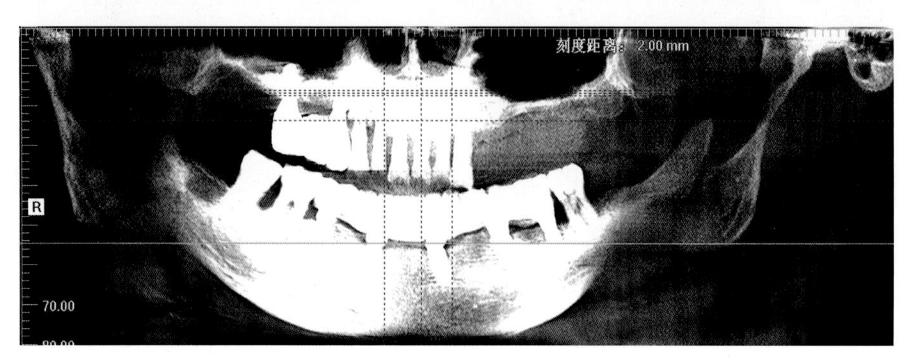

图BL3-2 拔除24、25、27三个月后CBCT显示左侧上颌高度不足

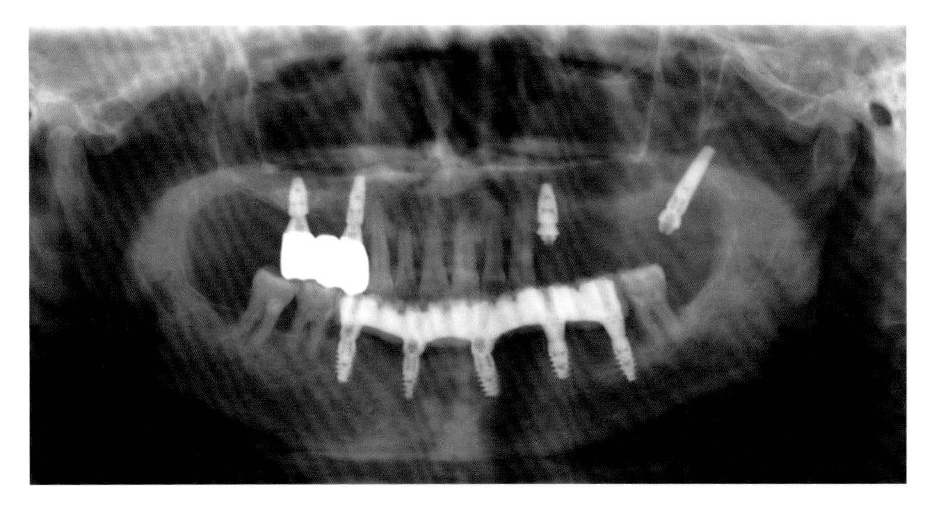

图 BL3-3　术后三个月复查全景片显示翼上颌植体位置良好

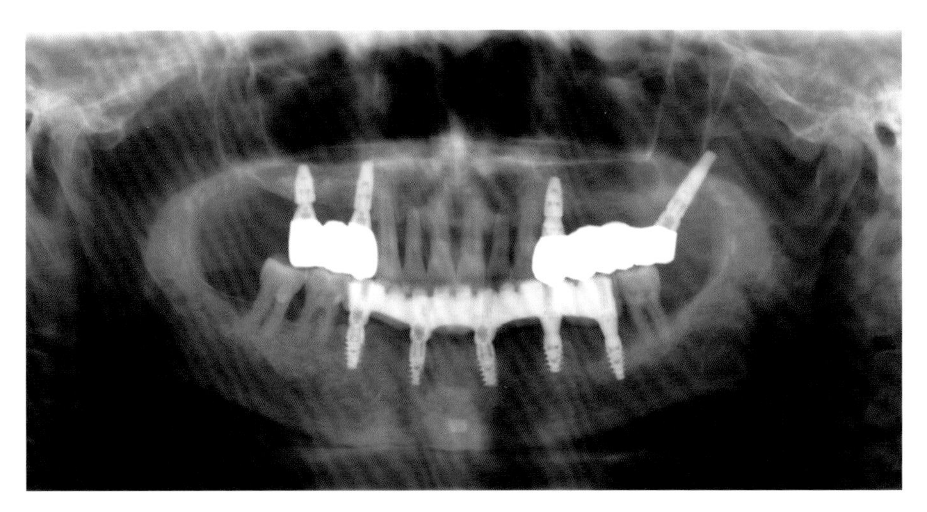

图 BL3-4　翼上颌复合体种植修复后全景片显示牙冠就位良好

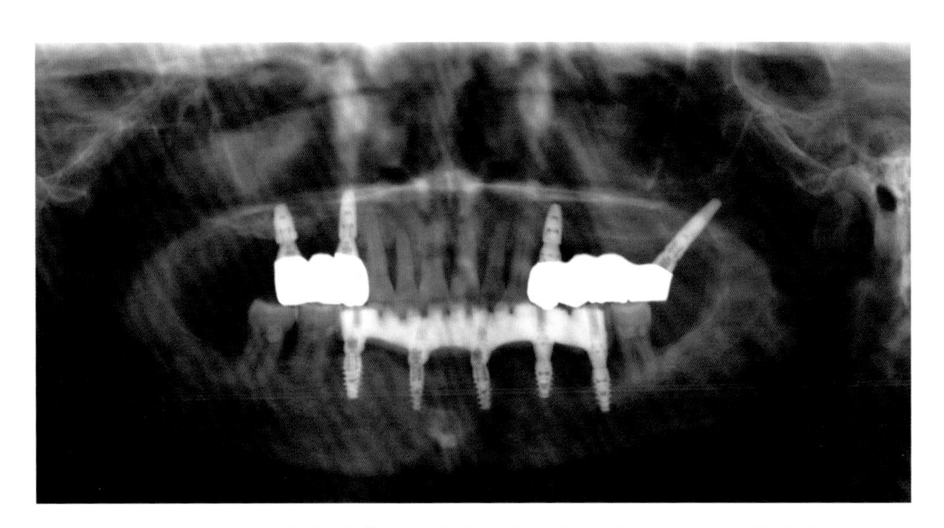

图 BL3-5　翼上颌复合体种植修复两年后复查全景片显示植体稳定

第四类病例:展示病例(四)

一般资料:施某,男,68岁。

主诉:咨询种植。

现病史:上下颌牙齿松动,影响咀嚼,要求种植。

既往史:既往体健,否认全身重大疾病史,否认药物过敏史,否认双膦酸盐类药物用药史。

检查:双侧颜面部对称,张口度及开口型正常,双侧颞下颌关节无弹响及杂音。口内可见上颌不良修复体,修复体边缘不密合。基牙松动2度。下颌47-37固定长桥修复,边缘不密合,牙龈轻度萎缩。

辅助检查:CBCT显示上颌3区骨高度不足,左侧上颌窦内密度影像稍高,下颌33、34基牙牙周膜影像增宽。

诊断:(1)不良修复体;(2)牙周炎。

治疗计划:(1)上颌ALL ON 6即刻种植,双侧翼上颌复合体种植;(2)择期下颌种植固定修复。

处置:于2018年8月20日行上颌ALL ON 6种植,17、27采用翼上颌复合体种植。术中患者取仰卧位,常规口内外消毒,铺巾,4%阿替卡因局部浸润麻醉,拔除上颌余留牙,搔刮拔牙窝,用过氧化氢溶液及生理盐水交替冲洗拔牙窝,切开至牙槽嵴顶,翻瓣,在12、14、17、22、24、27位点定位扩孔,逐级备洞,植入Nobel Active植体。12、22植入3.5mm × 15mm两枚;14、24位点植入4.3mm × 13mm两枚;14位点植骨盖膜,植入扭力35N·cm以上;17、27植入翼上颌植体4.3mm × 18mm两枚。17、27植体置入30°复合基台,扭力35N·cm,严密缝合,咬止血纱布止血。术后当天即刻修复。2018年12月19日,完成上颌永久修复。2022年1月18日,术后三年零五个月复查显示翼上颌植体稳定,功能良好。

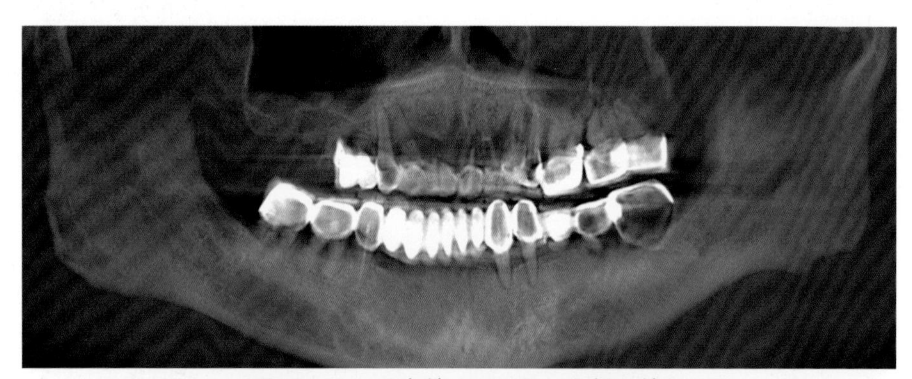

图BL4-1　手术前CBCT显示上颌牙情况

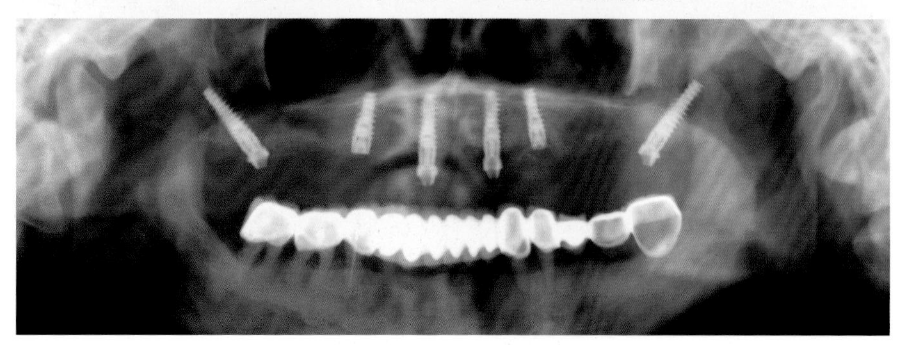

图BL4-2　手术当天CBCT显示翼上颌植体位置恰当

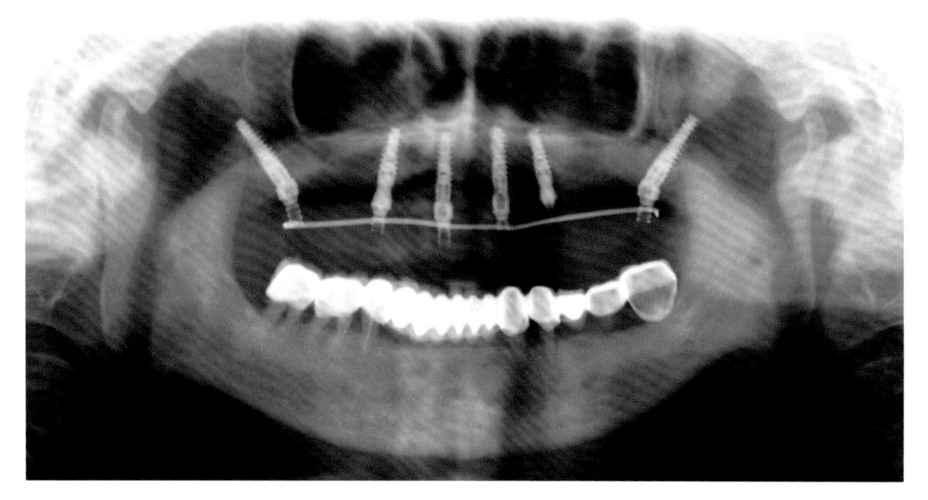

图 BL4-3　手术当天即刻修复后CBCT显示基台就位良好

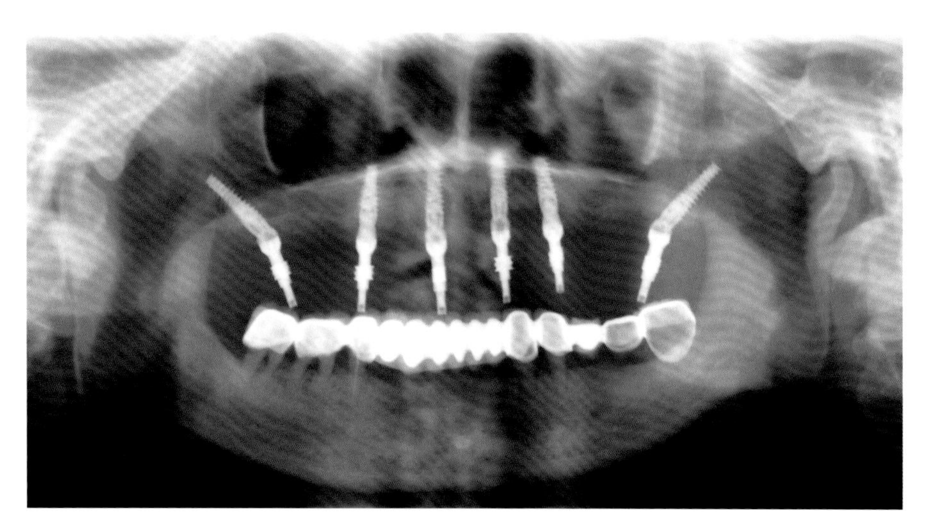

图 BL4-4　术后永久修复取模，全景片显示转移杆就位正常

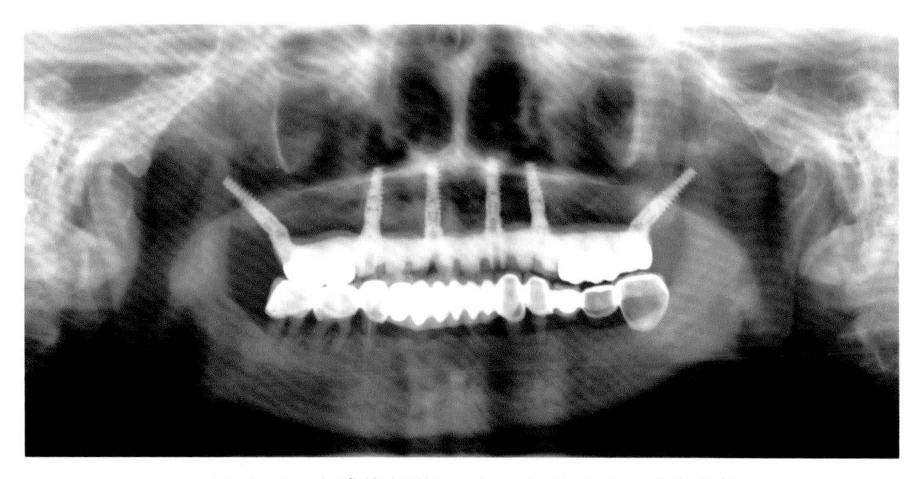

图 BL4-5　完成修复戴牙，全景片显示基台就位良好

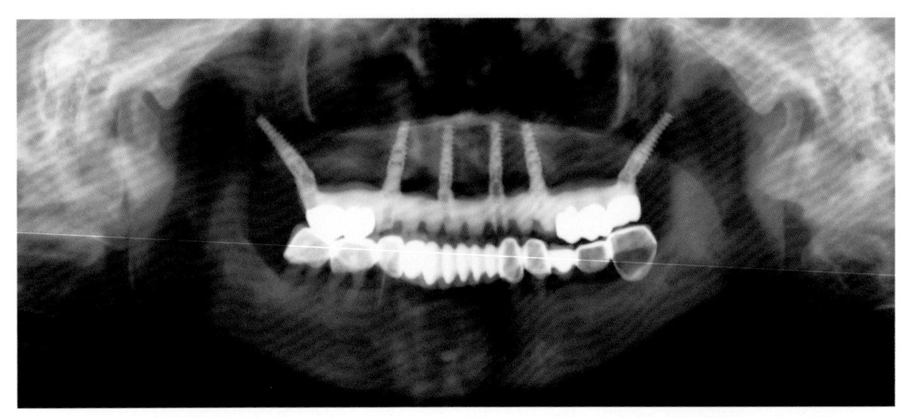

图 BL4-6　2020 年 7 月 15 日复查，全景片显示植体稳定

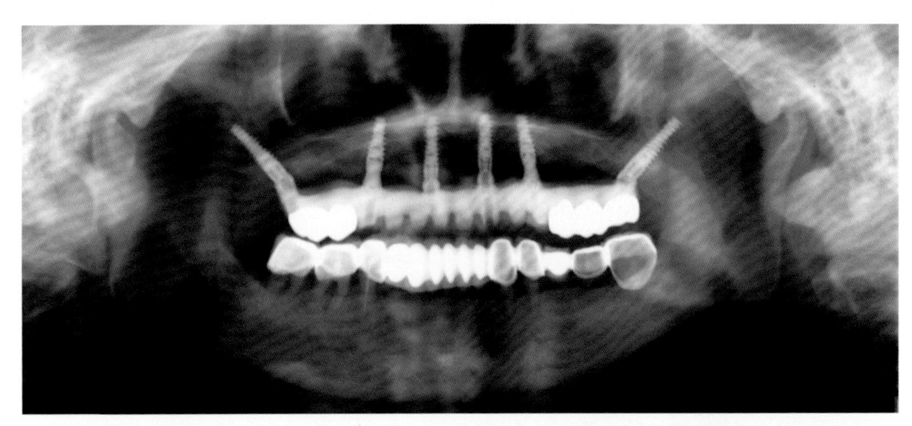

图 BL4-7　2021 年 1 月 31 日复查，全景片显示植体稳定

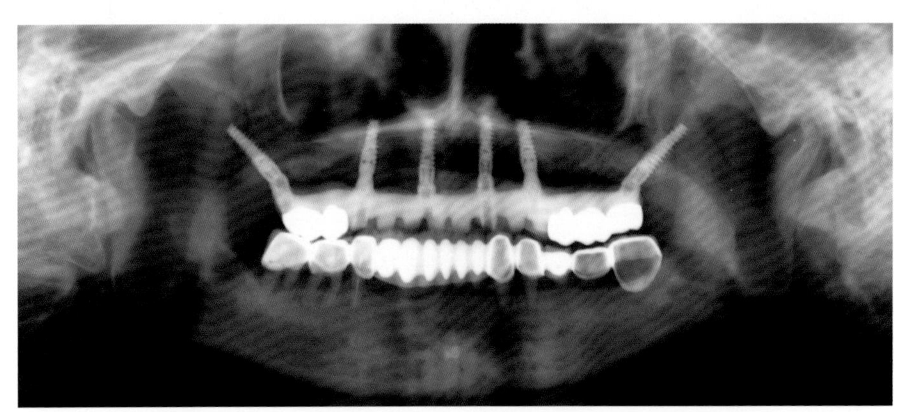

图 BL4-8　2022 年 1 月 18 日复查，全景片显示植体稳定

病例小结

类型分类可以指导医生依据牙齿缺失颗数来选择有利的种植体类型和数量，四个病例均展示了翼上颌复合体种植体在四种类型中的成功应用，经过二至三年的临床观察发现翼上颌植体稳定，可靠。但长期是否稳定，还需要进一步临床观察。

第三节 五种类型翼上颌复合体种植病例特点与技巧探索

根据上颌第4区骨质分类，将翼上颌复合体种植分为五种类型，每一种类型的翼上颌植体植入技巧和预后均有差别，本节分别介绍各种类型的翼上颌复合体种植病例的特点和手术技巧。根据笔者2018年、2019年、2020年、2021年在同一机构对136例翼上颌复合体种植患者术前CBCT片分析，第一种类型有41例，占30%；第二种类型有56例，占41%；第三种类型有30例，占22%；第四种类型有2例，占2%；第五种类型有7例，占5%。

第一种类型：锐角三角形

根据笔者统计，本类型在病例中约占30%，根据第一节介绍，本类型上颌结节区域骨质较好，种植手术操作简单，解剖标志点清晰，行翼上颌复合体种植时定点位置选择最凹点即可，按照正常角度和方向备洞，此时角度容易控制在45°~50°。植入植体完全位于骨内，植体容易获得较好初始稳定性，可实现即刻负荷。此类型同时还有一个便利条件是牙槽嵴平面正好是斜坡型，植入植体后几乎不需要在植体周围去骨，就可以顺利放置复合基台。此类型初学者较容易获得成功（见图2-6）。

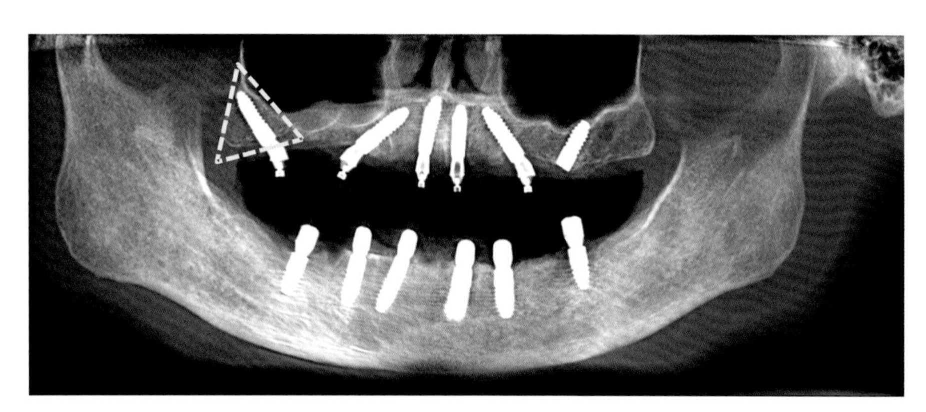

图2-6 CBCT显示植体斜面和牙槽嵴顶平面一致，复合基台可顺利就位

第二种类型：直角三角形

根据笔者统计，本类型在病例中约占41%，此类型上颌结节区骨质高度和宽度可，也是翼上颌复合体种植的有利类型。和第一种类型相比，其定点位置较易出现误差，通常定点容易靠近中位，因为牙槽嵴平面水平，无明确标志点。此类型骨宽度及骨高度可，定位点选择容易偏近中，偶尔扩孔有进入上颌窦风险，可能造成上颌窦底黏膜破裂。需要术前CBCT精准测量，计算出定点位置到上颌结节末端距离，确保此距离不会让钻头进入上颌窦。此类型骨质较好，容易获得初始稳定性，可以实现即刻负荷，种植成功率可预测。本类型技巧主要在植体定点时参考上颌结节末端到植入位点之间的距离来计算植入位点。通常根据直角三角形的边长来计算，即通常距离上

颌结节末端1cm左右为最佳植入位点，角度在45°为较好(见图2-7)。

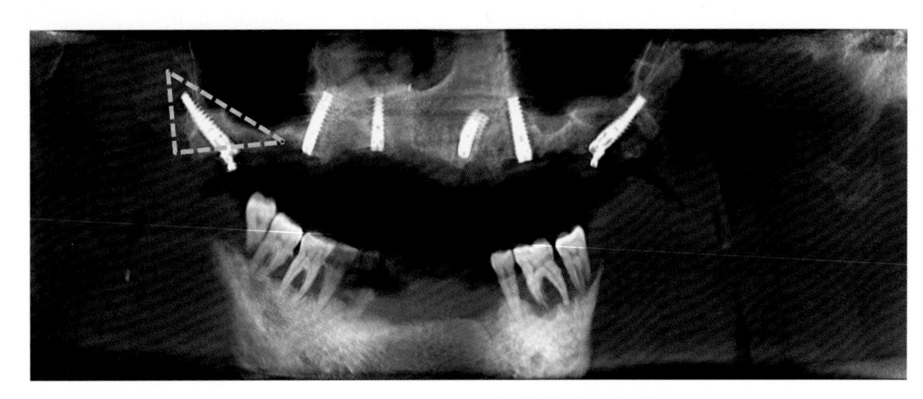

图2-7 CBCT显示翼上颌复合体种植角度呈45°

第三种类型：钝角三角形

此类型约占22%。此类型因上颌窦腔较大，上颌结节骨质较少，解剖标志不清晰，翼上颌复合体种植特别容易进入上颌窦，同时初始稳定性也受到一定影响，如扭力达不到35N·cm，不建议即刻负荷。此类型手术操作较为复杂，成功率不如第一种类型和第二种类型。此种类型种植技巧要点在于术者经验丰富，手术几乎不能产生误差，经常贴着上颌窦后壁植入翼突区，因此需要术者的经验和感知能力，否则容易造成上颌窦黏膜穿孔破裂。另外，因为术前检查见上颌窦过大，定点时容易偏远中，因此会造成上颌结节骨质较少，容易导致上颌结节区骨质骨折或者备洞过程中造成骨缺损，会造成植体植入时无初始稳定性。此时如果勉强植入植体，可能会造成植体游走至翼突窝或者误入上颌窦腔。笔者通常根据术前CBCT检查，如果自由手操作，通常选择距离上颌结节末端8~9mm处进入，如发现先锋钻阻力突减，立刻停止，并进行探查，确认是否钻针进入上颌窦，如已经抵达上颌窦黏膜，进针点往远中移位2mm，重新备洞，同时可以增加倾斜度，避免再次钻入上颌窦。本类型容易造成植入过程中植体角度过大，增加后期修复难度(见图2-8)。因此术者需要特别注意，要坚持以修复为导向的种植理念；另外一个关键要点是，植体进入位点过于接近上颌结节末端，容易造成上颌结节骨质骨折。

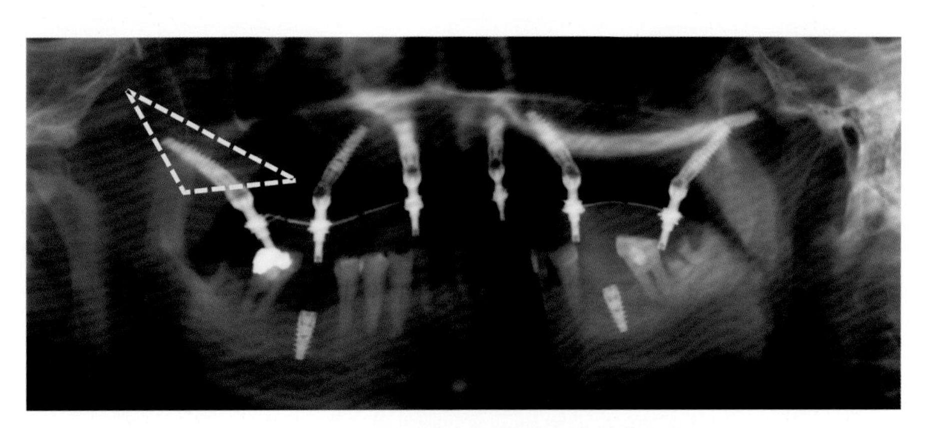

图2-8 CBCT显示翼上颌植体角度约为50°

第四种类型：球形(圆形)

此类型约占2%。此类型因上颌窦腔较大，上颌结节骨质菲薄，翼上颌复合体种植必须穿过上颌窦进入锥突和翼突窝，如固位力不足，则植体容易掉入上颌窦，手术十分复杂，种植成功率不可预估。因此，初学者不容易掌握，需要经验丰富的种植医师利用精湛的手术技巧来操作，因为需要穿过上颌窦，为了保证上颌窦黏膜完整，需要进行上颌窦底提升，如果选择侧壁开窗形式提升黏膜，创伤较大，同时失去了翼上颌复合体种植的优势。因此，此类型患者行翼上颌复合体种植时需穿越翼板，完全依靠翼板区皮质骨固位，翼上颌区骨质薄如纸，无法依靠上颌结节区骨质进行固位。此类型对于备洞有特殊要求，分为两级备洞，第一级备洞只是备洞到上颌窦底穿通，但是不能穿破黏膜，并且逐级扩孔，扩孔到直径4.0mm以上，经过钻孔处进行上颌窦底黏膜的剥离和提升，提升后放置明胶海绵止血及将上颌窦底黏膜抬升，此时继续从初级先锋钻开始备洞第二级，经过上颌窦后壁进入翼板区，最终达到翼突窝。此类型植入植体时要反复探查二级备洞的位置，避免植入时植体方向偏差，脱落至上颌窦中，导致术中并发症。为保证植入稳定性，可以选择极差备洞，同时该类型不建议即刻负荷，为提高种植成功率，尽量选择延期负荷。如果选择同期植骨，需要在植体植入前，利用备洞处空隙先植入骨替代品，再将植体植入备洞中，6~9个月后二期修复。本类型因为避不开上颌窦，因此选择位点尽可能往前，在第二磨牙中心位置，角度选择45°~50°，向后上方及往内侧倾斜10°~15°植入即可，备选18mm长度植体（见图2-9）。

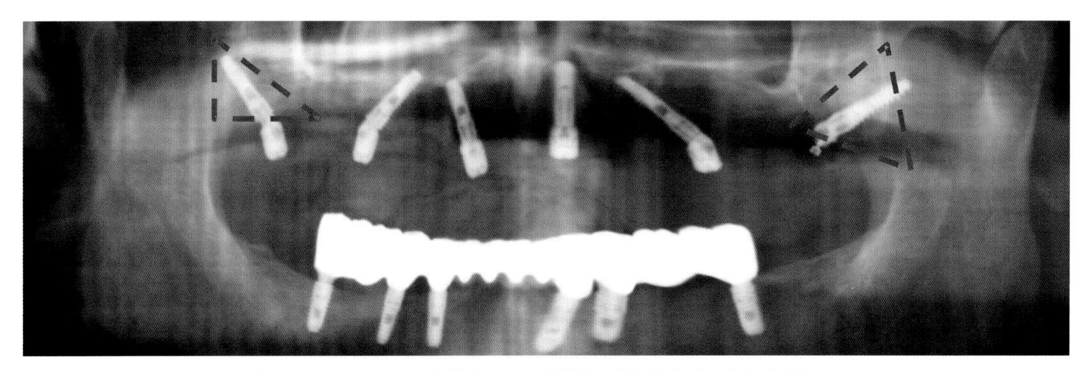

图2-9　CBCT虚线显示左侧翼上颌植体穿越上颌窦

第五种类型：其他特殊类型

这种类型约占5%，主要依据上颌窦内容物来归纳，例如，上颌窦内囊肿、上颌窦炎症、上颌窦内积液、上颌窦内异物、上颌窦瘘，或者上颌后牙区骨缺损等情况。本类型原则上以不破坏上颌窦完整性为第一要素，备洞时保持警惕，当发现先锋钻遇到阻力变软时需要探针探查是否进入上颌窦以及通过捏鼻鼓气试验来鉴别，保证备洞未进入上颌窦（见图2-10）。

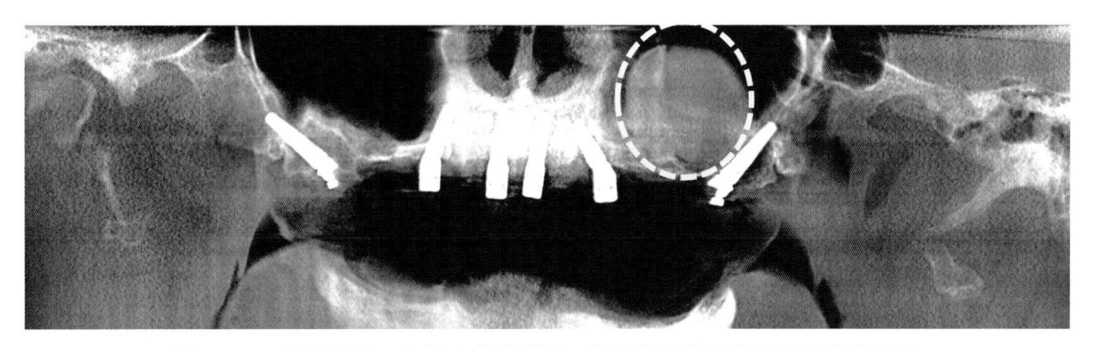

图2-10　CBCT显示左侧上颌窦囊肿，避开囊肿进行翼上颌复合体种植

第三章 翼上颌复合体种植手术技巧

翼上颌复合体种植手术的优势有:①避免上颌窦底黏膜提升术和侧壁开窗植骨术,也可以作为备选方案;②减少植骨、减少创伤;③缩短手术时间,缩短治疗疗程;④保持了上颌窦完整性,避免上颌窦底内外提升可能导致的上颌窦炎、鼻腔出血等并发症;⑤实现即刻负荷功能;⑥有利于上颌即刻修复,与ALL ON 4比较,临时修复体牙列更加完整,提高了咀嚼效率;⑦避免修复体产生悬臂,有利于上颌植体稳定;⑧作为颧种植的一种替代方案,一些患者要求实现即刻修复,常规需要颧种植方可获得良好初始稳定性,而用翼上颌复合体种植实现即刻修复可获得良好效果;⑨可作为上颌窦底提升或者植骨失败的补救方案,常规外提升术后出现感染、植骨失败等可以实施翼上颌复合体种植进行补救,同时缩短了治疗疗程。因为外提升手术失败后需要很长时间恢复和愈合,再次植骨需要更长时间愈合,而进行翼上颌复合体种植则可以大大缩短治疗时间。

第一节 手术适应证与禁忌证

一、适应证

(1)至少连续两颗磨牙缺失的患者。单颗牙缺失无法进行翼上颌复合体种植,因为植入角度会被邻牙阻挡,无法倾斜植入。

(2)后牙缺失,3区(磨牙区)骨高度不足,4区(上颌结节)骨高度及宽度均大于6mm。2区(前磨牙区)骨量高度和宽度均大于6mm。

(3)上颌牙列缺失,需要即刻修复及即刻负荷患者;或者延期负重采用螺丝固位整体桥修复患者。

(4)上颌牙需要拔除的即刻种植及即刻修复患者。

(5)害怕颧种植手术患者。

(6)上颌窦底内外提升手术失败、术后感染、植骨失败等,需翼上颌复合体种植补救的患者。

二、禁忌证

（1）常规种植手术禁忌证，例如未控制的心脏病、高血压、糖尿病等系统性疾病，严重心脑血管疾病，急性感染，血液疾病及服用抗血栓性药物等。

（2）单颗牙缺失，即上颌第二磨牙缺失。

（3）上颌智齿存留或者第三磨牙埋伏。

（4）上颌结节后牙区宽度小于4mm。

（5）石骨症。

（6）静脉注射双膦酸盐药物。

（7）张口受限患者。

（8）腭降动脉走行变异者。

（9）精神和心理疾病患者。

（10）正在使用地舒单抗药物的患者。目前，笔者遇到两例正在使用地舒单抗（2019年在国内上市的一种新药）治疗骨质疏松的患者，拔牙后出现骨坏死。

第二节　翼上颌复合体种植手术步骤

一、准备工作

按常规种植手术原则消毒：3%双氧水+洗必泰漱口水口腔含漱消毒；碘伏按由内而外的术区消毒原则消毒口周及面部，按照常规种植手术铺巾。

术前按要求准备常用手术器械、常规材料和设备，笔者采用的术式不需要用到翼上颌复合体种植的一些特殊器械。

（1）需要配置16mm长度的先锋钻、扩孔钻和延长杆。因为翼上颌复合体种植位置靠后，并且角度需要在45°~50°，口角的组织会干扰手术操作的视野及过程，邻牙牙冠也会对扩孔钻造成阻挡，所以常规的扩孔钻太短，需要用种植工具盒中最长的钻配合延长杆甚至二级延长杆，因此笔者建议翼上颌复合体种植手术必备延长杆。

（2）准备好机用螺丝刀，植入植体后，放置复合基台后需要对基台中央螺丝加力，此时需要配置机用螺丝刀，方便加力操作，因位置靠后，手动螺丝刀操作不便，且容易脱落至口腔，增加误吞误吸的风险。

（3）无牙颌种植患者建议配置心电监护仪，术中全程监测患者血压、心率、血氧饱和度等。

二、手术流程

（一）麻醉

翼上颌复合体种植手术均可在局部浸润麻醉下完成，采用4%阿替卡因或者利多卡因在缺牙区周围黏膜下浸润麻醉即可，笔者通常采用“三点注射法”在腭侧黏膜下浸润麻醉、磨牙区颊侧前庭沟及上颌结节区浸润麻醉。不建议行神经阻滞麻醉，有两个原因：①上牙槽后神经阻滞麻醉，如进针方向错误容易造成翼丛血肿；②腭大孔神经阻滞麻醉后，在备洞过程中方向偏腭侧如损伤腭大神经时无感知。浸润麻醉后如果备洞过程中遇到患者疼感要及时排除方向是否偏腭侧，或者可能已经接近腭大孔，此时可及时调整方向。

焦虑、紧张及全身情况不稳定患者和无牙颌老年患者可以采用静脉给药辅助镇静后在局部浸润麻醉下完成翼上颌复合体种植手术，术中必须由麻醉师MAC下给予镇静药物进行舒适化种植，采用镇静泵给予药物维持镇静，监测术中血压，维持心率稳定(详情可参见第十二章)。

（二）切口设计

根据患者牙列缺损和上颌无牙颌两种类型进行切口设计。

1. 牙列缺损患者

从邻牙远中起点，切口从近中往远中，在牙槽嵴顶按照牙列弧形方向做线形切口，至上颌结节末端偏颊侧做短“L”形切口。同时可向腭侧做附加切口，切口2~3mm。可以完全暴露上颌结节末端，充分暴露上颌结节颊侧、远中，如有必要可暴露腭侧。切口线如图3-1中箭头所示。

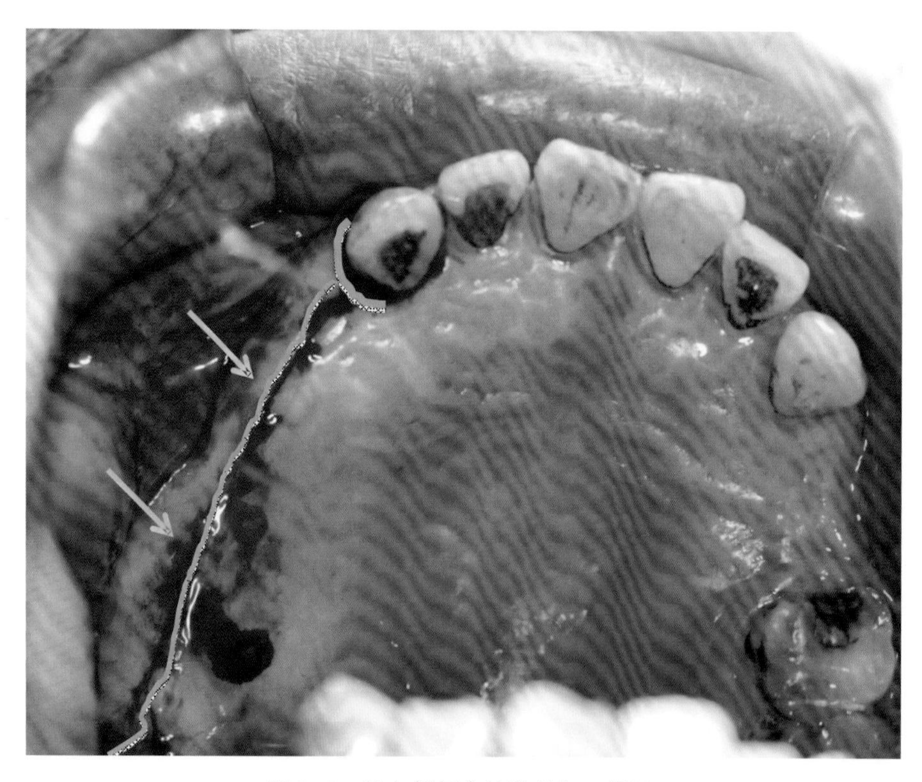

图3-1　翼上颌复合体种植切口设计

2. 上颌无牙颌患者

牙槽嵴顶连贯性线型切口，切口可从中线起始往双侧远中直至翼上颌切迹或者上颌结节末端再往颊侧形成“L”形，全层切开黏骨膜。术中注意切口线的连贯性，以及手术刀片需要完全抵达骨面，一次性全层及全程切开。避免多次反复切口，造成组织形成多个切口线，导致翻瓣后组织缺失。无牙颌切口线如图3-2所示。

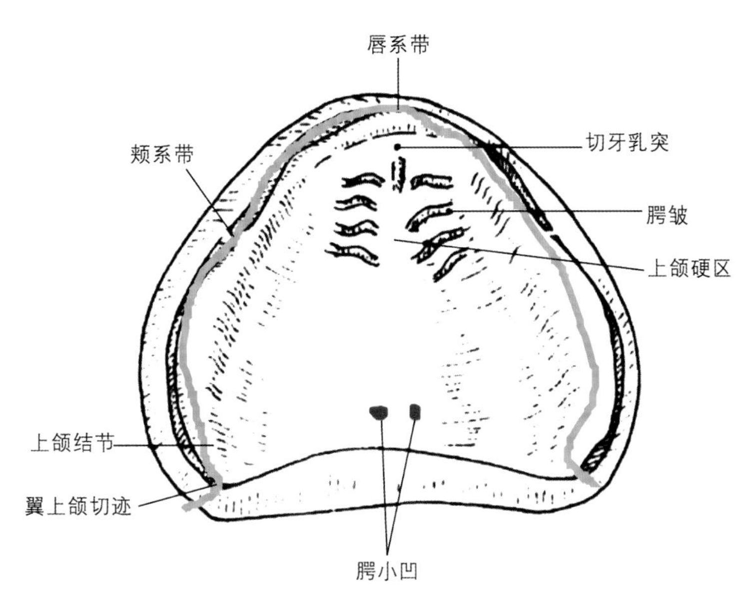

图3-2　无牙颌种植翼上颌复合体的切口设计（在上颌结节末端再往颊侧形成"L"形）

（三）定点（见图3-4）

依据4区骨质五种类型进行术前分析的，选择其最佳定位点，向后上、后内方向进行先锋钻定位，掌握三个重点：①位点尽可能位于第二磨牙中心点，由于受前方邻牙阻挡，所以可以将位点往颊侧适当偏移。②同时保证定点距离上颌结节骨质末端至少8mm，因为如果铆定植体的骨质太少，很可能造成上颌结节骨质缺损或者上颌骨骨折。③方向：笔者采用直线法进行方向确认，只需要暴露出上颌结节末端颊侧面交点和腭侧面交点，以其中心点和先锋钻定点连线为方向，朝䄂平面上45°~50°角度进行备洞即可。不需要寻找锥突结节作为参考，可大大简化操作难度。先锋钻备洞后用牙周探针探测骨壁完整性，要特别注意窝洞的下壁是否全部位于骨内，注意是否穿过上颌窦，如探及骨壁突然变软，考虑先锋钻可能进入上颌窦下壁，需要将位点往后调整或增加植体倾斜角度。

（四）逐级扩孔（见图3-5和图3-6）

先锋钻定位定向后，采用延长杆辅助逐级扩孔，根据骨质情况可选择极差备洞或者无极差备洞。备洞深度16mm。如备洞过程中未到16mm已经感知落空，此时已经穿通翼板，达到翼突窝，应及时停止操作。计算植体在骨中长度即可判断选择何种长度的植体。如备洞长度到达16mm，仍未穿通翼板，不必选择18mm植体，可正常植入16mm植体，预后同样较好。

（五）植体植入（见图3-7和图3-8）

选择直径4.1~4.3mm、长度15~16mm的植体即可，锥形植体较易获得初始稳定性。采用逐步加力方式，初始植入扭力建议在15N·cm，逐渐加大扭力至35N·cm，最大不能超过55N·cm。如果扭力过小建议潜入式愈合。

（六）放置复合基台（见图3-9）

准备适合角度的复合基台，通常采用30°复合基台，高度3~4mm，调整好方向，尽量与其他植体长轴平行。加力至所需扭力。连接保护帽,注意避免对㬉牙接触。特殊情况角度过大采用45°多功能复合基台。

(七)缝合

间断缝合创口或者十字交叉缝合。将唇颊及舌腭侧软组织瓣予以拉拢,对位缝合即可。如术中遇到出血较多,需要及时压迫止血。无法保证缝合前完全止血可不严密缝合,必要时放置引流条并缝线固定,有利于渗出液及血液引流,从而避免血液进入咽旁间隙,并及时转院。

三、种植手术流程(见图3-3至图3-9)

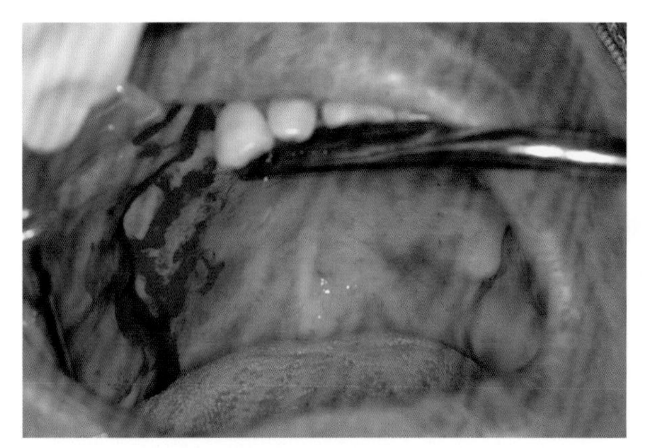

图3-3　切口设计

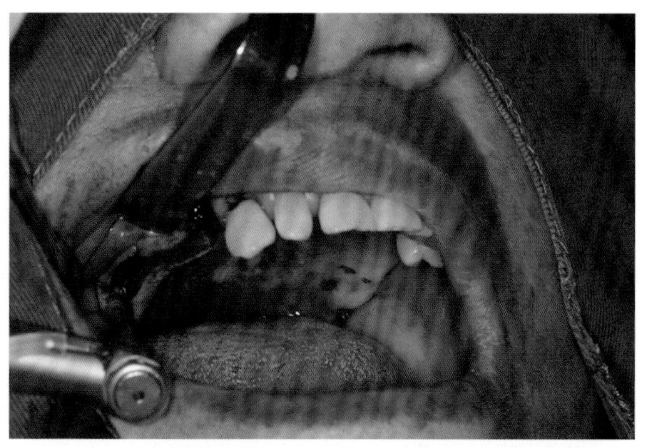

图3-4　直径2.0mm先锋钻定位翼上颌复合体种植位点

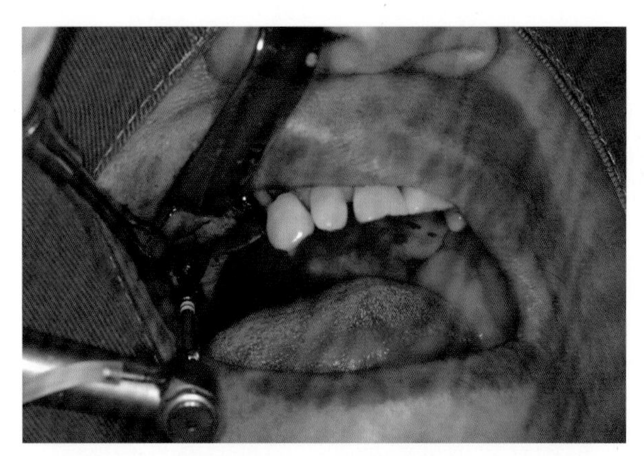

图3-5　直径3.3mm扩孔钻逐级扩孔到16mm

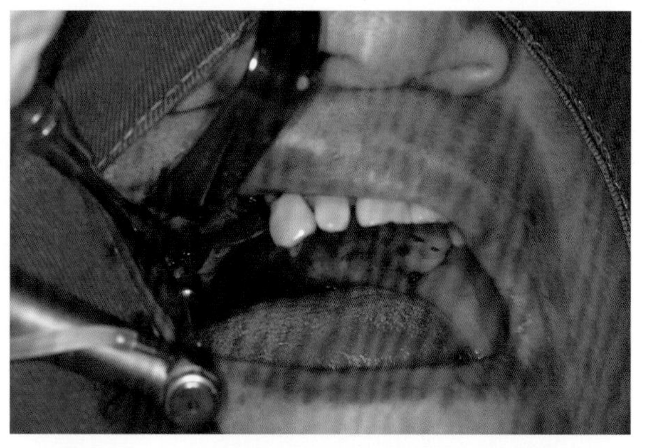

图3-6　直径4.1mm扩孔钻逐级扩孔到16mm

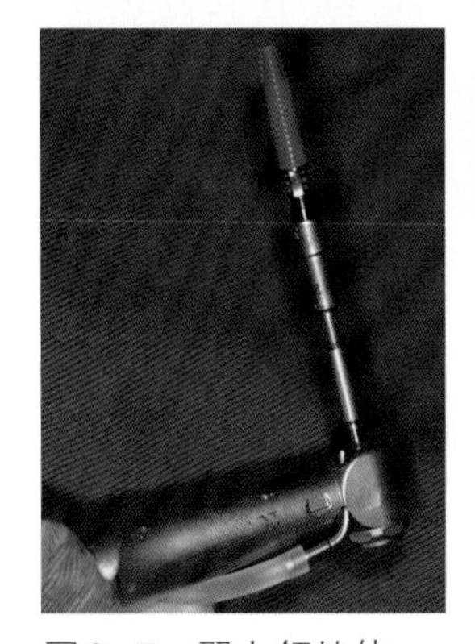

图3-7　翼上颌植体4.1mm×16mm

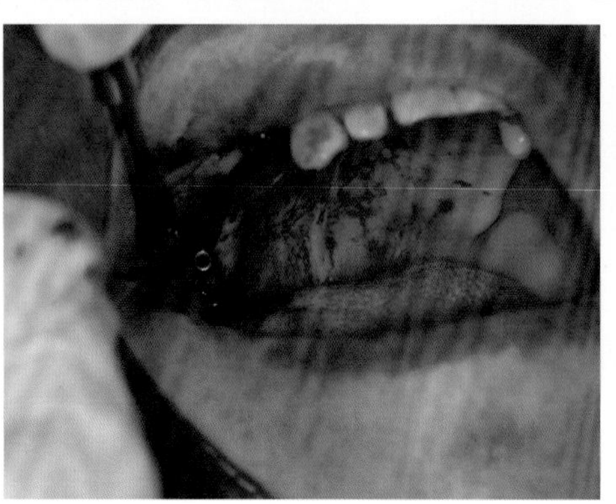

图3-8　植入翼上颌植体

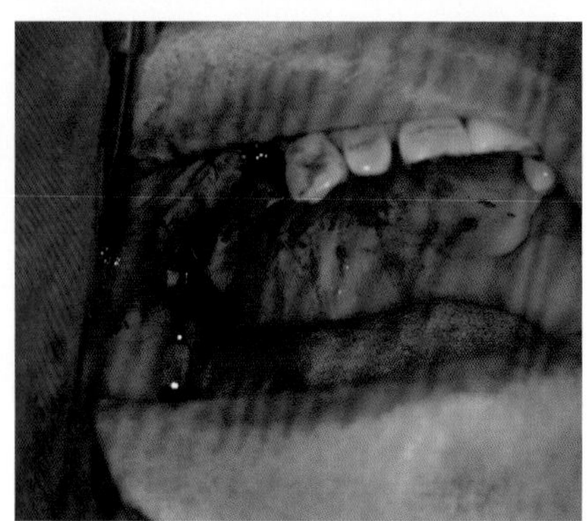

图3-9　放置30°复合基台

本章总结

（1）翼上颌复合体种植手术重点：①定位点选择要精准，如发生位置偏移，可以往后移位，以避免植入上颌窦。②手术流程中，笔者并不采用骨挤压器进行备洞，以防造成上颌结节骨质缺损或者位点发生偏移。笔者建议直接用扩孔钻进行备洞，因为固位力主要集中在末端皮质骨，而非上颌骨，上颌骨往往骨质疏松，即使骨挤压获得的稳定性也有限。③翼上颌植体选择4.1mm×16mm为佳，或者4.3mm×15mm，其他超过18mm植体型号可以不予考虑。笔者建议翼上颌植体长度选择为15~16mm。Balshi等（1995）研究了翼颌区放置7~13mm和15~18mm长度的两组植体发现，骨整合率分别为88.06%和94.16%，差异具有统计学意义（$P<0.05$）。

（2）翼上颌种植体选择原则：①选择锥形、自攻性较好、容易获得初始稳定性的植体，植体根尖部分不能过于尖锐，避免选择柱形植体。②选择操作方便的种植系统工具，工具盒中一定配套较长先锋钻和扩孔钻，配套延长杆。较长的加力工具，操作便利不容易被软组织及牙齿阻挡。工具盒中配套机用螺丝刀，或者配置万能扳手。因位置靠后，常规手动操作不便，容易造成操作工具滑落至口腔，产生误吞误吸的风险。③选择有配套复合基台的植体，通常需要30°复合基台。并且复合基台操作便利，市面上有一部分种植系统无法提供复合基台，一部分种植系统的复合基台操作并不方便。④选择植体系统有较长型号的，植体尽量选择直径在4.0~4.3mm、长度在15~16mm的。

第四章 数字化翼上颌复合体种植技术

近十年来，随着数字化影像技术、口腔光学扫描技术、种植设计软件、数字化制造等数字化设备及相应技术的快速发展，数字化种植技术在临床中迅速得到普及并被广泛应用。数字化的种植治疗程序包括数字化诊断与设计程序、数字化外科程序、数字化修复程序和数字化技工工艺程序等。借助数字化技术，种植修复可以做到真正意义上的“以终为始、个性化精准种植”。其中数字化外科流程是最为重要的一个环节，其基本流程为在种植术前收集患者的数字化信息，对患者进行全面的诊断评估，然后通过专用的种植手术规划软件设计出最终修复体的理想外形、位置，在此基础上设计种植体的三维植入位点并指导种植手术。数字化技术可以最大限度地简化手术操作，减少人为操作失误，缩短手术时间，尤其适用于无牙颌种植、美学区种植、即刻种植、穿颧种植、翼上颌复合体种植等复杂的种植手术。本章将结合翼上颌复合体种植，对数字化技术在种植中的应用做一介绍。

第一节 数字化翼上颌复合体种植技术流程

数字化影像技术、光学印模技术、计算机设计软件、3D打印技术、人工智能等众多数字化技术的快速发展，共同促进了数字化种植技术走向成熟。现阶段，口腔种植修复已可以实现全数字化流程，其过程主要包括数字化辅助的种植诊断与设计程序、数字化种植外科和数字化种植修复程序三个部分，具体内容及流程参见图4–1。

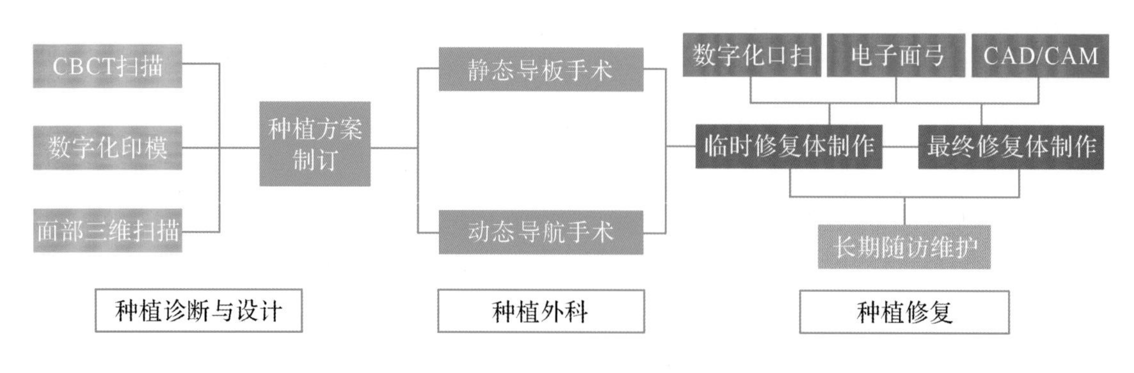

图4–1 数字化种植修复流程

一、数字化影像

数字化放射学在口腔医学的应用开始于1989年法国牙医Francis Mouyen发明的数字化根尖片成影系统。随后，数字化曲面体层、头颅正位和头颅侧位等X线片的数字化影像系统相继问世。但这些成像系统显示的均为口腔颌面部的二维影像。而制订种植手术方案需要准确地获得患者颌骨甚至颅颌面部硬组织的三维影像信息，这一问题的解决得益于CBCT的发明及临床普及。1997年，世界上首台口腔颌面部专用的CBCT问世，1998年New Tom公司推出了第一台商用设备，随后在临床迅速普及。

CBCT的原理是采用锥形X线束通过人体组织，投照到对侧的面状探测器获得二维数据并通过计算机重建得到三维图像。与传统医用CT相比，CBCT具有空间分辨率高、辐射剂量低、体积小等优点，但同时也存在密度分辨率比较低、软组织成像能力差、金属伪影降低图像质量等问题。尽管如此，CBCT目前仍是口腔种植修复领域首选的影像检查手段，其与面部软组织三维扫描系统、口内数字化印模系统的配对与融合，为口腔种植手术的术前规划与手术方案设计提供了直观全面的数字化信息。

通过CBCT数字化影像，医生可充分了解种植术区可用骨量、牙槽骨密度、牙根走向、邻近重要解剖结构等信息（见图4-2）。

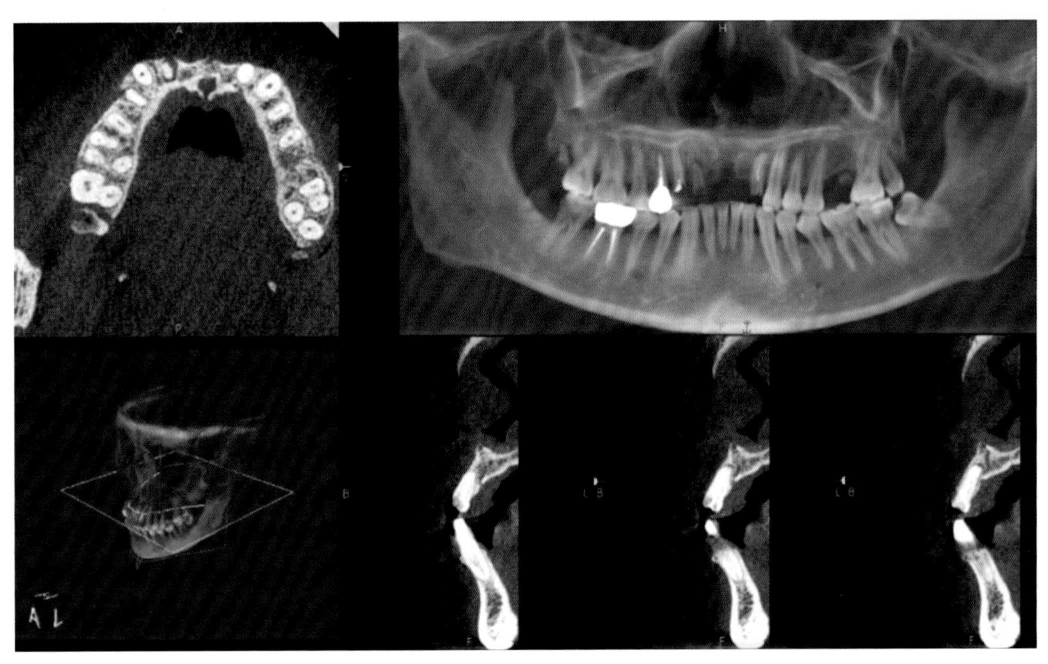

图4-2　CBCT图像

为获取高质量的CBCT影像，CBCT拍摄时应注意：

（1）严格执行CT拍摄的基本规范，适当防护。去除佩戴的首饰、眼镜等金属物品及口内所有金属材料的修复体。

（2）推荐使用中视野及以上的CBCT，对于计划采用翼上颌复合体种植或穿颧种植的病例，建议使用大视野CBCT（扫描视野 $>$ 15cm × 15cm），拍摄层厚 $<$ 0.3mm。

(3)拍摄时应保持患者头部稳定,上下颌牙齿分开2~3mm,采用双扫描法时应佩戴放射性义齿进行拍摄。拍摄过程中尽量减少移动,避免运动性伪影的产生。

CBCT拍摄完成后,将数据以DICOM格式保存,导入专用的种植导板设计软件。

二、数字化印模及面部三维扫描

要实现以修复为导向的种植设计方案,在获得患者颌骨影像的数字化信息后,还需要得到口内准确的牙齿及软组织数据。对于美学区牙齿缺失、颌骨关系异常、无牙颌患者等复杂情况,在获得上述数据基础上,应同时结合患者的面容、微笑设计、咬合关系等,设计理想修复体位置及外形,并经患者确认后,将其转化为数字化信息,一并导入种植规划软件,指导种植修复方案设计。目前可通过口内扫描仪采集光学印模、口外模型扫描仪扫描石膏模型、面部扫描仪扫描面部信息等手段获取上述数据。

(1)口内扫描仪:通常由手持扫描仪器、配套软件、计算机组成。扫描过程中,软件界面可实时显示扫描得到的三维图像。目前,临床常用的口内扫描仪品牌主要有3 Shape Trios、西诺德Cerec Omnicam、iTero、3M True Definition、广东朗呈、杭州先临等。使用口内扫描仪可直接获取三维牙列影像,扫描后得到的电子文件多以STL格式储存,可直接用于上部修复体的设计及制作。值得注意的是,现阶段口内扫描仪主要用于少数牙缺失的牙列缺损患者,对于全口无牙颌患者及缺牙数目较多且伴有游离端缺失的牙列缺损患者,其精度尚不足以支持临床应用,有待于进一步提高。

(2)模型扫描仪:通过传统方法制取印模,灌制模型后使用模型扫描仪获得数字化信息。模型扫描仪虽然具有相对较高的扫描精度,但制取传统印模过程中可能出现人为操作误差,又受印模及模型材料等问题的影响。因此,制取印模等过程要严格按照操作规范进行,尽可能减少人为操作带来的误差。

(3)面部扫描仪:作为一种非接触、非侵入式技术手段,通过三维扫描技术可获取面部软组织成像,并可重建出高质量彩色的三维图像,目前已逐步应用于口腔正畸、正颌外科、口腔修复等美学预测、诊断治疗方案制订及疗效评价等方面。现有的面部扫描数据可以实现与多种数据配准,完成前牙美学修复设计、虚拟排牙、制作即刻全口义齿等功能。无牙颌种植患者由于涉及修复前后面部丰满度改变、口颌系统重建、与颌骨及牙列精确配准等问题,临床应用仍处于研究阶段。

理想的全数字化设计流程即通过口内扫描仪或者模型扫描仪获得光学印模后,将光学印模与患者面部信息进行拟合,在修复设计软件中进行数字化虚拟排牙,虚拟设计完成的修复体通过3D打印技术打印成临时修复体,在患者口内进行试戴调整。确认修复设计后与患者的CBCT数据拟合,即在软件中同时得到了理想修复体位置与颌骨位置关系,在此基础上完成数字化种植设计方案的制订。

三、虚拟诊断与种植手术方案规划设计

数字化口腔种植外科手术实施主要包括静态数字化手术导板和动态实时手术导航两种方式。两者的相同之处在于术前都可以在配套软件中设计种植方案,术中医生按照术前设计完成手术。两者的不同之处在于,静态手术导板需要在术前制作完成,术中在外科导板的引导下实施

手术,不允许改变种植体设计和三维位置,导板手术需要配合专门的外科导板手术工具盒。而动态导航系统术前不需要制作外科模板,术中通过特殊导航设备进行配准,利用种植体植入的三维导向系统进行实时动态导航,允许在术中调整种植设计包括种植体的三维位置。下面以静态手术导板为例介绍种植手术方案设计过程。

在种植设计软件中,导入患者的CBCT影像信息和牙列数字化信息及最终修复体信息,根据设计思路,拟定种植修复方案,选择合适规格的种植体,即可在颌骨种植位点设计合适的植入位置,包括种植体的三维位置、植入深度、修复空间、固位方式、上部结构等。当种植设计方案确定后,就应该按照预定的设计方案制作种植手术导板,手术导板承载了手术方案的各种信息,按照手术导板的指引,医生可按照手术计划方案实施手术。常用的种植设计软件有Nobel Clinician,Simplant,3 Shape Implant Studio,Guide Mia,国内的六维、彩立方等。以下以Nobel Clinician为例,介绍种植修复设计的过程。

(一)导入CT图像

当导入拟种植区域的CT数据后,通常软件中会显示该解剖区域的横断面、矢状面、冠状面和三维重建图像(见图4-3)。医生可通过对不同层面的仔细观察来分析所有的解剖结构。在种植手术规划中,应详细测量术区的牙槽嵴宽度,可用骨高度,观察颌骨密度、邻牙牙根位置、下牙槽神经管走行,有无明显的骨性倒凹,动脉走行,其他颌骨病变等。对毗邻上颌窦的手术还应观察上颌窦底形态,黏膜厚度,上颌窦内有无骨嵴、囊肿、上颌窦炎等情况。对于翼上颌区域种植应详细观察上颌结节处骨宽度、翼上颌区骨高度及翼突高度,上牙槽后动脉分支走形。许多软件可以实现以不同的颜色标记重要的解剖结构,方便医生更直观地观察。

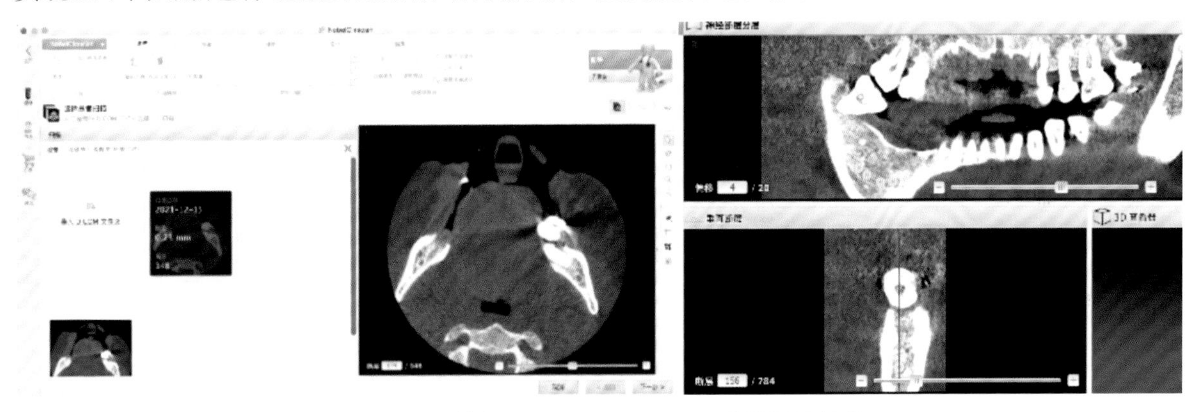

图4-3　CT数据导入Nobel Clinician种植设计软件

(二)整合信息

大多数种植设计软件包含虚拟排牙功能,但建议只在少数牙缺失的简单病例中使用。对于复杂的美学种植修复、无牙颌种植等病例建议按规范的修复流程制作诊断义齿或放射导板,并将这些修复信息包括牙列信息、诊断义齿或复制义齿信息导入软件并和CT数据配对拟合,即可在同一界面同时观察患者的修复信息和解剖信息。

(三)诊断和设计

种植手术方案设计中最重要的步骤就是确定种植体的三维位置。通常在矢状面上,根据最终修复体外形，即可确定种植体的三维位置，包括颊舌向、近远中向及垂直向，如图4-4所示。当理想牙体外形的牙长轴与牙槽骨方向呈一定夹角时，需要平衡"以修复为导向的理想位置"与解剖结构的差异。角度过大时，需要通过软硬组织增量或调整修复方式来实现修复，比如使用角度基台、个性化基台等方法。种植体位置确定后，还应从冠状面、水平面、三维重建等多个角度观察种植体，以保证其位于最佳的种植三维位置。随后可根据之前的修复设计挑选合适的修复基台，并观察修复体穿龈轮廓、中央螺丝开孔位置、最终牙冠形态等是否符合预期。需要强调的是，种植体的位置应在此阶段反复确认，尤其是在解剖条件受限的情况下，以避免或尽量减少设计失误造成的问题或种植并发症。

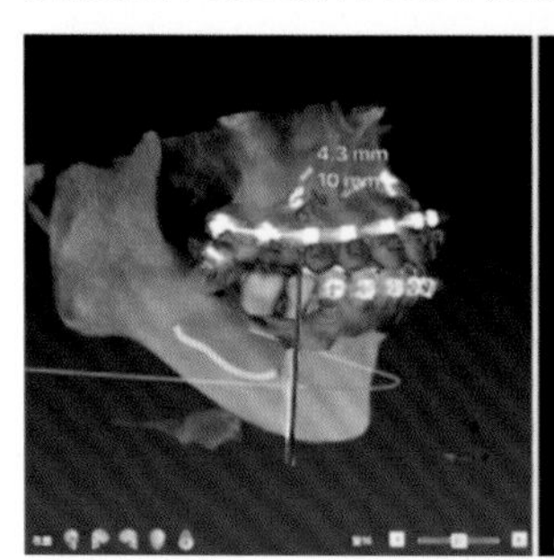
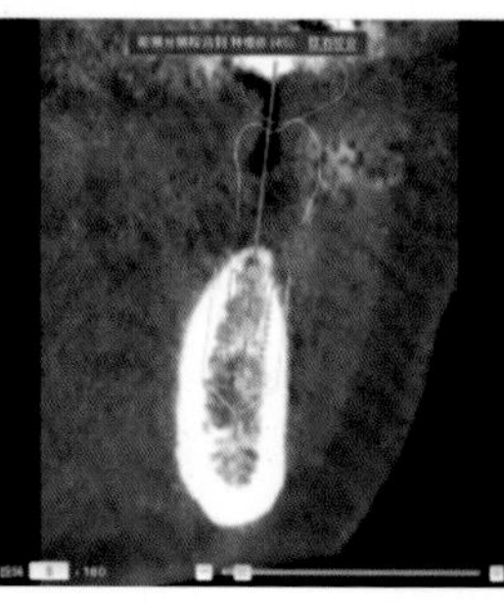
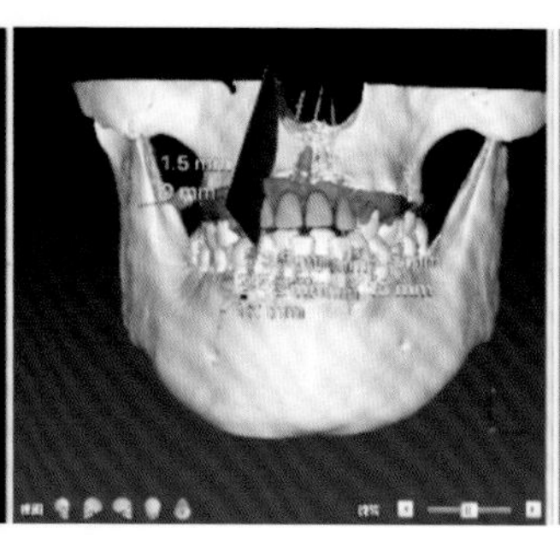
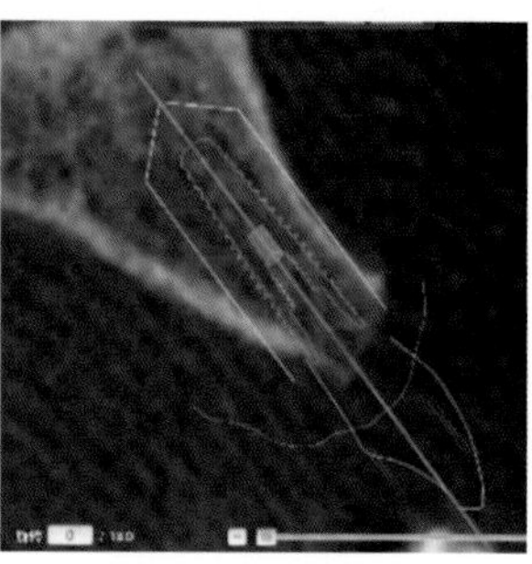

图4-4　种植体三维位置规划设计

种植设计软件根据其数据库及功能不同可分为封闭式及开放式，原厂或第三方平台。开放式平台往往是第三方开发的设计软件，其数据库包含了临床大多数主流种植系统，但不能完成全程导板的设计，多用于先锋钻导板或半程导板的设计制作。而原厂的种植设计软件多数是封闭平台，只能选择特定品牌的种植体及其配件，包括所有修复配件，可实现全程导板的设计制作。当种植手术方案设计完成后，即可生成种植导板预览文件及订单，完成导板制作。

第二节　数字化翼上颌复合体种植外科

数字化种植外科手术实施可使用静态的手术导板以及动态的手术导航。静态的外科导板技术已在临床广泛应用。动态的导航手术因需要专用的导航设备，技术敏感性更高，临床应用受到一定的限制。

一、静态手术导板引导下的种植手术

根据手术导板支持的组织不同，种植导板可分为牙支持式、黏膜支持式和骨支持式。前两者在临床应用较为普遍。根据引导方式的不同，种植导板可分为先锋钻导板、半程导板和全程导板。不同系统的种植手术导板，其引导系统也有较大的差异。常见的引导方式有使用含有逐级递增直径钻套的不同压板引导方向，以及使用含有可拆卸式钻套的固定导板；钻套采用插入式固定或直接固定于钻头上。对于深度的控制，一些系统使用特殊的钻头或钻针止停器来控制，或者

按照钻头上的标示线来控制深度。由于种植导板工具盒内钻针长度较长，在后牙区实施种植导板引导手术时，往往遇到开口度有限、钻针难以顺利就位的情况。针对这一问题，有生产商开发了"C"形导环，钻针从侧方就位的引导方式。

实施种植手术前，医生应核对手术导板、导板手术工具盒及种植体规格等物品及相关配件。手术导板需戴入口内检查其稳定性及密合性，若有影响就位的支点或阻碍点，应找出相应部位予以调改。如果不能保证导板在口内的密合性及稳定性，则应考虑放弃使用种植导板手术。黏膜支持式导板需要专用固位钉来固定导板，以保证导板稳固地固定在正确的位置。手术时术者按照导板手术工具盒的操作流程使用不同直径钻针在导板引导下进行逐级备洞，扩孔至预定的深度。对于全程导板手术，种植体的植入过程也在导板的引导下进行，保证种植体植入预先设定的位置。种植体植入后要检查植体的稳定性，以决定穿龈愈合或埋入式愈合，或即刻修复。在整个手术过程中，应保证种植导板的完全就位与稳定，充足地冷却，并随时检查预备方向有无偏差。使用侧方就位的引导方式备洞时，钻针应注意紧贴金属环一侧，减少导环开口位置对钻针方向缺少限制的影响。相对于自由手而言，在使用导板引导手术时，由于钻针受到导环的限制，术者对于骨质的判断会减弱，手术过程中可根据需要取下导板对种植窝洞进行检查。术后拍摄X线片检查种植体的三维种植位置是否理想。值得一提的是，种植导板在很大程度上保证了种植体植入的准确性，但无法取代临床医生的手术经验。种植导板手术的成功依赖于临床数据准确的获得、医生术前合理的设计和手术中丰富的操作经验。

展示病例(五)

一般资料：张某，男性，68岁。

主诉：上颌牙缺失四年，镶活动义齿松动，要求种植修复。

现病史：四年前上颌牙缺失，镶活动义齿后，义齿固位力差，影响咀嚼和发言，要求种植修复。

既往史：平素体健，否认全身重大疾病史；高血压，服药控制；否认药物过敏史；否认服用双膦酸盐药物史。

检查：颜面部双侧基本对称，张口度正常，双侧颞下颌关节无弹响，上颌所有牙缺失，黏膜完整，右侧下颌可见种植修复体，35、36修复体无松动。

辅助检查：CBCT显示上颌前部骨宽度不足，骨高度可，上颌3区骨高度不足，4区骨高度及宽度充足。

诊断：上颌牙列缺失。

治疗计划：(1)数字化种植设计，(2)上颌ALL ON 6(远中为翼上颌复合种植体)种植修复。

处置：常规口内外消毒，铺巾，4%阿替卡因局部浸润麻醉下放置定位导板，固定，定点，逐级扩孔，植入植体，放置复合基台，完成即刻修复。

种植体规格：(1)11植入Nobel PCC 3.75mm×10mm；(2)14植入Nobel PCC 4.3mm×11.5mm；(3)17植入Nobel PCC 4.3mm×18mm；(4)21植入Nobel PCC 3.75mm×10mm；(5)24植入Nobel PCC 3.75mm×8.5mm；(6)27植入Nobel PCC 4.3mm×15mm。

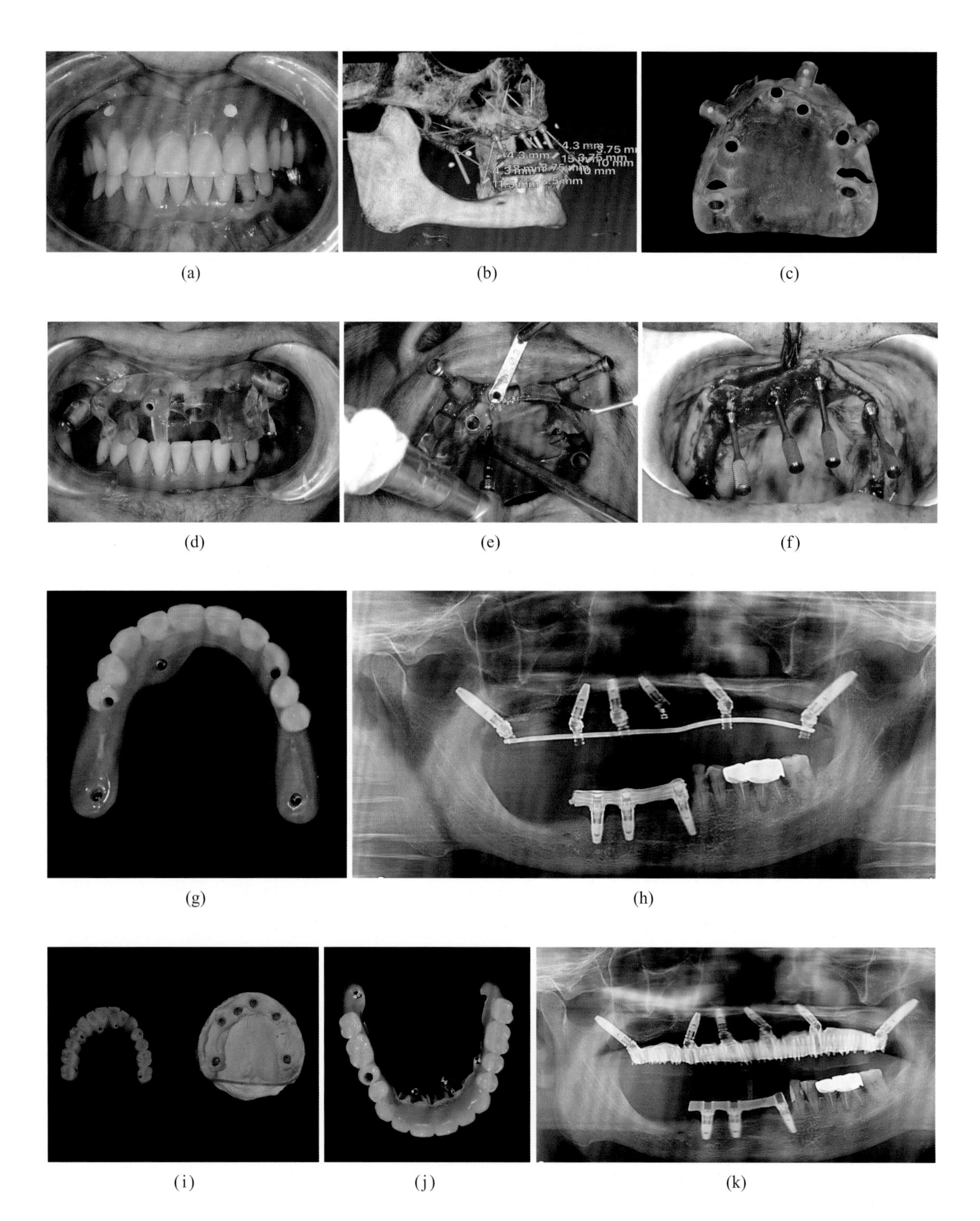

(a)口内试戴放射导板；(b)术前计算机软件设计种植方案；(c)种植手术导板；(d)手术导板口内试戴；(e)(f)种植手术过程；(g)(h)术后即刻临时修复体及X线片；(i)(j)(k)永久修复体制作及X线片

图BL5-1　数字化导板引导下翼上颌复合体种植临床病例

二、动态导航引导下的种植手术

数字化种植导航技术是由计算机辅助导航技术衍生的一种辅助种植体精准植入的数字化技术。其与导板技术的相同之处在于，术前收集数字化的影像及牙齿信息，在软件中完成种植手术方案的术前规划与设计。不同之处在于，在手术过程中，其利用导航定位系统的实时追踪、检测及导向指示功能完成种植体的植入。数字化种植导航系统由导航系统、定位装置及电脑主机构成。术前需先用导航仪的光学追踪设备捕捉手机钻头及患者颌骨位置，然后进行标定，标定完成后再利用配准标记点将颌骨与三维重建的虚拟影像相匹配。术中导航仪屏幕实时展示钻针在颌骨内的位置，医生按照术前设计完成种植手术。导航手术的优势在于手术实施过程中可以实时观察到钻针行进线路，与重要解剖结构的位置关系及与术前规划设计方案是否一致。当术中出现不同于术前设计的情况时，医生可根据实际情况更改手术方案。对开口度较小的患者，该技术比导板手术更易实现，尤其适合局部解剖条件复杂、种植部位较深的种植修复病例。

三、翼上颌复合体种植的特殊性

翼上颌复合体种植主要应用于上颌后牙区骨量不足的情况，在无牙颌种植修复中使用翼上颌复合体种植技术，可以避免行上颌窦外提升手术，增大A－P距，避免悬臂梁产生，同时增加即刻修复的可能性。相对于上颌窦底提升术，翼上颌复合体种植技术缩短了种植体愈合时间，减少了患者术后反应，但该技术对医生的外科技术水平及解剖结构的掌握有很高的要求，这限制了该技术的推广。而数字化种植技术的应用使得翼上颌区种植技术难度降低，成为一种相对简单、快速的解决上颌后牙区骨量不足的种植修复方案。翼上颌区种植体需从上颌结节处倾斜进入，穿过腭骨锥突，最终到达蝶骨翼突上部的皮质骨。当设计采用翼上颌复合体种植方案时，应通过CBCT图像仔细观察上颌结节、腭骨锥突和蝶骨翼突处解剖结构，测量翼上颌区骨宽度与高度、翼突高度、腭降动脉与上颌结节距离等数据。周芷萱等（2021）对26例上颌单侧远中游离端缺失患者的CBCT进行测量，通过自身对照进行数据分析后发现：与未缺牙侧相比，游离端缺失侧牙槽骨宽度、高度明显减小，上颌结节体积缩小明显，但翼突高度未有明显差异。即使如此，翼上颌区总体积仍然可以容纳一枚翼上颌区长种植体。Uchida等（2017）对78个上颌后牙区萎缩的半侧头部进行手工测量，结果显示上颌结节与腭降动脉的平均距离和最小距离分别为19.4mm和12.7mm，翼突上颌裂最外侧最低点与腭降动脉的平均距离和最小距离分别为3.7mm和0.0mm。因此，虽然翼上颌区周围的解剖结构复杂，但大多数人的重要结构与翼上颌区种植体间存在一定的距离，在大部分情况下可以被认为是安全的。

在手术规划设计阶段，需在软件中根据最终修复体的位置选择种植体理想的穿出位点，一般选择位于上颌第二磨牙或第三磨牙牙冠的面中央或偏舌侧位置。种植体多选择直径为3.75~4.0mm、长度为15~18mm的植体。种植体长轴与Frankfort平面约呈70°。当种植体的穿出位点向近中移动时，其倾斜角度将加大，此时应考虑种植体的非轴向受力以及角度基台能否完成修复。

翼上颌复合体种植因受到种植位置、方向以及钻头的影响，患者的开口度应大于35mm。使用静态的数字化种植导板引导翼上颌复合体种植手术时，对种植导板的精度提出了更高的要求，因为导板一旦出现误差，往往在牙弓远中端的误差会被放大。同时由于翼上颌区域位置深，操作空间有限，操作难度较大，操作医生应具有熟练的外科技术与种植导板的使用经验。有学者建议为了更好地进行操作，获得种植体良好的定位，应尽可能加长钻头的长度。在操作受限的情况下，也可以采用先锋钻或半程导板引导手术。相较而言，动态导航技术在翼上颌复合体种植中具有更多的优势，但设备较为昂贵，且实际应用效果与医生的临床经验关系密切，限制了其在临床的广泛应用。

第三节 数字化种植修复技术

数字化种植修复即计算机辅助设计和计算机辅助制造（computer aided design and computer aided manufacturing，CAD/CAM）在种植修复领域的应用。CAD/CAM技术由数据采集、数据处理与设计、加工制作三个环节组成。

一、数字化种植印模技术

种植修复的印模制取可以使用传统的印模技术获得石膏模型，由修复技师通过模型扫描仪把石膏模型转化为数字化模型，也称为间接数字化印模技术。模型扫描仪本身具有较高的精度，但间接数字化种植印模的精度还受到石膏模型精度、扫描体连接及原厂数据库的影响，同时应定期对扫描仪进行校对和清理。与模型扫描相对应的是使用口内扫描仪直接获得数字化种植印模数据。口内扫描仪的使用实现了种植修复体全流程的数字化制作，其与冠桥等天然牙修复的口内扫描不同之处在于种植印模扫描前，需要先将配套的种植扫描杆（implant scanning body，ISB）与种植体连接，通过扫描ISB间接获取种植体的准确位置。在美学区如果进行了穿龈轮廓的塑造，还需扫描个性化的牙龈轮廓或临时修复体的穿龈外形，使得制作过程中可完全复制临时修复体的颈部外形，获得理想的美学修复效果。值得注意的是，口内扫描仪主要通过共聚焦显微成像技术和三角测量技术成像，在连续成像后利用图像拼接完成全部被测物体表面信息的获取。在数据图像采集中，随着扫描范围的增大，图像拼接时的精度误差会被逐渐放大，最终得到的模型精度误差也会随之增大。因此，口内扫描仪更适用于扫描范围较小的牙列缺损患者，以及传统印模技术容易出现误差的情况，如种植体支持的单冠或小于等于三单位的短桥/联冠，牙周炎多数牙齿发生松动的患者以及正畸治疗中的患者。

对于无牙颌种植修复患者，口内扫描仪的精度仍在验证过程中。近来由瑞士公司研发的ICam 4D口外扫描仪在临床应用于无牙颌患者的种植修复中，取得了较为理想的效果。相对于口内扫描，口外扫描是指医生手持摄影单元对固定在种植体上方的特定扫描体进行扫描，摄影单元位于患者口外，主要用于获取种植体的三维位置信息。ICam 4D由四个摄像机和一个投影仪组成，它结合了摄影测量和结构光扫描技术来捕捉三维数据，主要用于大跨度多牙连续缺失及无牙颌患者的种植修复数字化印模。但ICam 4D目前只能应用于基台水平扫描，同时还需结合口内扫描获取剩余牙列及软组织数字化信息。临床对于大跨度多牙连续缺失的种植修复使用口外扫描仪获得的精度与模型扫描相当，同时因为临床应用时间较短，尚缺乏充足的实验数据与文献支持。

二、数据处理与修复体加工制作

CAM分为减材制造技术（铣削研磨）与增材制造技术（3D打印）。铣削研磨技术是目前种植体上部结构最常用的制作方法，包括个性化基台、多单位或者全牙弓支架和杆卡等。现有的各种修复材料基本都可以通过铣削研磨技术进行加工处理。与传统铸造技术相比，切削技术可以提高修复体的适合性及边缘密合性，更容易实现修复体的被动就位。

无牙颌种植固定修复患者可复制口内现有临时义齿的形态，制作功能蜡型，再在蜡型上进行功能性回切，形成永久修复的桥支架基底形态，然后通过模型扫描将模型形态输入计算机进行数字化处理，用CAD/CAM切削桥支架，最后在模型桥支架上完成最终修复体的制作。

第四节 无牙颌患者数字化种植导板手术

无牙颌患者由于牙齿缺失，牙槽骨会发生不同程度的吸收，其修复设计需兼顾美观与口腔功能重建两大难点。就上颌骨而言，种植方案的设计需要考虑颌骨骨量和密度、面部丰满度、微笑线、唇齿关系、颌间距离、颌位关系等诸多因素，使用数字化种植导板可减少治疗时间并减少并发症发生，尤其是在无牙颌患者进行全口种植固定修复重建时，可通过数字化技术设计出符合患者个性化形态和咬合功能特点的虚拟修复体，并以此为导向设计精准的种植体三维植入位置，指导种植修复基台的选择、上部结构的设计，从而避免大量的植骨手术，简化治疗程序，使最终修复体满足美学、生物力学、𬌗学等原则，最大限度地达到预期修复效果。

一、放射导板制作及CBCT拍摄

无论是牙列缺失的无牙颌患者还是余留少数牙齿的终末牙列患者，使用的数字化种植手术导板均为黏膜支持式种植手术导板。在确定采用种植体支持的修复方案后，应按照全口义齿的标准流程制作单颌全口义齿或全口义齿，义齿基托边缘应充分伸展。对牙槽骨重度萎缩的患者，基托的颊舌侧边缘应超过肌肉附着，从而增大基托面积，以增加手术过程中导板的稳定性。义齿制作完成后，需要戴入患者口内，评估面部外形、唇侧丰满度、微笑时牙齿暴露量、垂直距离、咬合关系、发音、义齿贴合性及稳定性等内容。当确认无误后，在全口义齿树脂基托上选择6~8个放射阻射点，填入阻射性材料成为放射义齿，或使用放射线阻射材料复制全口义齿外形制成放射义齿。在患者佩戴放射义齿进行CBCT检查前，可先在上下颌之间制作稳定的扫描定位记录，通常可使用硅橡胶材料直接在口内制作完成，以保证患者在拍摄CBCT时上下颌的稳定性及无重叠影像。

值得注意的是,为无牙颌患者制作的放射义齿是整个种植修复设计的依据,必须与最终理想修复体外形保持一致。同时,在CBCT拍摄之前,确认放射导板的准确就位及稳定性非常重要,如果在拍摄前、拍摄过程中及设计阶段发现放射导板与黏膜之间存在较大空隙或就位不准确,应当对放射导板进行重衬或重新制作。否则,可能造成手术方案设计上的失误或手术过程中较大的误差,甚至造成严重的并发症发生。

患者佩戴放射导板进行第一次CBCT扫描后,再单独对放射导板进行第二次CBCT扫描,此即为双扫描技术。将两次扫描的数据以DICOM格式储存在两个不同的文件中,输入种植导板设计软件,即可开始种植方案的虚拟设计。

二、无牙颌数字化种植修复方案设计及手术过程

无牙颌的种植修复设计分为种植体支持的覆盖式全口义齿以及种植体支持的固定式全口义齿,无论何种设计方案,都应遵循生物力学、殆学、机械力学等原则,结合患者的颌骨条件及意愿,设计功能与美观兼顾、有利于种植体长期维护的治疗方案。相对而言,种植体支持的固定式全口义齿需要的种植体数量更多,种植体位置、分布要求更为苛刻。以下为无牙颌种植修复设计的一般原则。

(1)种植体的数量:上颌骨因颌骨解剖条件及骨密度较低,其种植体的数目应大于等于下颌种植体数目。上颌推荐植入种植体4~10颗,下颌推荐2~6颗,无牙颌种植固定修复要求的种植体数量相对覆盖义齿要多。当患者的咬合力较大或有副功能运动时,应增加种植体数目或植入更大直径的种植体。

(2)可能的情况下,尽量在尖牙及第一磨牙位点植入种植体。其次为第一双尖牙、中切牙位点。

(3)尽可能地增大A－P距,消除悬臂梁。当作用在上颌前部的咬合力高于通常时,应在第二磨牙位点增加种植体以增加A－P距。无牙颌种植固定修复时,上颌的悬臂梁应小于10mm,下颌应小于12mm。

(4)无论是无牙颌种植覆盖义齿还是固定义齿修复,都应在设计阶段评估颌间距离,指导选择附着体类型或上部桥架的设计形式。当颌间距离不足时,可考虑在手术中截骨。需注意的是,并不是所有种植设计软件都可以设计截骨导板。使用截骨导板会增加手术的复杂性,种植导板的误差可能增大。

(5)对于无牙颌种植固定修复优先选择螺丝固位修复方式,以方便修复体的修理与长期维护。

(6)对于计划进行即刻修复的患者,可在软件中设计相应的修复基台与放置位置和角度,缩短手术时间。

种植方案设计完成并确认无误后,即可生成订单,打印制作完成。在种植手术前,手术导板必须在口内试戴并检查导板的密合性与稳定性。检查合适后,对种植导板进行消毒。消毒可使用化学消毒剂或使用低温灭菌技术。化学消毒方式可采用75%乙醇浸泡15分钟,或采用导板制造厂家推荐的消毒方式。

对于尚有余留牙的终末牙列患者准备实施即刻种植手术的情况,可在设计阶段同时制作定

位导板及手术导板。手术时先将定位导板在口内定位，确定固位针位置，然后拔除余留牙，手术导板通过固位针在口内固位。

数字化导板引导的无牙颌种植手术原则与常规手术相同，手术过程中需时刻保持导板的稳定。此外，还需注意在牙弓远中位置操作时，由于钻针长度加上导板的厚度需要患者有较大的开口度，尤其在对㕡为天然牙时，有时可能由于操作空间有限而无法全程使用导板。动态导航系统虽然在冷却要求、患者张口度、术区可视性方面优于静态导板系统，但由于缺少牙齿作为导航系统中追踪装置的放置点，在无牙颌患者中的使用还非常少。国内外有医生报道使用一些定位参考支架或微型种植钉作为参考装置与下颌骨进行连接，但仍存在一些问题。国内华西口腔医院满毅教授团队(2020)研发出一种新型导航装置来进行下颌无牙颌患者的种植导航手术，取得了较为满意的效果。上海交通大学第九人民医院吴轶群教授课题组使用动态实时导航技术来辅助完成穿颧种植手术，相比于手术导板种植体植入位置偏差更小，更为准确。

第五节　数字化种植技术误差分析及风险防范

数字化种植导板的精确性是指种植体术后实际植入位置与术前设计模拟种植体位置之间的相差性。种植导板精确性的评价主要包括种植体根部偏差、种植体颈部偏差、植入深度和植入角度的偏差。系统回顾性研究发现，静态种植手术导板在种植体颈部的平均偏差为1.12mm，根部平均偏差为1.39mm。国际种植研讨会(ITI)在2018年发表一项针对静态种植导板的共识性论述：种植位点的平均误差是1.2mm，根部偏差为1.5mm，角度偏差为3.5^{0}。不同支持类型的种植手术导板精度也存在差异，由Mata分析得出相比于黏膜支持式和牙支持式导板，骨支持式导板精确度最差。其可能的原因是骨支持式导板需要更大范围的翻瓣，导板在口内的再定位更加困难。目前认为牙支持式导板的精度最高，固位稳定性最好。

数字化种植导板的误差主要来源于数据获取、设计加工以及外科植入三个方面。数据获取过程中CT扫描、口扫或模型扫描生成数字模型以及CT数据与数字模型融合过程中都可能产生误差。导板的设计加工过程中3D打印后处理、导板工具盒之间的匹配度也是产生误差的来源。除了一些无法避免的系统误差，整个过程需要医生、患者及导板设计生产团队密切配合，尽可能地提高精度，避免一些不必要的误差。比如：CBCT拍摄时尽可能去除口内金属修复体，避免金属伪影的产生；患者在CT拍摄时，尽可能保证身体的稳定，避免晃动。缺失牙较少时尽可能使用牙支持式导板，采用口内扫描方式获取数字化模型，尤其是正畸患者及牙齿有一定动度情况下，避免传统印模制取过程中牙齿移位带来的误差。对于使用二次扫描法制作黏膜支持式导板的患者，一定要保证放射导板正确放置并且与软组织之间完全贴合。当扫描过程中发现放射性义齿与软组织之间存在空气时，需要对放射性义齿进行重衬使其完全贴合软组织，并再次进行CT拍摄，因为未来生成的手术导板是与放射性导板一致的。此外，放射性义齿需要有足够的厚度来方便正确地分割，当放射性义齿厚度不足时，则无法区分丙烯酸树脂边界和空气，扫描义齿上将出现孔洞。当无牙颌患者牙槽骨严重吸收时,口内的软硬组织对义齿的支持及稳定效果比牙槽嵴丰满的患者要减弱许多,更需要强调放射性义齿的准确贴合。此时建议在制作全口义齿时按照吸附性义齿的流程制作,并让患者试戴一段时间,以保证放射性义齿的准确性。

导板设计制作可由医生、技师以及专业的导板设计团队完成。目前,大多数导板设计软件及加工技术都已成熟,其精度可以满足临床的使用。但临床上导板的设计往往不是由术者亲自完成的,而是由其助手、技师或者第三方进行设计制作。在此种情况下,建议术者一定要参与导板设计过程,确认种植体设计位置以及手术中可能出现的问题,以保证手术过程中判断导板是否准确就位,出现问题时能及时发现,避免手术并发症的发生。

制作数字化导板的每个环节都有发生误差的可能性。使用静态种植手术导板进行手术时,必须保证每一个技术环节的准确无误,精细的外科操作有助于良好的创面愈合和骨愈合。导板引导手术时,钻头需要穿过套管及导板,所以需要足够的生理盐水冷却,充分地提拉,间歇性备洞,避免过高的植入扭矩。相对于自由手而言,钻针在预备过程中由于受到套管的限制,术者的操作手感以及对骨质的感知均降低,更需要术者有丰富的外科经验及娴熟的临床技巧。

动态导航系统的误差分为系统偏差、成像误差、配准误差和应用误差。文献表明动态导航系统与静态导板系统在种植体植入精准度上无显著差异。与静态手术导板技术相似,动态导航技术也存在累积误差,其精度受所有临床操作步骤的共同影响,在整个过程中要尽可能减少误差,以保证导航手术的精确性和安全性。在数据采集及拟合阶段尽量保证数据的准确性,提高拟合的精准度。使用动态导航系统时,应尽量选用全程导航进行手术。在手术过程中,要保证"U"形管和参考板的稳定,信号发射稳定,标定配准装置不能出现松动,参考板的放置不要影响各个配件与导航仪进行有效的互动和定位。术者需要较高的手眼配合能力,保证钻针预备方向与角度尽量和导航仪提示一致。

本章总结

数字化时代已经到来,尽管口腔种植治疗数字化的优势与局限并存,但依然是未来的发展趋势。与掌握数字化技术相比,临床医生更重要的是树立数字化思维方式,辩证地看待数字化技术,充分发挥数字化技术的优势,最终达到精准、高效、舒适的种植修复效果。在翼板区种植,选择数字化导板或者动态导航系统精准种植,能减少误差,降低风险,减少并发症的发生。

第五章 “翼”招制胜技术的补救作用的临床应用

熟练掌握翼上颌复合体种植技术,在临床上可发挥极大作用,除了将原本复杂的上颌窦底提升技术和骨增量技术简单化,还可以减轻术后反应,缩短种植修复时间。该技术十分优越的方面还表现在可以补救其他种植术式造成的植体松动或者脱落的情形,也可以作为种植备选方案。掌握好翼上颌复合体种植技术,可以使无牙颌种植即刻修复变得更加从容,更加自信。因为绝大多数翼上颌植体都可以获得良好的初始稳定性,可完成即刻修复;同时完全消除了ALL ON 4种植修复体的悬臂,即消除过长的悬臂可能导致的最远端植体颈部的骨吸收、植体中央螺丝松动、植体折断等问题。因此,掌握翼上颌复合体种植技术可以作为其他种植术式的补充或作为一种补救措施。

第一节 “翼”招制胜技术补救ALL ON 6

上颌无牙颌患者需考虑美观因素及功能因素,目前患者普遍愿意选择即刻种植和即刻修复。但是,上颌天生解剖因素、骨质本身情况以及在即刻负荷过程中一些偶然因素可能出现某一颗或者两颗植体失败,剩余植体继续负重而导致其负荷过大,会增加剩余植体的失败风险。此时,如采用翼上颌复合体种植来进行补救,翼上颌植体容易获得良好的初始稳定性,也可同时进行即刻负荷,满足患者美观和咀嚼功能的需求。

补救ALL ON 6病例一:展示病例(六)

一般资料:朱某,男,64岁。

主诉:上颌多颗牙齿缺失,要求种植。

现病史:上颌牙齿陆续缺失,影响咀嚼和进食,来院咨询种植。

既往史:平素体健,否认全身重大疾病史,否认高血压病史,否认糖尿病病史,否认药物过敏史,有拔牙史、镶牙史,否认服用双膦酸盐药物史。

检查:双侧颜面部对称,张口度及开口型正常,双侧颞下颌关节无弹响及杂音,口内见13–23固定桥修复体,12、21、23基牙松动3度,26近中倾斜,上颌余牙缺失。

辅助检查:上颌1区、2区骨高度及骨宽度可;3区骨高度不足。

诊断:(1)上颌牙列缺损;(2)牙周炎。

治疗计划:上颌ALL ON 6即刻种植、即刻负荷。

处置:2017年9月30日局部浸润麻醉下拔除上颌余留牙,同期进行ALL ON 6种植。16、26植入ICX植体4.1mm×12.5mm两枚,13、12、23植入ICX植体4.1mm×10mm三枚,22植入ICX植体3.75mm×10mm一枚,共六枚植体。放置复合基台,完成即刻修复。2018年2月25日复查发现13、12、22、23松动,予以取出,2018年4月13日转来笔者处,予翼上颌复合体种植技术补救。完成12、22、16、17补救种植,同时取出16植体,12、22植入ICX植体4.15mm×15mm两枚;16植入Nobel Active植体4.3mm×8mm;17采用翼上颌复合体种植,植体型号为Nobel Active 4.3mm×18mm。2018年11月9日完成永久修复。2020年9月3日复查发现12、22植体松动,取出,同期种植13、23,植入Nobel CC植体3.5mm×13mm两枚,2021年2月22日再次完成永久修复,复查至今植体稳定。

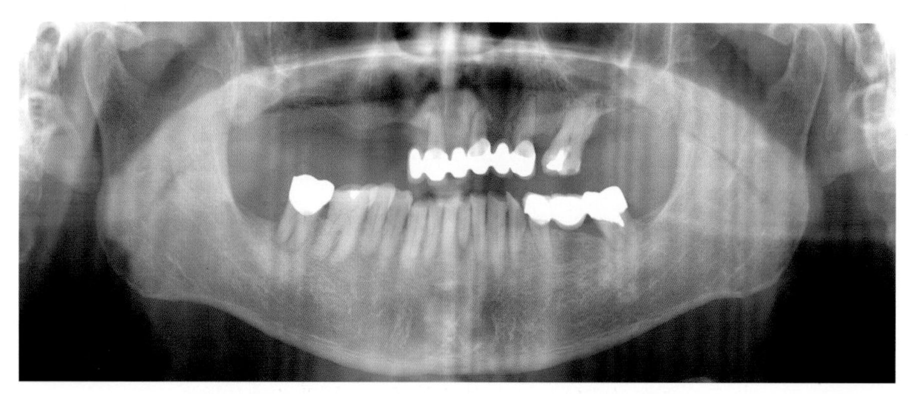

图BL6-1　2015年10月11日术前X线检查

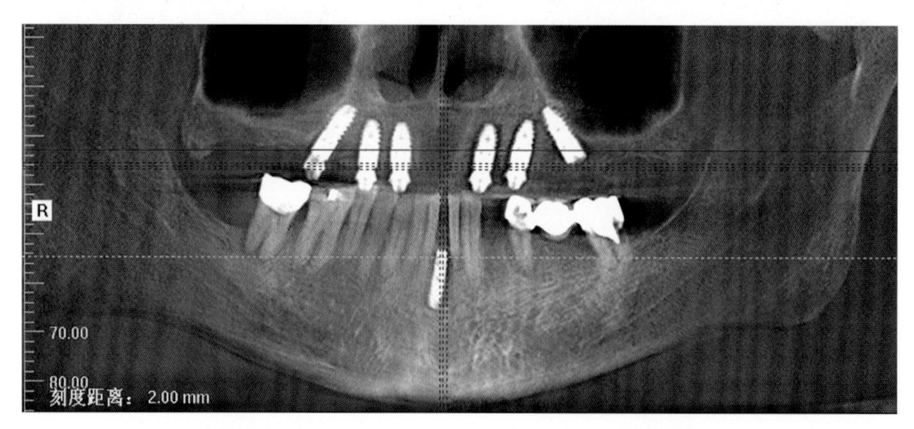

图BL6-2　2017年9月3日术后当天X线检查

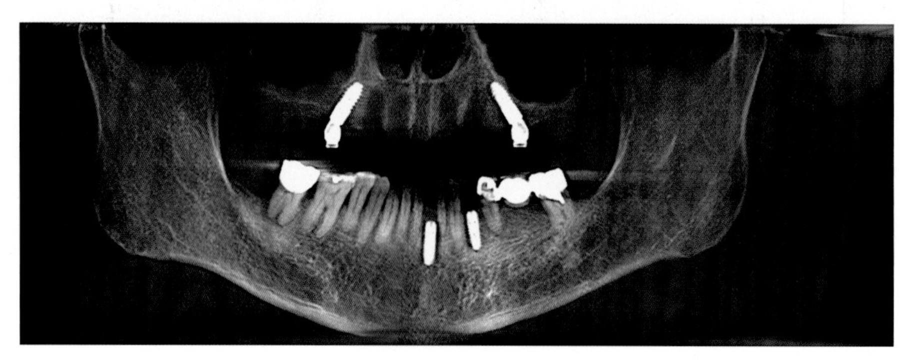

图BL6-3　2018年2月25日取出松动植体后X线检查

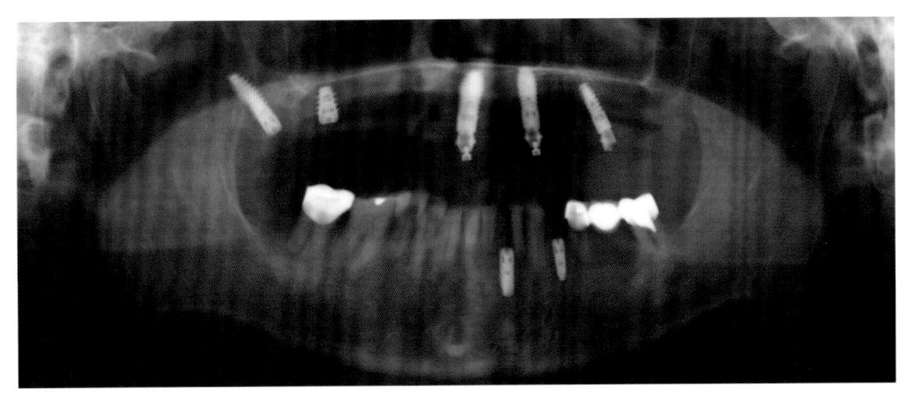

图BL6-4　2018年4月13日补救16、17、12、22后X片检查

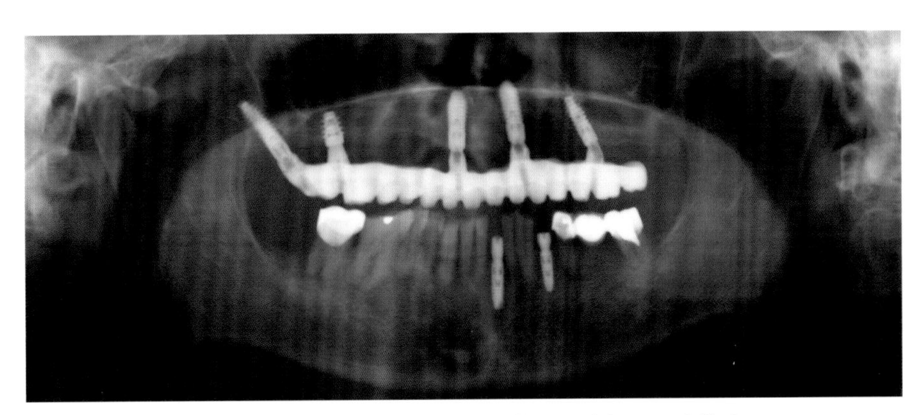

图BL6-5　2018年11月9日完成永久修复后X片检查

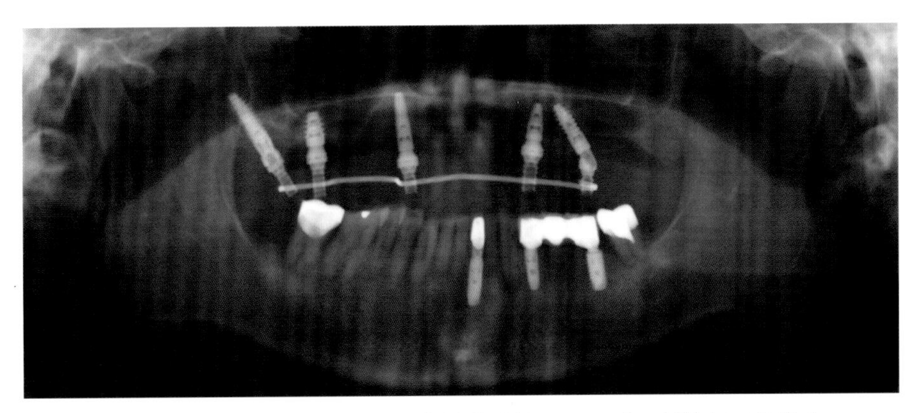

图BL6-6　2020年9月3日完成补救种植13、23后即刻修复X片检查

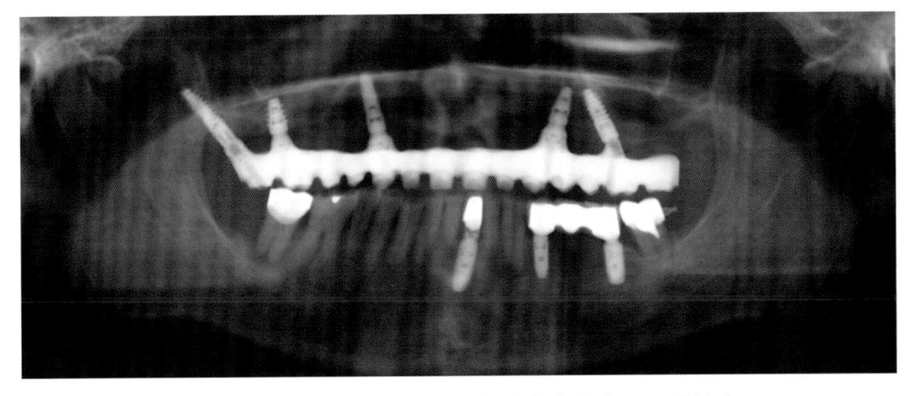

图BL6-7　2021年1月22日完成永久修复后X线检查

病例小结

植体松动与脱落的原因很多,因此种植医师术前需要科学设计,同时选择适合患者的植体,进行严格的植体后期维护。植体失败是种植修复中不可避免的棘手问题,掌握翼上颌复合体种植,在种植补救手术中选择此术式,可达到"翼"招制胜效果。

补救ALL ON 6病例二:展示病例(七)

一般资料:方某,女,45岁。

主诉:上颌牙松动4年余。

现病史:4年前自觉上颌牙松动,逐渐加重,现严重影响进食和咀嚼,来院咨询种植。

既往史:平素体健,否认全身重大疾病史,无高血压病史,否认药物过敏史,有拔牙史,否认服用双膦酸盐药物史。

检查:双侧颜面部对称,张口度及开口型正常,双侧颞下颌关节无弹响及杂音,上颌全部牙齿3度松动,牙龈充血,牙周袋5~8mm,颌间距离正常。

辅助检查:CBCT显示上颌牙牙槽骨吸收至根尖1/3,3区骨高度不足。1区、2区及4区骨质高度及宽度可,骨质密度可。

诊断:重度牙周炎。

治疗计划:上颌ALL ON 6即刻种植、即刻负荷。

处置:2018年4月15日行上颌即刻种植修复,拔除上颌余留牙,采用ALL ON 6种植,12、23植入Nobel Active 3.5mm × 13mm两枚,14、25植入Nobel Active 4.3mm × 15mm两枚,16植入Nobel Active 4.3mm × 10mm,21植入Nobel Active 4.3mm × 13mm。术中14、21初始稳定性不足,予以潜入式愈合,其余植体即刻负荷。2018年7月23日发现16、23植体松动,16、23植体取出,重新制作种植过渡义齿,2019年9月25日复查发现25植体松动,予以取出,同期进行双侧翼上颌复合体种植补救,植入17、27翼上颌植体Nobel Active 4.3mm × 18mm两枚,16增加Nobel Active 4.3mm × 8.5mm一枚,完成即刻负荷,术后一年零五个月复查,植体稳定。翼上颌植体未见明显骨吸收。

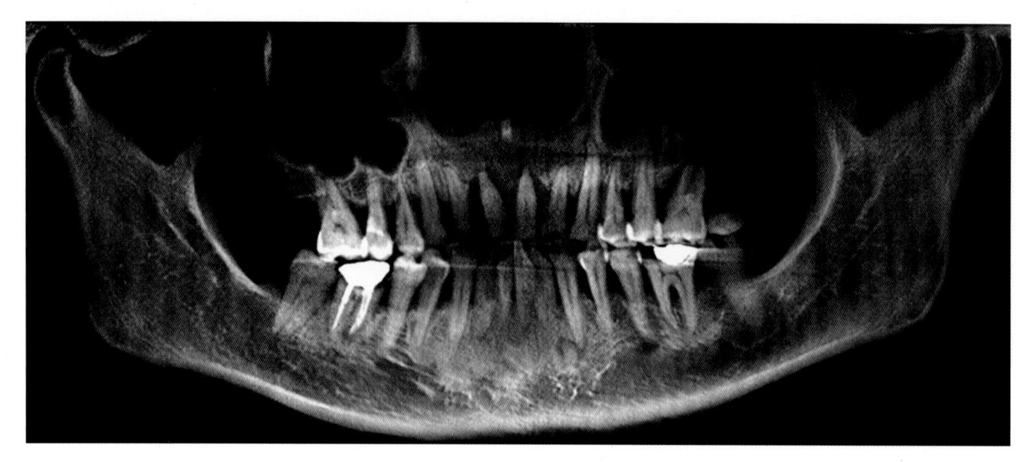

图BL7-1　2018年4月15日术前X线检查

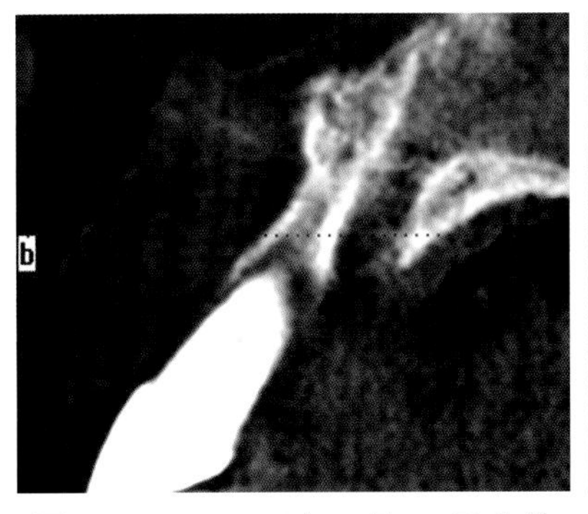

图BL7-2 2018年4月15日术前CBCT检查前牙区骨高度和宽度

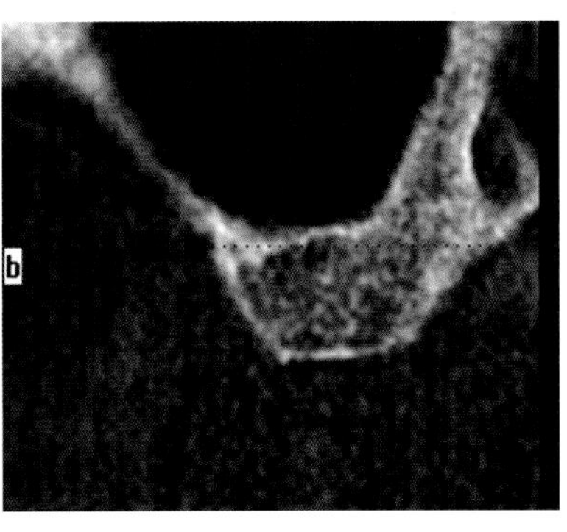

图BL7-3 2018年4月15日术前CBCT检查16骨高度和宽度

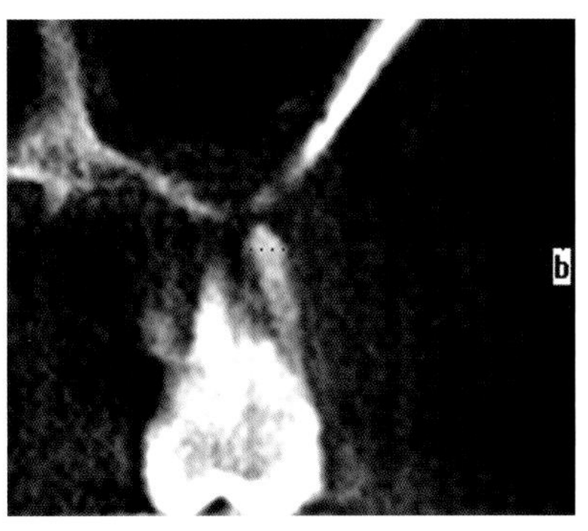

图BL7-4 2018年4月15日术前CBCT检查26骨高度和宽度

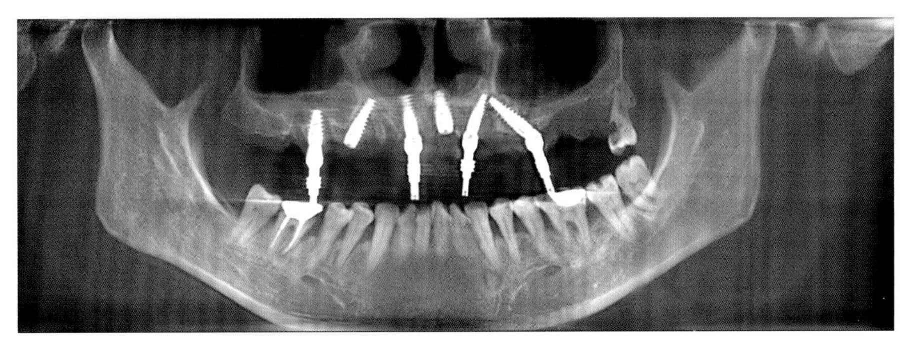

图BL7-5 2018年4月15日术后当天CBCT检查

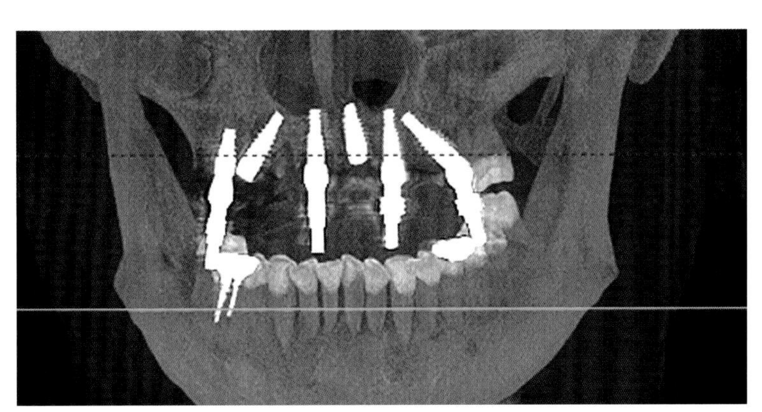

图BL7-6 2018年4月15日术后当天CBCT冠状位检查

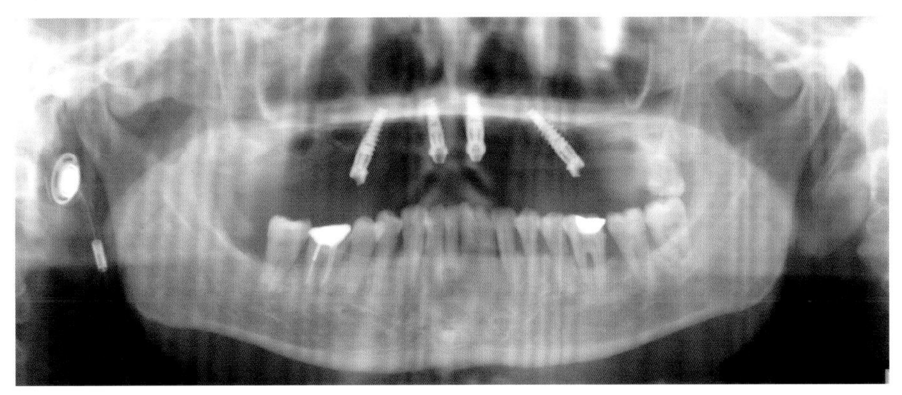

图BL7-7 2018年7月23日16、23植体脱落后X片检查

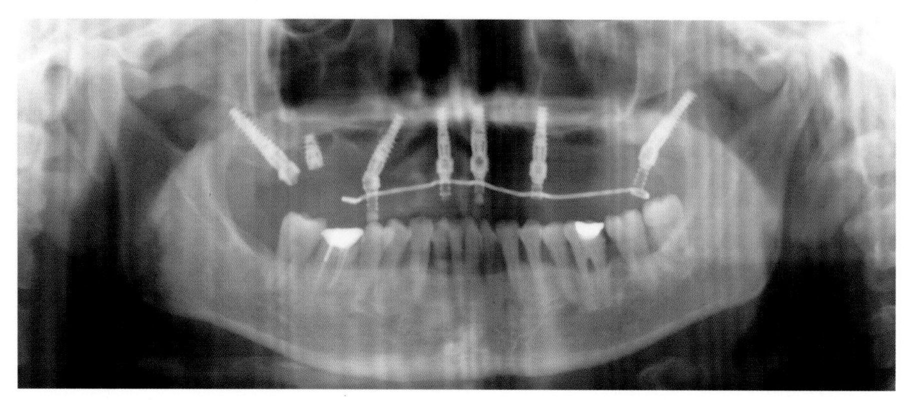

图 BL7-8　2019 年 9 月 25 日翼上颌复合体种植补救即刻修复后 X 片检查显示基台就位良好

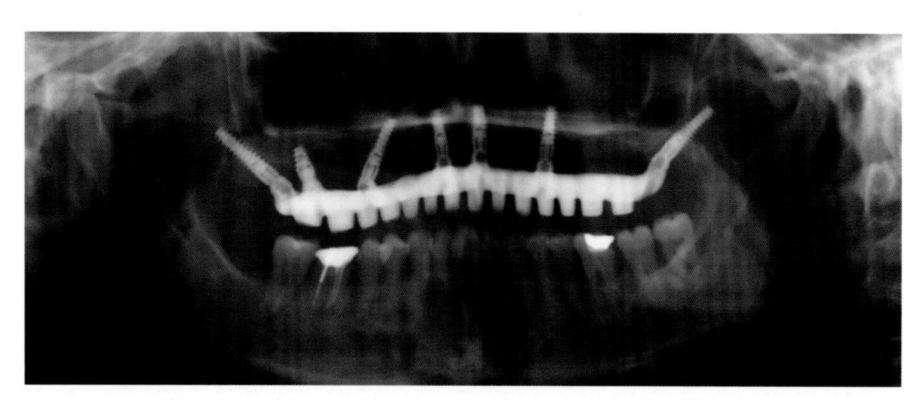

图 BL7-9　2019 年 12 月 20 日永久修复后 X 片复查显示基台就位良好

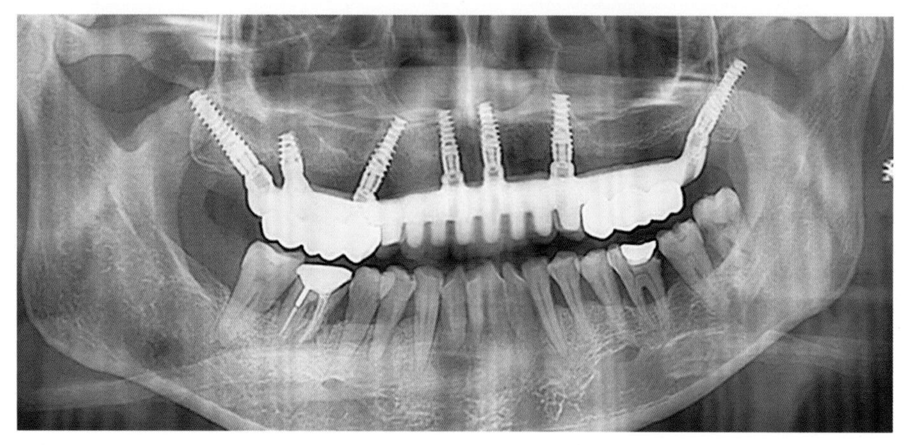

图 BL7-10　2021 年 2 月 28 日 X 片复查可见植体稳定

病例小结

本案例患者重度牙周炎造成牙无法保留，患者年轻，为职业教师，对牙齿美观和功能要求较高，因此采用了 ALL ON 6 即刻种植并实现负荷，但是两次出现植体松动、脱落，主要原因为患者有夜磨牙史，同时夜磨牙垫戴用情况不连续。本病例中夜磨牙造成植体负担过重，最终植体松动，其他区域骨量不足导致植体补救无法植入，只能通过 4 区进行翼上颌复合体种植来弥补，经过一年零五个月的观察，植体稳定，未见明显骨吸收。因此“翼”招制胜值得信赖。

第二节 “翼”招制胜技术补救ALL ON 4

近十年来，ALL ON 4技术在种植领域飞速发展，学会ALL ON 4种植的医生如雨后春笋般出现在各口腔机构。ALL ON 4种植可以节省时间，减少创伤，无需植骨，适用范围广，实现即刻修复，即刻改善美观和发言等功能。当上颌后牙区骨量不足，患者又需要满足美观和功能需求时，医师更多选择ALL ON 4种植术式。但是此术式在永久修复时种植体上部结构存在较长悬臂，增加了植体失败的风险，同时上颌骨质解剖特点决定如果医师对ALL ON 4种植技术不够熟练也容易造成植体脱落。此时，可以采用翼上颌复合体种植术式进行即刻补救，并可完成即刻负荷。

补救ALL ON 4病例：展示病例（八）

一般资料：陆某，男，62岁。

主诉：咨询种植。

现病史：上颌牙缺失，来院要求种植修复缺失牙。

既往史：平素体健，否认全身重大疾病史，否认药物过敏史，有拔牙史，否认服用双膦酸盐药物史。

检查：双侧颜面部对称，张口度及开口型正常，双侧颞下颌关节无弹响及杂音，口内可见16松动3度，17伸长，无松动，上颌余留牙缺失，黏膜健康。37、46、47缺失，活动义齿修复。余牙叩诊(-)。

辅助检查：CBCT显示上颌3区骨高度不足。

诊断：上下颌牙列缺损。

治疗计划：上颌ALL ON 4种植。

处置：2018年4月10日局部浸润麻醉下完成上颌ALL ON 4种植手术，术中植入四枚植体：15、25植入ICX 4.15mm × 15mm两枚；12、22植入ICX 3.8mm × 12.5mm两枚。2018年7月18日复查，发现15、25植体松动，取出松动植体，同时27行翼上颌复合体种植及时补救，植入ICX 4.15mm × 15mm。同期16、14、24植入植体，14植入ICX 4.7mm × 12.5 mm，24植入ICX 4.15mm × 12.5mm，16植入ICX 4.15mm × 12.5mm。再次即刻负荷，完成永久修复，复查至今，植体稳定。

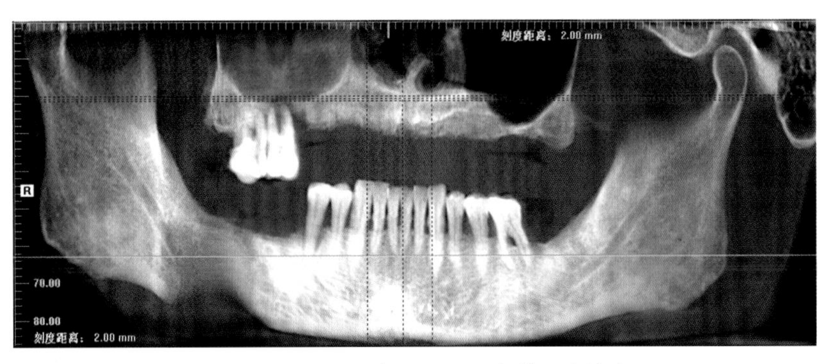

图BL8-1 2018年3月1日术前X片检查

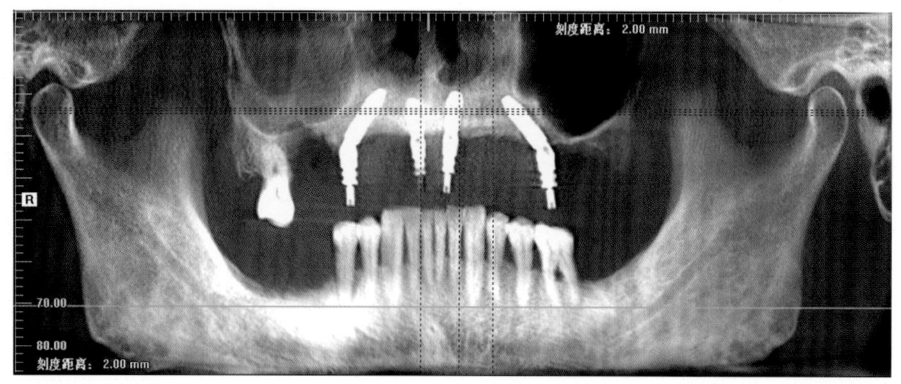

图BL8-2　2018年4月10日ALL ON 4种植修复后X片检查

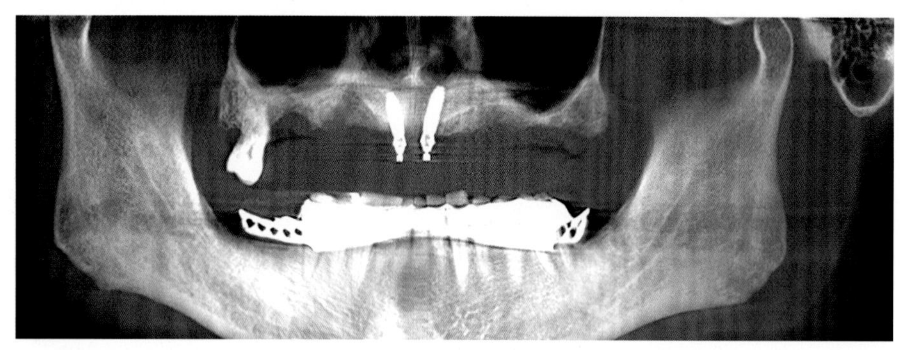

图BL8-3　2018年8月6日 15、25植体脱落X片检查

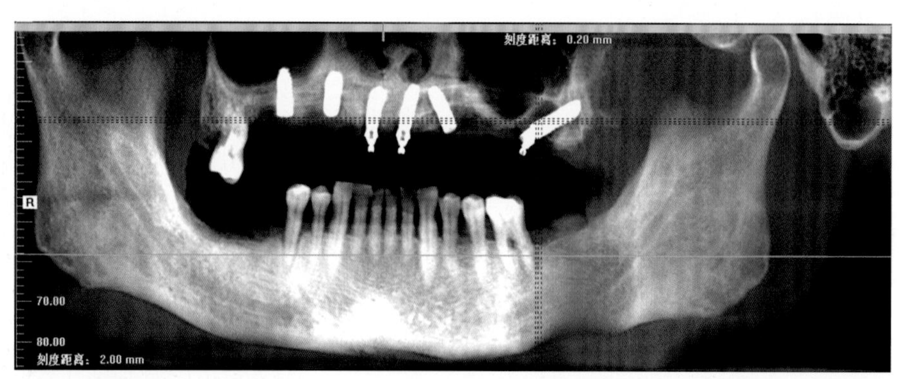

图BL8-4　2018年8月20日翼上颌复合体种植补救后X片检查

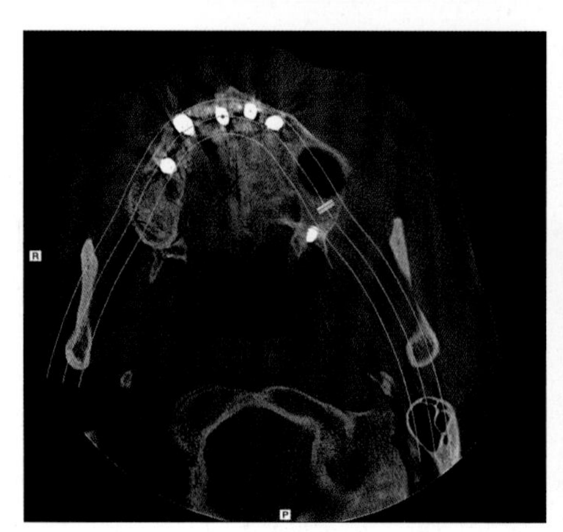

图BL8-5　2018年8月20日翼上颌复合体种植水平面CBCT检查显示植体位置良好

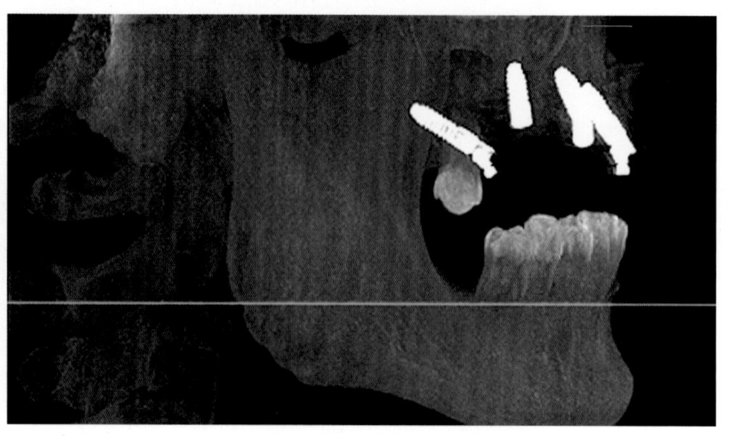

图BL8-6　2018年8月20日翼上颌复合体种植矢状面CBCT检查显示植体角度良好

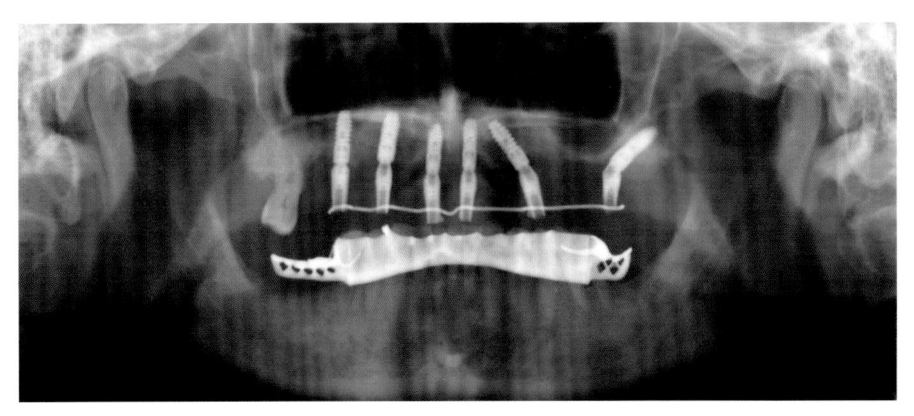

图 BL8-7　2019 年 3 月 1 日上颌临时修复后 X 片检查显示基台就位良好

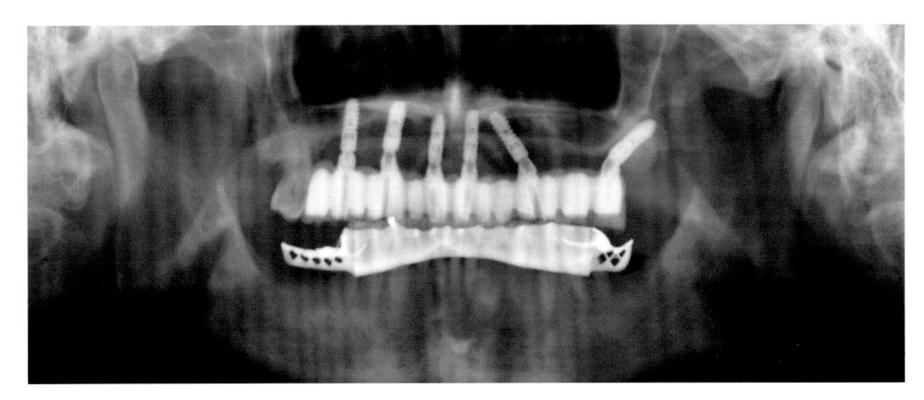

图 BL8-8　2019 年 3 月 27 日完成永久修复后 X 片检查显示基台就位良好

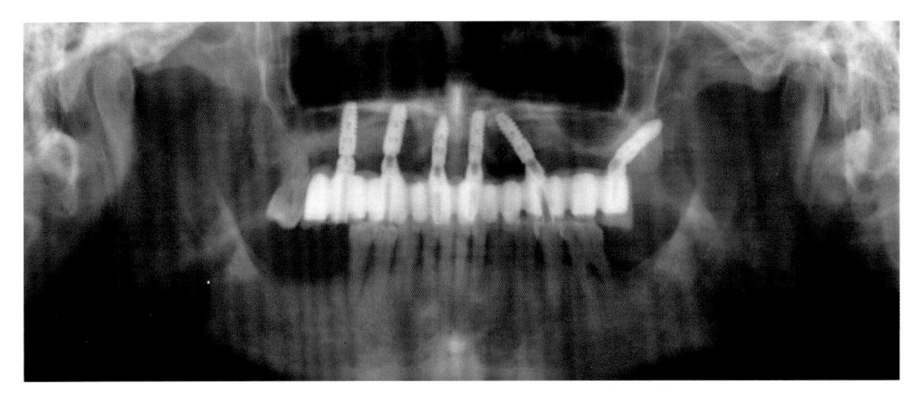

图 BL8-9　2020 年 6 月 23 日术后两年 X 片复查显示植体稳定

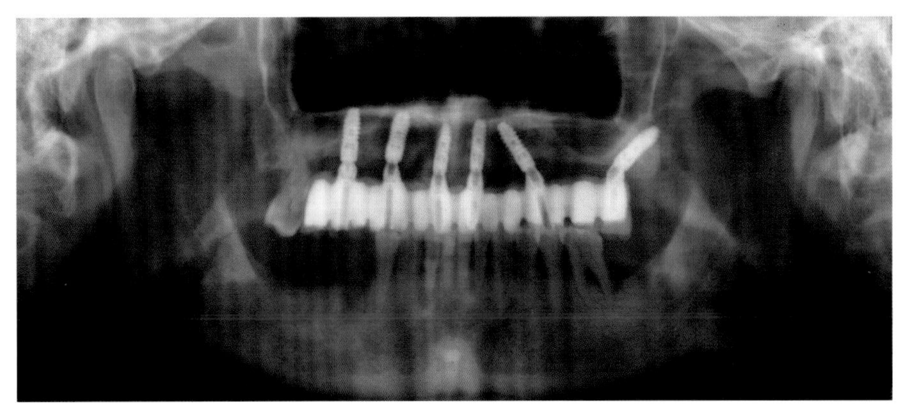

图 BL8-10　2021 年 8 月 19 日术后三年 X 片复查显示植体稳定

病例小结

该病例第一次种植采用经典ALL ON 4,植体长度及直径选择恰好,每颗植体扭力完全达到即刻修复负重要求,但术后三月倾斜植体均失败,考虑失败原因是咬合因素。但是患者无法接受活动牙过渡,必须带固定种植义齿,因此不得不增加四枚种植体,同时左侧给予翼上颌复合体种植,以实现即刻修复功能。经过三年观察,翼上颌植体稳定,骨吸收不明显,口腔维护可。继续长期使用可持续观察临床效果。

上颌无牙颌病例采用ALL ON 4种植固然有其优势,但是容易造成修复体悬臂。ALL ON 4种植在如出现15、25位点斜行植体失败补救时较为棘手,因为倾斜植体往近中倾斜导致补救时植体位置选择受限,无法获得植体稳定性,选择翼上颌复合体种植则可以避开此尴尬境地,同时可实现即刻负荷,安全性好,预后可靠。该病例术后近四年临床观察可见植体稳定,骨吸收不明显。"翼"招制胜在补救ALL ON 4时有天然优势,能简化手术步骤,同时完成即刻修复使命;安全性及预后均可预测。

第三节 "翼"招制胜技术补救上颌窦提升失败病例

上颌窦底提升植骨手术已经被认为是一个可靠的应用于上颌后牙区垂直骨量不足的外科技术,但是上颌窦植骨手术也是敏感性较强的一项外科技术,在术中、术后早期、晚期均可发生相关并发症,直接影响植骨的效果或种植体的长期存留率。即使受过良好训练的外科医师在上颌窦植骨时,并发症也时有发生,如术后移植骨材料感染或上颌窦感染。上颌窦底提升一旦失败或者上颌窦炎症发生,处理其并发症同样较为棘手,处理时间较长,可能需要1年以上,患者时间成本和经济成本消耗巨大,同时医患纠纷增加。此时,采用翼上颌复合体种植技术来进行补救,可以缩短治疗时间,简化治疗步骤,提高种植成功率,预后更加可靠。因此,"翼"招制胜可以信任。

补救病例:展示病例(九)

一般资料:孙某,男,66岁。

主诉:双侧上颌后牙缺失两年。

现病史:患者两年前双侧后牙缺失,未曾修复,现来院求治。

既往史:平素体健,否认全身重大疾病史;有高血压病史,服药控制;否认药物过敏史;有拔牙史;否认服用双膦酸盐药物史。

检查:双侧颜面部对称,张口度及开口型正常,双侧颞下颌关节无弹响及杂音,口内检查16、17、26、28缺失,18近中倾斜,27松动3度,无保留价值。

辅助检查:CBCT检查右侧上颌后牙区高度不足,26区骨高度可。

诊断:上颌牙列缺损。

治疗计划：(1)16、17上颌窦底提升术及同期种植术；(2)26、27种植。

处置：2017年9月9日行上颌种植手术及上颌窦底内提升术，16、17、26、27植入植体四枚，2017年12月16日复查发现16、17植体松动脱落，2018年10月26日转笔者处行翼上颌复合体种植进行补救，植入osstem 4.2mm × 15mm两枚，永久修复后近三年临床观察，植体稳定。

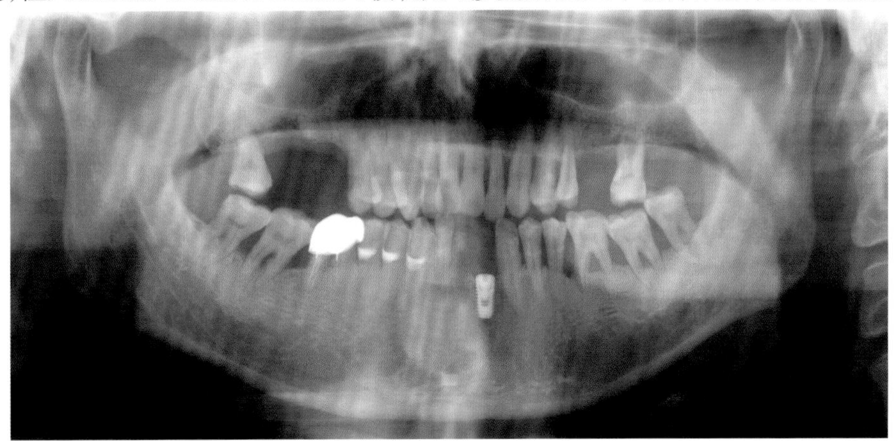

图BL9-1　2016年3月30日术前X片

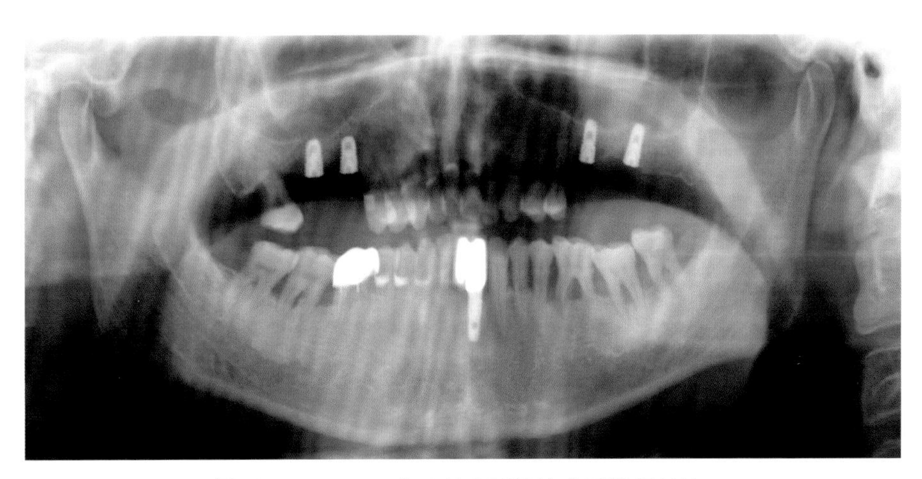

图BL9-2　2017年9月9日种植术后当天X片

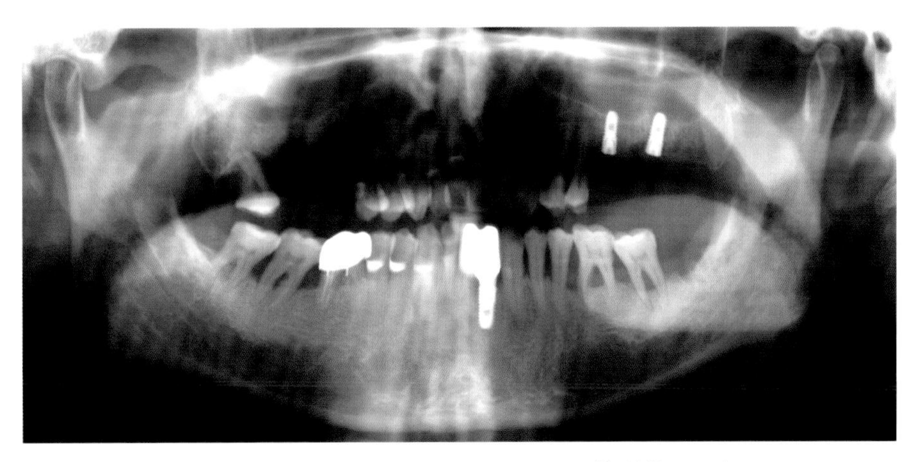

图BL9-3　2017年12月16日16、17植体脱落后X片

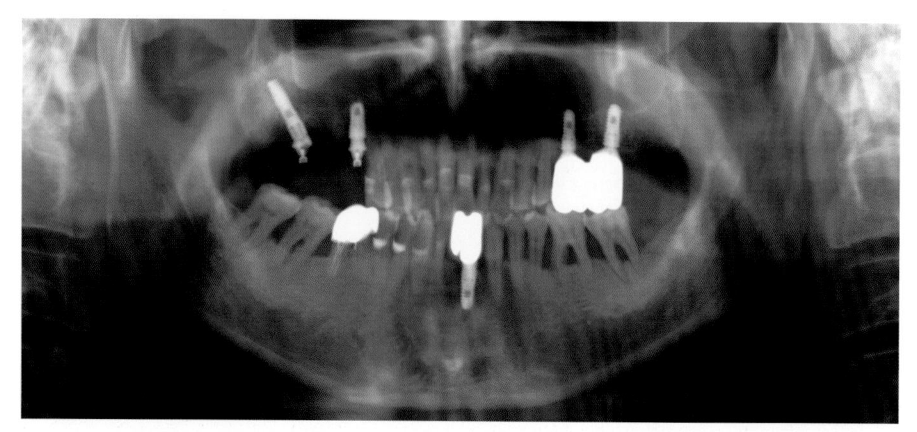

图BL9-4　2018年10月26日翼上颌复合体种植后X片

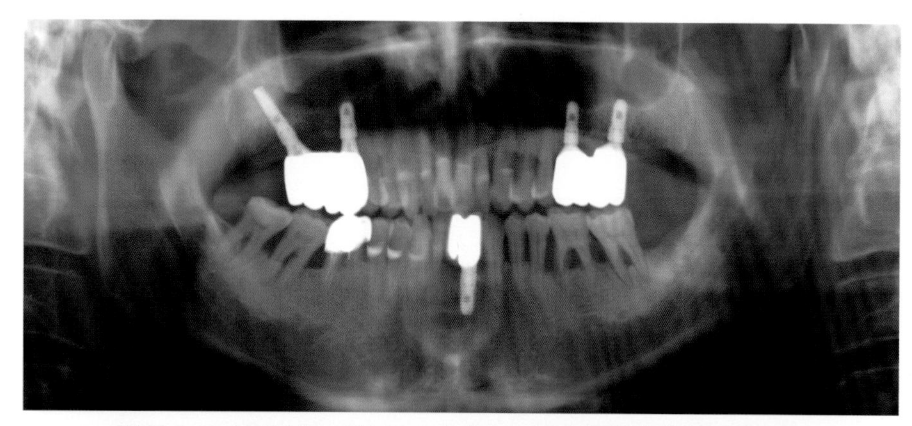

图BL9-5　2020年10月30日复查显示翼上颌复合体种植体稳定

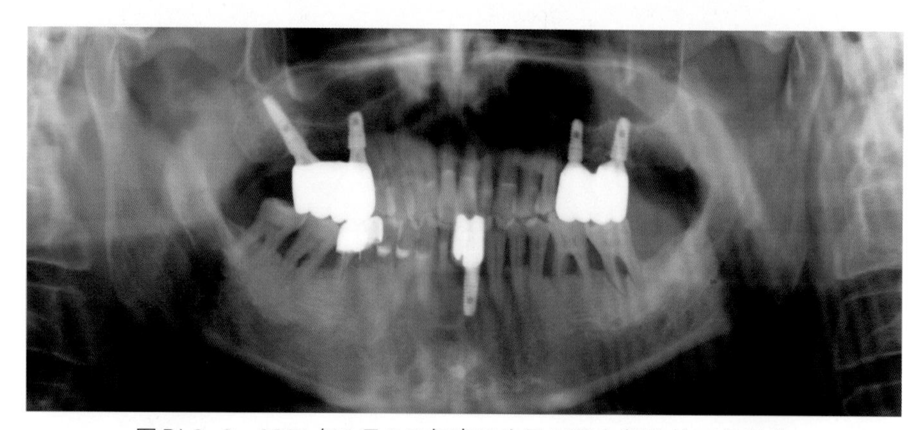

图BL9-6　2021年9月9日复查X片显示翼上颌植体无骨吸收

病例小结

上颌窦底提升术虽然技术成熟，成功率高，但一旦出现失败或者上颌窦继发炎症，需要长时间处理。而病人缺牙时间延长会造成对𬌗牙伸长、邻牙向缺隙侧倾斜、咬合关系紊乱，也容易造成患者烦躁不安，甚至发生医患纠纷。此时，需要一种成功率高、预后可预测的技术来弥补，恰恰翼上颌复合体种植技术完全可胜任。本病例近三年复查植体稳定可靠，可正常行使咀嚼功能。

第四节 “翼”招制胜技术的即刻补救病例展示

笔者认为，翼上颌复合体种植技术，不必作为常规技术，但是可以作为补充技术，作为其他技术的一种补充和即刻补救措施，特别适合无牙颌即刻种植即刻修复后出现植体松动，需要即刻再次种植同时还要即刻修复的患者。因为上颌ALL ON 4种植中出现植体松动更多的原因是植体的倾斜，而取出植体同期进行补救有很大难度，常规种植补救往往没有可利用的骨质，而4区正好采用翼上颌复合体种植，同时可以实现即刻负荷，满足患者功能和美观要求。

一、翼上颌复合体种植技术即刻补救ALL ON 4

上颌ALL ON 4种植在临床上已经成功应用，实践证明其长期成功率较高，特别是上颌3区骨量不好时，往往采用ALL ON 4种植，其效果较好。但是一些即刻负荷患者往往因为某种可能的因素，在即刻负荷过程中出现某一颗或者两颗植体松动，如果采用常规种植技术补救实现再次即刻负荷机会较为渺小，此时可充分利用4区骨质，采用翼上颌复合体种植技术，不仅仅可以同期进行种植补救，同时可以实现即刻负荷，兼顾患者咀嚼功能与美观需求。下面结合一个病例分析此情况。

二、翼上颌复合体种植技术即刻补救(ALL ON 4)病例展示

展示病例(十)

一般资料：徐某，男，67岁。

主诉：上下颌牙缺失十年，余留牙松动，咨询修复。

现病史：十年前上下颌陆续缺失，余留牙逐渐松动，影响咀嚼，遂来院求治。

既往史：平素体健，否认全身重大疾病史，轻度心肌缺血病史，无高血压病史，否认药物过敏史，有拔牙史、镶牙史，否认服用双膦酸盐药物史。

检查：双侧颜面部对称，张口度及开口型正常，双侧颞下颌关节无弹响及杂音，口内可见13、23残根，11、21无松动，上颌余牙均缺失，下颌可见32、33、43松动1度，45近中倾斜，余牙缺失。

辅助检查：CBCT显示双侧上颌3区骨高度不足1mm，左侧上颌窦黏膜影像增厚。

诊断：(1)上下颌牙列缺损；(2)牙周病。

治疗计划：上颌ALL ON 4种植，下颌常规种植固定修复。

处置：患者于2018年9月29日行上下颌全口种植固定义齿，术中拔除余留牙，上颌ALL ON 4种植，下颌常规种植六颗，延期分段式修复。考虑双侧上颌窦过大，前壁达到尖牙位置，因此术中尽可能倾斜植入，11、21植入ICX 3.8mm × 15mm两枚，14、24植入ICX 4.15mm × 15mm两枚，下颌常规奥齿泰植体植入。术后当天上颌即刻负荷。2019年3月2日复查发现11、21植体松动，取出

两枚松动植体，同期双侧翼上颌复合体种植及12种植，17、27植入ICX 4.15mm × 15mm两枚，12植入ICX 3.8mm × 10mm；17、27放置30°复合基台，即刻负荷。2019年10月19日完成永久修复。2020年6月23日复查，翼上颌植体稳定，骨吸收不明显。

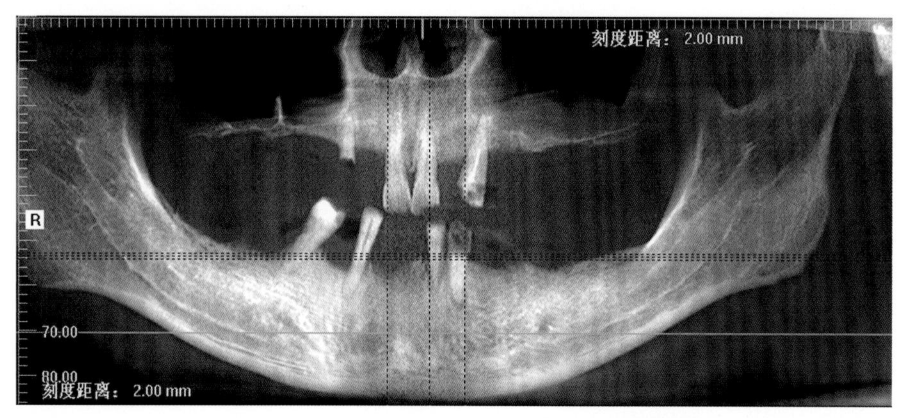

图BL10-1　2018年9月4日术前CBCT检查

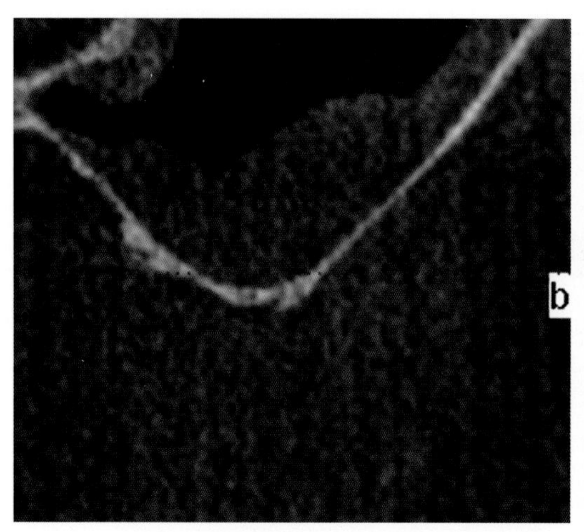

图BL10-2　2018年9月4日术前CBCT检查显示左侧磨牙区骨质菲薄

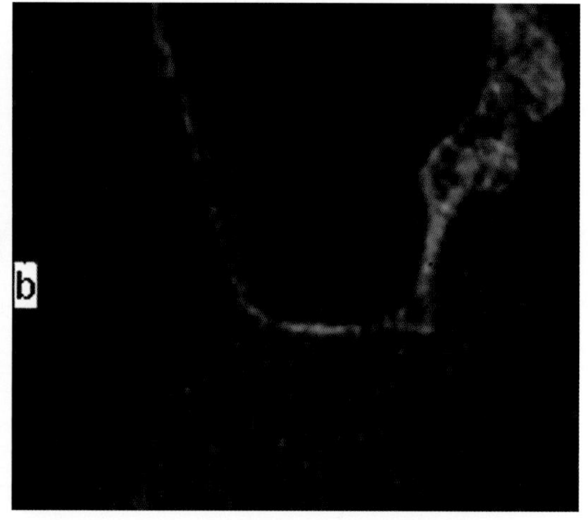

图BL10-3　2018年9月4日术前CBCT检查显示右侧磨牙区骨质菲薄

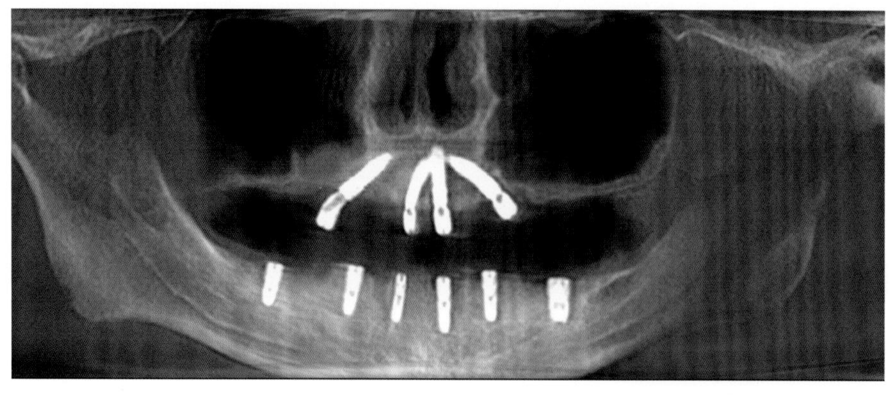

图BL10-4　2018年9月29日术后当天CBCT检查植体位置

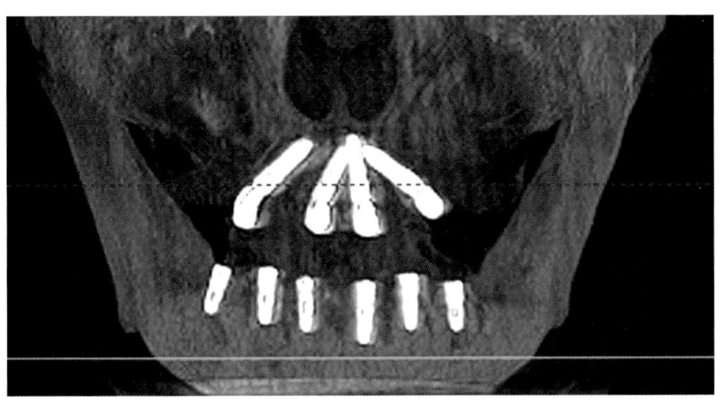

图BL10-5 2018年9月29日术后当天CBCT冠状面显示植体位置

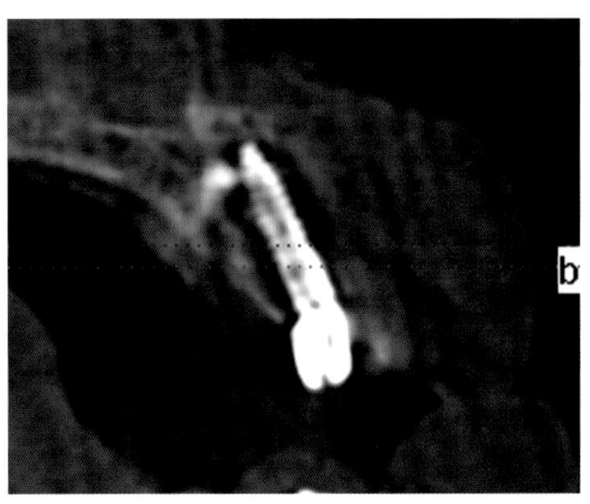

图BL10-6 2018年9月29日术后当天CBCT显示植体位置尖端稍有重叠

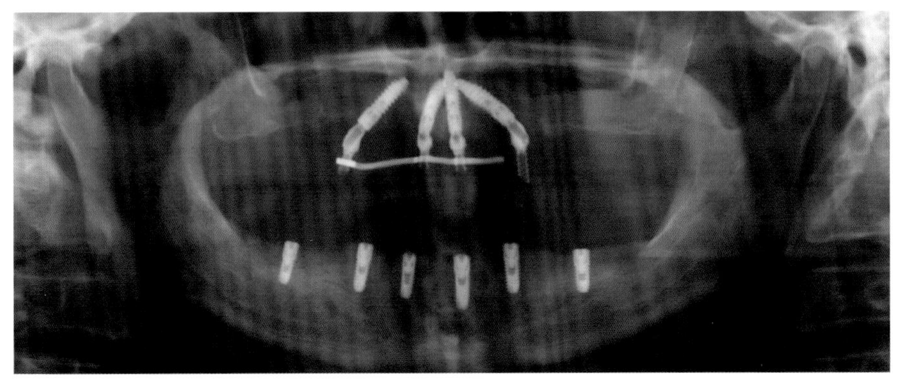

图BL10-7 2018年9月29日术后当天戴牙后X片检查显示基台就位

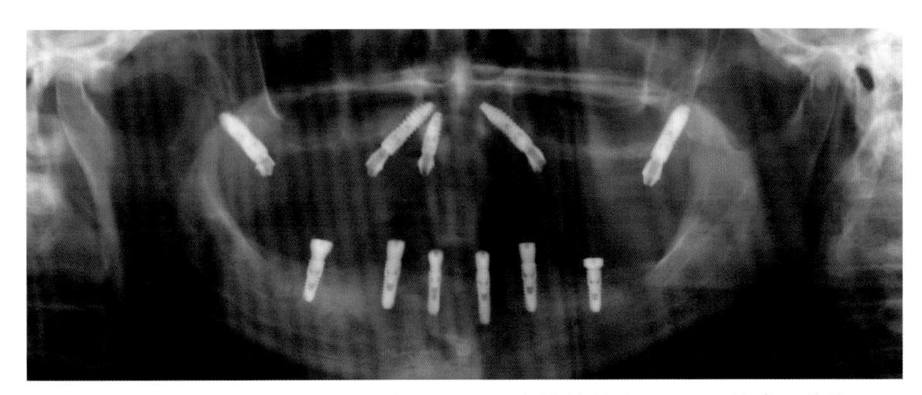

图BL10-8 2019年3月2日双侧翼上颌复合体补救种植后X片检查植体位置

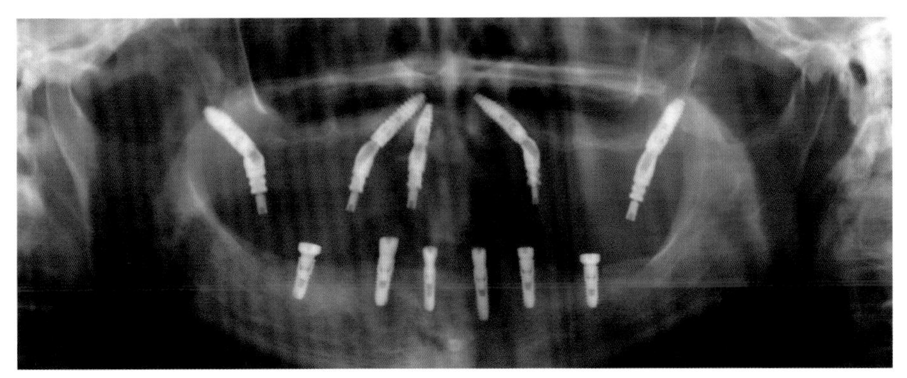

图BL10-9 2019年7月20日永久修复取模时X片显示转移杆就位良好

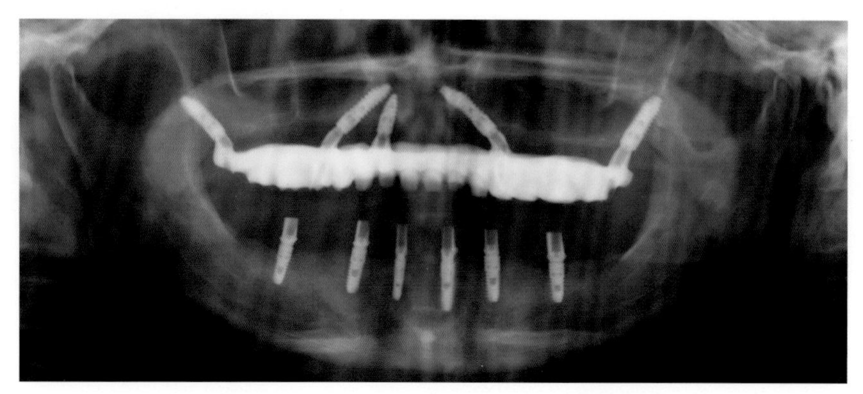

图BL10-10　2019年9月14日试戴支架

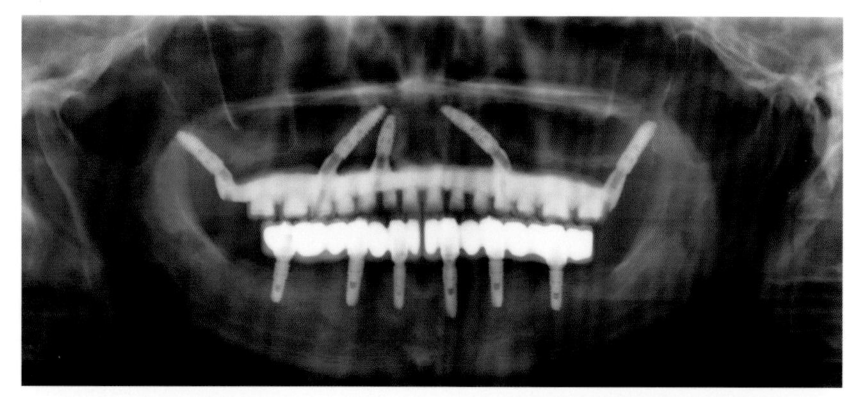

图BL10-11　2019年10月19日完成永久修复后X片显示基台就位良好

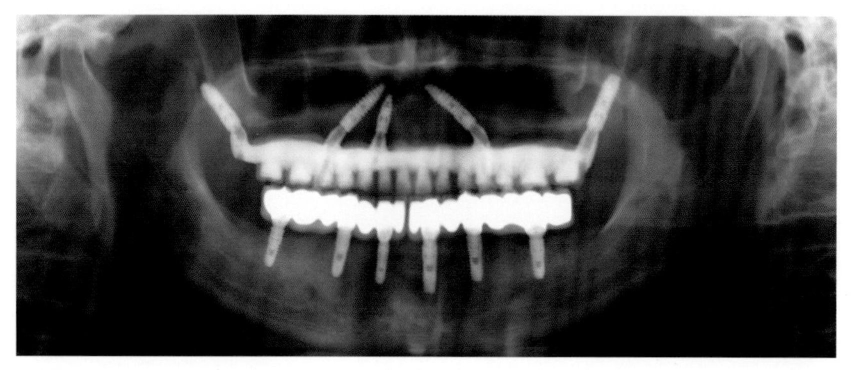

图BL10-12　2020年6月23日术后一年零三个月复查，X片显示翼上颌植体稳定

病例小结

本病例特点是双侧上颌窦过大，前壁接近尖牙位置，同时患者要求实现即刻负荷，因此植入了较长植体。为了不进入上颌窦，植体根尖位置集中在前牙区。植体尖端位置彼此接近，可能是造成11、21植体无骨结合的主要因素。种植失败后考虑节省修复时间，计划同期补救，但1区、2区、3区无适合位置，因此采用了翼上颌复合体种植，双侧翼上颌植体扭力大于35N·cm，实现了即刻负荷。种植完成一年后临床观察可见植体稳定，因此翼上颌复合体种植在补救ALL ON 4技术时有明显优势，值得推荐。

展示病例(十一)

一般资料:陈某,男,50岁。

主诉:上颌及下颌牙松动半年,影响咀嚼。

现病史:半年前患者自觉上颌牙齿及下颌牙齿松动,进食咀嚼受影响,求治。

既往史:平素体健,否认全身重大疾病史,无心脏病、糖尿病等系统性疾病病史,否认药物过敏史,否认服用双膦酸盐药物史。

检查:双侧颜面部对称,张口度及开口型正常,双侧颞下颌关节无弹响及杂音。口内检查可见13、11、21、22、23牙根暴露,3度松动,上颌余牙缺失,下颌35缺失,43、44无松动,余留牙牙根暴露,2~3度松动。牙龈黏膜质地健康。

辅助检查:3区骨量高度不足,1区、2区、4区骨量充足。

诊断:(1)上下颌牙列缺损;(2)牙周炎。

治疗计划:(1)上颌ALL ON 4即刻种植;(2)择期下颌种植固定修复。

处置:2017年3月18日拔除上颌余留牙,同期ALL ON 4种植,15、12、22、25植入Nobel Replace CC 4.3mm × 10mm四枚;12、22放置17°复合基台;15、25放置30°复合基台;完成即刻负荷。2017年3月24日行下颌种植手术,常规修复。2019年4月26日复查发现25植体松动,取出后同期种植24、26,同期植骨。24植入Nobel Replace CC 4.3mm × 11.5mm;26植入Nobel Replace CC 4.3mm × 8mm。2019年12月15日完成永久修复,2020年12月5日复查可见12、26植体松动,取出后同期种植四颗,17、27行翼上颌复合体种植,17、27植入士卓曼BLT 4.1mm × 16mm两枚;12植入士卓曼BLT 3.3mm × 12mm;22植入士卓曼BLT 3.3mm × 14mm。2021年6月3日复查发现12、22植体松动,取出后观察。

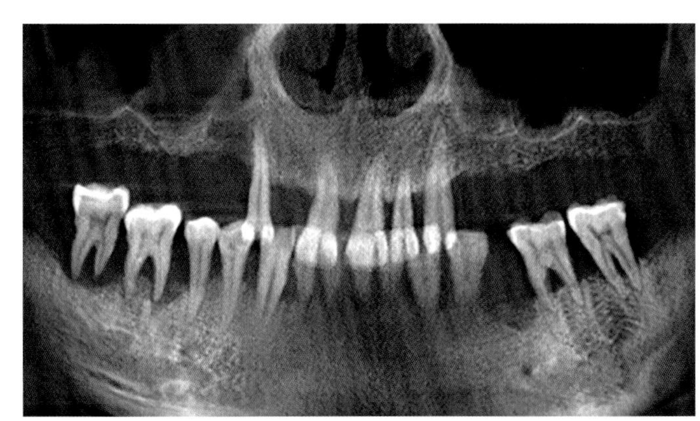

图BL11-1 2017年2月26日术前CBCT检查

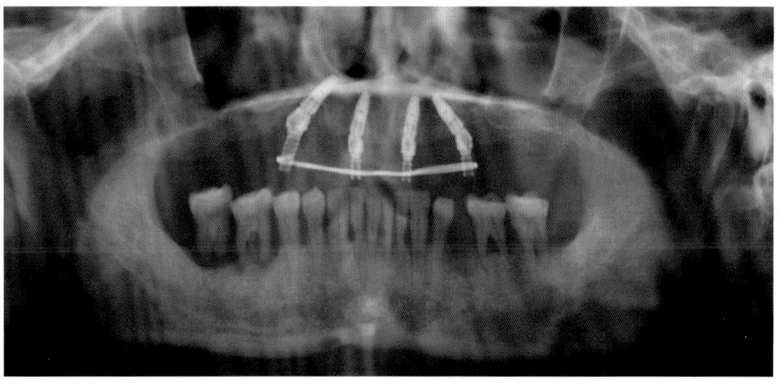

图BL11-2 2017年3月19日术后当天即刻修复后CBCT检查显示基台就位良好

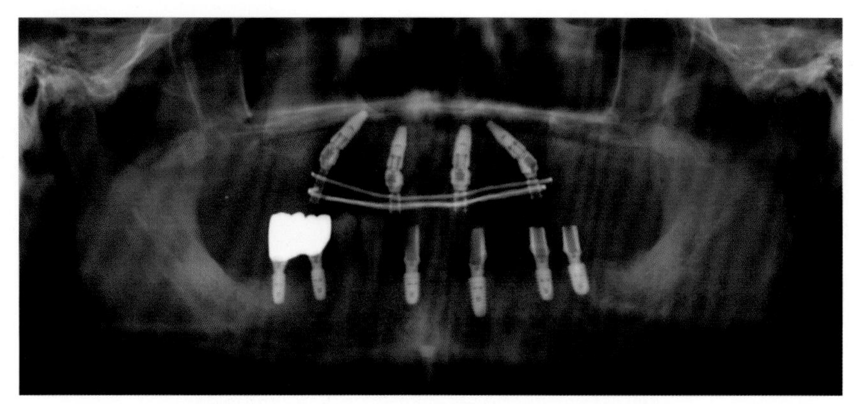

图BL11-3　2017年10月24日完成下颌种植

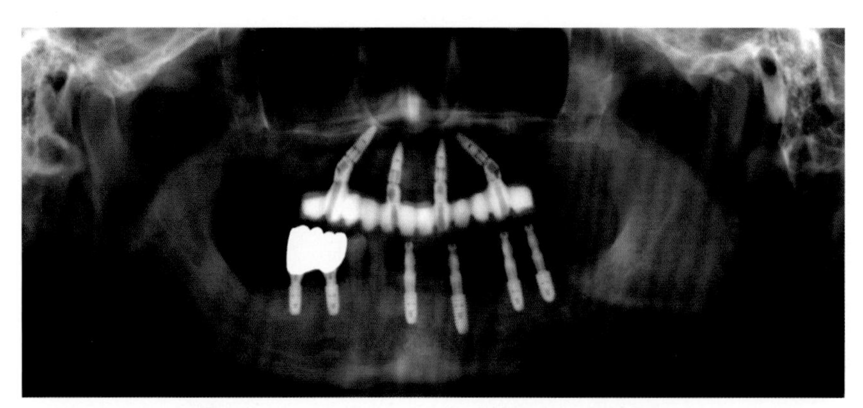

图BL11-4　2018年1月6日上颌永久修复戴牙

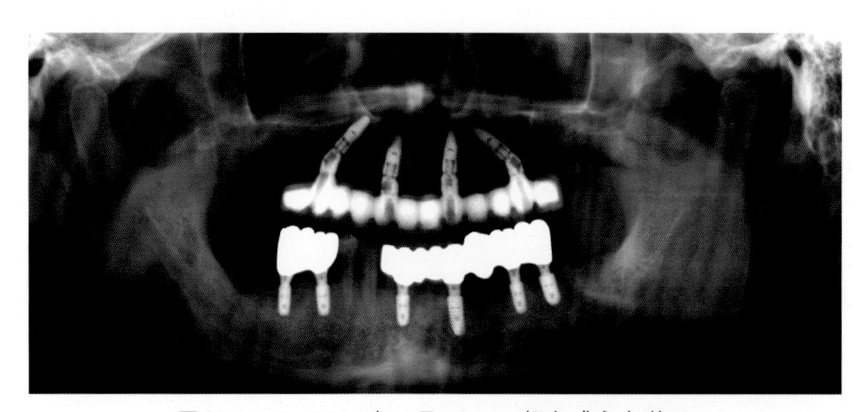

图BL11-5　2018年1月20日下颌完成永久戴牙

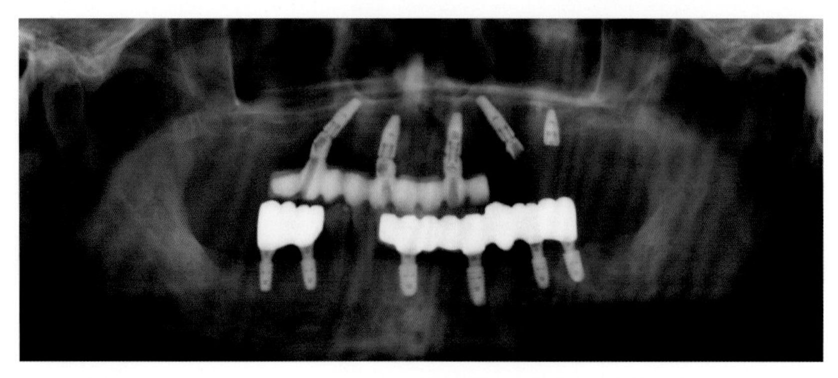

图BL11-6　2019年4月26日25植体松动，取出后同期种植24、26

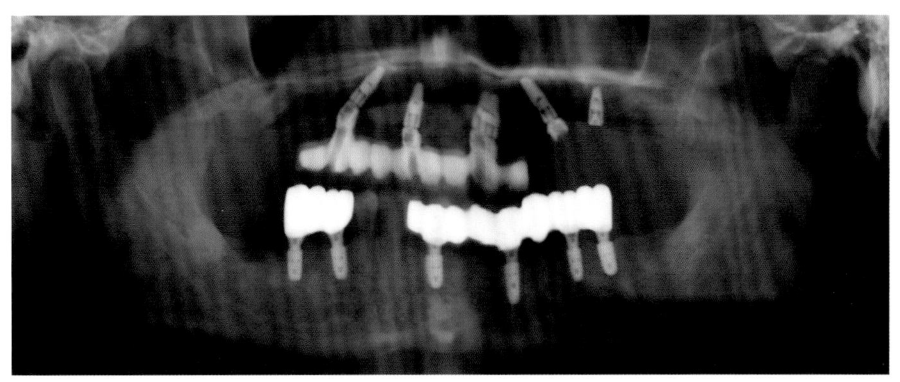

图BL11-7 2019年10月28日X片复查

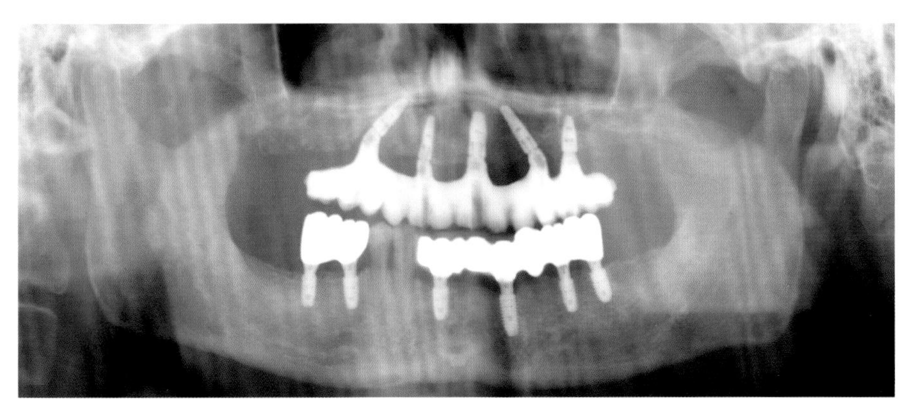

图BL11-8 2019年12月15日上颌永久修复

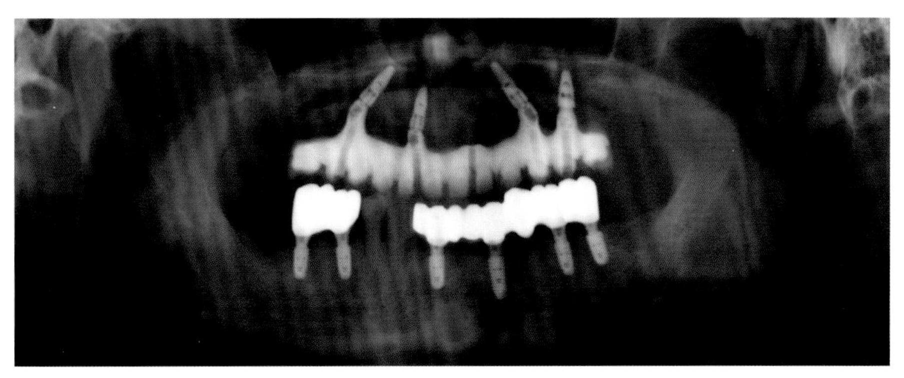

图BL11-9 2020年7月12日永久修复后复查X片

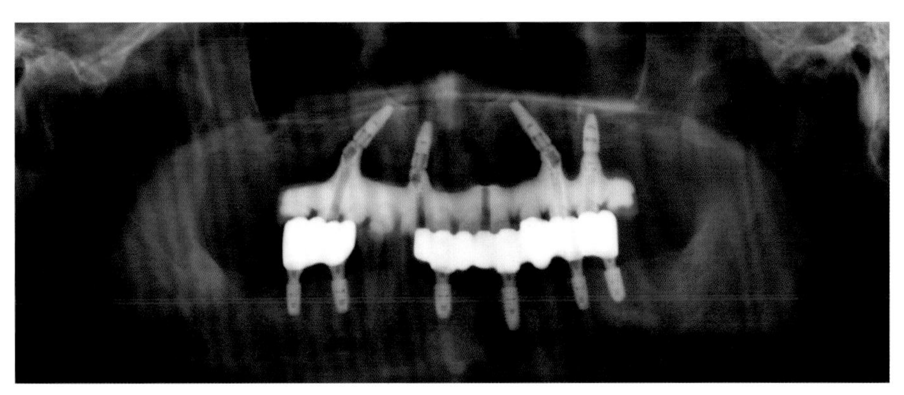

图BL11-10 2020年11月15日复查发现12、26植体松动

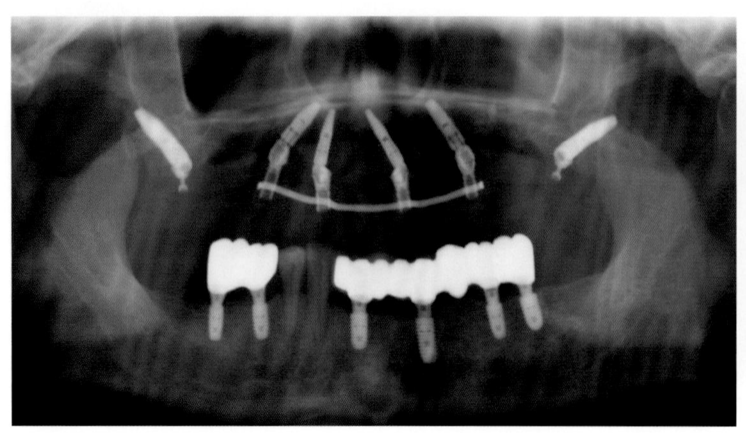

图BL11-11 2020年12月5日翼上颌复合体种植17、27及12、22后CBCT检查

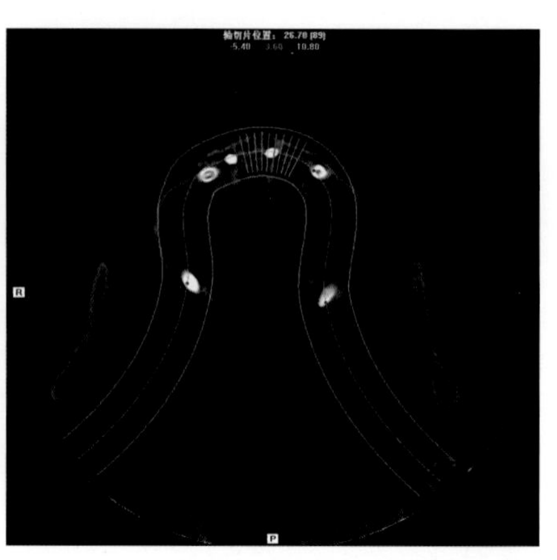

图BL11-12 2020年12月5日种植后CBCT水平面显示植体位于翼突窝

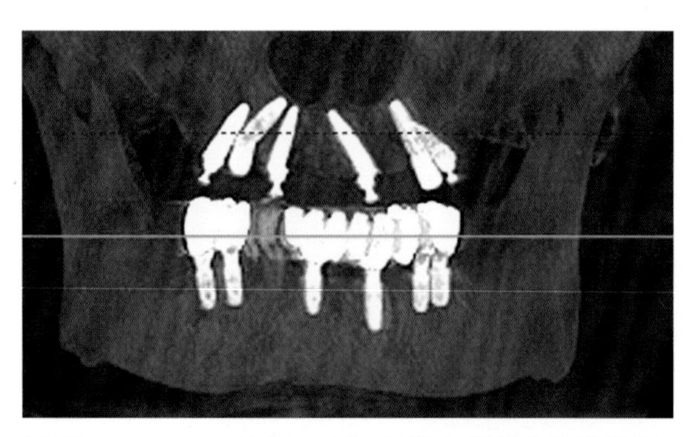

图BL11-13 2020年12月5日翼上颌复合体种植后CBCT冠状面显示位置良好

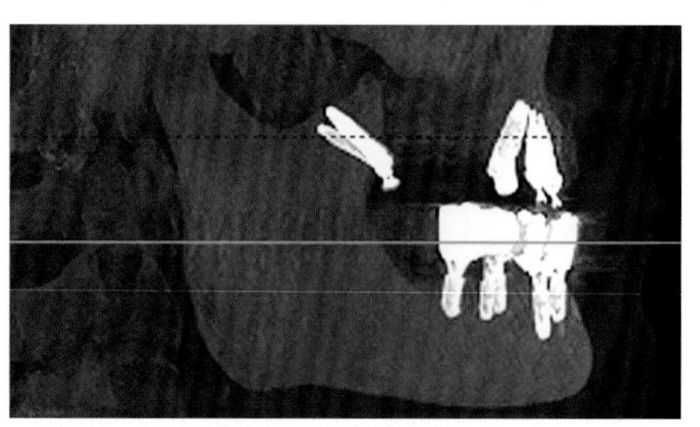

图BL11-14 2020年12月5日翼上颌复合体种植后CBCT矢状面显示角度良好

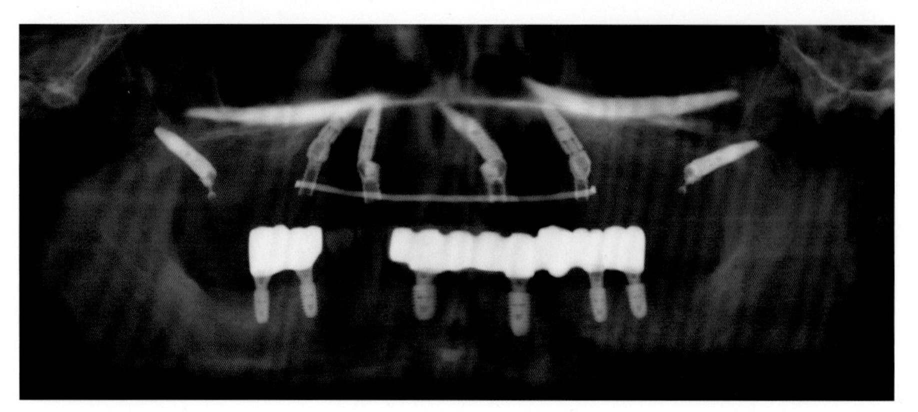

图BL11-15 2021年3月27日复查显示翼上颌复合体种植植体稳定

病例小结

本病例为典型的上颌ALL ON 4种植，笔者认为上颌做ALL ON 4种植需要坚持“能长则长”的原则，而本病例选择过短的植体，这可能就是植体松动的原因之一。根据患者骨质可以坚持“能多则多”原则，通常笔者会选择上颌ALL ON 6种植，如果后牙区高度不足，可以选择翼上颌复合体种植，避免修复体产生悬臂，同时增加固位。因此“翼”招制胜可成功补救ALL ON 4。

三、翼上颌复合体种植技术即刻补救ALL ON 6

种植经典理论指导上颌种植通常选择6~8枚植体，上颌ALL ON 6种植即刻修复虽然成功率高，但有极少病例在负重过程中因为咬合因素及全身系统性综合因素造成其中植体松动脱落。此时如需同期补救，可采用翼上颌复合体种植技术，同时可以继续实现即刻负荷，完成种植修复。下面结合病例做具体分析。

四、翼上颌复合体种植技术即刻补救(ALL ON 6)病例展示

展示病例(十二)

一般资料：唐某，女，81岁。

主诉：上颌后牙缺失两年，咨询种植。

现病史：两年前上颌后牙缺失，影响咀嚼，要求种植。

既往史：有高血脂病史，无药物过敏史，有根管治疗史，有拔牙史，有修复治疗史，否认服用双膦酸盐药物史。

检查：双侧颜面部对称，张口度及开口型正常，双侧颞下颌关节无弹响及杂音。口内可见15、16、17、23、24、25、26、27缺失，11、12、13、14、22、42、43、44、45、46、33、34、35、36、37烤瓷冠。

辅助检查：CBCT显示骨高度和骨宽度可，骨密度良好。

诊断：上颌牙列缺损。

治疗计划：(1)14、11、21即刻种植；(2)16、24、26常规种植。

处置：2018年10月27日行心电监护局部浸润麻醉下拔除上颌余留牙，同期ALL ON 6种植，16、14、11、21、24、26即刻种植即刻负荷。术中患者取仰卧位，辅助心电监护，常规口内外消毒，铺巾，4%盐酸阿替卡因局部浸润麻醉下，拔除上颌余留牙，在16、24、26位点切开至牙槽嵴顶，翻瓣，定点，逐级扩孔，备洞，16、26植入奥齿泰植体4.5mm×10mm两枚；11、21植入奥齿泰植体4.2mm×11.5mm两枚；14植入奥齿泰植体4.5mm×13mm一枚；24植入奥齿泰植体4.2mm×13mm一枚；植入扭力35N·cm。16、24、26放置高度3mm的0°复合基台，扭矩25N·cm；11、21上高2.5mm的30°复合基台，扭矩15N·cm；14上高2.5mm的17°复合基台，扭矩15N·cm。严密缝合创口，咬纱布止血。术后当天完成即刻修复，2019年2月26日复查发现16、14植体松动，拔除松动植体，同期种植15、17，17翼上颌复合体种植，植入奥齿泰4.2mm×15mm，并行即刻负荷，2019年8月21日完成永久修复及复查，植体稳定，无骨吸收。

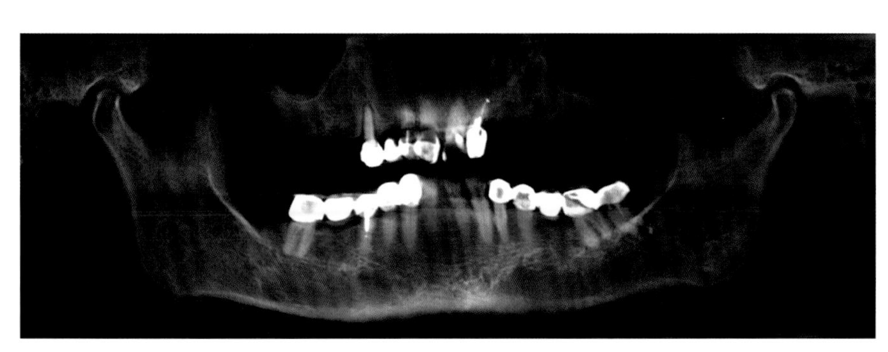

图BL12-1　2018年10月26日术前CBCT检查

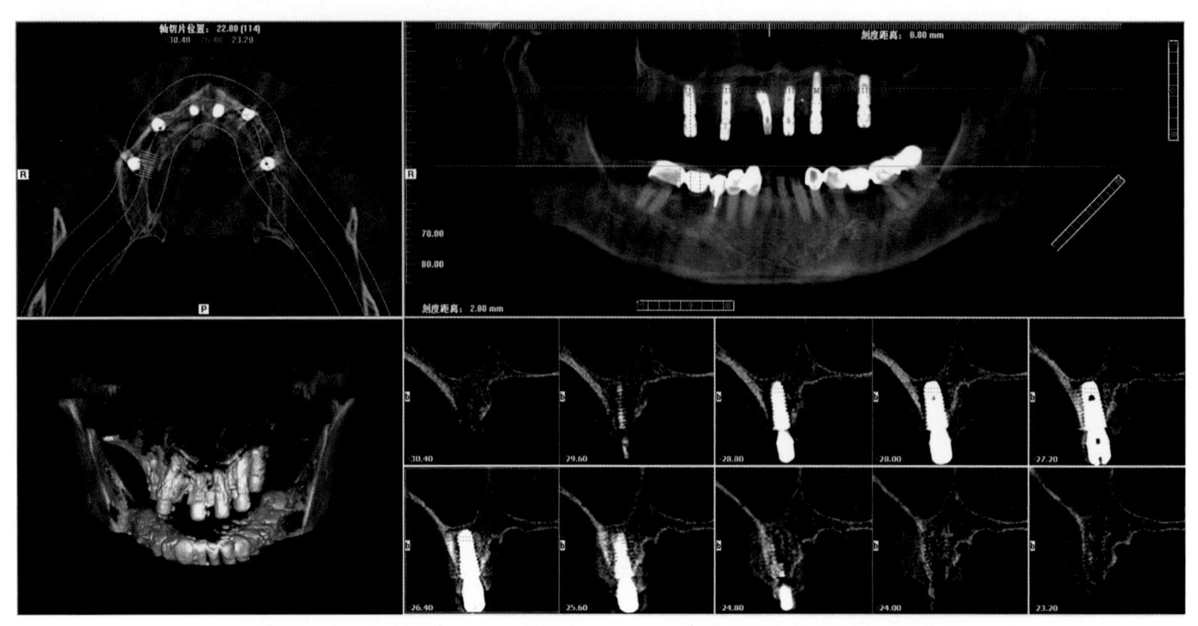

图 BL12-2　2018 年 10 月 27 日术后当天 CBCT 显示植体位置良好

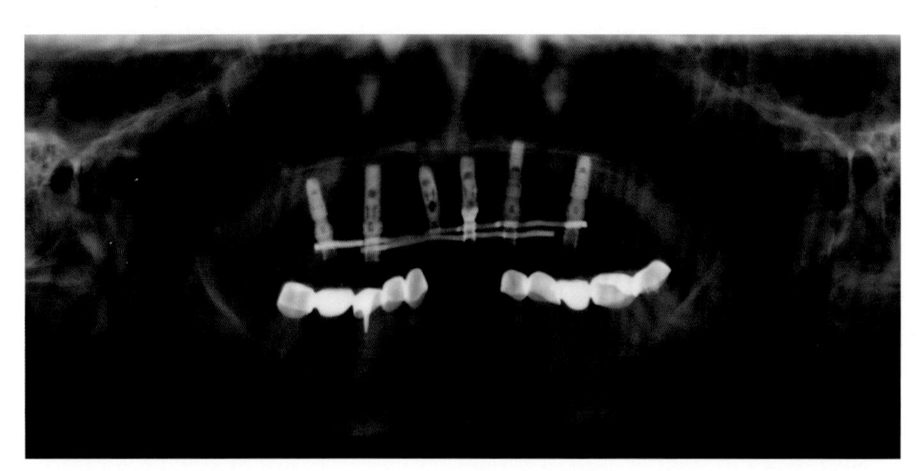

图 BL12-3　2019 年 2 月 26 日 16、14 植体松动，同期翼上颌复合体种植补救，即刻负荷，X 片检查显示基台临时牙修复

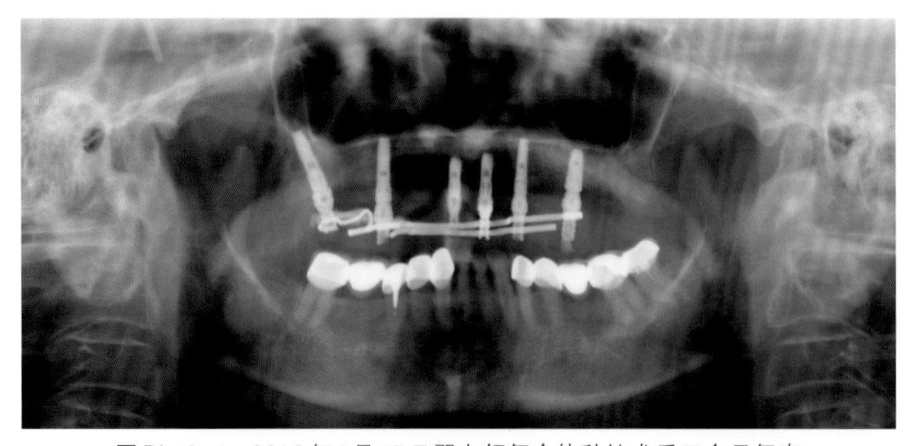

图 BL12-4　2019 年 4 月 17 日翼上颌复合体种植术后三个月复查

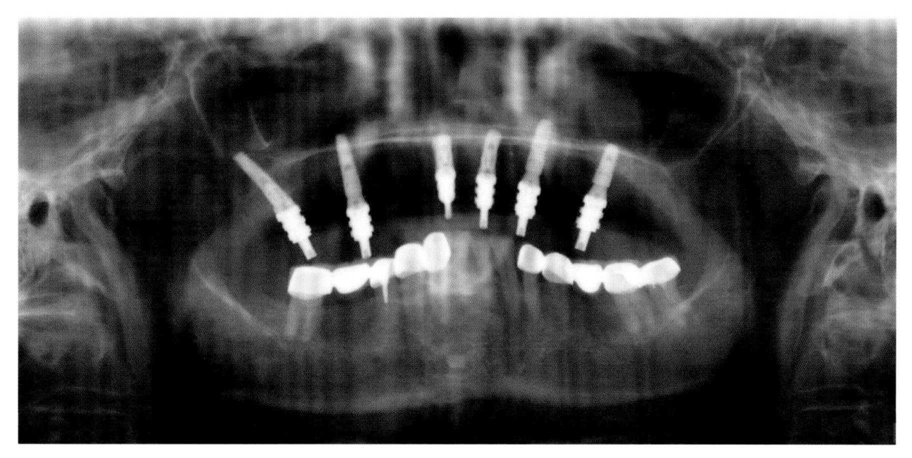

图BL12-5　2019年6月30日永久修复取模，转移杆就位良好

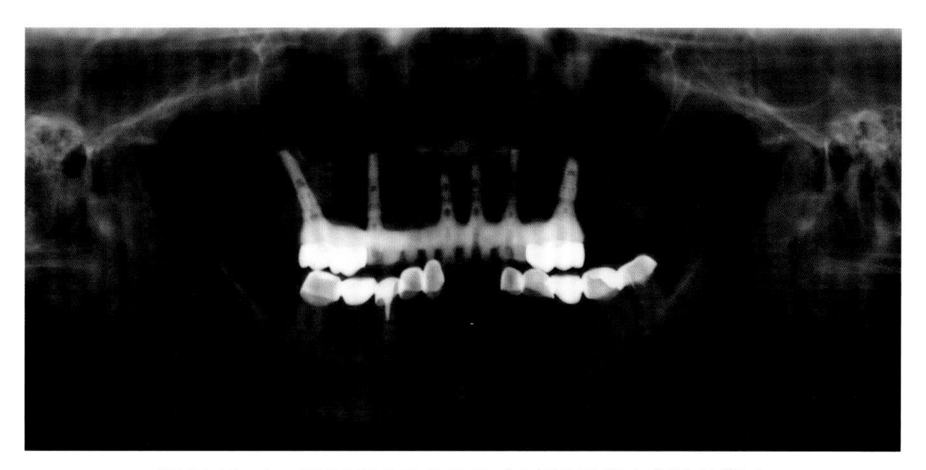

图BL12-6　2020年6月8日25复查显示翼上颌植体稳定

病例小结

本病例为经典ALL ON 6种植，即刻负荷，术后因为咬合因素，患者偏侧咀嚼造成右侧负担过大，16、14植体松动，常规种植无法实现再次即刻负荷，采用翼上颌复合体种植可以获得良好初始稳定性，并可进行即刻修复，满足患者功能及美学要求。一年后复查，植体稳定，骨吸收不明显，长期效果需继续观察。

本章总结

本章六个病例均采用翼上颌复合体种植技术进行“翼”招制胜，补救成功，植体长度选择均在15~18mm，直径均在4.0~4.3mm；并经过了一年到三年的观察，所有补救的翼上颌植体都稳定，无松动及脱落。尽管短时间观察，临床效果可以，但长久预后还需要更长时间的临床观察进行验证。

第六章 翼上颌复合体种植的即刻修复技术

第一节 翼上颌种植即刻负荷的理论基础

即刻负荷的前提条件是种植体获得良好的初始稳定性，从初期稳定性过渡到继发性的过程中，需保持骨–种植体界面的微动水平低于150μm，从而形成骨结合。种植体在负荷过程中，种植体周围支持组织发生吸收，进而被替代，从而使种植体传导的机械应力和骨代谢反应之间达到一种动态平衡。种植术后的生物学进程和骨折的愈合过程类似。理想的骨愈合并非仅在绝对制动状态下才能实现。一项骨科研究中，Sarmiento等发现轻微的早期负荷可以加速骨组织的修复过程。Goodship和Kenwright等的研究也得到了同样的结论。他们通过影像学、组织学和力学结果证明了经过周期性运动的骨折比未受刺激的骨折愈合得更快。因此，完全没有机械应力并不是骨愈合的必要条件，一定范围内的可控刺激可能产生积极的影响。对牙种植体的相关研究也得到了同样的结果。Hulbert等在股骨上植入种植体，比较了进行功能负荷和无负荷的种植体周围骨生长的情况。功能负荷的种植体周围可以观察到散在的骨生长；而无功能负荷的种植体周围新骨形成不佳。Rubin和McLeodl对具有多孔结构的圆柱形状合金种植体表面的骨生长进行观察。研究结果说明适当的机械刺激可以加速种植体周围骨组织在愈合期内的生长，甚至可能作为骨结合的促进因素。1982年，Wolff提出了骨转化定律。任何功能刺激都会导致骨组织内外结构发生变化，这是骨组织典型的适应过程。随后，Frost提出了机械静力学理论，强调了刺激强度与组织形变之间的关系。当骨组织受到的机械力在200~2500微应变之间时，仅造成生理范围内的形变。此时，形变与骨支持组织的抵抗力保持均衡，骨组织通过正常的改建过程进行生理转化，不会发生骨量变化。在生理负荷下，骨组织能够通过结构改变来改善其抵抗力，并形成血管化特性。随着进一步的力学和代谢需求，现有的骨已经不能适应不断增长的功能需求，最终被板层骨替代。当种植体潜入愈合时，骨组织受到的应力极低或基本为零，其产生的形变也很少，在某个临界范围内，甚至导致骨组织的进行性吸收。另外，过度负荷会产生高于生理阈值的形变。初期可能通过原发性骨沉积刺激骨组织生长，但是如果负荷过大（即病理性过载）或持续时间过长，则会导致骨折。研究认为骨–种植体界面处的微动大于150μm会导致种植体的纤维包裹，证明微动与组织分化之间存在联系，高于此阈值的动度可能诱导纤维结合。

常规负荷方式已经获得科学和临床的证实，国际口腔种植学会（ITI）第四次共识研讨会明确给出了不同负荷方案的临床推荐意见表，上颌种植固定修复体即刻负荷及即刻种植是获得临床文献的充分证实，但基于骨量好、骨高度可等情况，上颌牙列缺失，有多种种植修复体被建议用于即刻负荷：(1)上颌植入8枚种植体，全牙弓一体式临时固定修复体即刻修复；(2)上颌植入6~7颗植体，全牙弓一体式临时固定修复体即刻负荷；(3)上颌植入4颗植体，即刻负荷，缺乏相关的科学依据。文献报道，上颌牙列缺失临时固定修复体的种植体存留率为95.4%~100%，另外发现多数失败的种植体都位于上颌后牙区，按照国际口腔种植学会(ITI)第四次共识研讨会达成的共识，6颗或者更多种植体的即刻负荷方案获得临床文献的充分证实。通常实现即刻修复的患者是在拔牙同时完成即刻种植，并在48小时内完成即刻负荷。按照国际口腔种植学会(ITI)第四次共识研讨会达成的共识，种植体植入一周内负荷均属于即刻负荷。在2018年，ITI第六次共识研讨会比较应用5颗以下植体和5颗以上植体进行牙列重建即刻负重，两者植体存活率在统计学上并没有差异。

即刻负荷目前临床较为普遍，研究证实下颌无牙颌即刻负荷种植体1~10年成功率在80%~100%，也有研究上颌无牙颌种植即刻负荷的种植体存留率在83.3%~100%。即刻负荷种植体数量5~8枚。临床上初始稳定性是即刻修复的重要因素，修复体受力传递植体产生的微动可导致牙槽嵴顶骨丧失而影响骨结合。微动的关键阈值范围在50~100μm，若微动传递到种植体体部超过150μm，会干扰种植体周围正常的骨愈合，导致种植体周围纤维包囊，最终植体松动或者失败。

即刻修复的优点：种植体植入之后，即刻带入种植体支持的修复体，可以使骨组织和牙龈组织的愈合同期完成；种植同时即刻修复可恢复美观和语言功能，减轻患者缺牙的痛苦；临时修复体可以引导周围软组织形成良好的牙龈轮廓，最终获得良好的美学效果。目前，拔牙位点种植是一项常规的临床技术。患者就诊时，牙齿不能保留的原因包括：龋病、慢性牙周炎、根折、残根、外伤、先天性缺失等。医生必须评估牙齿，针对拔牙后种植体植入时机提出建议。种植治疗的主要目标是在功能和美学两方面均获得高预期的成功治疗效果，并伴随最低的并发症风险。其次是获得成功治疗效果时，尽可能减少手术次数、减轻患者的不适和缩短拔牙和戴入修复体之间的治疗周期。即刻种植即刻修复也是一种近年来多数专家团队及患者所希望得到的效果。即刻种植首先得到了很好的位点保持，即刻修复更好地解决了患者完美的笑容和审美，从而实现了落齿重生、美丽绽放。

影响即刻修复与即刻负荷的因素主要有外科技术因素、骨质与骨量客观因素、种植体系统因素、咬合及维护相关因素。植体初始稳定性是影响即刻负荷的重要因素之一，种植备洞过程中为获得良好初始稳定性，术者可采用级差备洞、骨挤压等技术手段来增加植体与骨之间的机械锁合力。为实现即刻负荷，植体需获得良好初始稳定性，临床上建议选择锥形带自攻性的植体，避免选择柱形无自攻性植体，柱形植体不容易获得良好稳定性。植体表面处理也十分重要，表面进行酸蚀、喷砂、涂层或者电化学氧化的植体通常比光滑种植体有更好的成功率。

骨质密度也是影响即刻负荷成功的重要因素，下颌骨质致密，临床上不担心其即刻负荷失败。研究证实1类骨、2类骨及3类骨种植病例进行即刻负荷成功率达到97%，而4类骨种植病例植体失败率达到35%。临床上往往因上颌骨骨质差，骨密度低，部分植体无法获得理想的初始稳定性，上颌后牙区因骨量高度不足，无法实现即刻负荷，从而无法满足患者的容貌需求和功能需求。常规种植无法实现即刻修复,但是可采用翼上颌复合体种植技术,翼上颌植体扭力好,稳定性可预测,可实行上颌ALL ON 6种植的即刻修复和即刻负荷。通常翼上颌复合体种植初始稳定性可靠,经验丰富的种植医师可采用技术手段和选择理想的种植系统而获得良好的植体初始稳定性,从而实现即刻负荷。笔者对翼上颌复合体种植病例观察常规负荷和即刻负荷三年以上,结果显示种植体的存留率为100%。

第二节　翼上颌种植即刻负荷的病例展示

展示病例(十三)

一般资料:余某,女,72岁。

主诉:上颌多颗牙缺失2年余。

现病史:患者2年前上颌多颗牙缺失,影响咀嚼,咨询种植。

既往史:自述心动过缓,服保心丸,否认药物过敏史,否认双膦酸盐服药史,有拔牙史、镶复史。

检查:双侧颜面部基本对称,双侧颞下颌关节无弹响,开口度较小,开口型正常。42、43、44、45、46全冠修复,35、36䝐面可见充填物。12、13残冠,上颌其余牙缺失,黏膜完好无红肿,对颌牙无伸长。

辅助检查:CBCT检查12骨高度17.6mm,骨宽度6.6mm;14骨高度16.3mm,骨宽度6.8mm;17骨高度20.1mm,骨宽度5.8mm;22骨高度16.8mm,骨宽度6.7mm;24骨高度16.5mm,骨宽度6.6mm;27骨高度20.3mm,骨宽度7.2mm;42、43、44、45、46可见冠状修复体样高密度影像,35、36䝐面可见充填物样高密度影像。

诊断:上颌牙列缺损。

治疗计划:上颌ALL ON 6即刻种植、即刻修复,双侧翼上颌复合体种植。

处置:于2019年8月27日局部浸润麻醉下完成手术,术中患者取仰卧位,常规口内外消毒,铺巾,4%阿替卡因肾上腺素局部浸润麻醉下拔除12、13,切开黏膜至牙槽嵴顶,定点扩孔,逐级备洞,12、14、22植入OSSTEM 4.2mm × 15mm植体三枚;24植入OSSTEM 4.5mm × 13mm植体一枚;17、27植入Nobel Active RP 4.3mm × 18mm植体两枚。14、12、24、17、27采用30°多功能复合基台。22采用0°多功能复合基台。放置保护帽,严密缝合,咬纱布止血。术后当天所有植体采用即刻负荷,三个月后完成永久修复,植体稳定,骨吸收不明显。

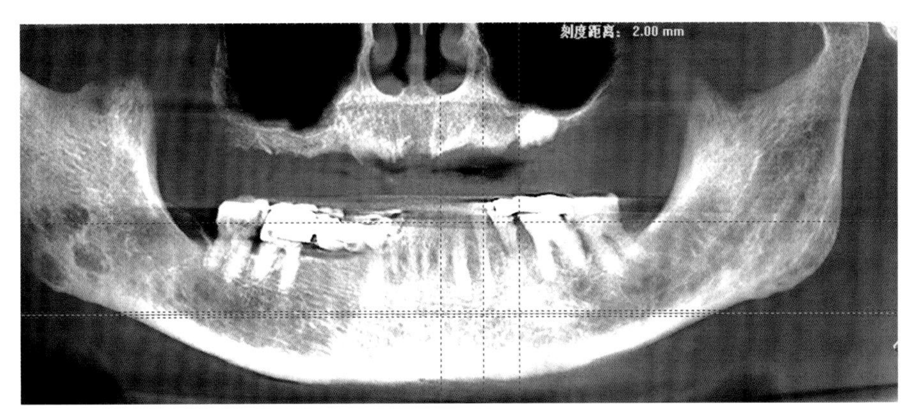

图BL13-1　术前X片显示1区2区骨充分、3区骨高度不足

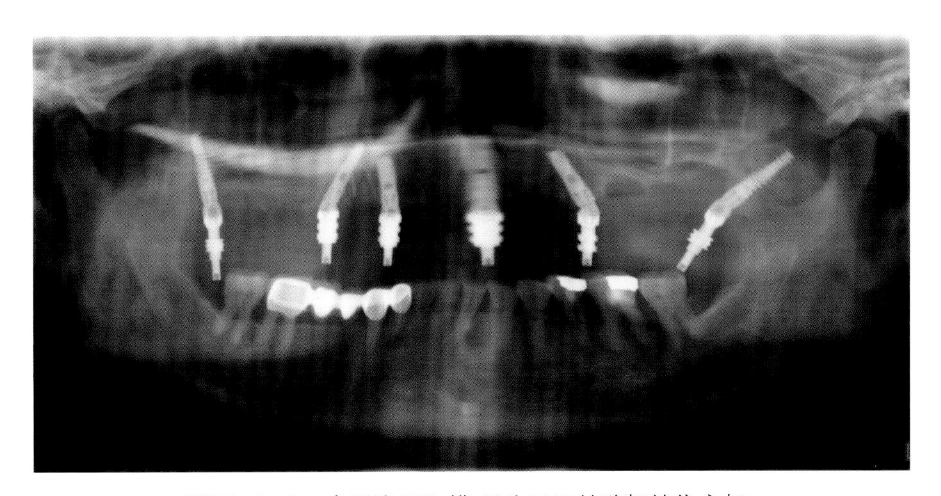

图BL13-2　术后当天取模，X片显示转移杆就位良好

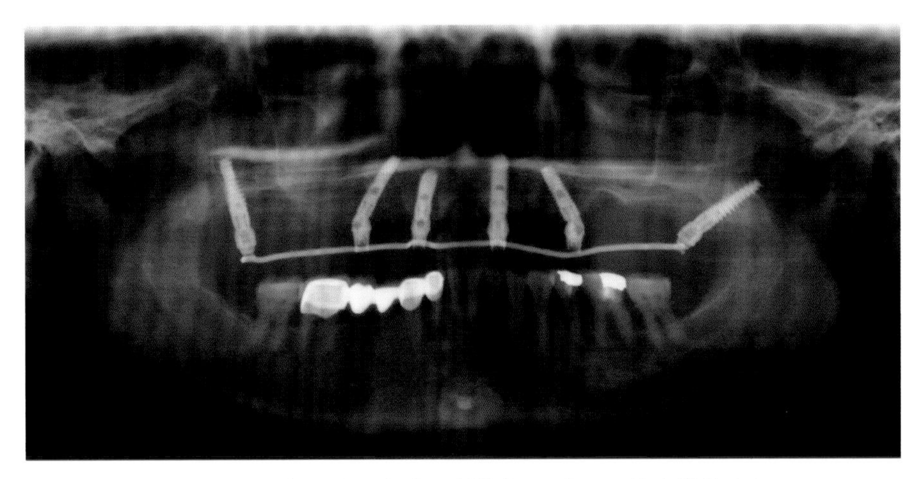

图BL13-3　术后当天完成即刻修复，X片显示基台就位良好

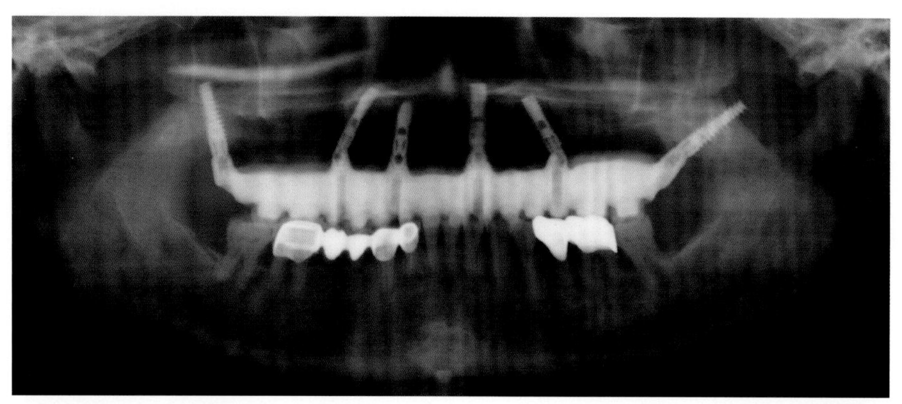

图BL13-4　2020年11月28日永久修复后一年复查,X片显示植体稳定、种植体周缘骨吸收不明显

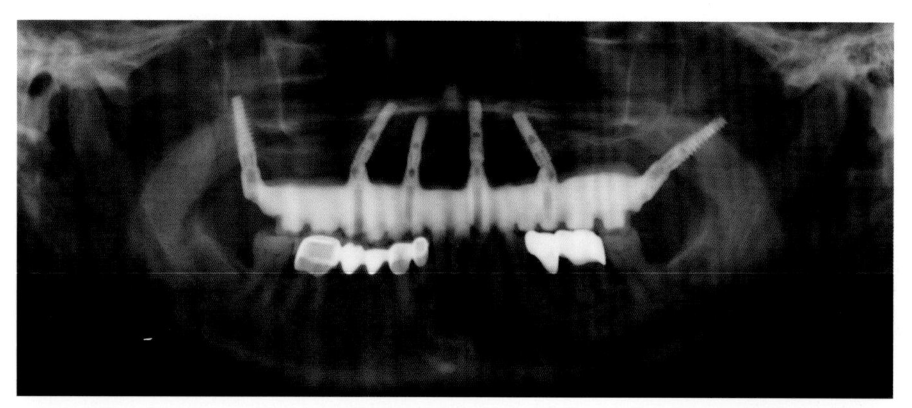

图BL13-5　2021年7月6日术后近两年复查,全景片显示植体稳定

病例小结

本病例的独特特点为左上颌磨牙区可见高密度影像。术中探查发现是牙骨质瘤,术中摘除,因此植体位点需要往前移,为实现即刻修复,双侧翼上颌采用4.3mm×18mm长度的植体,获得良好初始稳定性,实现了即刻修复,远期预后有保障。"翼"招制胜完成,满足了患者的咀嚼功能及改善容貌的需求。

展示病例(十四)

一般资料:葛某,男,66岁。

主诉:上下多颗后牙缺失3年,要求种植修复。

现病史:患者上下多颗后牙陆续松动拔除3年余,自觉影响咀嚼及美观,今来我院咨询种植修复。

既往史:轻度脂肪肝,否认药物过敏史,有拔牙史、镶牙史、根管治疗史,否认服用双膦酸盐类药物史。

检查:双侧颜面部基本对称,张口度及开口型正常,双侧颞下颌关节无弹响及杂音。11、12、13、25残根,根断面平齐龈缘,牙龈缘红肿。31、32、33、41、42、43烤瓷联冠修复,冠边缘有缝隙,二度松动，食物残渣嵌塞。颌间距离低，15、16、17铸造金属联冠修复，冠边缘牙龈萎缩，大量软垢附着。

辅助检查：CBCT显示13、15、16、17、25、31、42、43根尖大面积低密度阴影。11、15、17、21、25、27位点牙槽骨宽度及高度7.77mm × 14.76mm；11.46mm × 19.26mm；10.00mm × 16.28mm；7.93mm × 13.60mm；10.69mm × 16.36mm；10.21mm × 16.50mm。

诊断：（1）上下颌牙列缺损；（2）13、15、16、17、25、31、42、43慢性根尖炎。

治疗计划：（1）上颌ALL ON 6即刻种植、即刻修复；（2）择期下颌常规种植固定义齿修复。

处置：于2019年4月15日完成上颌ALL ON 6即刻种植、即刻修复，双侧翼上颌复合体种植。术中患者取仰卧位，辅助心电监护下，常规口内外消毒，铺巾，4%阿替卡因局部浸润麻醉下拔除11、12、13、15、16、17、25。搔刮拔牙窝，双氧水 + 大量生理盐水交替冲洗，切开黏膜至牙槽嵴顶，翻瓣，在11、21、15、25、17、27位点定位扩孔，逐级备洞，术中植入OSSTEM植体6颗。11、15、17、25、27植入4.2mm × 15mm 5枚，21植入4.2mm × 13mm，27植入扭力20N·cm，全部植体即刻负荷。于2019年4月25日拔除下颌余留牙，完成下颌常规六颗植体植入，并常规负重，分段修复。2019年9月16日完成永久修复。2022年2月13日术后两年零五个月复查X片，翼上颌植体均稳定，无明显骨吸收。

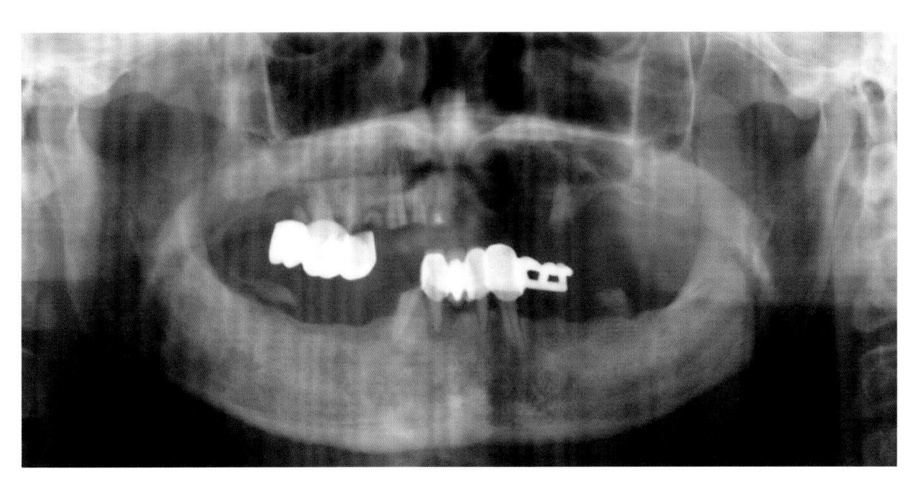

图BL14-1　2019年4月13日术前全景片显示残根无法保留

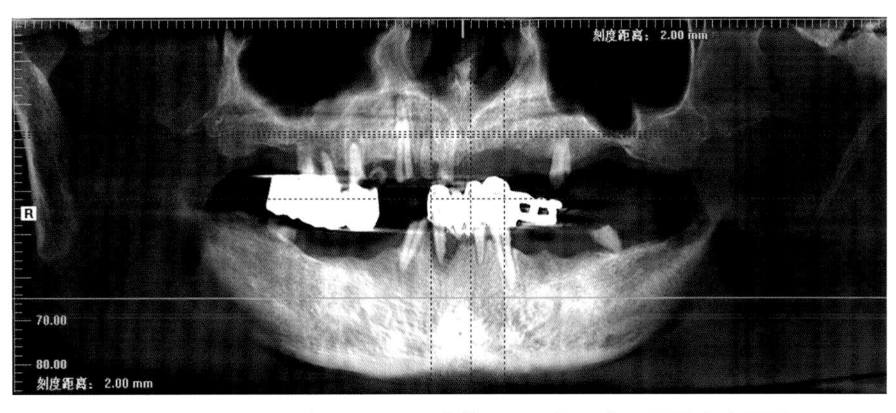

图BL14-2　2019年4月13日术前CBCT显示磨牙区骨高度不足

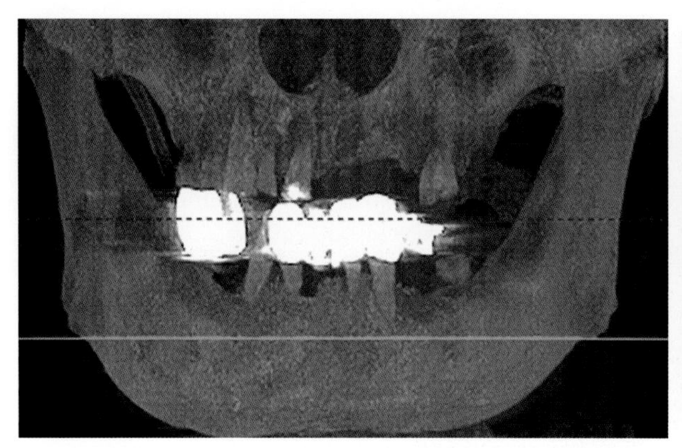

图BL14-3 2019年4月13日术前CBCT冠状位

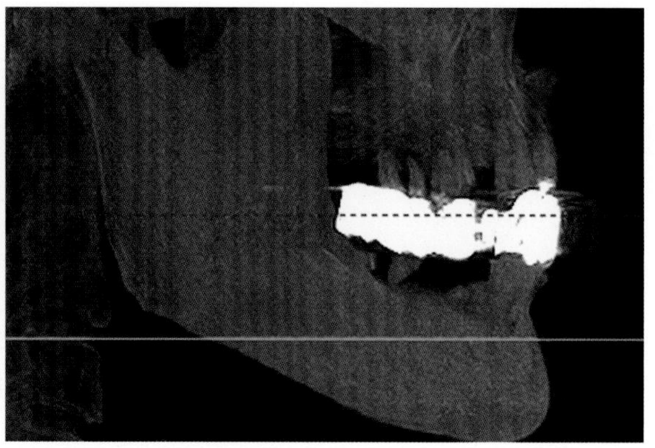

图BL14-4 2019年4月13日术前CBCT矢状位

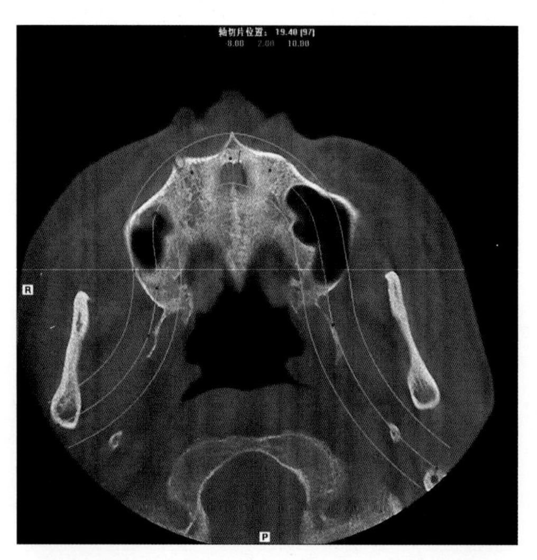

图BL14-5 2019年4月13日术前CBCT水平位显示翼内外板

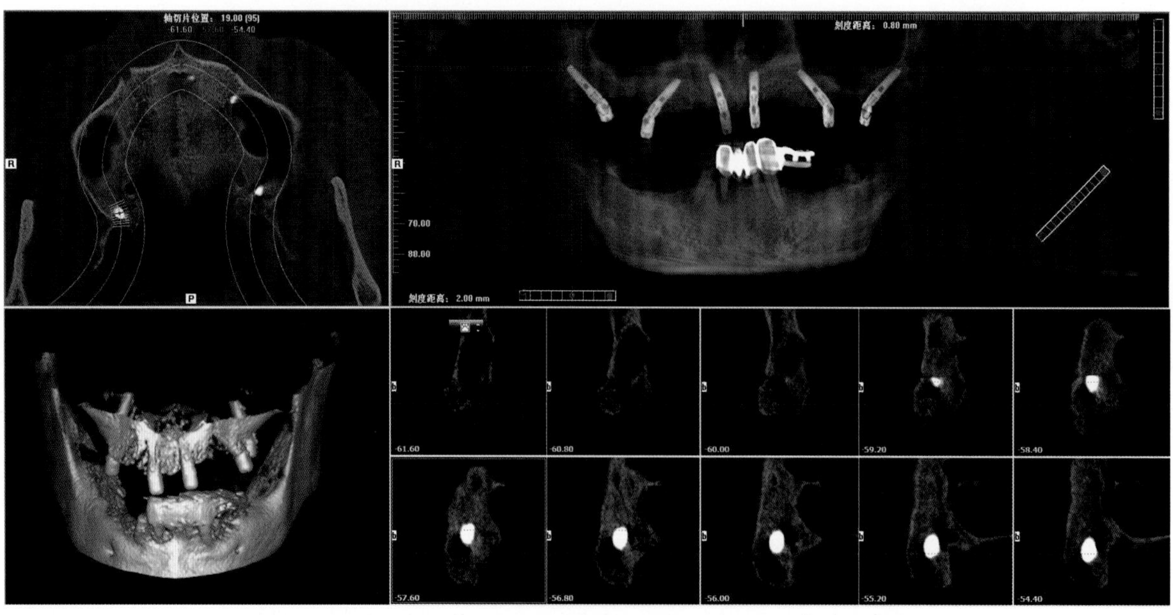

图BL14-6 2019年4月15日术后CBCT显示17植体位置良好

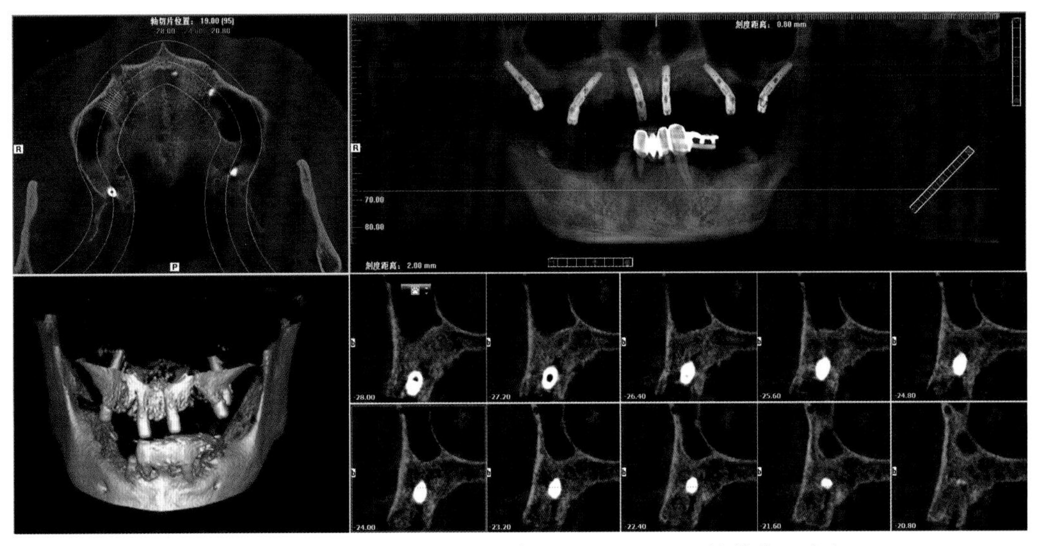

图BL14-7　2019年4月15日术后CBCT显示15植体位置良好

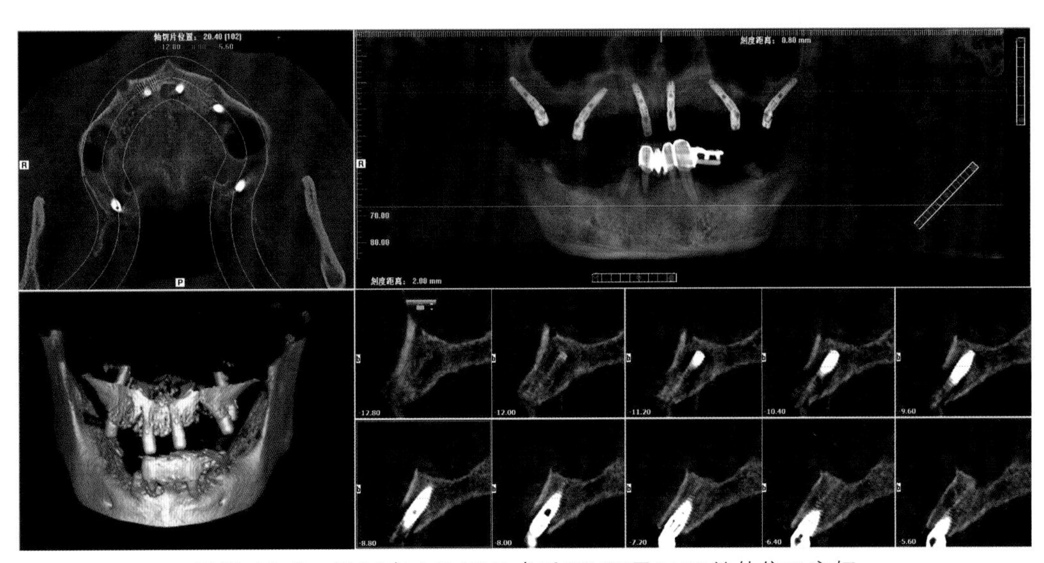

图BL14-8　2019年4月15日术后CBCT显示12植体位置良好

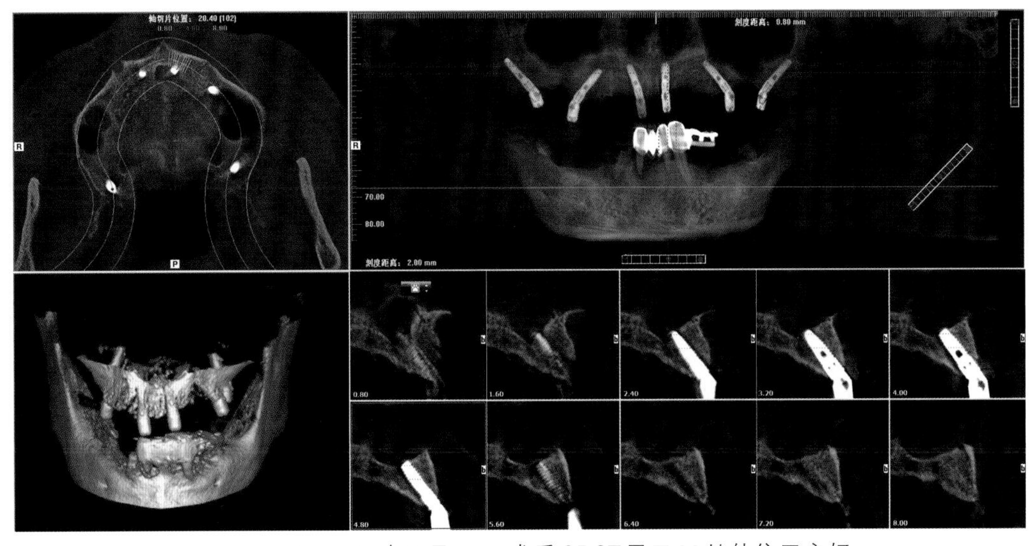

图BL14-9　2019年4月15日术后CBCT显示22植体位置良好

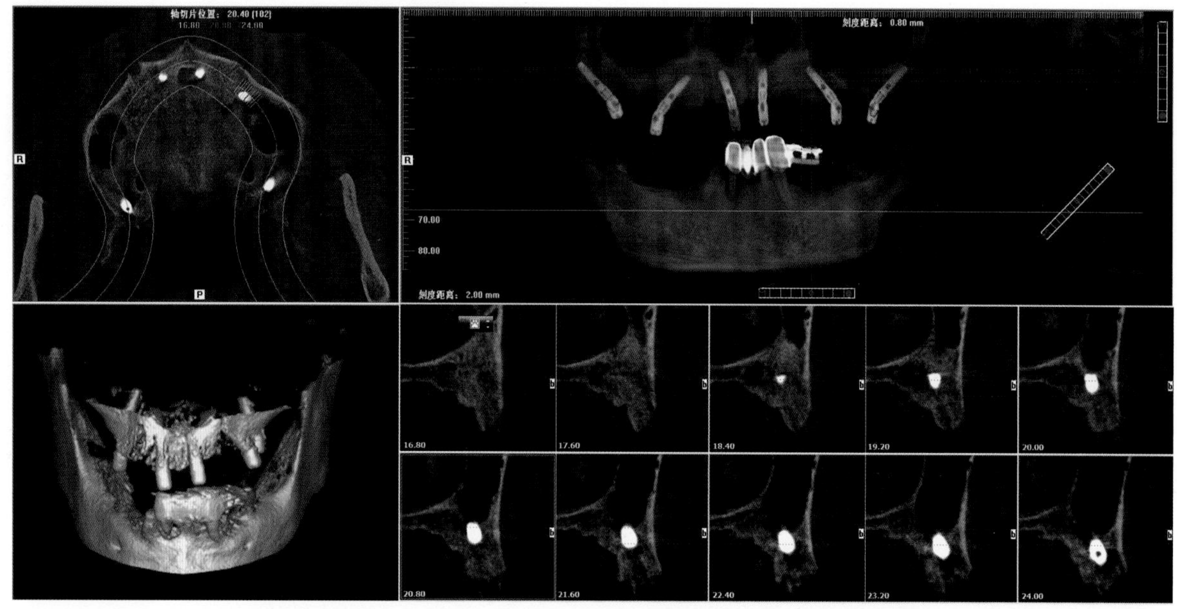

图BL14-10　2019年4月15日术后CBCT显示25植体位置良好

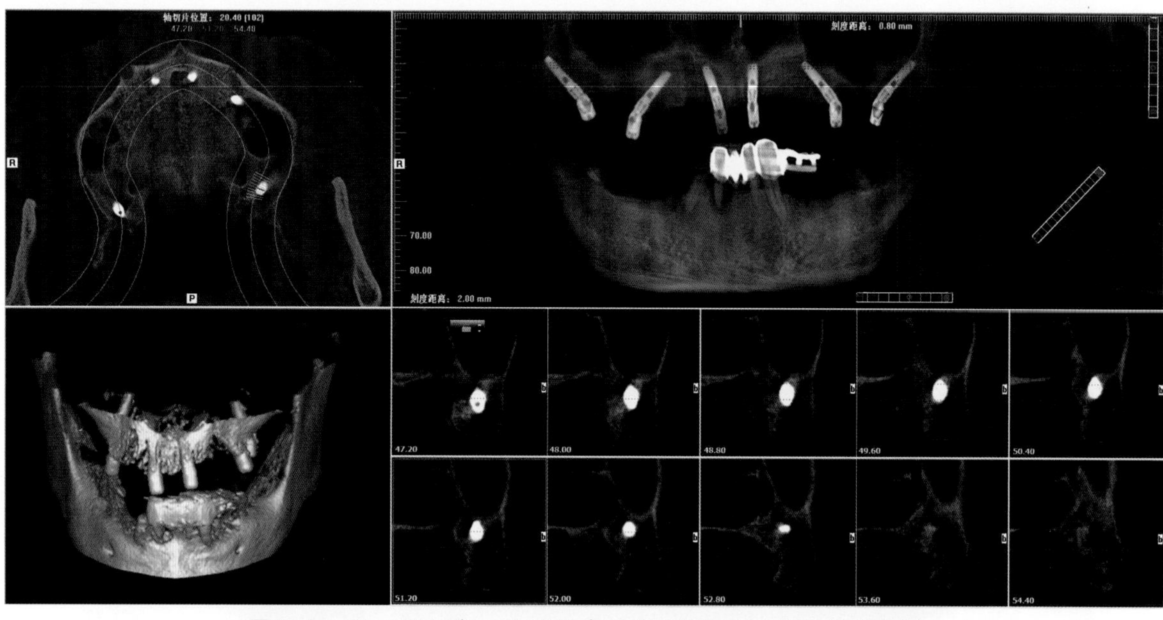

图BL14-11　2019年4月15日术后CBCT显示27植体位置良好

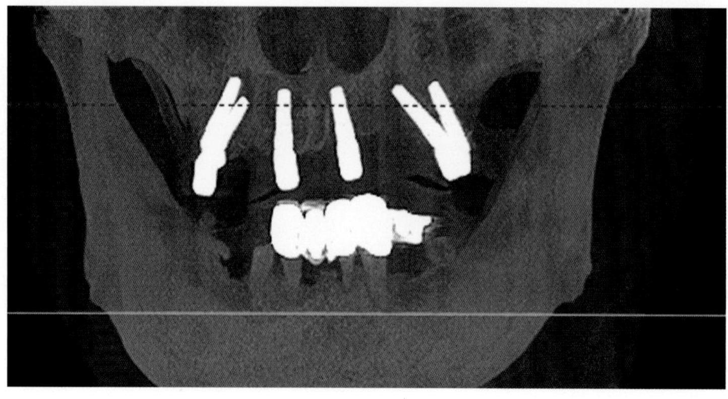

图BL14-12　2019年4月15日术后CBCT冠状位显示植体位置良好

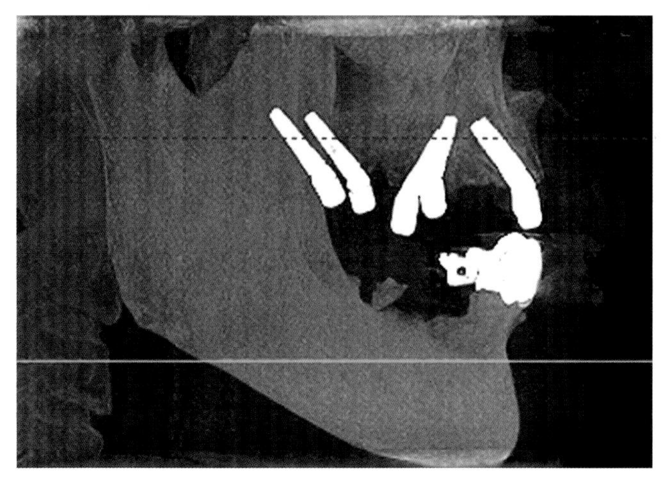

图BL14-13　2019年4月15日术后CBCT矢状位显示植体位置良好

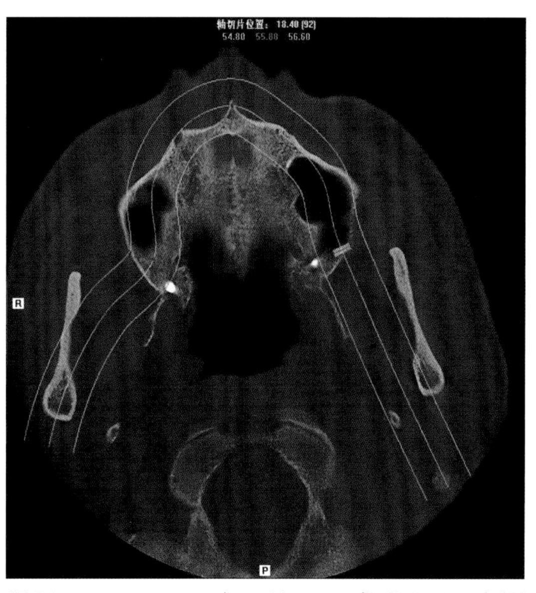

图BL14-14　2019年4月15日术后CBCT水平位显示翼上颌植体位置良好

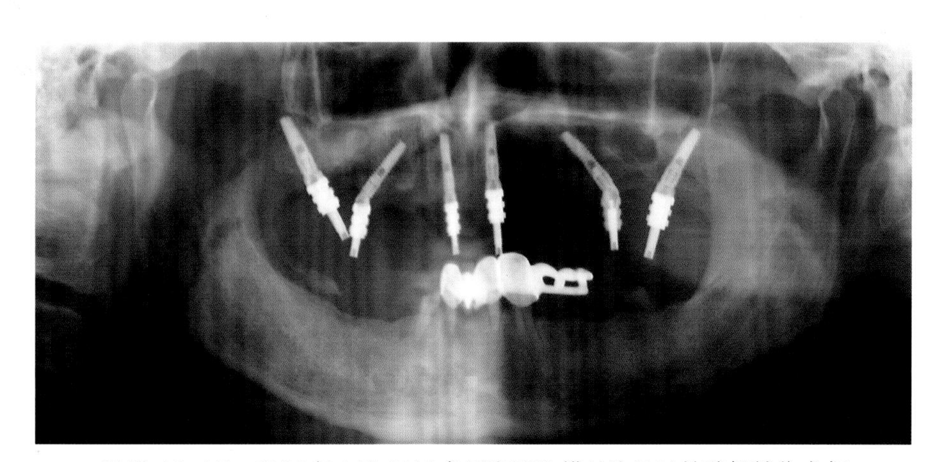

图BL14-15　2019年4月15日术后当天取模X片显示转移杆就位良好

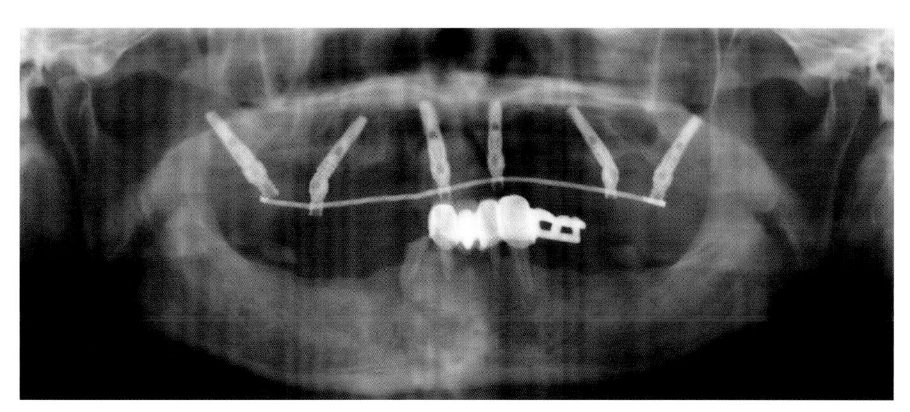

图BL14-16　2019年4月15日术后当天戴牙X片显示基台就位良好

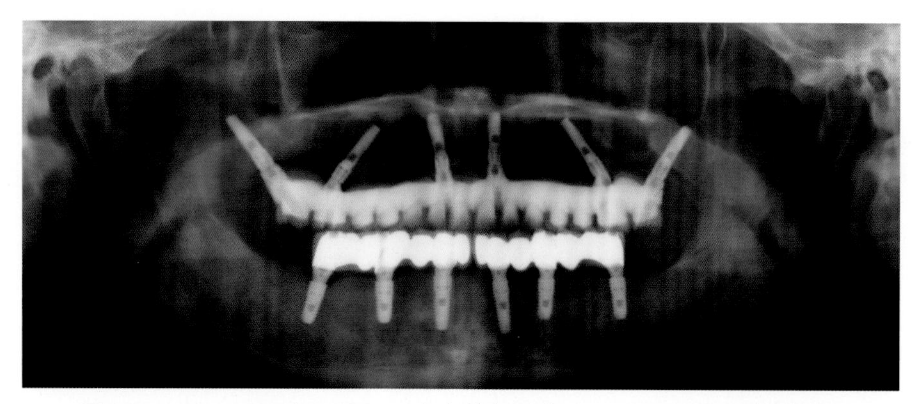

图BL14-17　2019年9月20日永久修复后戴牙，X片显示基台就位良好

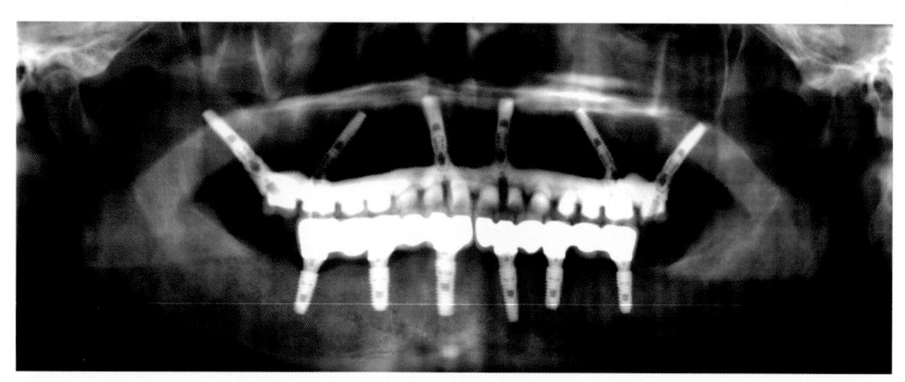

图BL14-18　2019年10月20日永久修复后1月复查，X片显示植体稳定

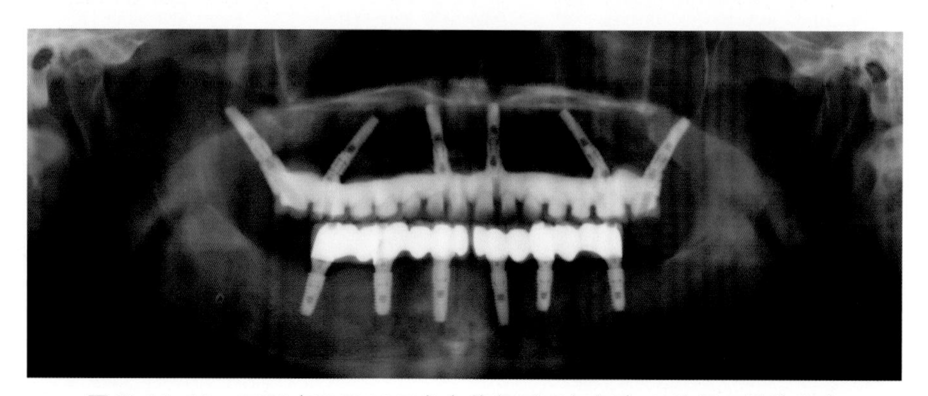

图BL14-19　2021年9月13日永久修复后两年复查，X片显示植体稳定

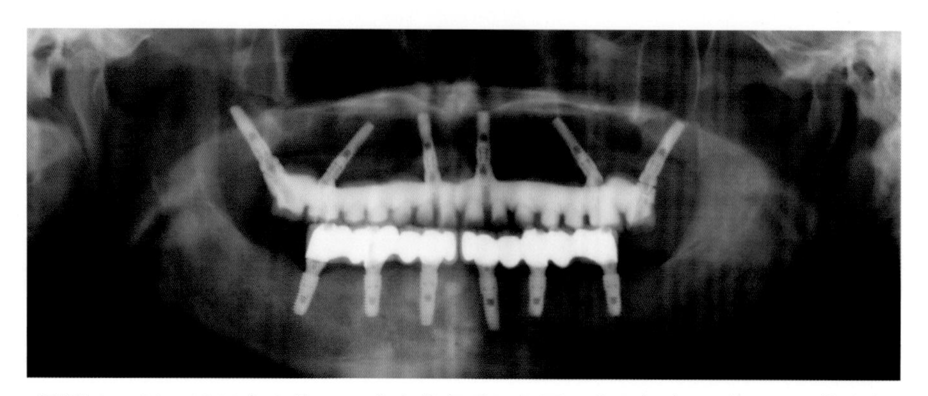

图BL14-20　2022年2月13日永久修复后两年零五个月复查，X片显示植体稳定

病例小结

本病例全景片显示双侧第4区骨质良好，分型为第一类型锐角三角形，因此翼上颌复合体种植预后可预测，成功率高，适合初学者。翼上颌植体可以获得良好稳定性，可满足即刻负荷的需求。

展示病例（十五）

一般资料：郭某，女，72岁。

主诉：双侧上颌后牙缺失1年余。

现病史：双侧上颌后牙1年前拔除，现影响咀嚼，咨询种植。

既往史：自述高血压，未服药，有糖尿病，服药可控，有拔牙史、镶牙史，否认药物过敏史，否认双膦酸盐服药史。

检查：双侧颜面部对称，张口度及开口型正常，双侧颞下颌关节无弹响及杂音。口内可见14、15、16、24、25、26缺失，黏膜完好无红肿，11、12、21、22、31、32、41、42、43全冠修复，13、23、46松动3度，下颌余留牙无松动，颌间距离尚可。

辅助检查：CBCT检查12骨宽度及高度为6.2mm×16.3mm；15骨宽度及高度为6.8mm×15.2mm；17骨宽度及高度为7.5mm×4.3mm；21骨宽度及高度为6.3mm×15.8mm；25骨宽度及高度为6.9mm×15.3mm；27骨宽度及高度为7.3mm×4.1mm。11、12、21、22、31、32、41、42、43可见冠状修复体样高密度影像，46根尖可见低密度透射区，下颌牙槽骨吸收至根尖1/3。

诊断：（1）上颌牙列缺损；（2）慢性牙周炎。

治疗计划：（1）上颌ALL ON 6即刻种植、即刻修复；（2）建议46拔除；（3）建议全口洁治。

处置：于2019年9月20日局部浸润麻醉下行上颌ALL ON 6即刻种植，双侧行翼上颌复合体种植，实现即刻负荷。术中患者仰卧位，常规口内外消毒铺巾，4%阿替卡因肾上腺素局部浸润麻醉下拔除上颌余留牙，搔刮拔牙窝，大量双氧水+生理盐水交替冲洗，切开黏膜至牙槽嵴顶，翻瓣，定点扩孔，逐级备洞，术中植入士卓曼BLT植体，12、15、21、24、27五枚型号为4.1mm×14mm，17位点植入士卓曼BLT植体4.8mm×14mm一枚，植入扭力15N·cm，放置30°复合基台，置保护帽，严密缝合，咬纱布止血。完成当天戴牙，除27延期负重，其余植体均即刻负荷，4个月后完成永久修复并复查。

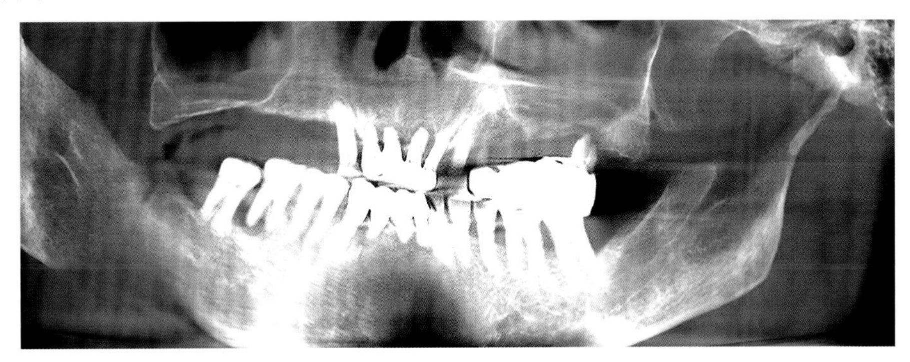

图BL15-1　2019年8月25日手术前CBCT显示3区骨高度不足

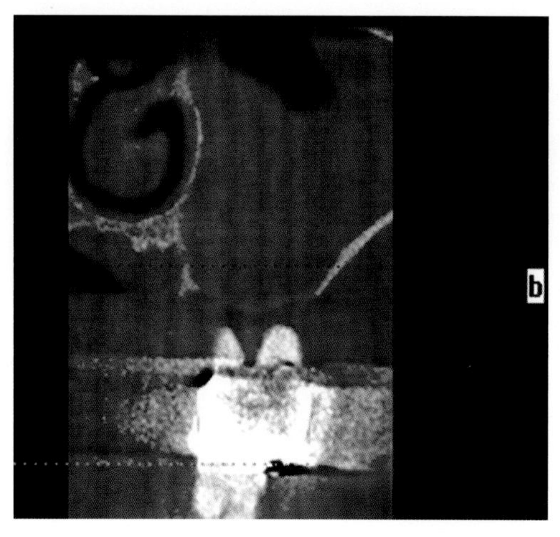

图BL15-2　2019年8月25日术前CBCT显示左侧慢性上颌窦炎表现

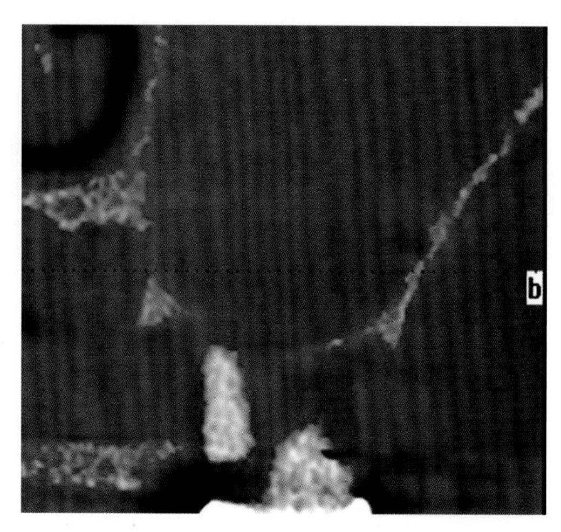

图BL15-3　2019年8月25日术前CBCT显示左侧上颌窦底骨质部分缺失

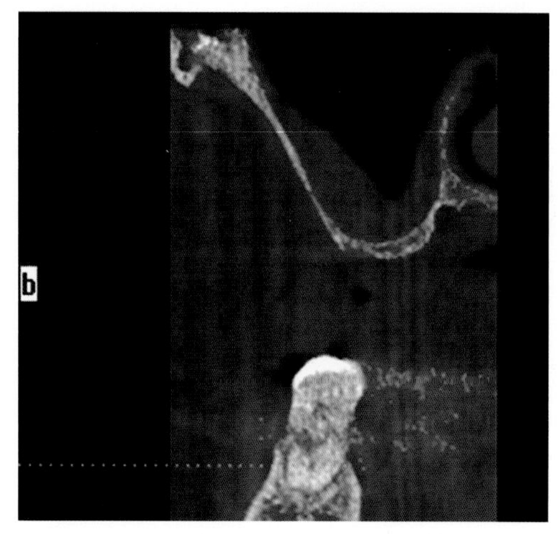

图BL15-4　2019年8月25日术前CBCT显示右侧上颌窦黏膜增厚

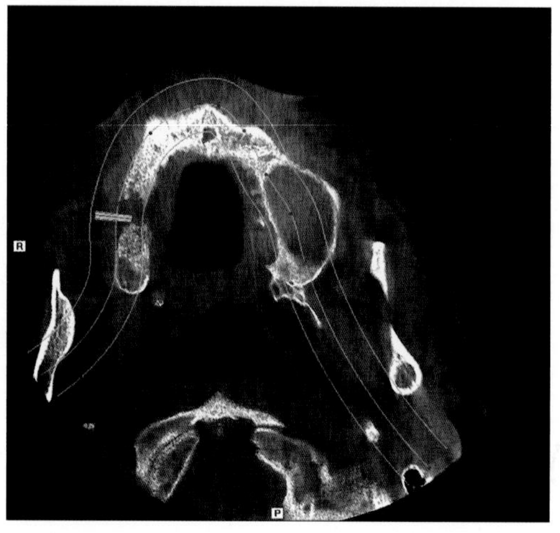

图BL15-5　2019年8月25日术前CBCT显示水平面翼上颌区宽度良好

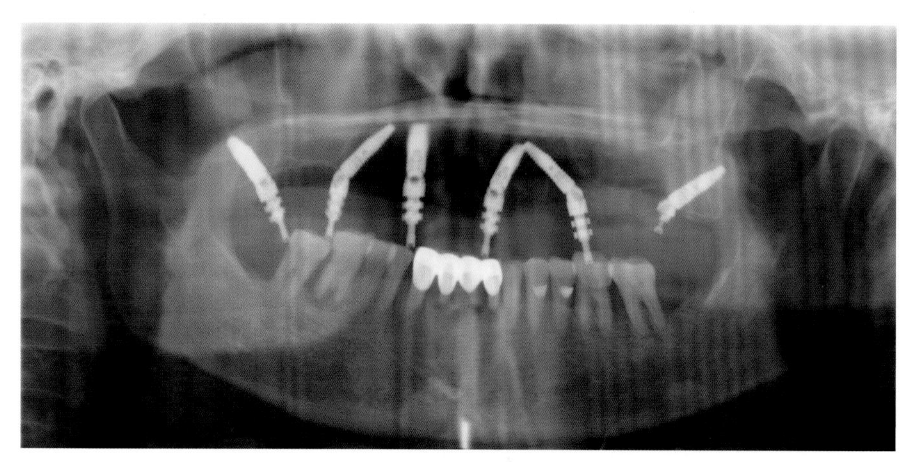

图BL15-6　2019年9月20日术后当天取模，X片显示转移杆就位良好

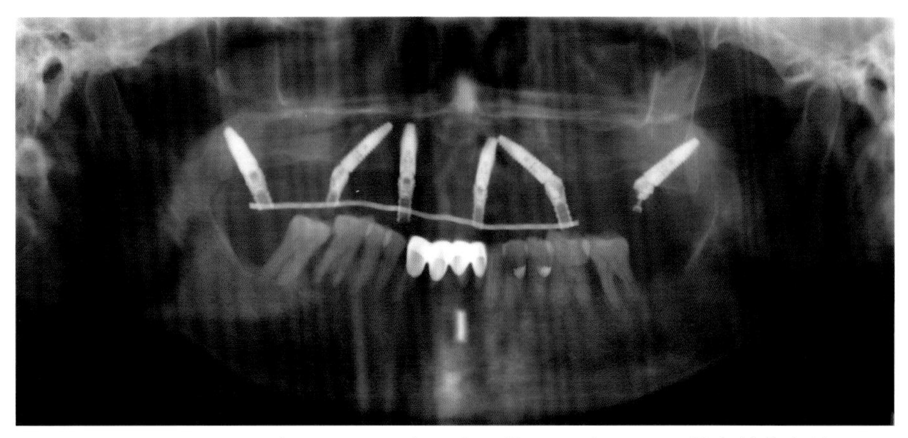

图BL15-7　2019年9月20日术后当天戴牙,X片显示25基台就位欠佳

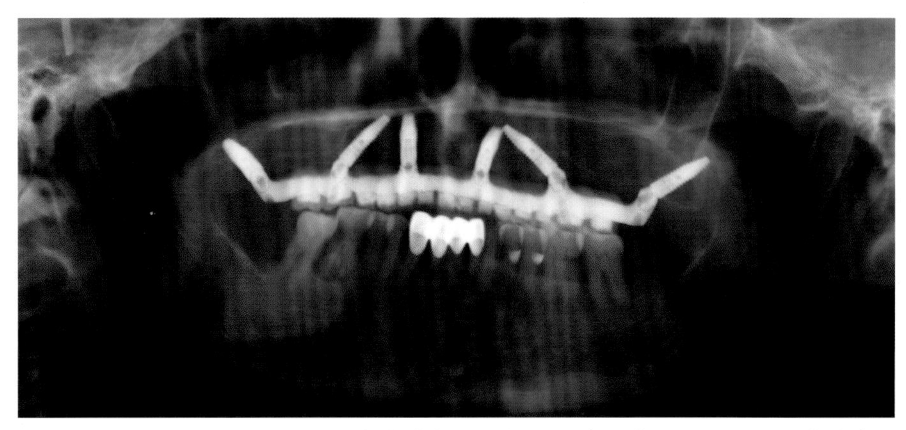

图BL15-8　2021年1月28日永久修复后一年零四个月戴牙,X片显示植体稳定

病例小结

本病例特点是上颌3区骨高度不足,并伴牙源性上颌窦炎。常规种植需要先清除炎症,待炎症消失后进行上颌窦底提升术,延期植入植体较为稳妥,如采用常规种植,治疗疗程漫长,需要一年以上,而通过翼上颌复合体种植,可以实现即刻种植及即刻修复,从容获得美学及咀嚼功能效果。

展示病例(十六)

一般资料:沈某,男,53岁。

主诉:下颌所有牙缺失三年,上颌余留牙松动无法咀嚼,咨询种植。

现病史:三年前下颌所有牙缺失,上颌牙松动,影响咀嚼和进食,来院求治。

既往史:平素体健,否认全身重大疾病史,无高血压病史及其他系统性疾病史,否认药物过敏史,有拔牙史、镶牙史,否认服用双膦酸盐药物史。

检查:双侧颜面部对称,张口度及开口型正常,双侧颞下颌关节无弹响及杂音。口内可见14残根,13、23牙根暴露,22、25松动3度,25近中倾斜,上下颌余牙均缺失,黏膜健康,角化龈充足。

辅助检查:CBCT显示上颌3区骨高度不足,4区骨质尚可。

诊断:(1)上颌牙列缺损;(2)下颌牙列缺失;(3)牙周炎。

治疗计划:(1)上颌ALL ON 6即刻种植;(2)下颌ALL ON 4种植;(3)上下颌即刻负荷。

处置:排除手术禁忌,于2020年4月27日局部浸润麻醉下完成下颌ALL ON 4种植即刻负荷,术中32、34、42、44植入OSSTEM植体4.2mm × 13mm四枚,2020年5月6日拔除上颌余留牙,完成上颌ALL ON 6即刻种植,双侧行翼上颌复合体种植,术中15、12、22、25植入OSSTEM植体4.2mm × 15mm四枚,17、27植入士卓曼BLT植体4.1mm × 16mm两枚,实现即刻负荷。2020年12月10日完成永久修复,复查植体稳定,无骨吸收。

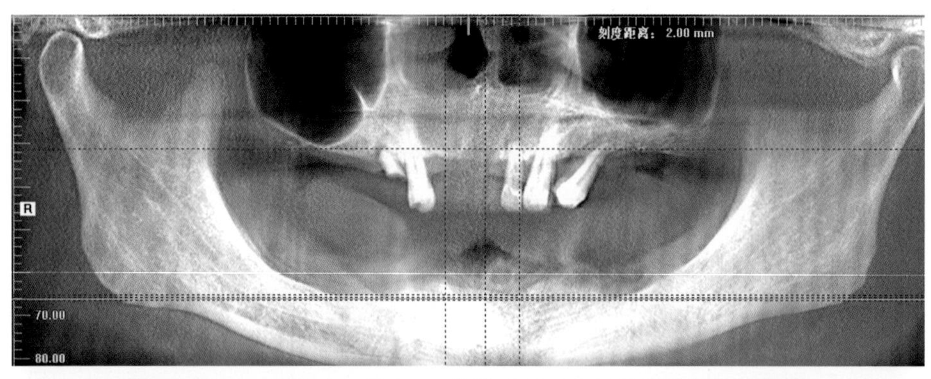

图BL16-1　2020年4月27日术前CBCT显示后牙区骨高度不足

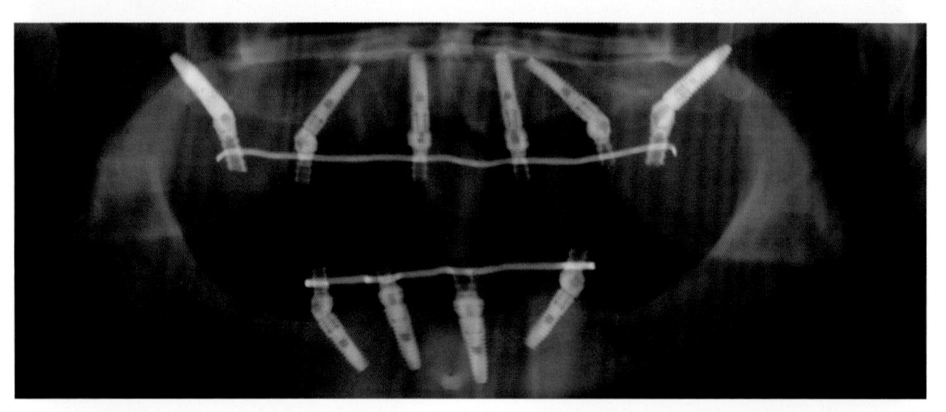

图BL16-2　2020年5月6日术后当天戴牙,全景片显示基台就位良好

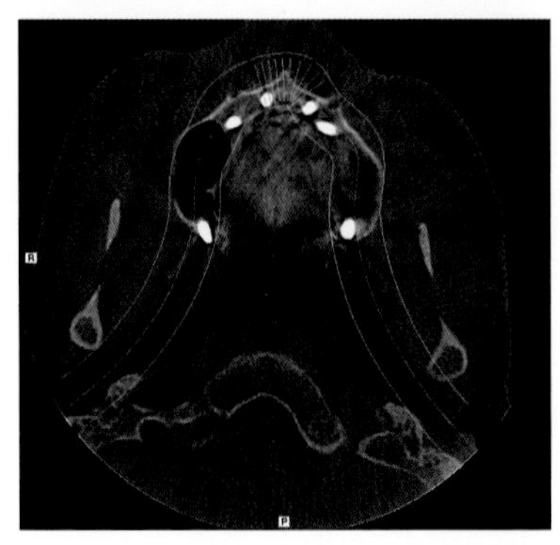

图BL16-3　2020年5月6日术后CBCT水平面显示翼上颌植体位置良好

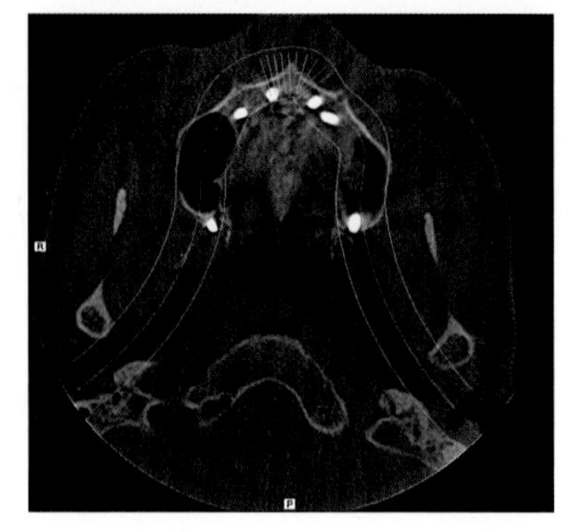

图BL16-4　2020年5月6日术后CBCT水平面显示翼上颌植体突入翼突窝

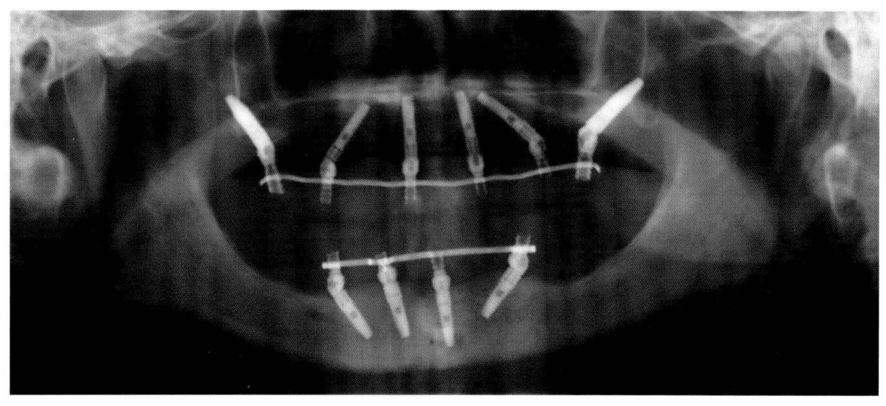

图BL16-5　2020年9月14日复查全景片显示植体稳定

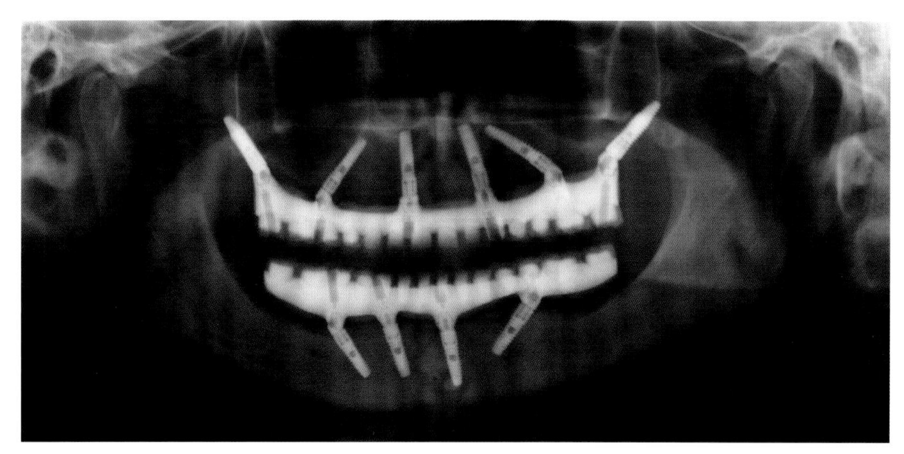

图BL16-6　2020年12月10日永久修复戴牙，全景片显示植体稳定、基台就位正常

病例小结

上颌翼上颌复合体种植可以避免悬臂，让上颌植体受力更科学和均匀，实现即刻负荷，让患者种植当天即可享受美食，提高生活质量，改善咀嚼功能和容貌，经过复查植体稳定，无骨吸收。

本章总结

本章共四个病例八枚翼上颌植体，其中一枚因为稳定性不足未实现即刻负荷，七枚翼上颌植体均进行即刻负荷，经过一年至三年观察，所有植体无脱落，无松动，成功率100%。笔者至今完成即刻负荷病例107例，所有植体均无脱落，无感染，术后无张口受限等情况；术后一年至三年观察植体稳定，骨吸收不明显；但长期预后需更长时间观察植体稳定情况。

第七章 翼上颌复合体种植修复程序

翼上颌复合体种植修复是利用翼上颌种植体与上颌窦前部其他植体共同支撑上部结构，从而行使正常的咀嚼功能。一般情况下，翼上颌区骨量充足，允许植入长度至少13mm的植体，种植体稳定性良好，远期效果比较理想。据报道，翼上颌复合种植体成功率很高（92%~98%），相对于窦底骨量不足时的外提升手术，它具有创伤小、周期短、无须植骨，没有悬臂、术后反应轻、患者满意度高、相对治疗成本低、失败及感染等风险更低等优点，但另一方面，翼上颌复合体种植技术敏感性高，需要医生有充足的外科学储备知识。

在种植前的方案设计中，我们不仅要考虑到种植治疗过程的舒适性，还应该考虑到种植后患者的满意度。无论是由一位医生负责的一期种植及二期修复治疗，还是由不同医生分别负责的一期手术及二期修复治疗，修复都应该从制订方案时就考虑到。在通常情况下，如果种植前方案设计合理，种植过程理想，种植牙的成功修复是相对比较容易的；若种植体植入位置不佳或设计不周，想通过二期修复来纠正错误以取得可接受的效果是很难的。翼上颌复合体种植的修复在有些方面有别于普通的修复方式，这一点我们将在下面做相关介绍。

第一节 牙列缺损翼上颌复合体种植的修复应用

一、种植数目设计

一般情况下，翼上颌复合体种植适用于两颗以及两颗以上单侧后牙游离端缺失的修复。当后牙牙齿多颗缺失需要修复时，使用种植体的数目、长度和直径选择是一个非常重要的问题。天然牙缺失的修复设计遵循Ante法则，如基牙牙根表面的面积应大于或等于缺失牙根表面的面积，种植体的表面积取决于直径、长度和表面涂层。根据这种理论，应该使用种植解剖位点能够容纳的最多数目、最大直径和最长的种植体，如末端连续两颗磨牙缺失需种植一颗垂直植入的植体和一颗翼上颌复合体种植的植体；末端连续三颗牙齿缺失需种植一到两颗垂直植入的植体和一颗翼上颌复合体种植的植体；末端连续四颗牙齿缺失则种植两颗垂直植入的植体和一颗翼上颌复合体种植的植体，以此类推。

二、二期手术

由于翼上颌复合体种植的植体为倾斜植体，与前方垂直种植的植体形成夹角，故翼上颌复合体种植体需要复合基台来调整角度。一般情况下复合基台分三种角度：一个是直基台，角度为0°；一个是17°转角基台；一个是30°转角基台。翼上颌复合体种植体需用17°或30°的转角基台来调整角度，以达到和前方垂直植入体就位平行或接近于平行，二期手术时需要放角度基台，加力到种植体厂家推荐扭力，并用保护帽保护（见图7–1）。不同于翼上颌复合体种植体，前方的垂直植入体可选择使用普通的标准基台或个性化基台，二期手术时放愈合基台（见图7–2），最终修复时使用黏结固位；或者同样也使用复合基台，二期手术时放复合基台（见图7–3），加力到种植体厂家推荐扭力，用保护帽保护，最终修复时与翼上颌复合体种植体形成螺丝固位修复体。

三、取模和印模

取模前，用植体系统对应的螺丝刀将愈合基台以及保护帽取下，我们需要评估种植体周围牙龈的健康情况和厚度。牙龈应与天然牙周围健康组织的颜色相同，种植体周围牙龈袖口的深度很重要，最好是2~3mm，牙龈袖口超过3mm，会因为较难清洁而易受慢性炎症刺激，如果小于1mm，则可能会因修复体龈缘显露金属而造成美观问题。

由于翼上颌复合体种植的植体的特殊性，一般建议在其复合基台上取基台水平印模，前方的垂直植入体则可以选择植体水平印模（如已放了复合基台，则可以选择基台水平印模）。通常取模时，为了保证精度，常常选择开口式取模，翼上颌植体需用复合基台对应的特殊取模杆，前方的垂直植入体则使用常规开口取模杆（如已放了复合基台，则同样使用复合基台对应的特殊取模杆），托盘需在对应部位开孔，使用加成型或加聚型硅橡胶取模（见图7–4）。

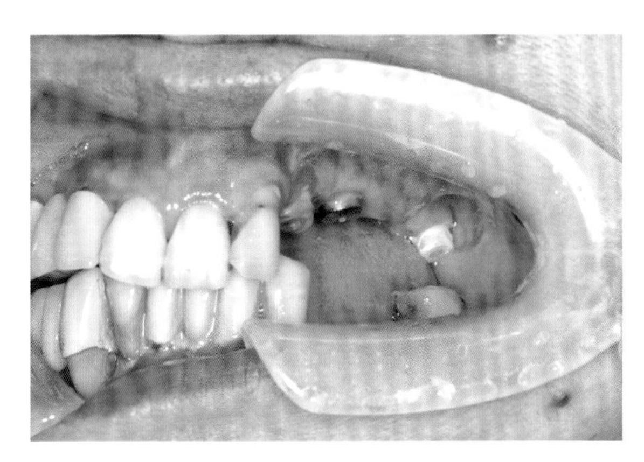

图7–1

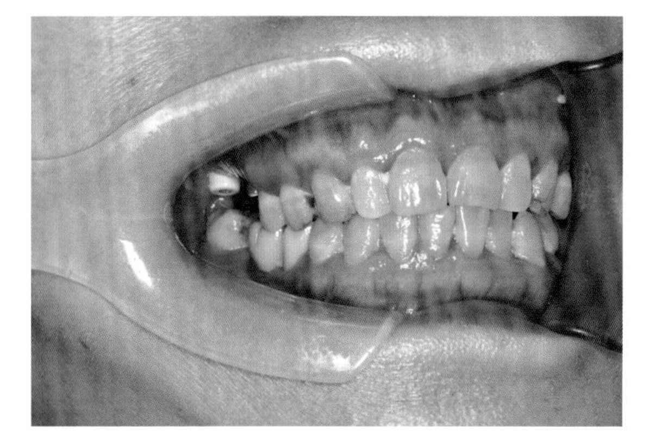

图7–2

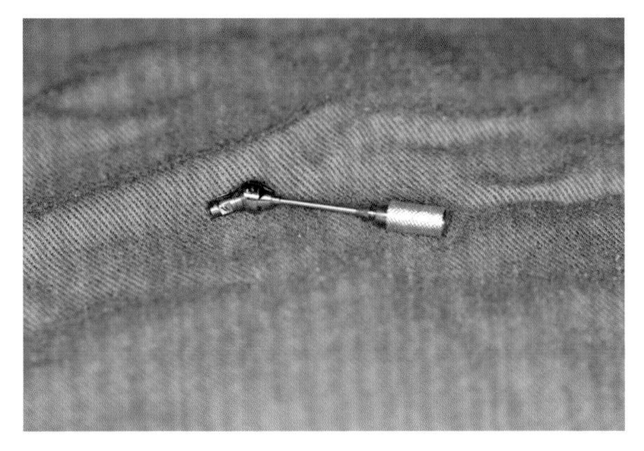

图7–3

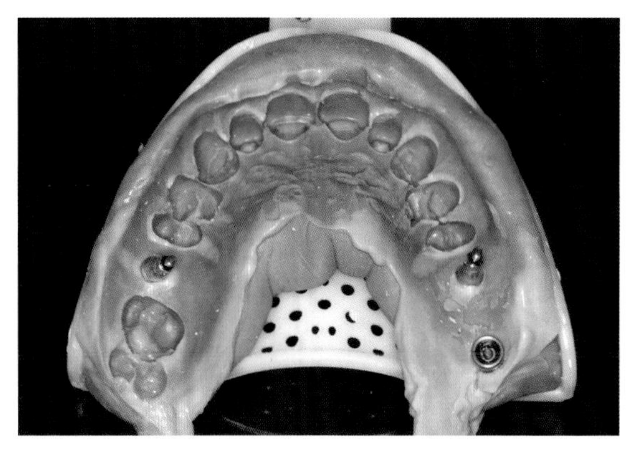

图7–4

由于修复的牙齿很靠后，一部分患者张口度较小。在这种情况下，有的开口取模杆无法就位，除最后方翼上颌修复体使用开口取模杆外，前方的垂直植入体可以选择使用闭口式取模杆。此时，托盘仅最后一个部位需要开孔，加成型或加聚型硅橡胶取模的精度亦能得到保证。

无论哪种取模方式，取模前，开口取模杆或闭口取模杆都需安装到患者口内扣，应该拍X线片以确保取模杆完全就位于种植体上。取完模型后，一定要记得在基台和保护帽上取咬合记录，这样才能保证石膏模型上咬合的稳定性，以减少不必要的返工。

比色与技工室制作：理想的色泽会得到医生、技师以及患者的共同认可。基台设计是医生与技师间的一条纽带，患者对于牙齿的修复，期望值大多较高，要达到比较好的修复效果才能被患者所接受。

要将硅橡胶或聚醚橡胶模型，以及取模杆、替代体、咬合记录、医生的设计要求一起发到义齿加工厂制作种植义齿。一般种植修复体都会减径，减少牙尖斜度以减少植体所受的侧方力。另一方面还要考虑修复空间是否充足，一般情况下基台和牙冠的修复空间至少7mm，特殊情况下的修复空间也不能少于5mm。

判断使用螺丝固定桥还是黏结固定桥取决于技工制作修复体的能力，在选择基台前，应基于临床情况和颌架上的工作模型做出判断，根据个体情况选择合适的技术，在做出计划前最好与患者讨论，之后确定计划。

基台：现在主流的基台有两种，一种是原厂的标准基台，一种是个性化基台。翼上颌复合体种植修复时，为保证不显露基台的金属颈圈边缘，选择的基台颊侧边缘距龈下要有0.5~1mm，原厂基台由于是标准的圆形，要确保选择的基台边缘既适合颊侧，在其他部位又不至于过深。如果过深的话，黏结固位时，多余的黏结剂很难完全去除，会造成种植体周边黏膜炎症。在实际工作中，当修复体周围的牙龈高度有显著的差异时，建议使用个性化基台，因为它允许修复体边缘依牙龈形态而定。

四、试戴

修复体完成前可先进行试戴，黏结固位设计的修复体需在就位钥匙的协助下将各个基台完全就位于植体上，螺丝固位设计则是直接将修复体戴入。将翼上颌修复体戴入后，需要检查各个基台颈缘与修复体的就位密合度，要检查软组织的压迫情况（压迫太重，牙龈会有发白现象，此时需要调整修复体的软组织面），邻接面的形态（邻接面最好是点式或较小的接触面，过大的接触面反而使患者更容易嵌塞食物），邻接的松紧度（一般以牙线作为判定标准来检查）等。口内检查好后，最好让患者去拍张X片，从片子上我们可以更全面地检查密合度是否良好。

五、咬合

在黏固前后均需要检查咬合接触关系，对于翼上颌复合体种植修复体来说，理想的咬合状态是咬合时有轻微的接触，仅当负荷最重时，才有全面接触。当一侧末端游离端缺失，天然牙仍能提供稳定的咬合关系和支撑时，翼上颌修复体可设计为轻咬合。当两侧末端游离端缺失，为避免前牙承受过大的𬌗力，轻咬时翼上颌复合体种植的义齿与天然牙都应均匀接触咬合。

咬合检查要按顺序进行，第一步检查最大牙尖交错位时的𬌗关系，然后再检查前伸𬌗和侧方𬌗。在前伸运动时，前牙要有连续的咬合接触，翼上颌复合体种植修复的后牙不应该有咬合接触;侧方运动时,当有健康的尖牙存在时,翼上颌复合体种植的修复体建议采用尖牙保护𬌗;若尖牙缺失、松动或牙尖磨损,则采用组牙功能𬌗。

六、戴牙

我们从两方面来说,对于预先设计为黏结固位的翼上颌复合体种植修复的牙冠,最末端使用的是复合基台,需要螺丝加固,而上颌窦前端植体使用的是普通基台,按照植体厂家操作要求加力(一般为30~35N·cm),需要黏结材料。故而黏固前需要检查各个牙冠基台的密合性,在扭力加紧的螺丝顶部放置生料带或类似的软性材料,以对中央螺丝起到保护作用。

黏固剂一般推荐使用双固化树脂或改良型的树脂型玻璃离子,因为基台和牙冠是一起制作的,两者的密合度很高,对黏固剂的需求远远小于天然牙上的修复体,因此无论使用何种黏固剂,黏固剂都无须完全充满牙冠,因为过多的黏固剂会溢到基台边缘下面,在临床上很难探查和去除。在一般情况下,我们建议后牙区域修复体全部开螺丝孔,以保证过量的黏固剂能从螺丝孔的位置溢出,最后用流体树脂来封闭牙冠上的螺丝孔。

黏结式的翼上颌修复体有其特殊性,上颌窦前方的种植体基台先就位,用对应植体的扭力扳手加到种植厂家推荐的扭力值(30~35N·cm),翼上颌种植体上是复合基台,不需要黏结,我们需要先把涂上黏固剂的上颌窦前方的牙冠戴上,在光固化前,用扭力扳手加固翼上颌种植牙冠上的小螺丝,加到种植厂家推荐的扭力值(15~20N·cm),然后再用光固化灯固化种植牙冠两侧边缘3~5秒,去除多余黏固剂,再用光固化灯完全固化黏固剂,最后将所有的孔洞封闭完全,检查咬合,调至咬合良好。戴牙完成后需要拍摄X片,检查修复体是否完全就位,是否有多余黏固剂溢出,后期定期复查时做X片对比。

对于预先设计为螺丝固位的翼上颌修复体,修复方式相对简单,因为所有的种植体上都有复合基台,直接将种植冠桥就位于复合基台上,检查密合度,用螺丝加固到种植体厂家推荐的相应扭力即可。这种方式不用担心黏固剂的溢出,修复体具有可拆卸性,维护方便,缺点就是使用一段时间后,螺丝固位的冠桥相对于黏结固位,更容易出现冠桥的松动现象。同样,修复完成后需要拍摄X片,检查修复体的就位以及记录骨边缘的高度,以便后期定期复查时做对比。

七、维护

翼上颌修复戴牙后需要告知患者有关修复体维护的知识和工具,局部的种植桥不需特殊的护理,患者只需要像维护天然牙一样清洁便可。吃饭方面,一般建议从偏软食物到偏硬食物,有个过渡期,但要告知患者,不要咬过硬的或过韧的食物,以使种植体受力后的骨改建受到的影响最小,从而达到较好的远期效果。医生需要在患者戴牙后1个月、3个月、半年、一年做定期的回访检查,医患双方共同协作才能使植体的使用更加长久。

八、翼上颌复合体种植病例修复过程展示

展示病例(十七)

一般资料:沈某,女,52岁。

主诉: 上颌后牙缺失半年,影响咀嚼。

现病史: 患者半年前上颌双侧后牙拔除,影响进食及咀嚼效率,现来院咨询种植。

既往史: 平素体健,否认全身重大疾病史,否认高血压病史,否认糖尿病史,否认心脏病史,否认药物过敏史,有拔牙史,否认服用双膦酸盐药物史。

检查: 双侧颜面部对称,张口度及开口型正常,双侧颞下颌关节无弹响及杂音。口内可见16、26、36缺失,45、46种植修复体,17近中倾斜,3度松动,45、46种植固定修复义齿。

辅助检查: 17根尖阴影,牙槽嵴顶距离上颌窦底高度6mm,骨宽度可。26骨高度及宽度可,骨密度可。

诊断: (1)上下颌牙列缺损;(2)17牙周炎。

治疗计划: (1)16、26、36常规种植;(2)17翼上颌复合体种植。

处置: 患者于2020年11月4日局部浸润麻醉下26种植修复,植体型号为士卓曼BLT 4.1mm × 10mm,2020年11月15日行右侧翼上颌复合体种植及16内提升同期种植及GBR手术,17植入士卓曼BLT 4.1mm × 16mm,16植入士卓曼BLT 4.1mm × 8mm,2021年1月30日复诊种植36,植体型号为士卓曼BLT 4.1mm × 10mm,2021年7月7日完成永久修复戴牙。

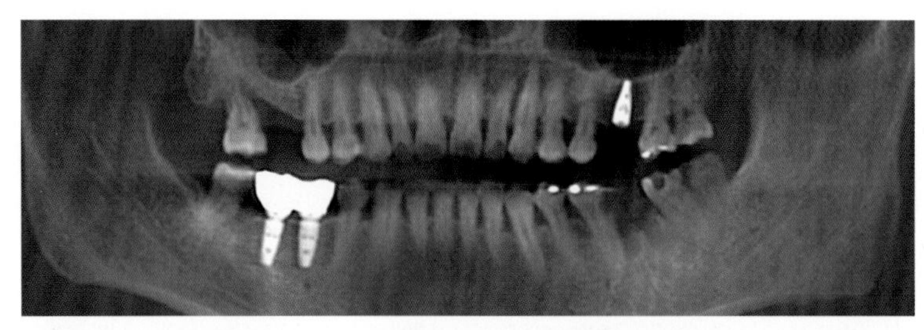

图BL17-1　术前CBCT检查骨量情况

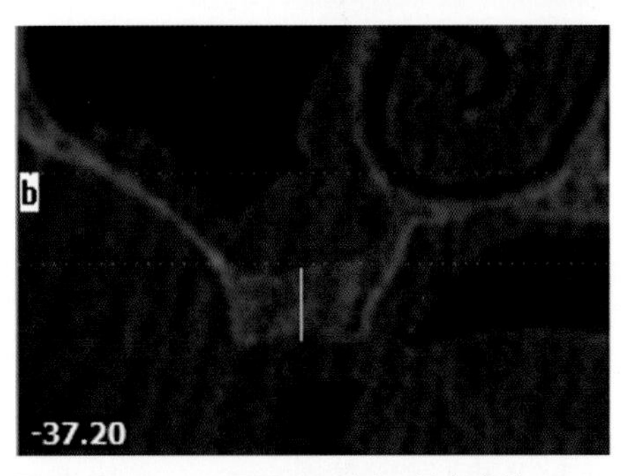

图BL17-2　16区CBCT显示骨高度为6mm

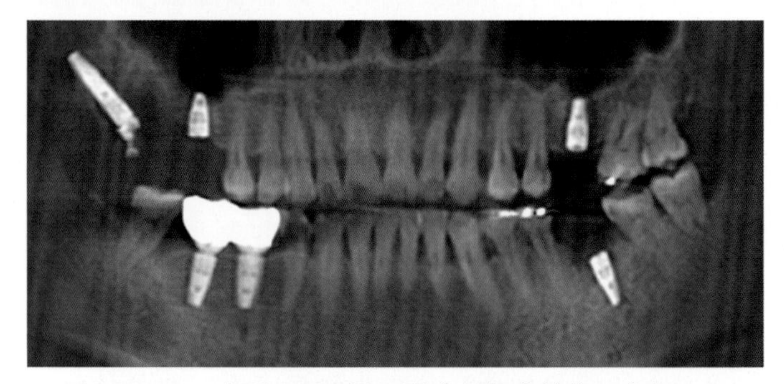

图BL17-3　术后CBCT显示翼上颌复合体位置良好

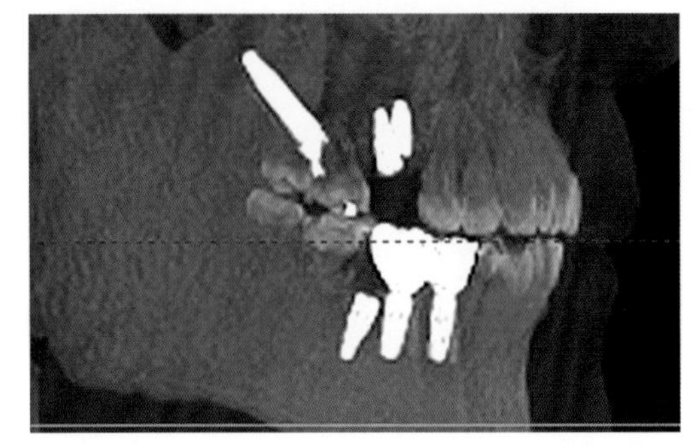

图BL17-4　术后CBCT矢状面显示翼上颌复合体种植角度与方向良好

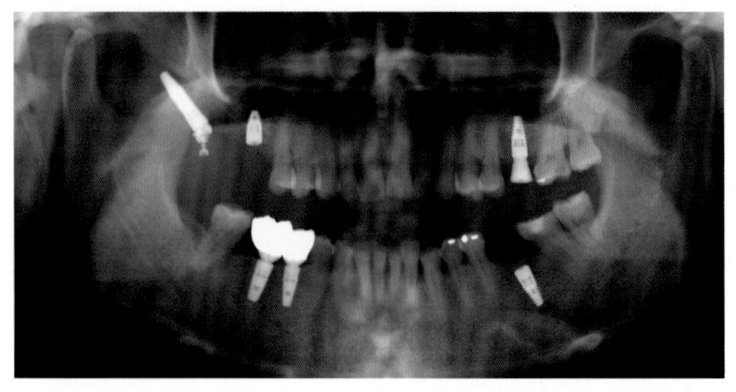

图BL17-5　术后四个月复查CBCT显示翼上颌植体稳定、骨结合良好

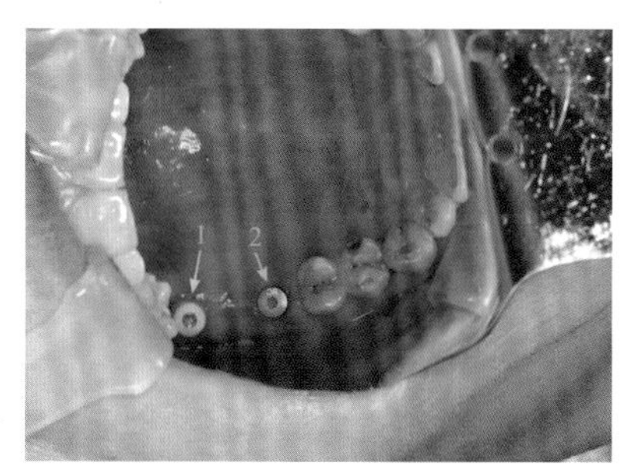

图BL17-6　取模前可见愈合基台（箭头2）及保护帽（箭头1）

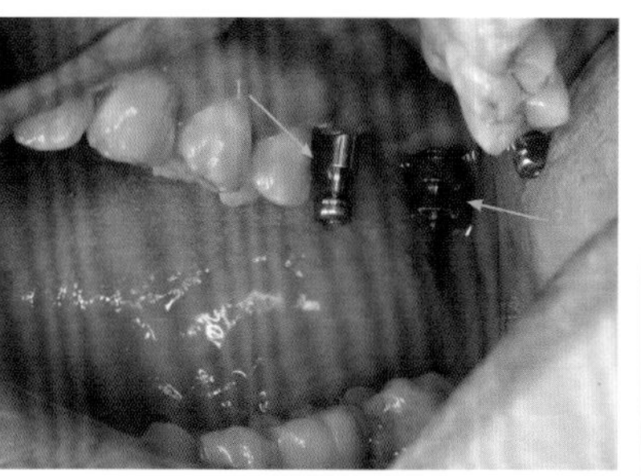

图BL17-7　取模放置闭口转移杆（箭头1）和基台开口转移杆（箭头2）

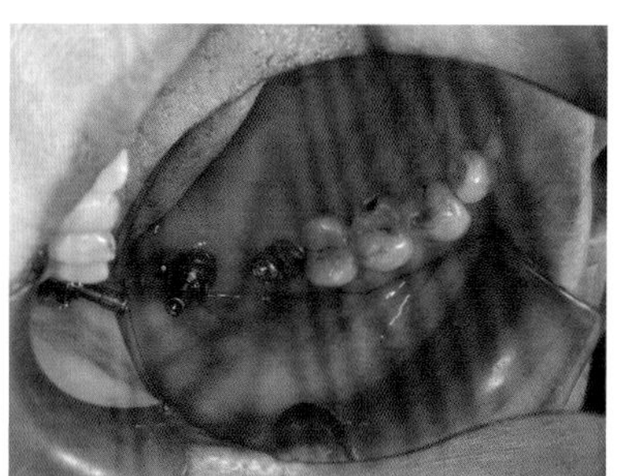

图BL17-8　取模杆𬌗面照片检查显示平行度可

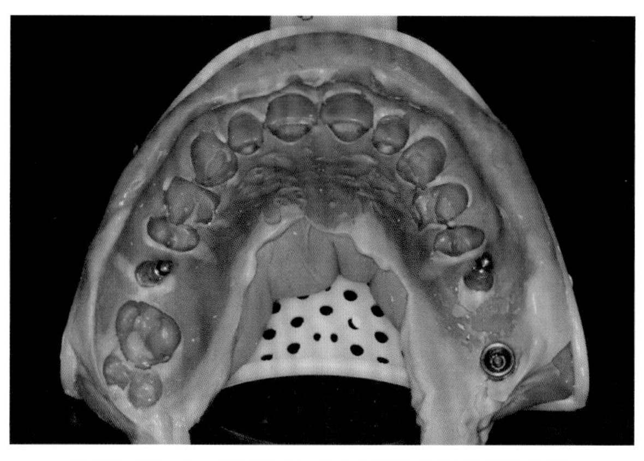

图BL17-9　取模后照片检查转移杆稳定性

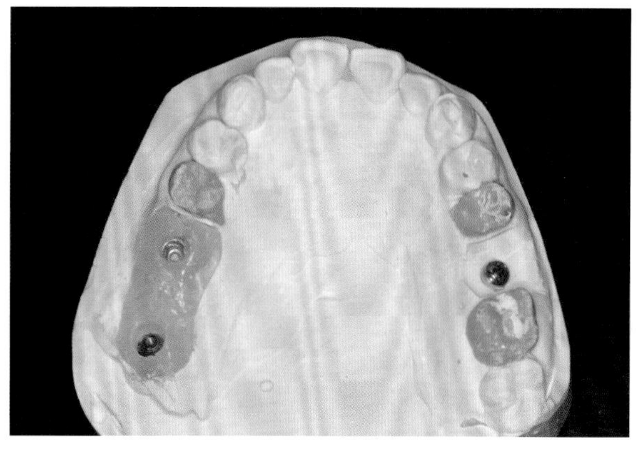

图BL17-10　翻制石膏模型

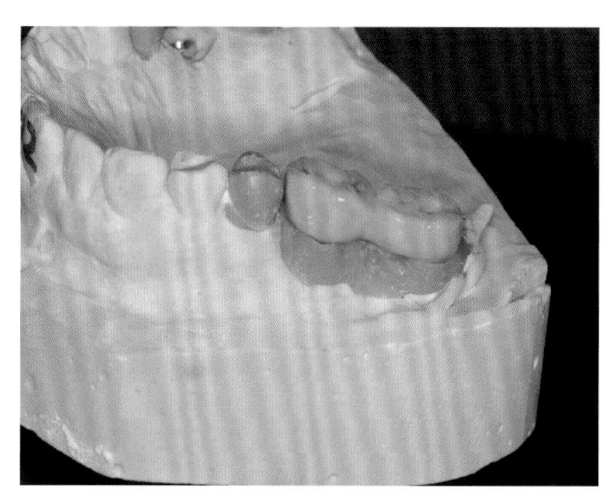

图BL17-11　制作并种植上部义齿

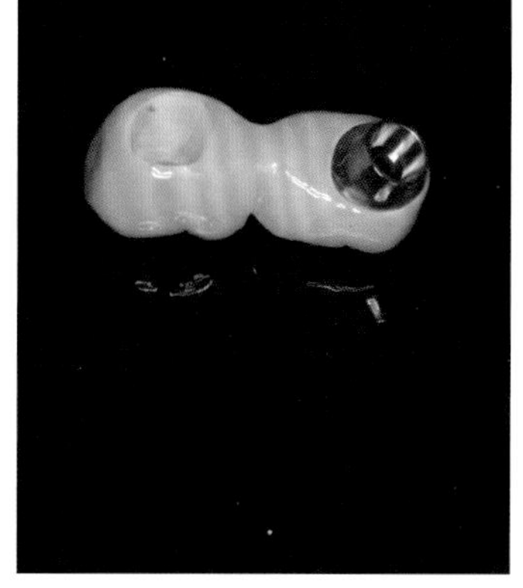

图BL17-12　义齿侧面照片

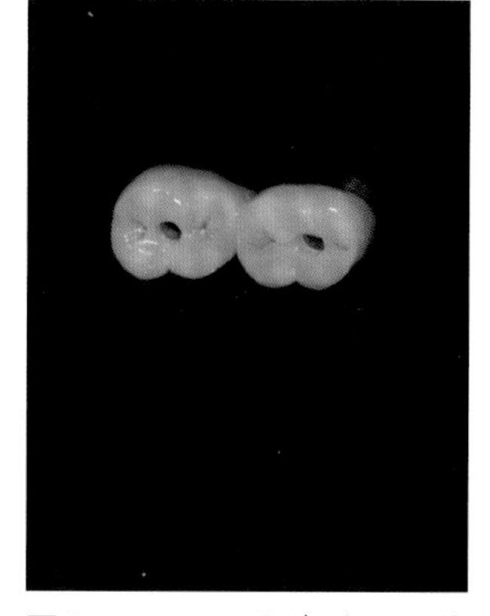

图BL17-13　义齿𬌗面照片

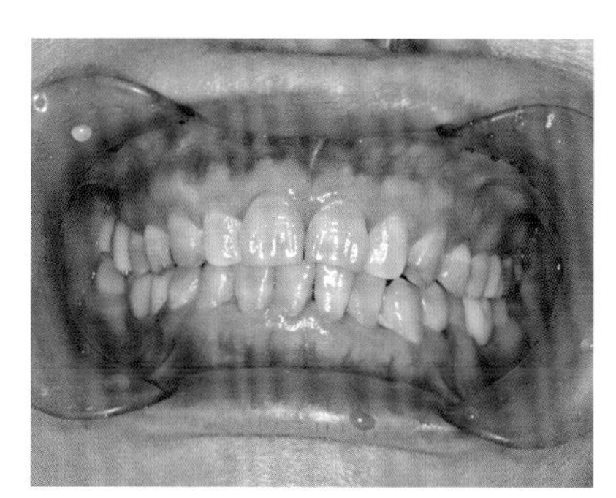

图BL17-14　戴牙后口内咬合照片

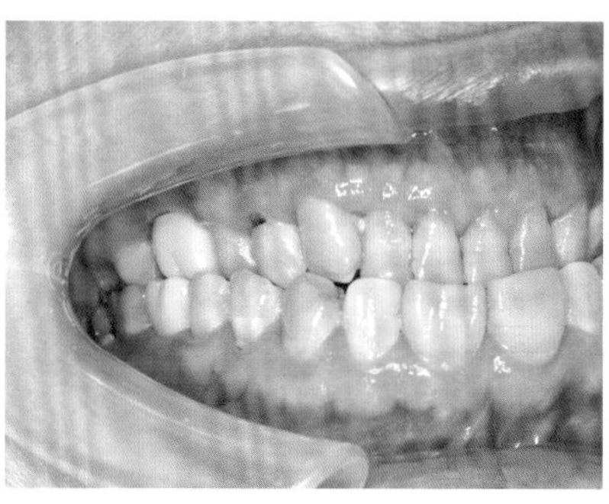

图BL17-15　戴牙后口内侧面照片

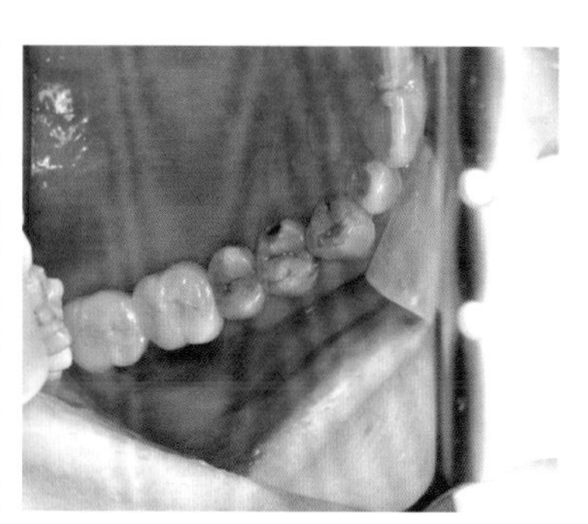

图BL17-16　戴牙后口内𬌗面照片

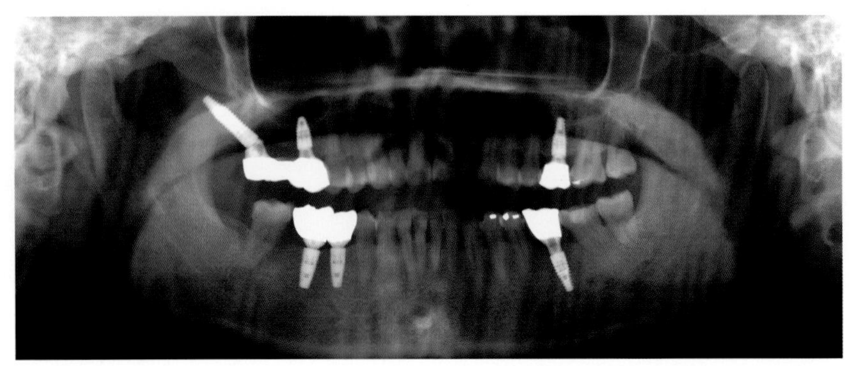

图BL17-17　2021年7月7日永久修复戴牙后X片复查

病例小结

翼上颌植体取模主要注意张口度，如果张口度过小，开口转移杆不容易进入，需要更换为闭口转移杆。两颗植体就位道平行则较为理想，或者角度偏差在允许的范围内可正常带入牙冠，修复后需要拍片检查基台及牙冠的被动就位情况。

第二节　半、全口牙列缺失翼上颌复合体种植的修复应用

一、种植数目设计

一般情况下的上半口牙齿缺失，我们可以选择4~6颗植体支持的即刻负荷义齿。大多数情况下，由于缺乏骨量和解剖结构等因素的影响，很多患者的上颌窦区域骨高度不足，在远中区常常很难放置合适长度的植体，不论是4颗还是6颗的即刻负荷义齿，最远的支撑点只能到达第一磨牙的位置（四颗即刻负荷的末端位点一般在第二前磨牙），如果最终修复义齿恢复到第二磨牙，则会形成过大的悬臂，悬臂处的咬合会对末端植体产生不利影响，现在的共识是桥体末端悬臂最长不超过10mm。一般游离端的长度取决于A-P距的大小（A-P距，即前后距离，最远中的植体两侧连线到最近中的种植体两侧连线的垂直距离），A-P距越大，悬端桥的长度就越长，如果上半口的种植体都位于一条直线上，则不建议有悬臂。

半口牙列种植常常通过多颗植体连接在一起使位于高压力区的植体得到保护，最远中的植体将承受最大的压力负荷，最近中的植体将承受最大的张力负荷。翼植体一般的穿出位点位于第二磨牙或第二磨牙与第三磨牙交界，通过穿翼植体支撑的半口6颗即刻义齿，在最终修复时会消除悬臂，去除了不利隐患，远期效果理想。

二、二期手术

翼种植在内的6颗即刻负荷植体，一般情况下不需要做二期手术，因为手术时植体扭力大于

35N·cm就会在植体上放置复合基台，随后即刻负荷，等到骨结合时间（一般3~6个月）结束后直接将临时义齿拆卸开始取模即可。个别情况下，因为患者骨质偏松软，有一二颗植体无法达到预定的扭力值，此时则需要将未达到扭力的植体埋置在牙龈下，其他植体在分布均匀的情况下即刻负荷；若大于三颗以上的植体达不到扭力值，则需要延期负重，需等四到六个月的时间。在这两种情况下，在二期手术时需要翻瓣，再安装各个复合基台于种植体上。

安装复合基台时，需要观察调整不同植体的就位道，选择合适的复合基台放置在种植体顶部，调整角度就位卡紧，并用复合基台螺丝固定。关于复合基台调整后的螺丝孔开孔位置，前牙区尽量位于舌窝，后牙区尽量位于中央窝，复合基台安装调整后各个植体间的就位角度尽量平行，最大不要超过40°，否则固定桥就无法就位。须知多颗植体支撑的固定桥，要取得可接受的密合度，在操作上是有一定的难度的。

三、取模和印模

翼上颌植体的取模和前面的植体一起，一般和半、全口牙列的即刻负荷取模方式相同，但因为位置比较靠后，有时候取模难度会非常大，对于难进入的口腔或一个复杂、超常规尺寸的病例，有多颗种植体需要更长的椅旁操作时间来修改成品托盘，此时制作个别托盘是很有用的。个别托盘的强度要够硬，应形成对印模帽全长度的支持，至少要有2mm厚度。成品托盘要有良好的质量，以便它在为导向杆切割出一个洞口后，仍有足够的强度。按常规选择印模托盘，标记导向杆穿出位置，在标记处磨出洞孔，以保证托盘不会触及印模帽，放置印模材料前用蜡片封住孔洞，防止印模材料从洞口流出。

采用连接式取模：半、全口牙列即刻负荷用的印模帽分别在复合基台上用导向杆一一旋紧就位，导向杆的长度要保证能准确地突出于托盘之外，手用螺丝刀将导向杆旋紧，用牙线或金属杆连接，结合丙烯酸类树脂，将印模帽连接成一个整体，保证印模帽相互之间位置稳定，托盘开孔，通过硅橡胶或聚醚橡胶取模，将印模材料注射到印模帽周围，并充满托盘，当托盘在口腔内就位后，导向杆可以用手指感觉到，如果感觉不到导向杆，则应该在印模材料还是液态时，将托盘进一步托紧密合，千万不要随意旋转托盘。稳定托盘至完全固化，然后完全旋开导向杆，最终印模帽会和托盘一起移去，并一直贴合在印模材料内。对颌使用藻酸盐印模即可。

在定颌方面，我们可以利用即刻负荷的临时修复体定颌，或者使用做好的蜡堤定好垂直颌位关系和水平颌位关系，将上下颌的咬合关系定好，标记中线和笑线，再用照相机记录牙齿颜色和牙龈颜色。

四、试戴

患者第二次来时试戴桥架，此时试戴能完全评估桥架是否就位，并可以发现是否有偏差，桥架先用手指的压力就位，通过摇动支架来探查就位是否有严重失误，试戴入桥体螺丝，旋紧一个螺丝后观察是否会导致其他基台上桥架的运动。牙龈袖口太紧或桥架压迫到牙龈上都会使就位困难，最后旋紧所有螺丝。如果患者感觉不适或有压迫疼痛感则表明未完全就位，这时需要调整软组织面从而最终完全就位。软组织因受到新制作的桥架的压迫而产生部分牙龈发白是十分正常的，应该让患者理解这是一个暂时的问题，过一段时间就会消失。如果就位良好，下一步就要检查咬合的问题。

螺丝固位的桥体被动就位到基台上，须确认桥体与种植体基台上部同一插入路径和平面。检查时，如果在基台上旋紧桥体螺丝，但金属接圈并未与复合基台达到致密的吻合，螺丝将处于张力下，不仅桥体不能吻合，使边缘存在间隙，而且随着时间的推移，螺丝会有很高的折断松动概率。每个桥架的金属接圈都需要准确的位置关系，多基台桥体制作的复杂性就体现在对准确性的要求上。但对于许多牙医来说，桥架易于拆卸的优点远胜于上述潜在的困难。

五、咬合

咬合对于种植体的稳定性和使用寿命影响极大，对于翼上颌种植的半口整体桥的咬合设计尤要重视，因为种植牙与天然牙不同，缺少牙周膜，故而对侧向力更为敏感，患者口内诸如非轴向受力、口腔副功能运动等的不良受力环境，会增加种植体的生物学与机械功能并发症。

一般种植义齿设计时，会通过后牙减径来减少后牙咬合接触面，降低牙尖斜度和高度，减少种植体的侧向受力，正中自由域，前牙浅覆殆、浅覆盖等方法来减少种植体和种植体基台界面的应力。

对于翼上颌种植的半口整体桥的咬合设计而言，应视对颌牙的情况而定。若对颌牙为全口义齿或可摘局部义齿，应设计为双侧平衡殆；对颌牙同为种植支持式固定义齿时，由于上下颌牙同为刚性结构，咬合时动度小，会产生较大的应力，此功能状态下应采用组牙功能殆，正中咬合时前牙轻咬合或无咬合；对颌牙为固定义齿或天然牙时，应设计为组牙功能殆或尖牙保护殆。

六、戴牙

戴牙时，种植桥架逐步就位，应先手工拧紧螺丝，由近及远，两侧相互交替，最终加力到植体厂家设定的扭力，一般为15N·cm，等螺丝紧固，患者对永久桥架修复体满意后，就可以将螺丝孔永久封闭，螺丝顶部覆盖生料带或类似材料，再用光固化树脂或嵌体泥覆盖表面。最后检查咬合。完成后需要拍摄X片，检查是否完全就位，另外作为以后定期复查的参考。

七、维护

要给患者特别强调口腔卫生的意义，建议患者每天用牙刷和冲牙器清洁牙齿。另外要告知可能会咬颊、咬嘴唇或咬舌，因为翼上颌种植的半口整体桥修复颗数很多，很多患者会有明显的异物感，需要一段时间的适应，发音也会受到影响，这些大多过一段时间就会好转。在戴牙后1个月、3个月、半年、一年需要定期检查种植义齿的使用及口腔卫生维护情况，医患双方协作才能使种植义齿达到更长远的使用效果。

第三节　翼上颌复合体种植修复注意事项

目前多数口腔医院或者门诊存在两种种植模式：一种是种植医师既是手术医师也是修复医

师，也就是说种植手术及术后修复操作均由一人完成；另一种模式是手术医师负责种植外科部分，而修复操作由修复科医师或者助手完成。因为翼上颌复合体种植角度和位置的客观因素，基台之间很难达到100%平行度。外科操作部分必须考虑后期修复的基台就位道问题。因此建议行一期手术时，放置复合基台，术中检查平行角度，行非潜入式愈合。如发现和前面植体角度过大，需要手术中及时调整基台位置或者更换基台型号，甚至微调植体，使两者达到最佳就位道。如果术中植体稳定性不足，建议放置复合基台检查方向，不影响修复体就位，再取下基台更换为封闭螺丝，行潜入式愈合。如修复部分由其他同事完成，手术医师更应该注意二期修复共同就位道问题，避免二期修复时无法顺利戴牙。

一、二期手术时注意事项

种植一期手术时手术医生未放置复合基台，二期手术时需要选择合适型号的复合基台来调整角度，复合基台的角度一般可选择30°，加力扭矩参照各植体厂家的建议，一般为15~35N·cm，需要调整到就位方向和上颌前方植体的角度尽量平行或接近平行，大部分复合基台侧壁的聚合角度可以到20°，上颌修复的就位道偏差在40°以内时可以顺利就位。如果就位道偏差过大，修复戴冠时难就位或无法就位，此时需要更换42°的复合基台或者45°的复合基台来调整就位道方向，使修复时能顺利戴牙。

二期手术后，注意术后2~3小时（因个人体质而定）麻药失效，麻药失效后才可进食，24小时内进冷流动食物（牛奶、稀饭等），不要用吸管（可能引起持续出血），不用患侧咀嚼进食；术后24小时内不要刷牙漱口，如有出血，可用棉球或者纱布卷遵医嘱咬30~60分钟；不要反复吐唾液，有唾液尽量下咽，不要嘬舔伤口，以免再次出血。术后2~3天唾液内有血丝属正常现象。遵医嘱服用消炎、止痛药。48小时内冰敷减轻疼痛、肿胀，72小时后肿胀严重，可热敷促进肿胀消退。

术后三天尽量避免热水洗浴，避免过度疲劳，术后两周戒烟、戒酒、戒辛辣饮食，以减少伤口感染的可能性。

二、取模时注意事项

翼上颌种植体取模时需用到复合基台印模帽，若是桥架式修复，上颌所有的植体都会用到复合基台，都用复合基台印模帽取模，参照半、全口牙列即刻修复的取模流程即可；若是局部或分段式修复，上颌其他植体未放置复合基台，则其他植体使用常规的开闭口取模杆取模均可，因翼上颌植体很靠后，此时需要用超短的螺丝刀。取完印模后需检查硅橡胶印模材料是否完全包裹取模杆，取模杆在托盘上是否晃动，如取模杆晃动，需重新取模，防止后期出现无法就位的现象。取模完成后，需要用愈合基台定咬合，将稳定的咬合关系转移到颌架上。取模修复设计单注明翼上颌植体对应的牙冠需要将基台预黏结到牙冠上，𬌗面需开螺丝孔。

取模时如患者张口度过小或者咽反射敏感，建议采用数字化印模技术，具体可参考第四章相关内容。

不管是早期即刻负荷取模，还是后期永久修复取模，由于种植位点的特殊性，在取模的过程中往往会遇到如下修复难点：(1)咬合过紧；(2)穿龈高度过深；(3)颊侧骨吸收严重。

(一)咬合过紧

1.在早期取模的过程中,若咬合过紧,取模过后,在排牙的过程中可以要求技师做零度排牙,减小侧向力达到保护植体初期稳定性;也可以不排牙,直接进行基托充胶,同样也是为了减小咬合力保护种植体。

2.在永久修复过程中,由于修复空间有限,需要和患者沟通后适当地进行对殆牙的调磨,降低牙尖高度,同时调整侧方殆,减小侧向力。除了调殆外,也可以选择更有弹性的修复材料,以减小后期崩瓷的情况。

3.术前设计翼上颌复合体种植时,需要提前告知患者拔除下颌智齿。

(二)穿龈高度过深

由于种植取模杆的穿龈高度有限,当穿龈过深的时候,取模杆在印模材料中会出现晃动甚至脱模的情况。我们需要提前制作个性化开窗式取模杆,同时进行有效的刚性连接以达到取模的精准度。考虑位置靠后,操作不便,建议准备机用螺丝刀,甚至可以准备专用扳手,进行复合基台的加力、拧紧转移杆和拆卸转移杆,避免手持螺丝刀滑脱至口腔导致误吞或者误吸。

(三)颊侧骨吸收严重

咬合的设计往往会影响后期修复体的使用寿命,当颊侧骨吸收过多时,强行进行正常覆殆覆盖不但会造成植体颊侧骨吸收,还会出现颊侧食物滞留带来的一系列问题。所以应当根据实际情况设计成浅覆殆覆盖,甚至是反殆,在做咬合调殆后建议后期多次调殆,减少咬颊的情况。

三、戴牙时注意事项

翼上颌种植体在半、全口桥架修复戴牙上无特殊要求,优点是没有悬臂,会更加有利于种植修复体的长期稳定。局部修复时,前方常规修复体可以把基台先用就位钥匙就位到植体上,加到指定扭力值,再试戴预黏结翼上颌植体基台的修复牙冠,试戴良好后先用树脂黏结剂将牙冠黏固到口内,先不固化,翼上颌植体上的修复基台需要加力15N·cm固定好,再光固化。其余咬合设计与常规种植一样。调颌要求与一般的种植修复体相同。通常前方基台可选择非抗旋常规基台,进行螺丝固位。

四、戴牙后注意事项

1.戴牙初期的饮食应是稀软的,由软到硬逐步过渡。

2.种植牙不要吃过硬的食物,如用牙咬核桃等;更不要用来劈咬食物或物品,例如甘蔗等,避免侧方用力。一般建议硬度不要超过花生米。

3.对颌牙齿由于长期未用,突然受力后可能会有酸、软、疼的症状出现,属于正常现象,适应一段时间后,方可缓解。

4.注意口腔卫生,使用牙刷、牙线以及冲牙器定期洗牙,每半年左右定期复查一次。

5.如有其他疑问或不适,请及时与医生联系。

第八章 翼上颌复合体种植罩门分析与处置

“安全种植!”一个普通语句,就像一张通行证,把守在优秀种植医师的十字路口。只要医师能熟练掌握翼上颌复合体种植技巧,其种植成功率就高,可预测性就好,可实现即刻修复。尽管如此,还是有几种情况容易让初学者陷入误区,需要及时避免。

第一节 罩门一:植体移位

危险系数:★★★★★★★

罩门一概述

植体植入过程中出现初期稳定性不足,或者植入过程中可能出现上颌骨骨折和骨缺失,或者因术者操作不当造成植体往翼突窝移位,进入软组织间隙中。一旦发生此种情况可能产生两种结果:(1)可能造成更严重后果;(2)需要全麻下寻找植体,并及时取出。因此,预防更加重要。笔者在开展本手术之前思考的最大问题就是如何避免此种情况发生。下面结合实际病例进行探讨。

罩门一 病例:展示病例(十八)

一般资料:不详。

手术过程:该病例在行穿翼板(TPP)种植时,按照穿翼板(TPP)手术入路行常规备洞,术中植入植体过程中出现植体往深处移位,最终不见植体,紧急叫停手术,并送往医院行全麻下植体取出,最终植体完整取出。

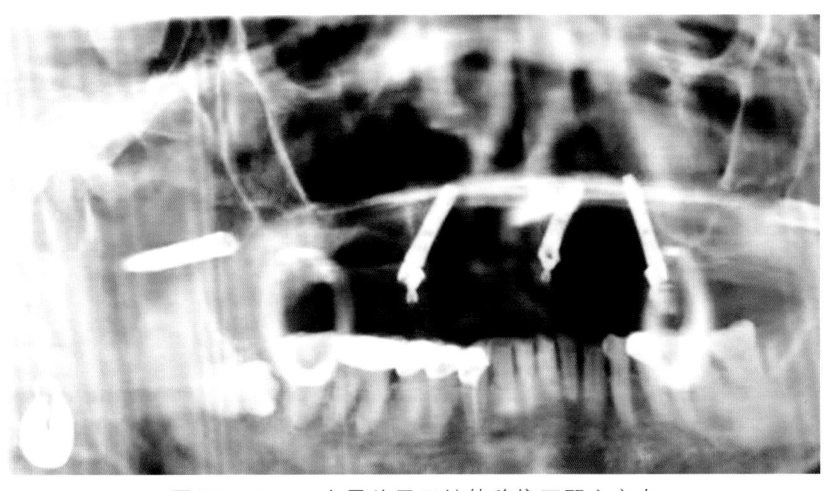

图BL 18-1 全景片显示植体移位至翼突窝中

病例小结

该病例出现的问题正是笔者最担心的问题，开展新的术式一定要考虑新的术式可能带来的并发症。有些并发症是严重的，甚至是致命的，术者在手术前需要预测会造成哪些不可估量的危害。植体移位到翼突窝间隙中，在软组织间隙中取植体风险极大，无异于大海捞针，甚至会造成植体继续往深处间隙游走；同时需要考虑翼突窝位置视野等实际情况，取植体的风险增加。因此，对于此类并发症最稳妥的方式就是预防其发生。

预防三部曲

术前预防第一部曲：术前预防是关键。(1)术前设计。选择合适的患者进行翼上颌复合体种植手术。初学者可参考4区骨量分型的五种类型，优先选择第一类型和第二类型，因为第一类型和第二类型4区骨高度及宽度均可，此类并发症比较罕见。第一类型至第三类型进行翼上颌复合体种植较为安全，而第四种类型，发生危险较大，初学者不建议选择。(2)穿翼理念。目前对翼上颌复合体种植的命名方式较多，比如穿翼种植、TPP种植、翼颌区种植、翼板种植等，有些学者建议将植体穿出翼突窝1~2mm为佳，因此很多学员在学习翼上颌复合体种植时，总是觉得如果植体未能穿过皮质骨，达不到翼突窝就不算穿翼种植。这种观点过于强调植体穿出翼突窝，过于教条是不可取的，因为种植体虽然穿出翼突窝可获得更大的初始稳定性，但风险相应增加。如果植体稳定性较好，则植体较为安全，一旦发生稳定性不足，极有可能造成植体往深处游走，造成严重并发症。笔者理念的形成也是一个变化的过程，在早期结合国内外文献理论指导进行翼上颌复合体种植时倾向于选择18mm长度的植体，同时强调穿出翼突窝，但近两年更多地选择15~16mm植体，即使植体没有穿出翼突窝，其长度已经足够支撑其咬合力，和国外文献报道建议选择植体长度最佳在15~16mm的观点一致。(3)骨质情况判断务必精准，因为上颌结节骨质情况通常较多的是四类骨，甚至出现五类骨，备洞过程中如果扩孔钻晃动过大，容易造成植体无稳定性；同时术者操作不当，出现骨挤压过度也同样可以造成上颌结节骨折，影响植体稳定性，发生此并发症便变成不可避免的了。因此，笔者强调的手术方式不是靠骨挤压来获得初始稳定性，而是强调正常备洞，用骨挤压器不可过度挤压，强调上颌骨不是依靠骨挤压来进行固位，主要固位力在根方，在于根方4~6mm皮质骨的固位。

术中预防第二部曲：术中预防也可以实现预防此类并发症。(1)术中手术技巧。植体尽可能选择锥形、有自攻性的植体；植体长度不需要超过16mm，不需选择18mm及以上植体；备洞过程中强调常规备洞，不用骨挤压器或者不可过度挤压，以免造成上颌骨骨折，同时强调级差不可过大，级差过大可能会造成上颌结节骨折，丧失植体初始稳定性。(2)术中植入技巧。植体植入时扭力调至15N·cm，控制好植入速度，在植入最终时逐渐加力至35N·cm，如无法保证植体稳定性，要想方法锚定植体，或者放弃植入，以避免发生此并发症。(3)术中锚定植体。避免植体游走，当植体有稳定性时可以连接多功能复合基台，复合基台末端较为膨大，在愈合过程中如出现植体稳定性降低，或者植体松动时，复合基台可以凭借其自身阻挡植体往深处组织游走和移位。术中出现植体稳定性不足时，笔者通常采用锚定植体的做法，连接好复合基台，但是复合基台上方不连接保护帽，而是将复合基台用缝线缝在黏膜组织中，此时即使植体游走，但因为有缝线悬吊作用，可以保证植体不会往深处游走，同时将黏膜严密缝合进行潜入式愈合，植体骨结合有时间和空间的保障。

术后预防第三部曲：（1）术后必须预防感染。特别是年龄偏大、抵抗力弱的患者，手术当天及术后48小时内可以使用口腔科常规抗生素，预防感染。对于糖尿病患者，除了手术前控制血糖之外，还需要术前口服抗菌素，预防感染。因为一旦感染，可能会造成植体向口腔脱落，如果翼上颌植体穿通翼突窝，也存在向翼突窝方向移位的可能性。（2）术后切记观察咬合，特别是在保护帽放置以后确定不会和对𬌗牙接触，如发生接触必须卸除保护帽，完全脱离接触，保证翼上颌植体愈合过程不被干扰。如复合基台和对颌智齿有咬合接触，需要提前交代患者，术中可以拔除智齿，否则愈合过程受到干扰导致植体松动，风险增加。（3）术后强调定期复查，如果其他原因造成植体松动或者脱位，复查过程中拍片检查可发现植体移位正在进行中，只要植体有一部分位于骨内，即可安全取出。因此，本罩门重点在于预防。一旦发生，需要及时请颌面外科专科医师协助去除植体。

罩门一 病例：展示病例（十九）

一般资料：不详。

手术过程：患者行翼上颌复合体种植时术中无植入扭力，结果植体向后游走，最终掉入翼突窝，取出极其困难（图BL19-1箭头显示）。

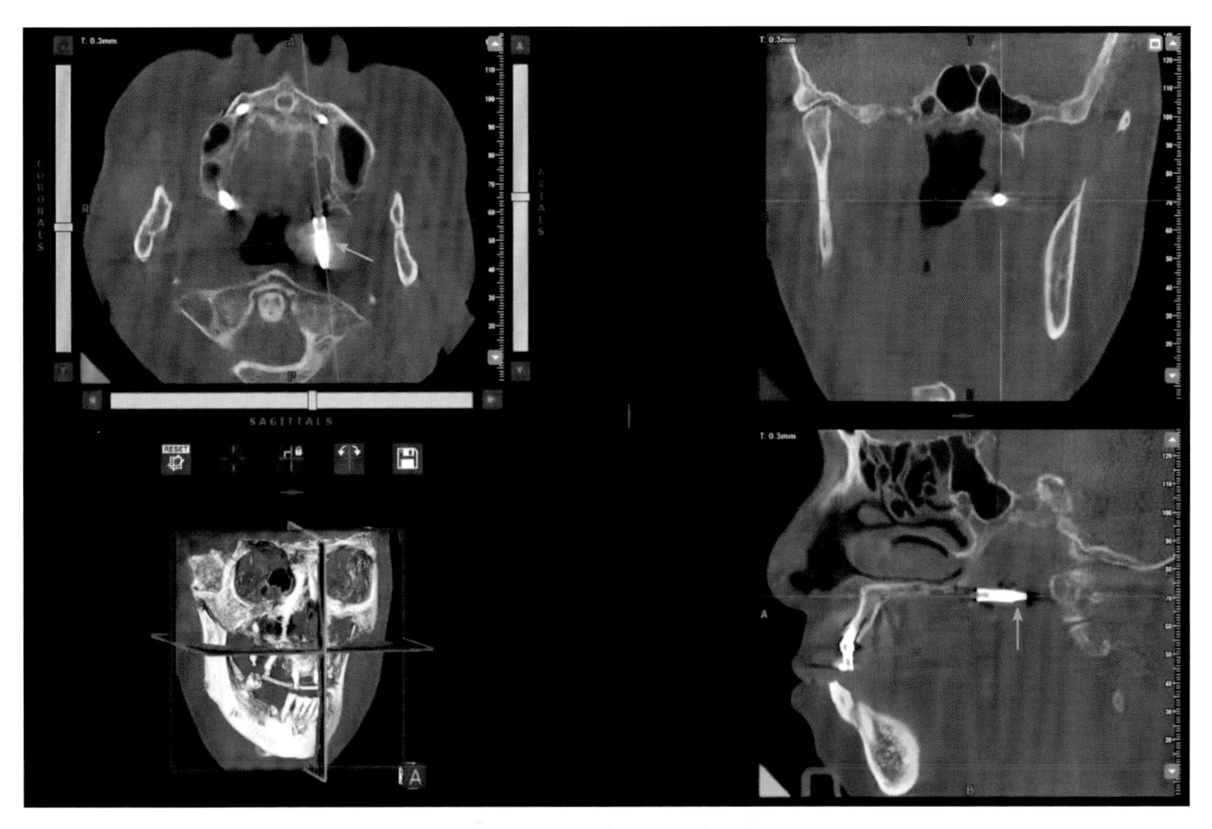

图BL19-1　CBCT显示植体掉入翼突窝

病例小结

发生此类并发症的原因主要是医生经验不足以及对本并发症了解甚少，另一个重要的因素是对技术的细节掌握不够全面，对术式选择不正确。2013年，Nocini（2013）报道了一例翼上颌植体移位至颞下窝的并发症及处理方法。该病例发生在计算机辅助技术将种植体植入翼突的过程中，植入物移位至颞下窝，立即通过口内途径移除，以防止任何神经并发症。可见，尽管植入手术中的计算机辅助系统是一种可靠而有效的工具，但外科医生应始终遵守科学的手术指南，并掌握相关的风险处置技能。2019年，Richard也报道了一例临床病例，描述了一个翼板区植体移位至翼突窝的外科并发症。该病例是因为植入扭矩不够，更换更粗的植体过程中出现植体移位至翼突窝，医生尝试取出，失败后观察两周，出现该区域疼痛不适，转诊医院。在介入放射学团队及医生协作下，进行全身麻醉，通过鼻入路，在计算机图像引导下，通过内镜将种植体取出。因此，一旦发生该并发症，后续处置均十分麻烦，预防至关重要。

第二节　罩门二：沉默植体

危险系数：★★★

罩门二概述

种植新手未能考虑到植体的角度过大，将导致后期修复无法正常进行，造成植体无效，失去翼上颌复合体种植的作用。虽然其危险系数不高，但是医患纠纷增多，另外如果植体骨结合以后再次取出植体可能会造成骨质骨折或者骨缺失，甚至可能造成口腔和鼻腔相通，形成口鼻瘘。因此，此罩门主要还是在于预防。以预防发生为妥，下面结合实际病例来分析如何预防及发生角度过大以后怎么及时补救。

罩门二病例：展示病例（二十）

一般资料：不详。

手术过程：2016年9月完成上颌ALL ON 4种植及左侧翼上颌复合体种植，即刻负荷，2017年6月完成永久修复，翼上颌植体因角度过大，予以沉默，沉默至今完成五年复查。

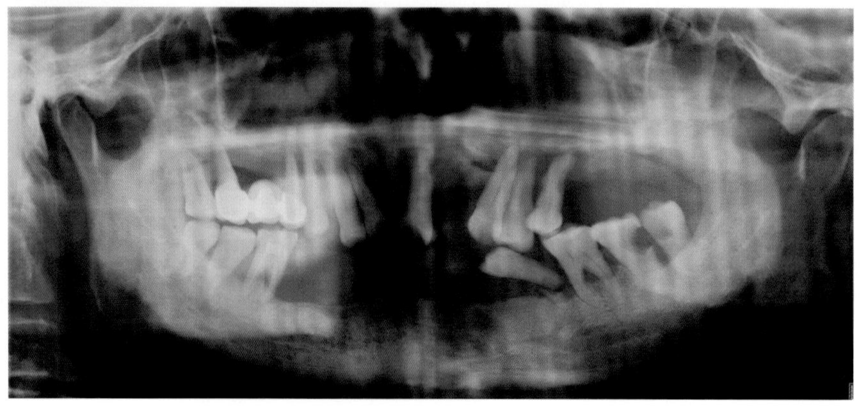

图BL20-1　2016年3月术前X片检查牙齿情况

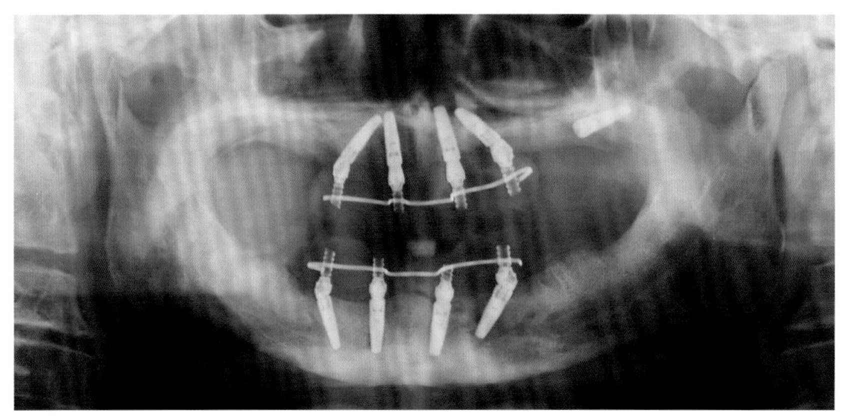

图BL20-2　2016年6月术后当天X片显示翼上颌植体角度接近平行

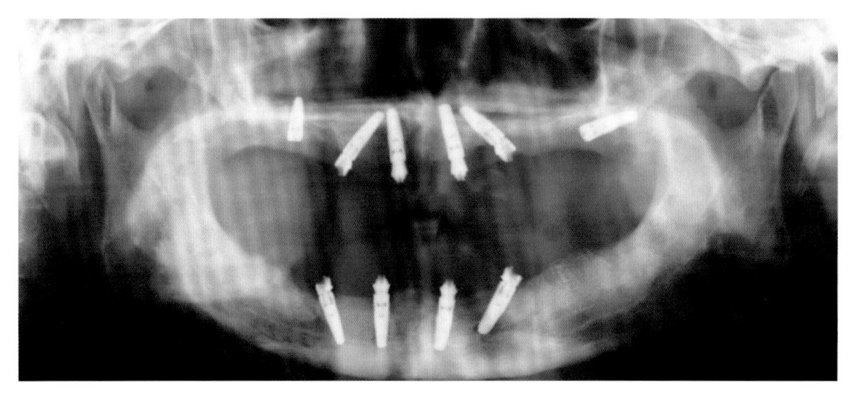

图BL20-3　2016年9月16右侧种植

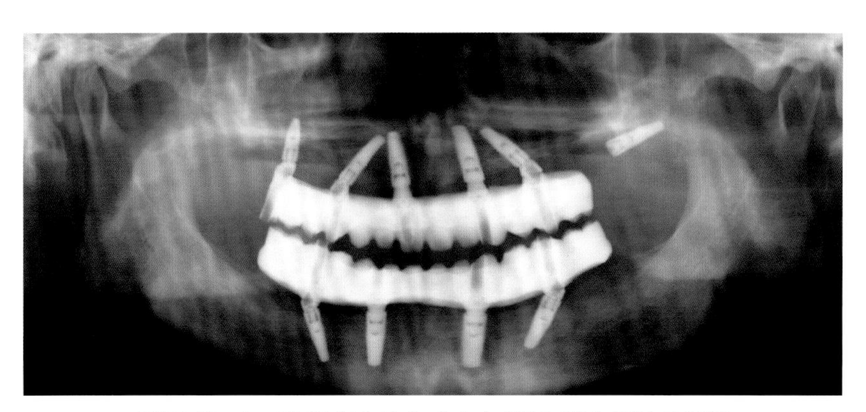

图BL20-4　2017年6月完成永久修复，翼上颌植体沉默

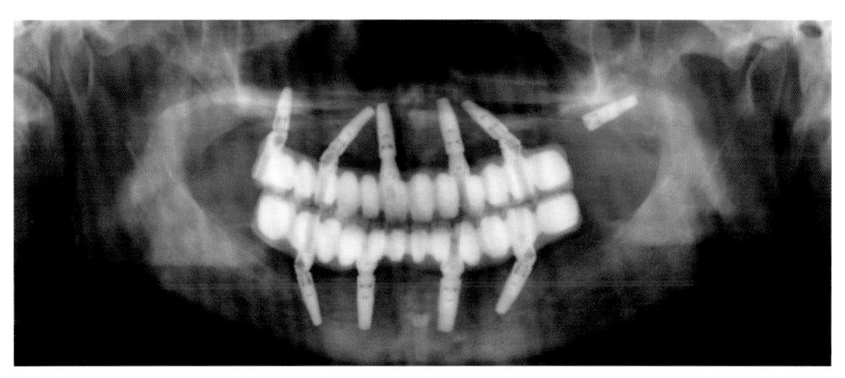

图BL20-5　2018年8月复查显示植体稳定

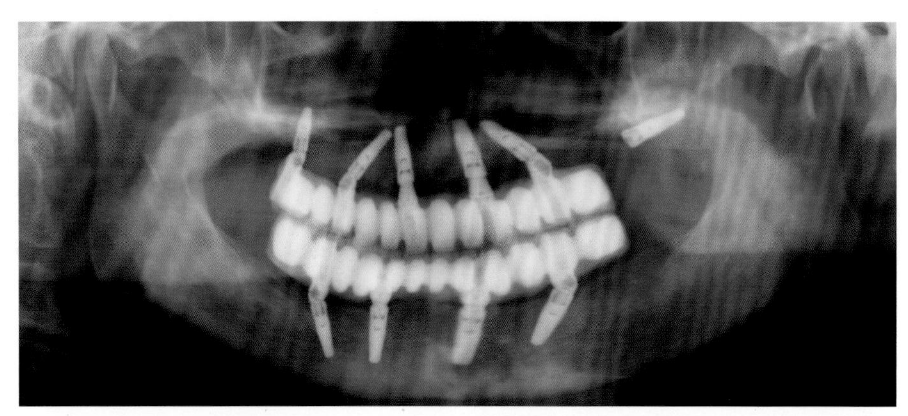

图BL20-6　2019年6月复查显示植体稳定

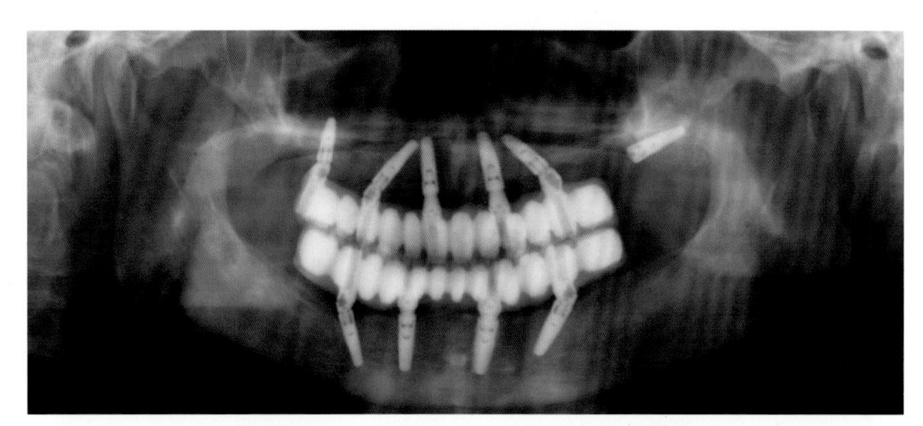

图BL20-7　2020年7月复查显示植体稳定

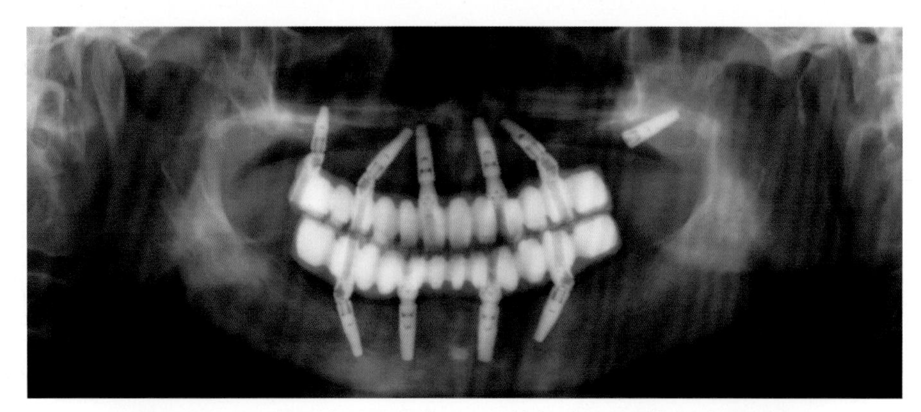

图BL20-8　2021年8月复查，15植体松动，45植体轻度骨吸收

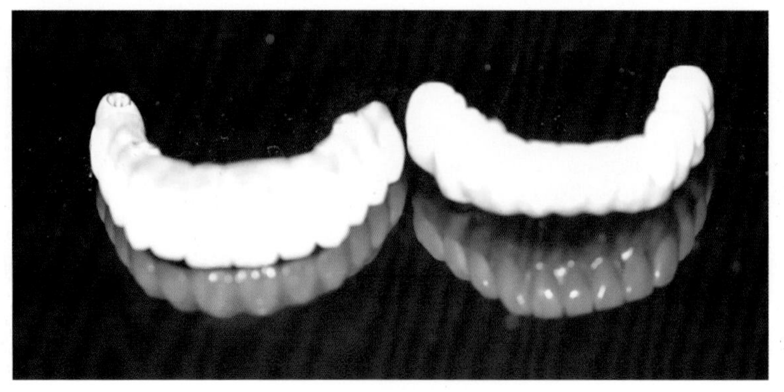

图BL20-9　永久修复体照片

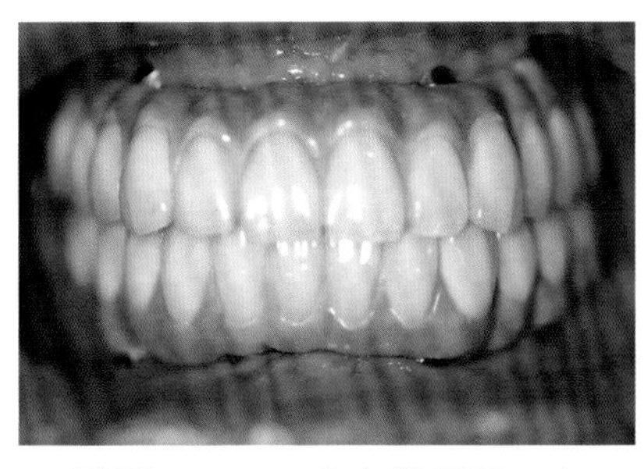

图BL20-10　永久修复后口内正面照

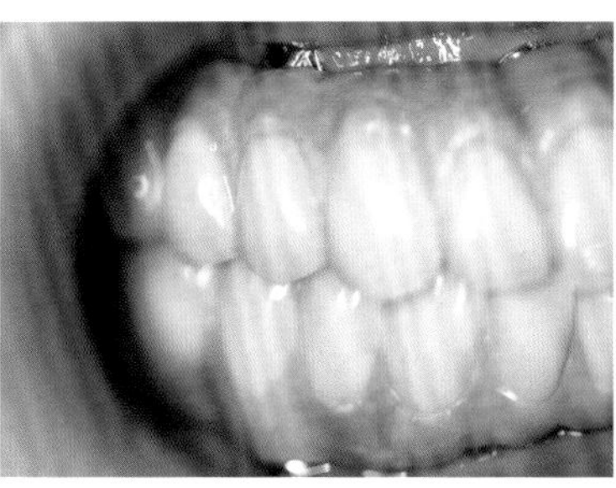

图BL20-11　永久修复后口内右侧咬合情况

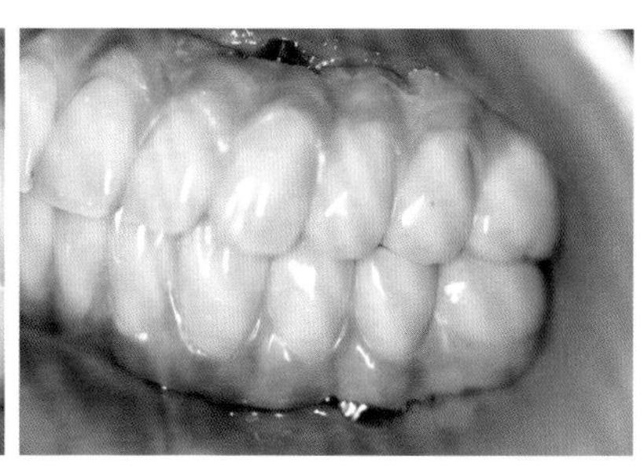

图BL20-12　永久修复后口内左侧咬合情况

病例小结

本病例直接原因是翼上颌植体植入角度过大，接近80°，导致无法修复，只能选择沉默植体，给患者造成财力上损失，同时增加了手术创伤。因此作为种植医生一定要以修复为导向，在术前严谨设计，术中规范操作，术后及时发现、及时补救。预防此罩门需要术前知道植体角度不可大于55°，如果超过60°就会造成修复体无法正常就位。术中预防最佳方式是放置复合基台，认真检查其角度和方向是否在其修复范围中，如发现角度过大需要精细调整植体，术后主要通过拍摄X片来检查，如发现角度与秴平面较为接近平行或者小于30°，再次及时进入手术室调整植入角度和方向。为稳妥起见，可先锋钻备洞后术中加做一次CBCT检查，术中确定植体方向与角度，确保能正常完成修复。

第三节　罩门三：高血压危象

危险系数：★★★★★

罩门三概述

上颌无牙颌在老年人中常见，其中不乏高龄老人，他们由于长期缺失牙造成骨量丧失，需要采用翼上颌复合体种植。在进行翼上颌复合体种植时，除了术前详细询问病史，术中还需要全程监测心率、血压、血氧饱和度等情况，预防血压突然升高造成不可控的意外事件发生。术中需要镇静、镇痛缓解患者紧张情绪（具体见第十二章）。作为种植医生，必须熟悉和掌握临床医学相关知识，特别是高血压危象等严重危及患者生命的临床表现，并熟练处置方法。

定义：高血压危象是指原发性或继发性高血压患者，在某些诱因作用下，血压突然显著升高（超过180/120mmHg）。一般分为：（1）高血压急症，伴有进行性心、脑、肾等重要靶器官功能不全的表现；（2）高血压亚急症，血压显著升高但不伴靶器官损害。临床以血压显著升高、不伴急性靶器官损伤为主要表现。出现这种情况后应立即联合使用降压药治疗以阻止重要器官的损害，一般要求24小时内将血压降至安全水平。翼上颌复合体种植手术刺激可能造成患者血压突然升高，不及时处置会发展成高血压急症或者亚急症，因此种植医师需要掌握相关知识，以预防高血压危象的发生。

病因:高血压危象的发生可以是在某种诱因作用下血压在短时间内急性升高损伤靶器官;也可以是其他诱因造成的急性靶器官损伤或原有慢性靶器官损害的急性加重,同时伴有中、重度高血压。此时动脉血压的水平直接影响到靶器官损害的进展,甚至危及生命。

(1)原发性高血压。基于目前的医学发展水平和检查手段,能够发现血压升高的确切病因,称之为原发性高血压。

(2)继发性高血压。它指由某些确定的疾病或病因引起的血压升高,如肾脏疾病、内分泌系统疾病、心血管病变、主动脉瓣关闭不全、完全性房室传导阻滞、主动脉缩窄、颅脑疾病等。

(3)高血压危象诱因:精神刺激和创伤等应激反应(如大幅情绪波动、围术期高血压),过度疲劳,停用降压药,急性感染,急性尿潴留,急慢性疼痛,服用拟交感毒性药品,如可卡因、麦角酸二乙酰胺、安非他命,服用限制降压治疗效果的药物,如非甾体类消炎药、胃黏膜保护剂。

高血压危象临床表现:因为高血压危象包含高血压急症与亚急症的临床综合征,其临床表现不尽相同,但共同的临床表现也很明显,即血压在短时间内迅速升高,同时出现一系列症状、体征。

典型症状:①脑出血;②蛛网膜下腔出血;③急性冠状动脉综合征;④急性主动脉夹层;⑤高血压脑病;⑥自主神经功能失调症状,也面色苍白、烦躁不安、多汗、心悸;⑦手足震颤和尿频,心率增快,大于110次/min;⑧其他症状,部分症状如鼻出血及单纯头晕、眼花等,可能仅为血压升高,没有伴随一过性或永久性脏器的急性受损。

诊断:需结合病史、体格检查、常规化验和特殊检查来评估高血压的水平及严重程度。

高血压危象的意义不在于血压本身的高低,而在于血压增高对终末脏器乃至生命的威胁。因此,高血压危象的诊断关键在于把握是否出现靶器官的损害。血压上升的速度往往比绝对值更有意义。一旦在高血压基础上出现急性靶器官损伤则高血压危象(急症)诊断明确。对于收缩压>220mmHg或舒张压>130mmHg而没有靶器官损伤出现的患者,应诊断为高血压危象。轻度高血压短期内血压上升达到或超过180/120mmHg或原来血压正常者血压突然上升到160/100mmHg就有可能出现高血压脑病。原有慢性心、肾功能不全对血压升高的耐受均很有限。

高血压危象治疗:制订治疗计划,通常需静脉给药,并加强一般治疗,严格控制后续的降压管理。紧急降压治疗,并长期维持治疗。(1)吸氧,对有呼吸困难和血氧饱和度降低的患者,最初几日间断或持续通过鼻管面罩吸氧。(2)安静休息,急性期卧床休息,保持环境安静。防止不良刺激,解除焦虑。(3)监测生命体征,如行心电图、血压和呼吸的监测;密切观察心律、心率、血压和心功能的变化,以适时采取治疗措施,避免猝死。(4)其他治疗:维持水电解质平衡、防治并发症等。(5)急症治疗,在家中、工作场地发生高血压急症,在送往医院前应做一定的现场处理,如稳定病人情绪,有条件时可适当试用镇静药,可舌下含服降压药物,如硝酸甘油,每次0.6~1.2mg,3~5分钟起效,舒张压可降低10~20mmHg,收缩压可降低10~30mmHg。其作用比较肯定,但是作用时间短暂,应使用其他药物配合。部分人用药后出现头胀等不适。注意有极少数人对硝酸甘油敏感,含药后血压过度下降,出现头晕、心慌等症状。另外,可以舌下含服卡托普利,舌下单次计量为12.5~50mg,约5~15分钟起效,可使收缩压和舒张压明显下降,总有效率可达95%;作用可维持3~6小时,副作用很少,偶见皮疹、味觉异常、低血压等。严重肾功能不全、肾动脉狭窄者禁用。

高血压危象的预后:高血压危象是极度危险的,只有坚持服药控制血压、积极治疗原发病,预防其发作才能提高患者的生命质量。

治疗高血压危象以稳定症状为目的，要坚持长期治疗。部分严重的高血压急症患者12个月内病死率达50%。

护理：高血压危象发生并迅速发展，病情凶险，一旦发生应立即采取及时有效的临床急救，临床与治疗后的家庭护理措施同样重要。血压控制稳定后给予患者相应的健康宣教是临床护理的必要措施。

预防措施：控制血压处于稳定状态，积极治疗可能引起血压升高的原发病。合理饮食，适度运动，减轻压力，避免应激情绪产生，戒烟限酒，保持良好的生活方式，是预防高血压、高血压危象及其并发症最有效的措施。

种植医师必须掌握种植手术中的风险因素，血压突然增加，如不警惕，不紧急叫停手术或者未采取一些措施可能会发生高血压危象。种植医师的使命是预防高血压危象发生，而不是掌握对高血压危象患者的处置，更重要的是做到术前严格预防，术中紧急对症处置，让手术安全平稳。因此种植医师术前必须详细询问患者病史，了解种植患者病情：有无高血压病史；有无使血压急性升高的诱因（如停用降压药、急性感染、急性尿潴留、服用特殊药物、惊恐发作）；目前有什么症状，如头晕、头痛、胸闷、气短等；是否应用药物治疗，应用何种药物；血压控制情况如何；家族其他成员有无高血压危象发病史；如为育龄期女性，是否处于妊娠期。

更重要的原则是术中叫停制度，对于无牙颌患者建议全程心电监护，及时关注血压、心率、血氧饱和度的变化。如发现血压突然升高，紧急停止手术，必要时给予降压。特别是在手术完成到一半时，术者往往不愿意叫停手术，总想马上完成剩余手术步骤，这种思想不可取。必须坚持患者生命至上，充分保证患者生命安全。可以采取吸氧、镇静等措施，优先考虑患者生命安全。笔者个人建议60岁以上、有心脏疾患和高血压病史等患者除了心电监护，必须配备麻醉师全程MAC下实施手术。下面结合实际病例来讨论如何预防高血压危象的发生。

罩门三病例：展示病例（二十一）

一般资料：丁某，男，60岁。

主诉：上下颌牙缺失2年余，咨询种植。

现病史：患者自诉上下颌牙缺失2年余，来院咨询种植。

既往史：体健，无高血压病史，否认心脏病史，否认药物过敏，无特殊家族病史，否认双膦酸盐药物史。有糖尿病，未曾服药，血糖在手术范围内。

检查：双侧颜面部基本对称，张口度及开口型正常，双侧颞下颌关节无弹响及杂音。口内可见17-14缺失，24-27缺失，11、21缺失，37-47缺失，牙槽嵴丰满。12、13、23牙根暴露，2度松动，22松动3度，全口口腔卫生尚可，牙石（+），色素（+）。

辅助检查：CBCT显示17骨高度9mm，骨宽度12mm；14骨高度14mm，骨宽度7.8mm；11骨高度12mm，骨宽度10mm；21骨高度13mm，骨宽度8.5mm；24骨高度14mm，骨宽度7.35mm；27骨高度6mm，骨宽度12mm。骨密度可。

诊断：（1）上颌牙列缺损；（2）下颌牙列缺失。

治疗计划：one day apple种植技术，“翼”招制胜。

处置：2021年5月13日局部浸润麻醉下拔除上颌余留牙，完成上颌ALL ON 6种植，双侧翼上颌复合体种植，延期负重，术中取仰卧位，常规消毒铺巾。4%阿替卡因局部浸润麻醉，待麻药起效后，拔除13、12、22、23。于18至28牙槽嵴顶做水平切口，全层切开黏骨膜，翻瓣，定位，备洞至预定深度，术中突然血压增高，收缩压高达205mmHg，舒张压高达98mmHg，紧急叫停手术，给予患者吸氧、平静，请麻醉师会诊用药，予以镇静镇痛药物，血压降至159/87mmHg，安全完成手术。11植入Cortex 3.8mm × 11.5mm，14植入Cortex 3.8mm × 13mm，21植入Cortex 3.8mm × 11.5mm，24植入Cortex 4.2mm × 11.5mm，17、27植入Nobel Replace CC RP4.3mm × 16mm两枚。

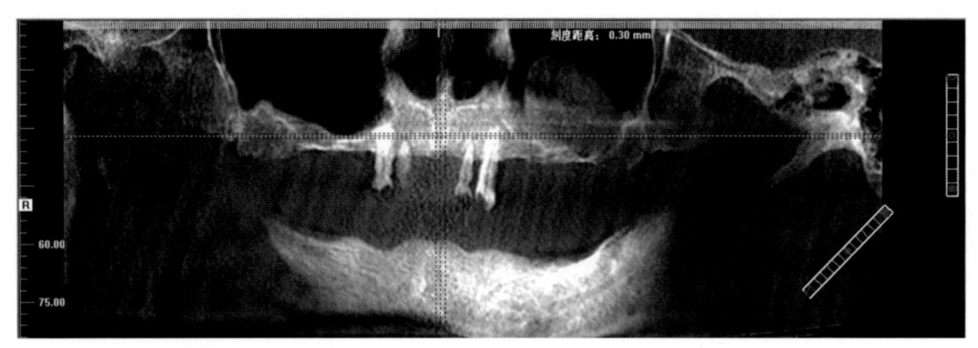

图BL21-1　2021年5月13日术前X片显示上颌余留牙情况

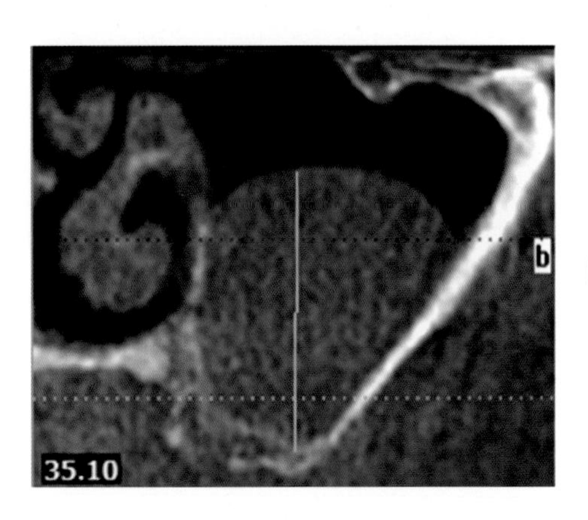

图BL21-2　2021年5月13日术前检查左侧上颌窦囊肿

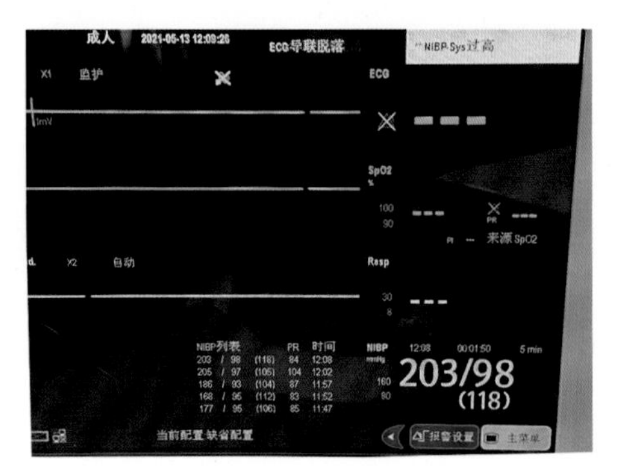

图BL21-3　2021年5月13日术中血压突然升高至205/98mmHg

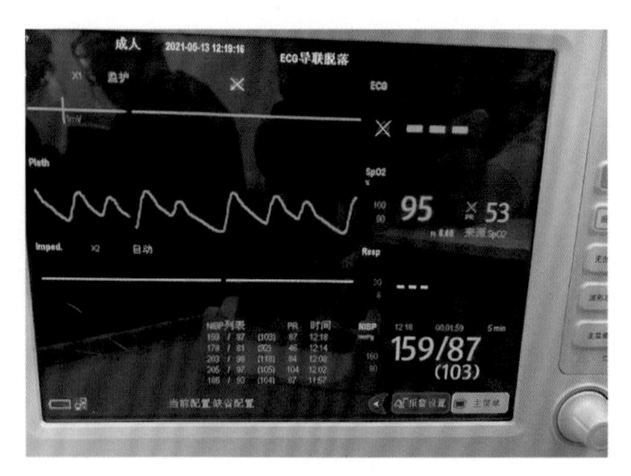

图BL21-4　2021年5月13日术中紧急叫停，同时降压至159/87mmHg

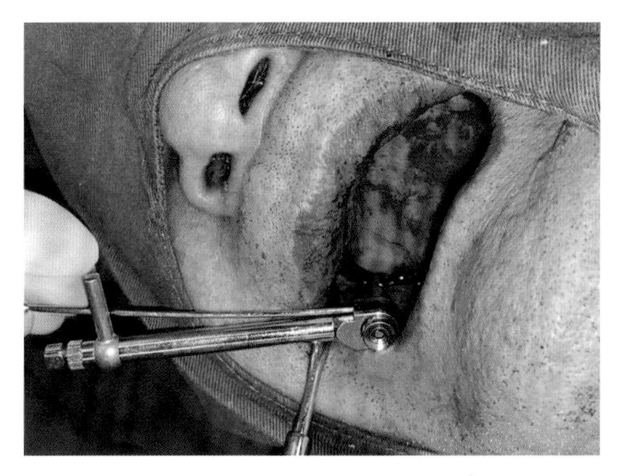

图BL21-5　2021年5月13日术中右侧翼上颌植体扭力大于35N·cm

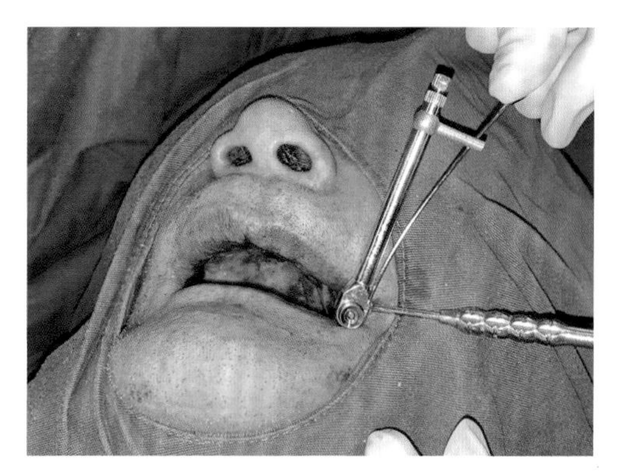

图BL21-6　2021年5月13日术中左侧翼上颌植体扭力大于35N·cm

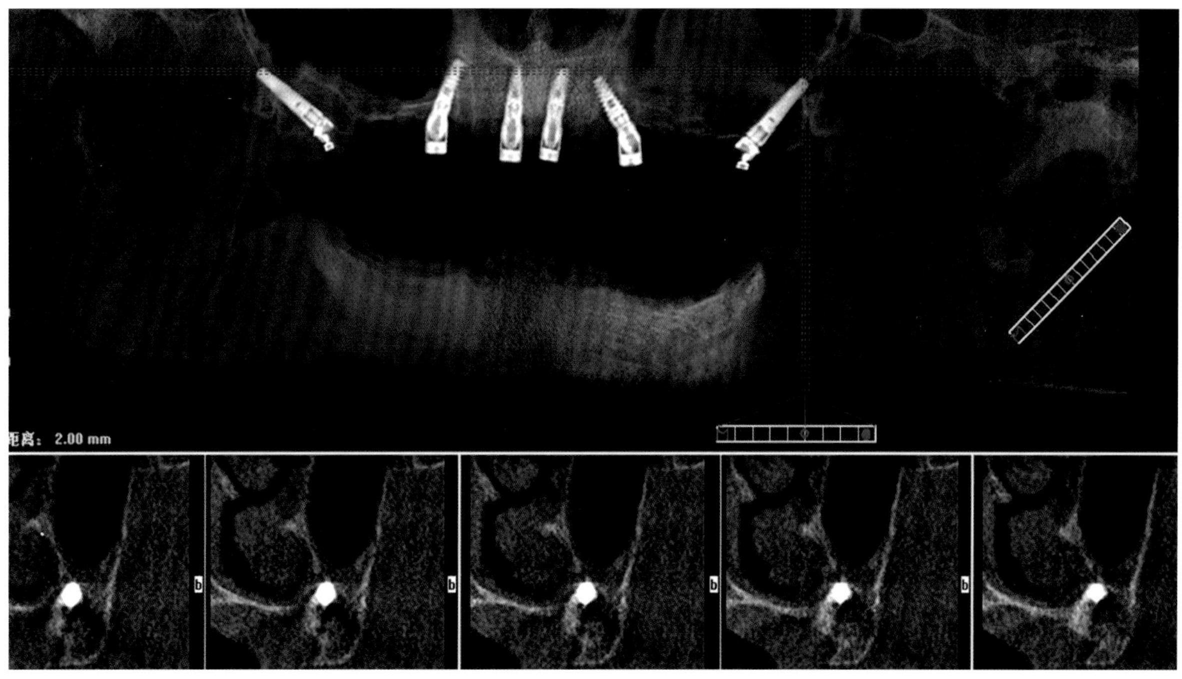

图BL21-7　2021年5月13日术后当天CBCT显示植体位置良好

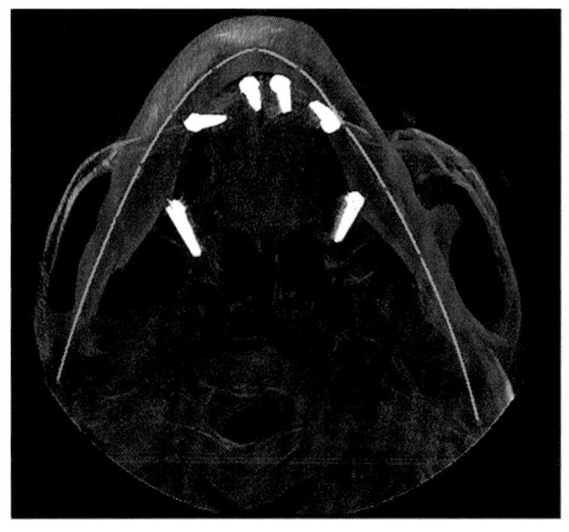

图BL21-8　2021年5月13日术后当天CBCT水平面显示植体角度恰当

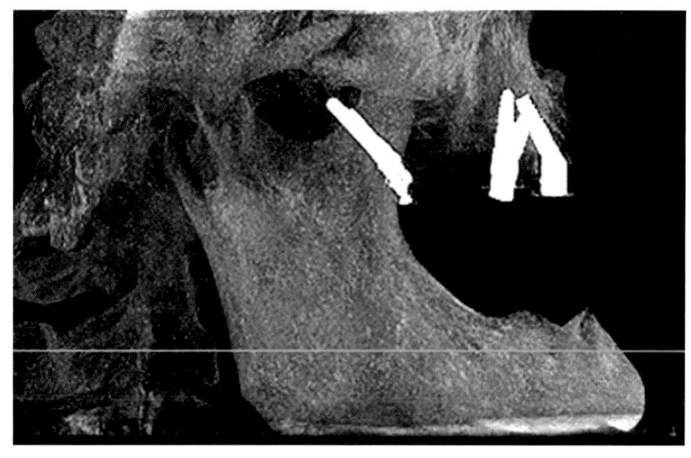

图BL21-9　2021年5月13日术后当天CBCT矢状面显示植体角度为45°

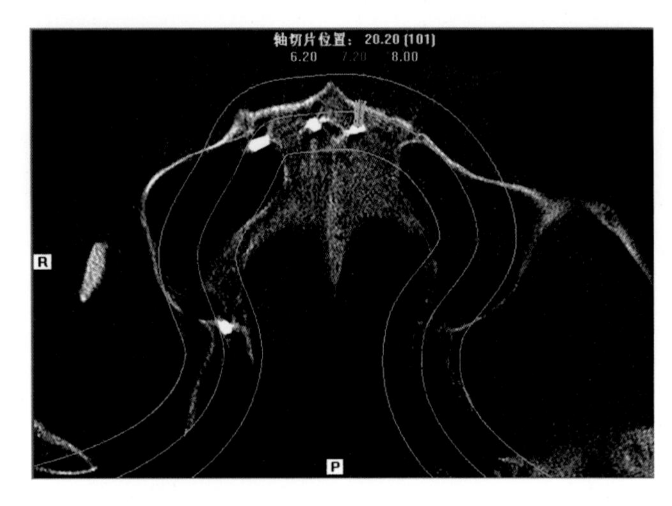

图BL21-10　2021年5月13日术后当天CBCT显示翼上颌植体穿出翼突窝

病例小结

患者突然血压升高，如无控制，或者继续手术，持续刺激，可能造成患者全身系统产生意外，需要医师随时提高警惕，做好预防措施。建议全口或者半口无牙颌患者全程监测血压、心率、血氧饱和度等，实现安全种植。

第四节　罩门四：超级细菌耐药

罩门四概述

超级细菌泛指那些对多种抗生素具有耐药性的细菌，也是"多重耐药性细菌"。这类细菌对抗生素有强大的抵抗作用，能逃避被杀灭的危险。目前引起特别关注的超级细菌主要有：耐甲氧西林金黄色葡萄球菌（MRSA）、耐多药肺炎链球菌（MDRSP）、万古霉素肠球菌（VRE）、多重耐药性结核杆菌（MDR-TB）、多重耐药鲍曼不动杆菌（MRAB）以及最新发现的携有NDM-1基因的大肠杆菌和肺炎克雷伯菌等。由于大部分抗生素对其不起作用，超级细菌对人类健康已造成极大的危害。

原因：基因突变是产生超级细菌的根本原因。细菌耐药性的产生是临床上广泛应用抗生素的结果，而抗生素的滥用则加速了这一过程。抗生素的滥用使得处于平衡状态的抗菌药物和细菌耐药之间的矛盾被破坏，具有耐药能力的细菌也通过不断的进化与变异，获得针对不同抗菌药物的耐药能力，这种能力在矛盾斗争中不断得到强化，细菌逐步从单一耐药到多重耐药甚至泛耐药，最终成为耐药超级细菌。每年在全世界大约有50%的抗生素被滥用，而国内这一比例甚至更高，正是由于药物的滥用，病菌迅速适应了有抗生素的环境，各种超级细菌相继诞生。

超级细菌耐药对种植的影响：超级细菌引起的是细菌感染，不是传染病，而且一般发生在医院里，虽然它耐药性强，但致病力并不强。

超级细菌耐药对种植有什么影响，笔者未查阅到相关文献，但是笔者遇到一例超级细菌耐药患者种植，植入四枚Nobel Replace CC RP4.3mm × 10mm植体，种植手术过程顺利。术后一周伤口愈合良好，但两周后可见局部黏膜有白色脓性分泌物，探查植体均无骨结合，取出后患者正常愈合。骨无结合原因不明，原因待查，怀疑可能和超级细菌耐药有关联，因此提醒种植医生对于超级细菌耐药患者应提高警惕，尽可能避免翼上颌复合体种植手术，如植体感染或者骨不结合，可能会发展到植体游走至翼突窝等并发症。

罩门四病例：展示病例（二十二）

一般资料：汤某，女，62岁。

主诉：左侧下颌牙缺失半年，影响咀嚼。

现病史：患者半年前左侧下颌牙拔除，影响咀嚼，来院咨询种植。

既往史：体健，无高血压病史，否认心脏病史。对大部分抗生素耐药，否认药物过敏史，无特殊家族病史，否认双膦酸盐药物史。

检查：双侧颜面部基本对称，张口度及开口型正常，双侧颞下颌关节无弹响及杂音。口内可见12、13、15残根，11、14、16、17、21、42–32，35–38缺失，33牙根暴露，3度松动。

辅助检查：CBCT显示左侧下颌骨高度及宽度可，骨密度可。

诊断：（1）上下颌牙列缺损；（2）12、13、15残根；（3）33牙周炎。

治疗计划：（1）33拔除；（2）42、32、34、36种植。

处置：患者于2019年5月5日行下颌种植手术，术中拔除33，42、32、34、36植入Nobel Replace CC RP 4.3mm × 10mm三枚和Nobel Replace CC NP 3.5mm × 11.5mm一枚，种植手术过程顺利。术后一周伤口愈合良好，但两周后可见局部黏膜有白色脓性分泌物，探查植体均无骨结合，取出后患者正常愈合。

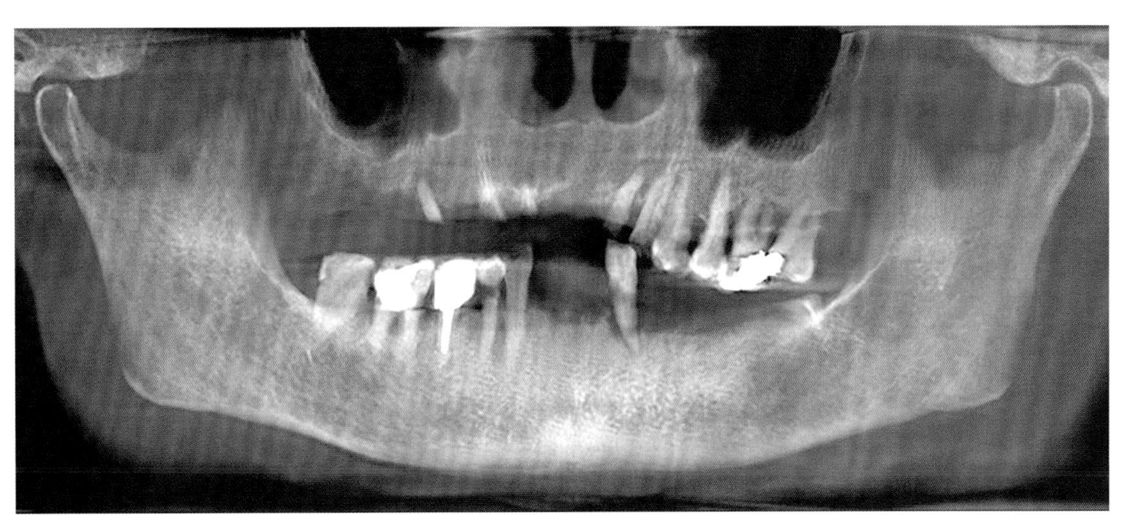

图BL22–1　术前X片检查下颌骨质情况

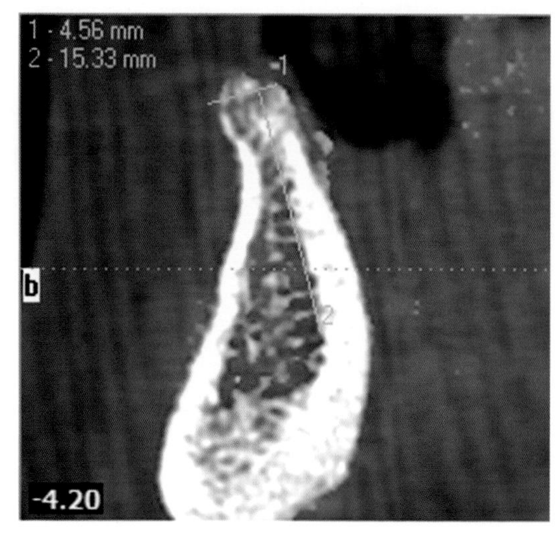

图BL22-2　术前检查42骨高度、骨宽度

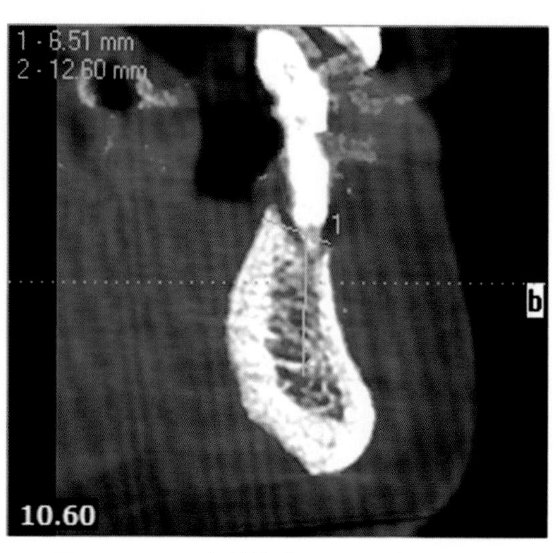

图BL22-3　术前检查32骨高度、骨宽度

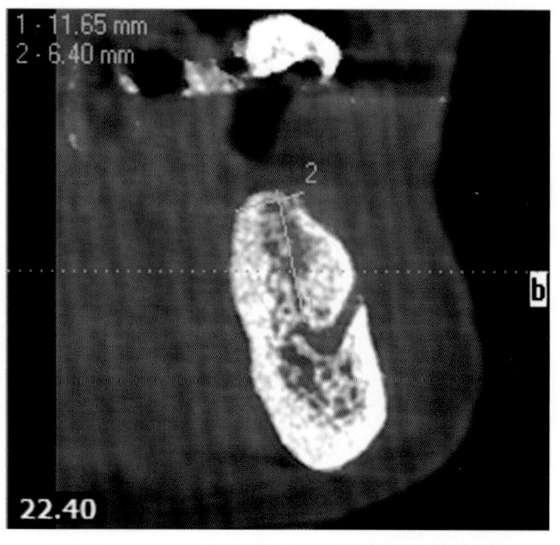

图BL22-4　术前检查34骨高度、骨宽度

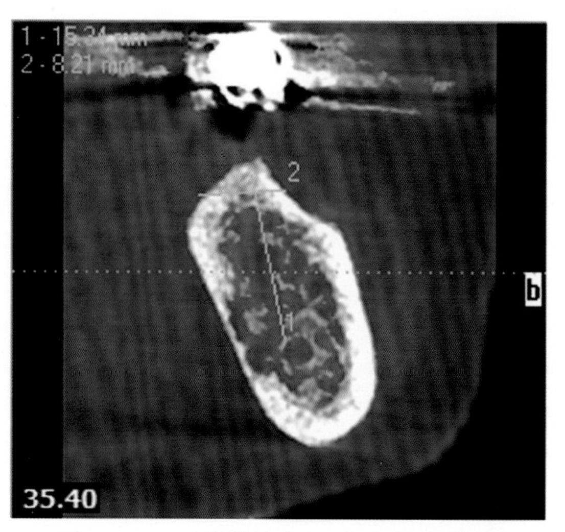

图BL22-5　术前检查36骨高度、骨宽度

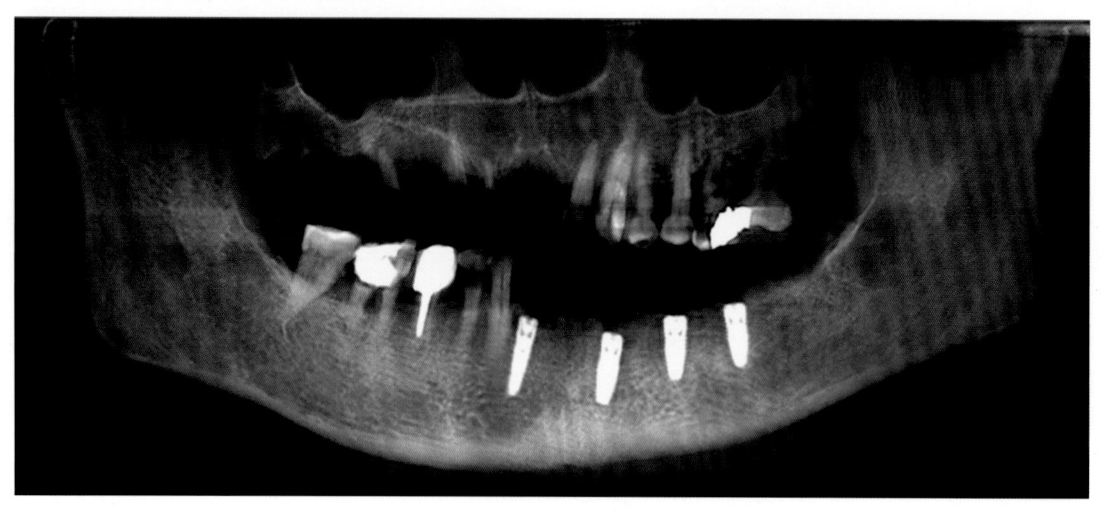
图BL22-6　种植当天全景片检查植体位置

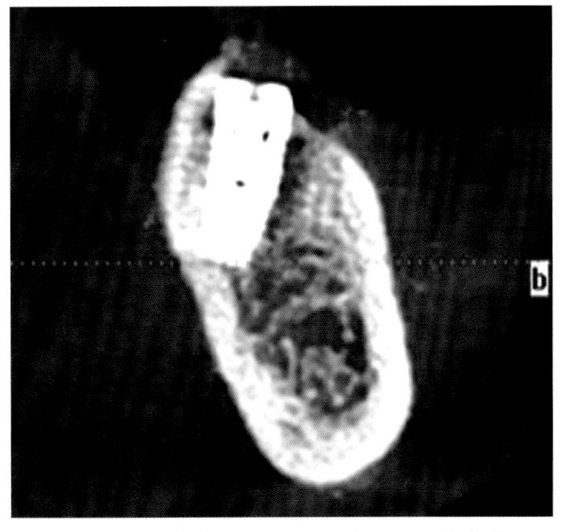

图BL22-7 种植当天CBCT显示36植体位置正常

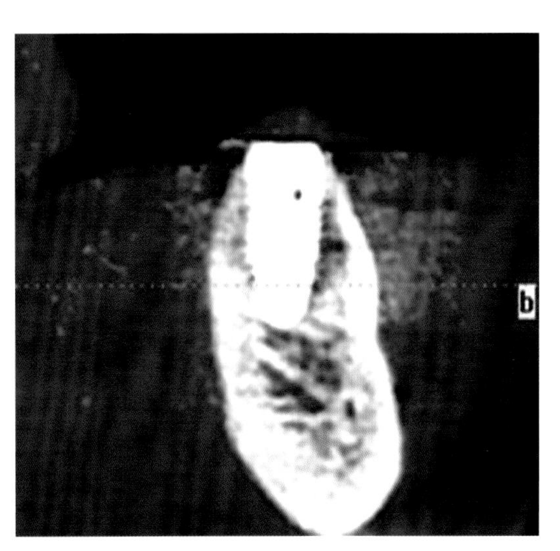

图BL22-8 种植当天CBCT显示34植体位置正常

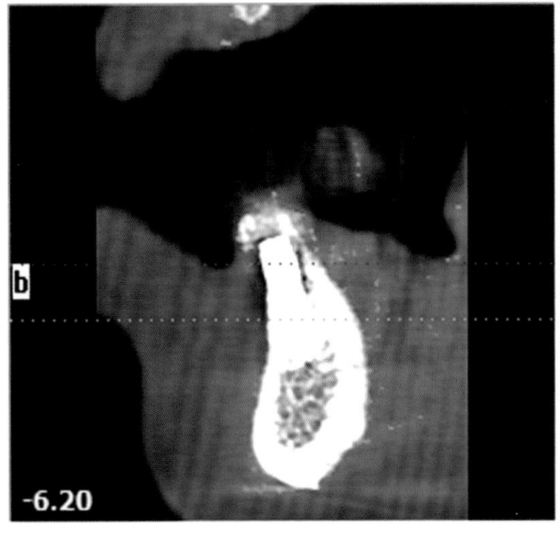

图BL22-9 种植当天CBCT显示32植体位置正常

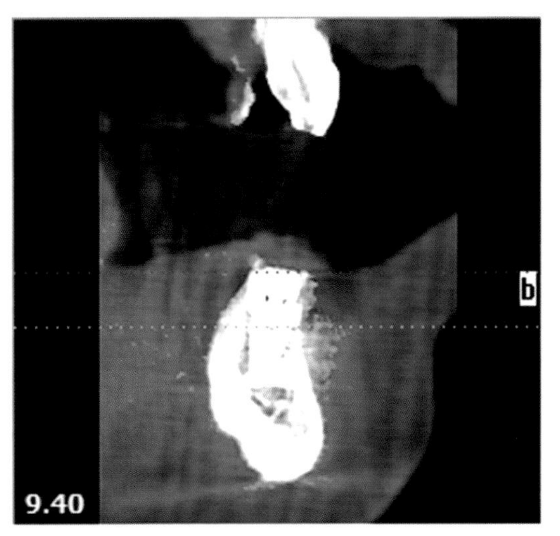

图BL22-10 种植当天CBCT显示42植体位置正常

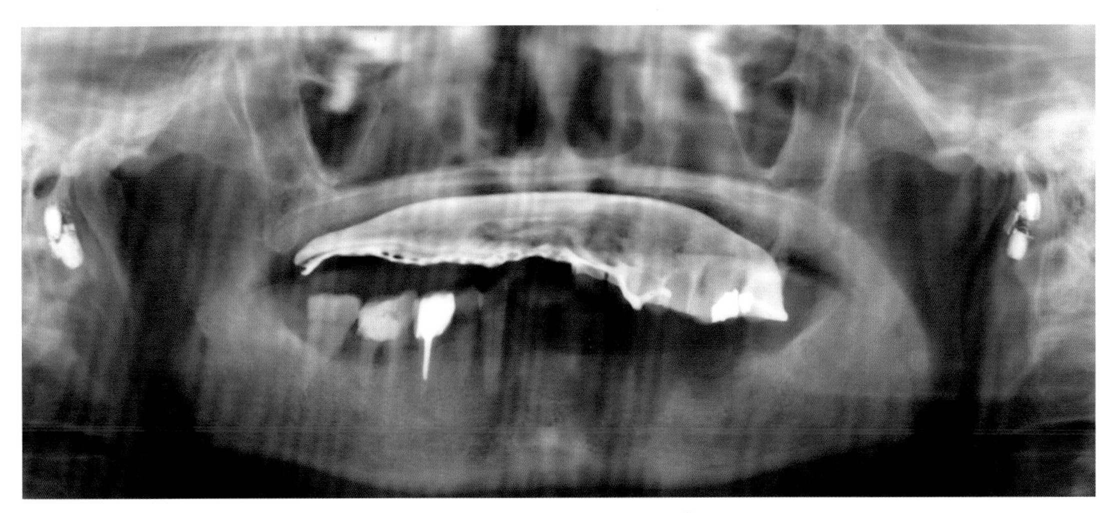

图BL22-11 取出植体后一月复查全景片

病例小结

引用余秋雨的话：“我们对这个世界，知道得还实在太少。无数的未知包围着我们，才使人生保留迸发的乐趣。当哪一天，世界上的一切都能明确解释了，这个世界也就变得十分无聊。人生，就会成为一种简单的轨迹，一种沉闷的重复。”种植也是一样，很多未知的事件，多种原因可以导致种植失败，该病例四枚植体均失败，属于罕见。可能的原因必须考虑超级细菌耐药的问题，其造成植体与骨不结合的机制有待证实，当然也可能是其他原因导致种植的失败（请教业界专家认为可能是骨代谢疾病造成，因此可能存在不确定性，原计划删除此罩门以免误导读者，但是笔者也希望更多同行看到并关注超级细菌耐药的患者，共同探讨，因此保留此部分内容，以供参考）。笔者提醒种植医生注意此种情况，目前不清楚其机制，只能以预防为主，即超级细菌耐药的患者需谨慎对待。

第九章 翼上颌复合体种植的并发症问题

虽然翼上颌复合体种植有极大优势，可以解决临床很多常规技术不能实现的问题，但是翼上颌复合体种植手术也会带来并发症，需要种植医师认真对待。翼上颌复合体种植并发症主要表现在手术操作中的一系列问题以及术中、术后并发症等，如植体的三维方向偏移、上颌骨骨折、术中出血、感觉异常、术后植体感染、骨结合不良、植体移位等。笔者将在本章中讨论翼上颌复合体种植术中遇到的常见问题，并对其原因进行解析及提出解决方案。

第一节 翼上颌复合体种植术中问题

翼上颌复合体种植手术中出现问题主要是由于术者操作因素以及病例的特殊性等客观因素，术中最容易发生植体方向偏斜等问题。

第一种问题：植体根方偏向颊侧

这是常见的问题，主要是由于操作医生不熟悉翼突窝精准位置，或者在自由手种植及半盲手术的情况下发生，造成植体与中线夹角过小，此时植体根尖穿出位置未能在翼突窝之间，而是从上颌结节颊侧穿出。现结合一病例来进行详细讨论。

第一种问题病例：展示病例（二十三）

一般资料：马某，60岁，男性。

主诉：右侧上颌后牙松动4个月，影响咀嚼。

现病史：患者4个月前出现右侧上颌后牙松动，影响咀嚼，来院咨询种植。

既往史：体健，无高血压病史，否认心脏病史，否认药物过敏史，无特殊家族病史，否认双膦酸盐药物史。

检查：双侧颜面部基本对称，张口度及开口型正常，双侧颞下颌关节无弹响及杂音。口内可见15-17固定修复体，冠边缘不密合，基牙松动2度；45-47固定桥修复体；41-42固定桥修复体，无松动；25-28种植固定义齿修复体，修复体无松动；48伸长。

辅助检查：CBCT显示17根尖阴影，骨高度不足，4区骨量充足，骨密度可。

诊断：（1）上颌牙列缺损；（2）17牙周炎。

治疗计划：（1）拆除15-17固定桥；（2）拔除17；（3）种植16、17。

处置：2019年4月26日局部浸润麻醉下拔除17，同期种植治疗，17采用翼上颌复合体种植植入Nobel Active RP 4.3mm × 18mm；16植入安卓健4.6mm × 10mm，翼上颌植体植入后CBCT显示植体尖端未进入翼突窝，而是从颊侧穿出（见图BL23-4箭头），再次手术进行重新备洞，及时调整植体方向，CBCT显示植体进入翼突窝，位置正常。术后四个月完成永久修复。复查至今，翼上颌植体稳定，无骨吸收。

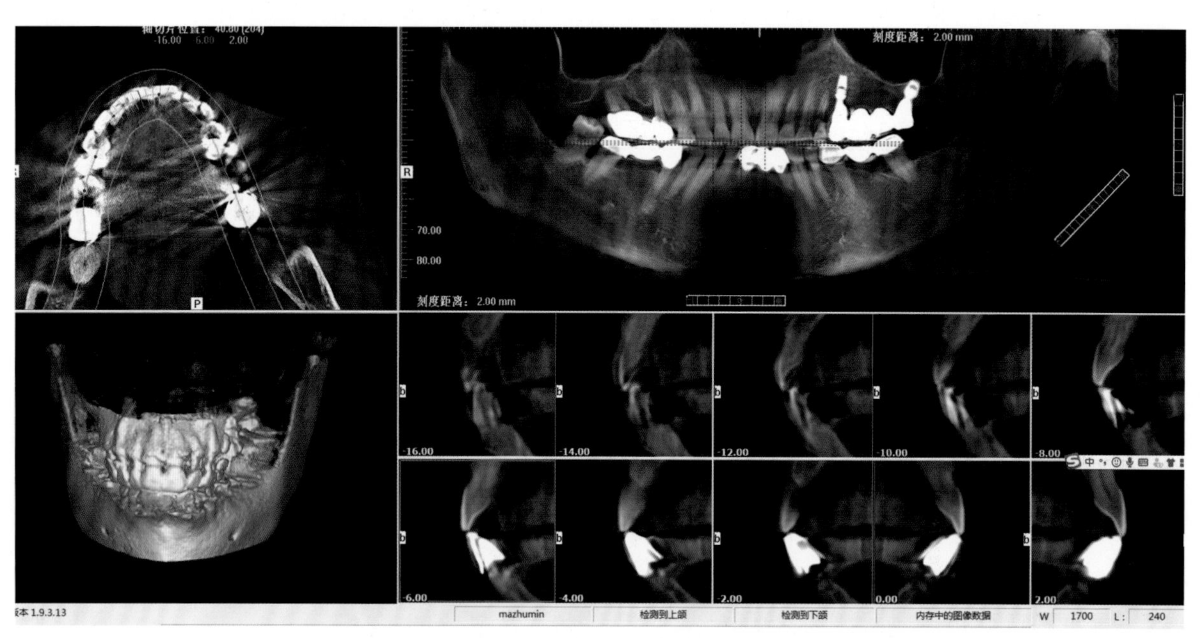

图BL23-1　术前CBCT检查骨质情况

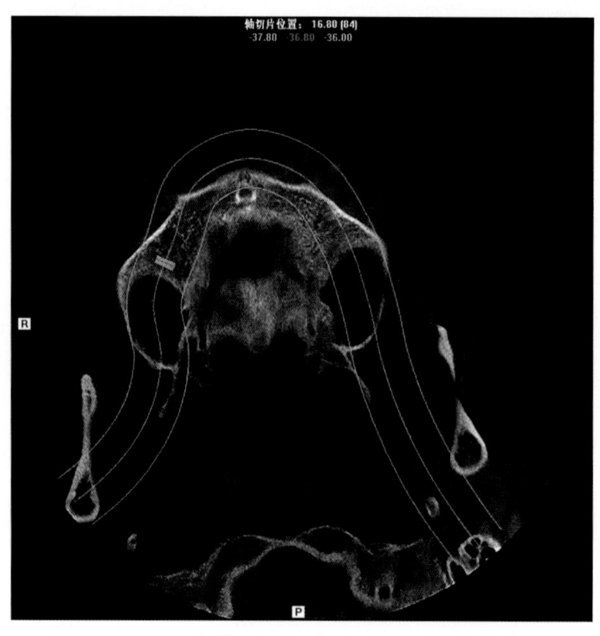

图BL23-2　术前CBCT水平面显示骨质宽度可

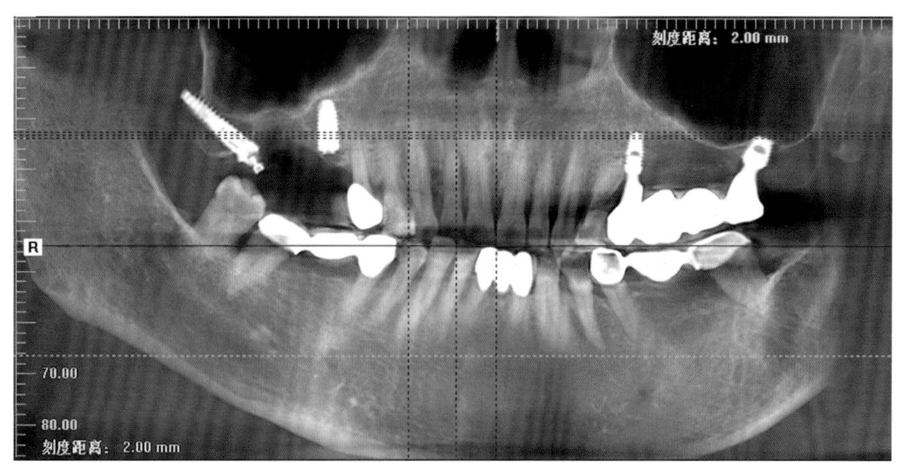

图BL23-3　手术当天CBCT检查植体角度及方向

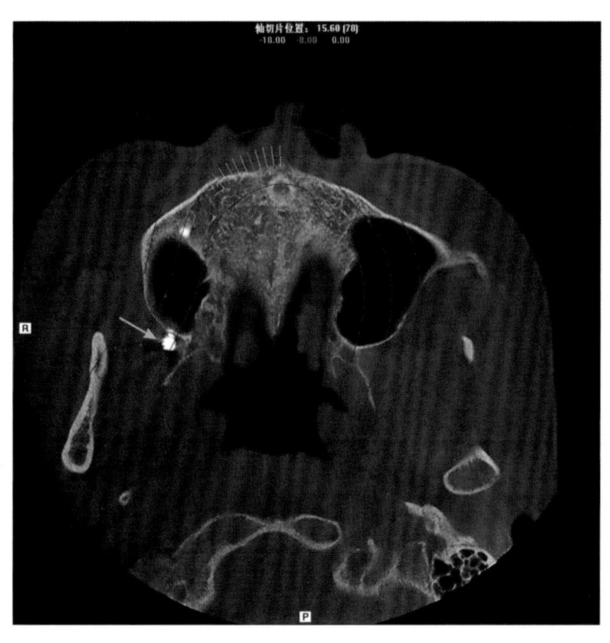

图BL23-4　手术当天CBCT显示植体尖端位于颊侧，未进入翼突窝

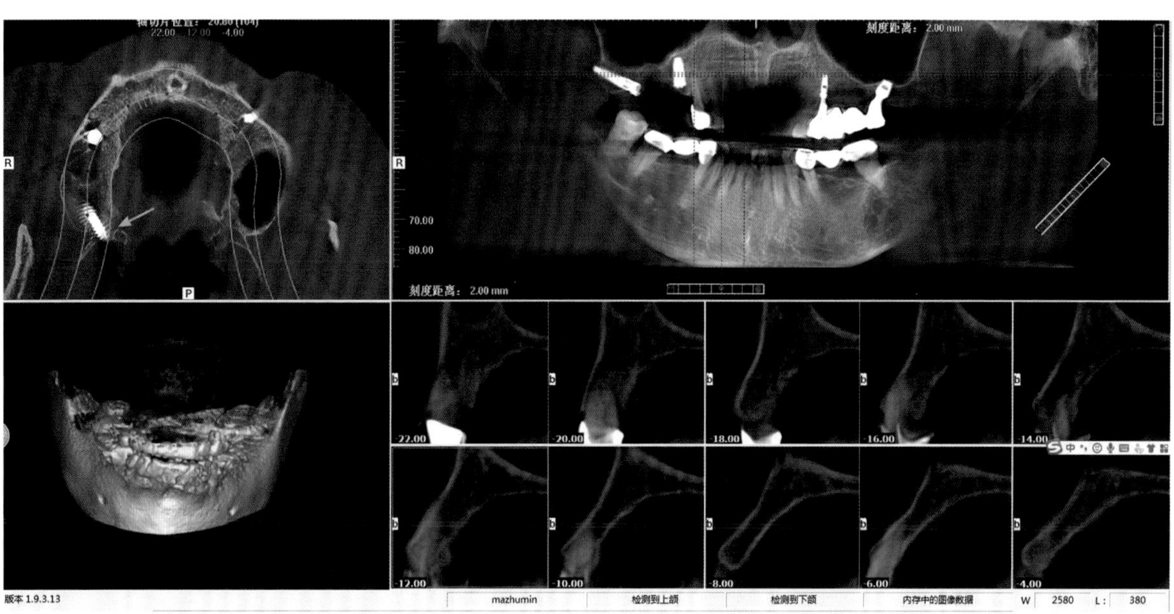

图BL23-5　手术当天调整植体位置和方向后CBCT显示植体进入翼突窝（箭头所示）

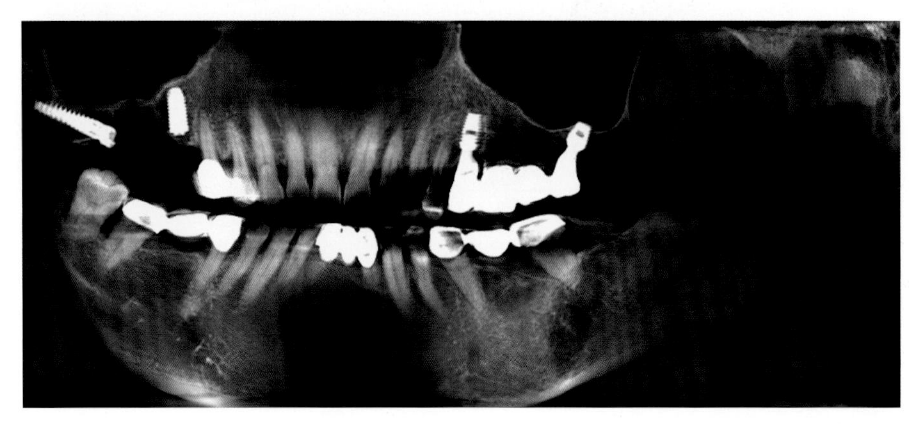

图BL23-6　手术当天CBCT显示植体位置良好

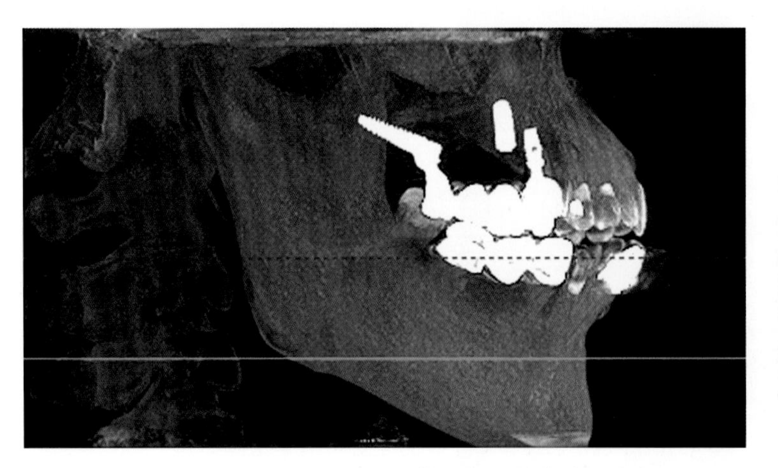

图BL23-7　手术当天CBCT矢状面显示植体位置良好

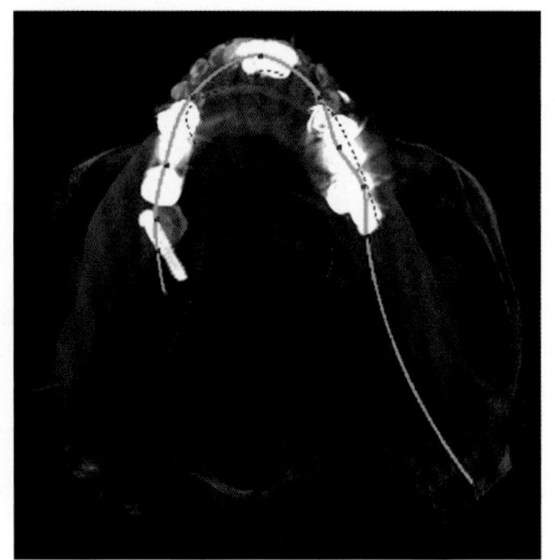

图BL23-8　手术当天CBCT水平面显示植体角度良好

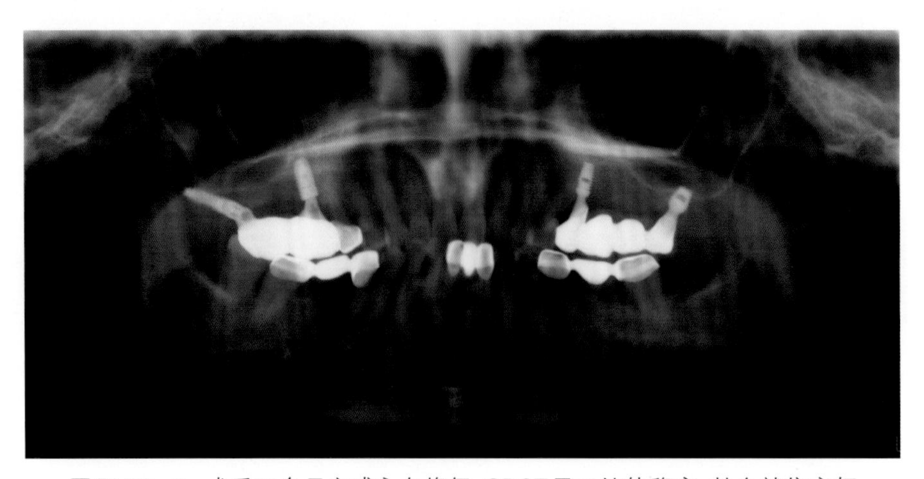

图BL23-9　术后四个月完成永久修复，CBCT显示植体稳定、基台就位良好

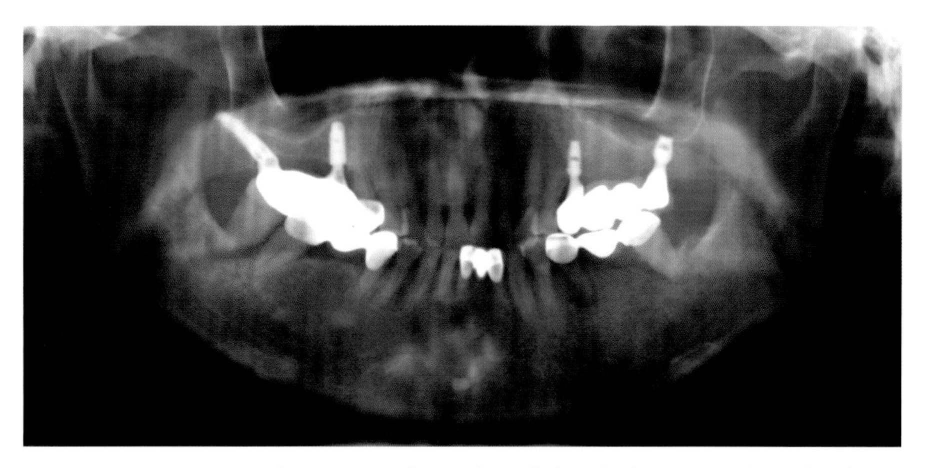

图BL23-10　2022年3月11日术后三年零十个月复查可见翼上颌植体稳定

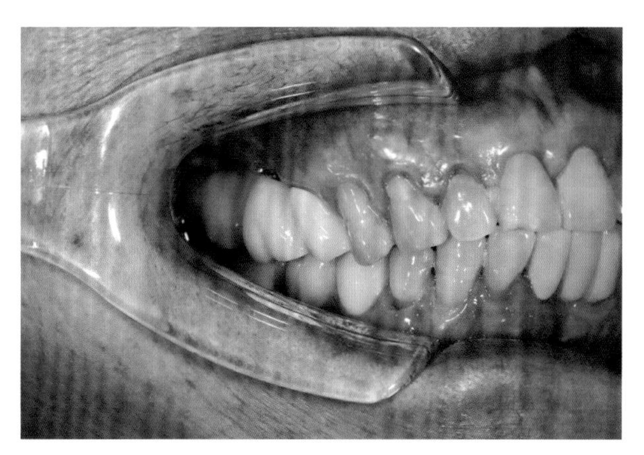

BL23-11　2022年3月11日术后三年零十个月复查可见16、17颊侧黏膜健康，色、形、质正常

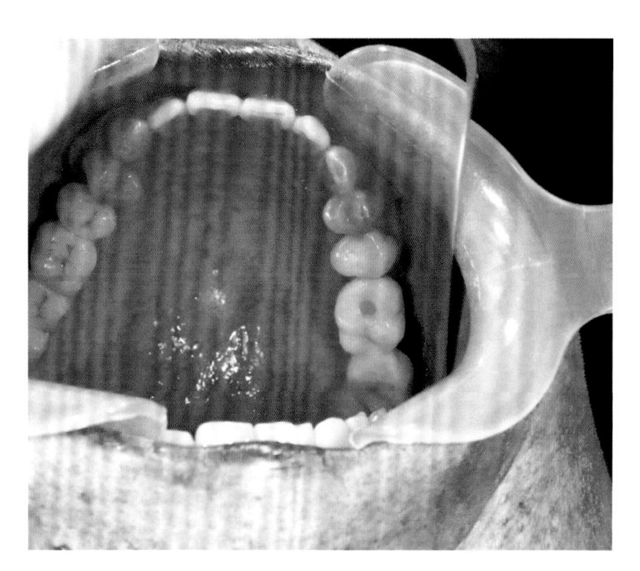

BL23-12　2022年3月11日术后三年零十个月复查16、17咬合情况

病例小结

本病例的特殊之处在于患者牙弓弧度较大，而翼上颌植体角度如果按照正常角度10°去备洞，容易从颊侧穿出，第二次调整方向后植入位点，达到翼突窝后从CBCT水平面可见翼上颌植体与中线接近20°角，因此翼上颌复合体种植需要根据个体差异，制订个性化手术计划，以便顺利完成。

第二种问题：植体根方偏向腭侧

如果翼上颌复合体种植角度较大，可能从腭侧骨板穿出。此情况发生后，植体可能会损伤腭大孔，伤及腭大神经血管束，容易引起出血、疼痛等。由于自由手误差较大，医生对4区解剖不熟练，术中就有可能发生植体偏向腭侧。术前预防可以采用数字化导板辅助，术中先锋钻备洞后进行一次CBCT确认，确认后再继续扩孔或者及时调整方向后再进行植入步骤。通常植体和腭大神经血管束的安全距离以3mm为佳，下面结合一病例来具体分析。

第二种问题病例：展示病例(二十四)

一般资料：王某，男，67岁。

主诉：上颌多颗牙缺失6个月。

现病史：6个月前拔除上颌多颗牙，影响咀嚼，要求种植。

既往史：否认全身重大疾病史，否认药物过敏史，否认双膦酸盐类药物用药史。有高血压，服药可控。有拔牙史，吸烟1包/天，经常饮酒，半斤/天。

检查：双侧颜面部基本对称，张口度及开口型正常，双侧颞下颌关节无弹响及杂音。口内可见17-22、27、34-43缺失，黏膜正常，颌间距离尚可；23-26牙3度松动，牙根暴露，口腔卫生条件差。

辅助检查：CBCT显示12位点骨宽度与骨高度为3.2mm×14.5mm；15位点骨宽度与骨高度为10.4mm×14.2mm；17位点骨宽度与骨高度为10.2mm×7.3mm；22位点骨宽度与骨高度为3.5mm×16.1mm；25位点骨宽度与骨高度为7.2mm×13.0mm；27位点骨宽度与骨高度为12.2mm×6.4mm。

诊断：上下颌牙列缺损。

治疗计划：(1)拔除23、24、25、26；(2)17、27翼上颌复合体种植；(3)12、15、22、25常规种植。

处置：2019年6月11日局部浸润麻醉下拔除上颌余留牙，同期ALL ON 6种植及翼上颌复合体种植，术中患者取仰卧位，常规口内外消毒，铺巾，4%盐酸阿替卡因肾上腺素局部浸润麻醉下拔除23、24、25、26，搔刮拔牙窝，冲洗后切开黏膜至牙槽嵴顶，翻瓣，在12、15、22、25、17、27位点定位扩孔，逐级备洞。12、22位点植入科特斯3.8mm×13mm两枚，15、25位点植入科特斯4.2mm×16mm两枚，植入扭力为35N·cm，植骨盖膜，上封闭螺丝，严密缝合。17、27位点植入Nobel Active RP植体4.3mm×18mm两枚，植入扭力为35N·cm。术中CBCT检查发现27植体从腭侧骨板穿出，再次手术进行重新备洞，调整植体方向，术后再次检查可见植体尖端位于翼突窝，位置角度正常，翼上颌植体放置30°、高度3.5mm的复合基台，置保护帽，严密缝合创口，2019年6月23

日完成下颌常规六颗种植。

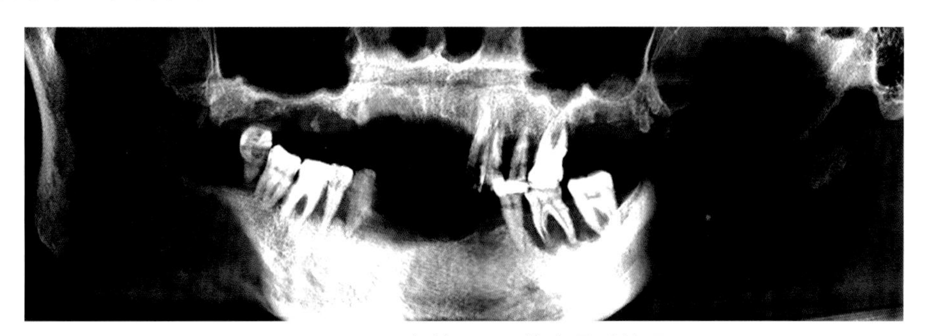

图BL24-1　术前CBCT检查骨质情况

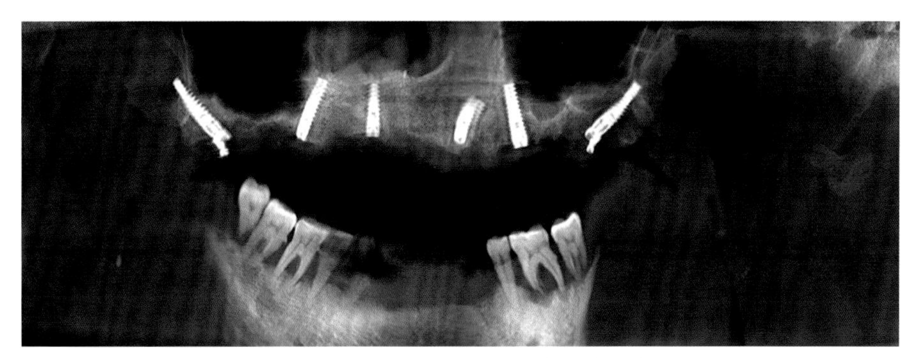

图BL24-2　手术当天CBCT检查植体角度及方向

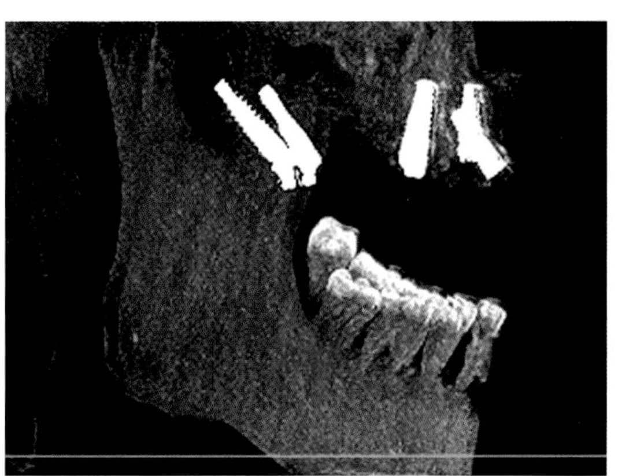

图BL24-3　手术当天CBCT矢状面检查植体角度

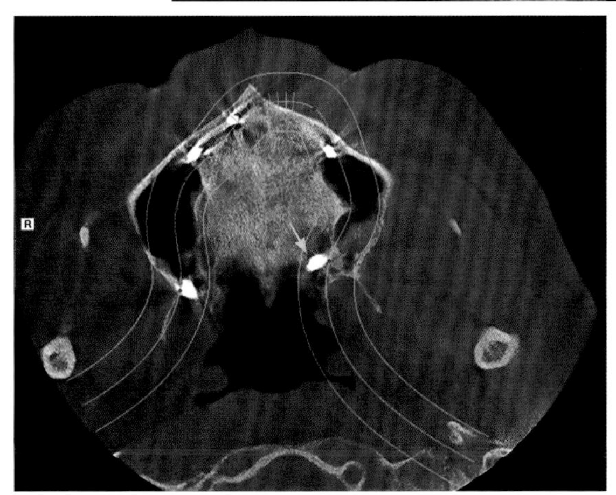

图BL24-4　手术当天CBCT水平面显示左侧植体尖端位于腭侧，未进入翼突窝

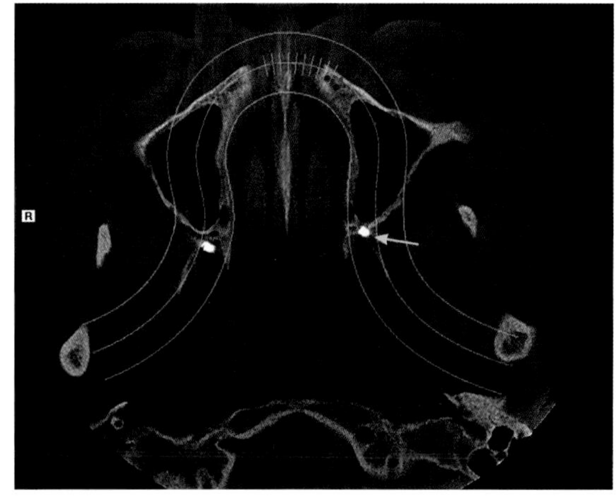

图BL24-5　手术当天调整植体位置和方向后CBCT显示植体进入翼突窝（箭头所示）

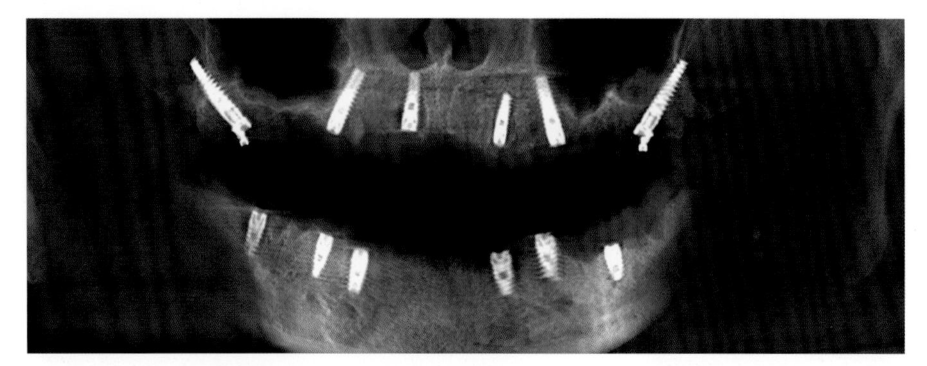

图 BL24-6　手术当天 CBCT 显示植体位置良好

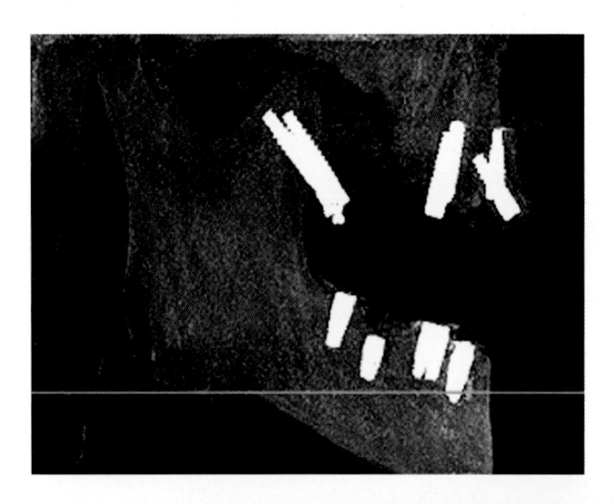

图 BL24-7　手术当天 CBCT 矢状面显示植体位置良好

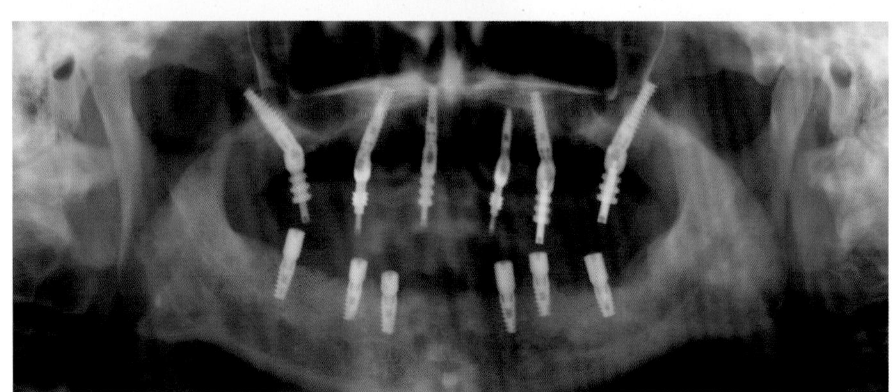

图 BL24-8　永久修复后取模转移杆就位良好

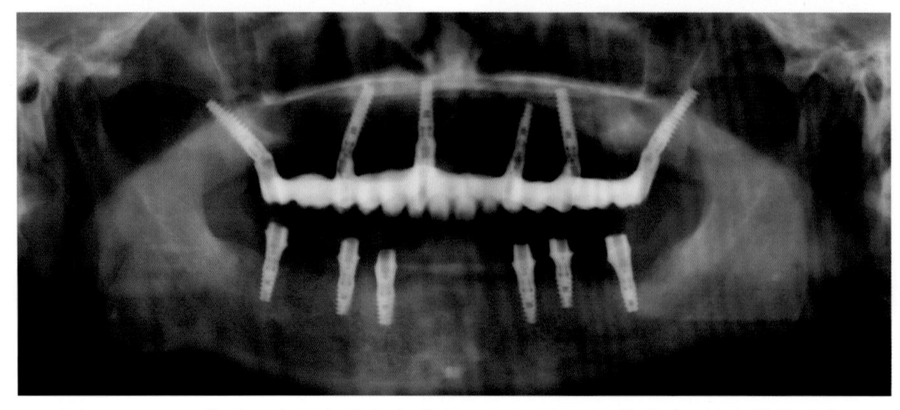

图 BL24-9　术后四个月完成永久修复，CBCT 显示植体稳定、基台就位良好

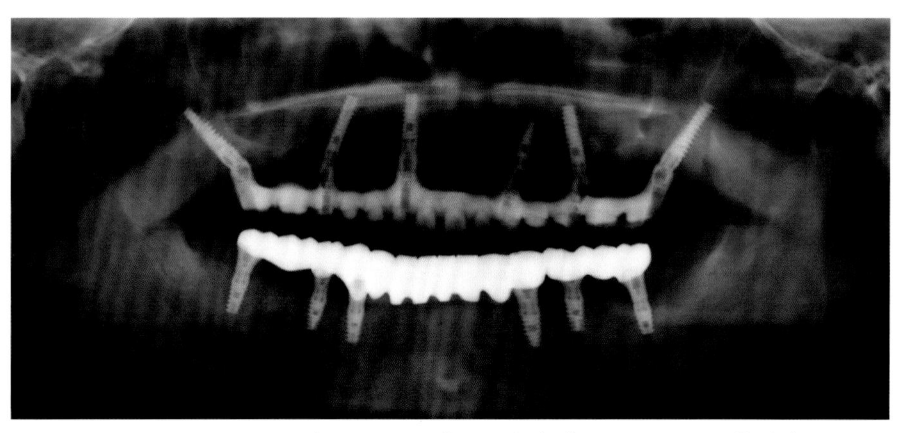

图 BL24-10　2020 年 1 月 15 日术后一年复查，CBCT 显示植体稳定

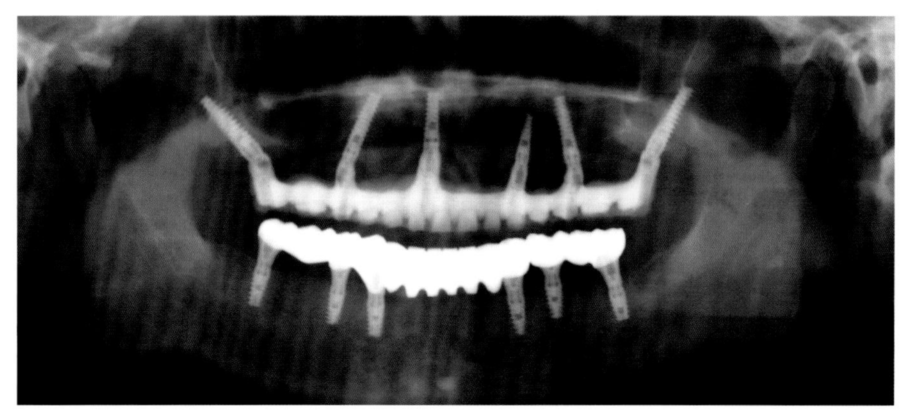

图 BL24-11　2021 年 10 月 29 日术后两年零四个多月复查，CBCT 显示植体稳定

病例小结

本病例和第一种情况恰恰相反，其因为角度过大，造成植体从腭侧穿出，自由手种植预防只能依据经验，因此术中建议先锋钻备洞后CBCT确认最为稳妥，可以直观检查其角度与方向是否正确。另外，数字化种植技术在翼上颌复合体种植中有优势，特别是动态导航技术能帮助医生精准植入，保证植体距离腭大神经血管束大于3mm。

第三种问题：植体植入上颌窦

翼上颌植体如果角度较为直立，或者上颌窦生理性气化较大，容易导致植体进入上颌窦腔。出现此情况有两种解决方法：第一种方法是退出植体重新备洞，重新植入植体；第二种方法是选择观察，类似于不进行植骨的上颌窦底内提升。这两种方法预后均好。下面结合实际病例来具体分析。

第三种问题病例：展示病例（二十五）

一般资料：马某，女，40岁。

主诉：右上后牙缺失6个月余。

现病史：右上后牙6个月前因龋坏拔除，因咀嚼不适，咨询种植。

既往史：有拔牙史、根管治疗史、镶牙史，否认药物过敏史，有高血压，服药可控，有高血脂，服药可控。2019年4月胆囊切除手术，否认双膦酸盐用药史。

检查：双侧颜面部基本对称，张口度及开口型正常，双侧颞下颌关节无弹响及杂音。口内可见15–17、27缺失，对颌牙无伸长，36全冠修复，24、25、26邻面颈部可见充填物。

辅助检查：CBCT显示15–17、27缺失，24、26、36根管内可见条状高密度影像，36全冠样高密度影像，15位点骨高度为9.37mm、骨宽度为8.80mm，17位点骨高度为6.81mm、骨宽度为6.43mm。

诊断：上颌牙列缺损。

治疗计划：15、17位点种植修复。

处置：2018年11月18日局部浸润麻醉下行15、17种植，术中患者取仰卧位，常规口内外消毒，铺巾，4%盐酸阿替卡因肾上腺素局部浸润麻醉下，切开黏膜至牙槽嵴顶，翻瓣，在15位点定位扩孔，逐级备洞，15植入奥齿泰4.0mm × 10mm，17植入Nobel Replace CC 4.3mm × 16mm植体。植入后CBCT检查发现植体进入上颌窦，再次手术进行重新备洞，调整植体再次拍片确认，植体位置调整到正常角度和位置，放置30°高度为4mm的复合基台，上保护帽，植入扭力35N·cm以上，严密缝合，咬纱布止血。4个月后完成永久修复，复查显示至今植体稳定、骨吸收不明显。

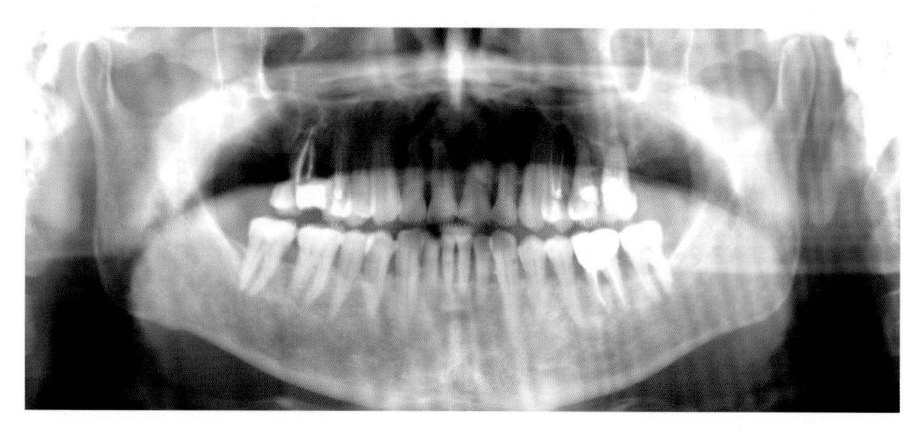

图BL25–1　拔牙前全景片检查情况

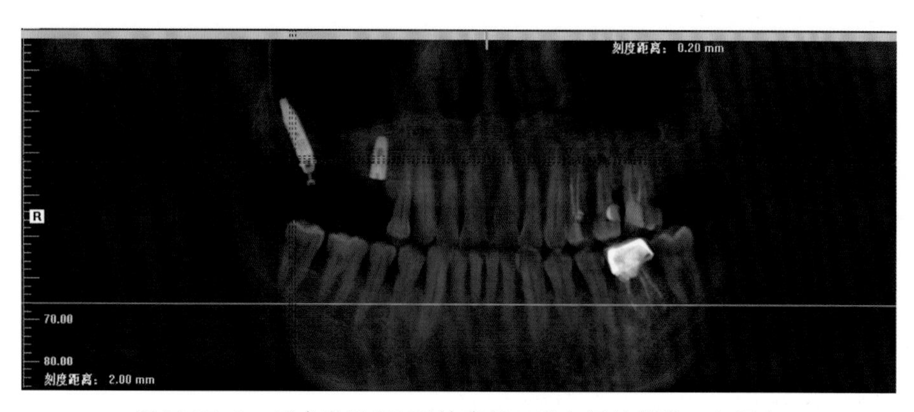

图BL25–2　手术当天CBCT检查显示翼上颌植体进入上颌窦

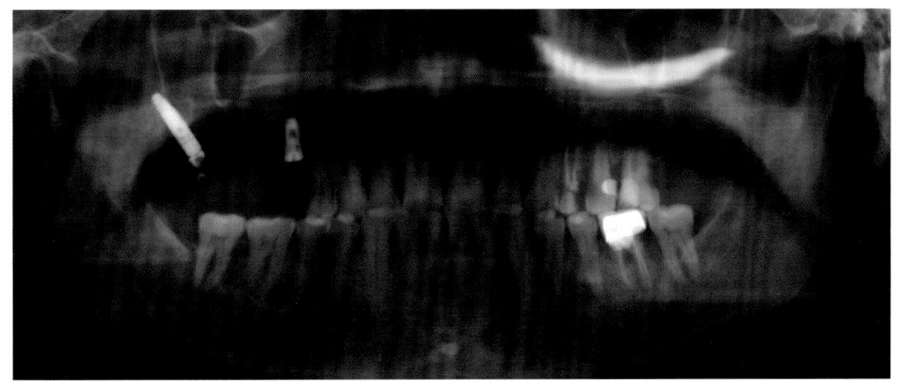

图BL25-3　第二次手术调整植体位置与方向后CBCT显示植体位置良好

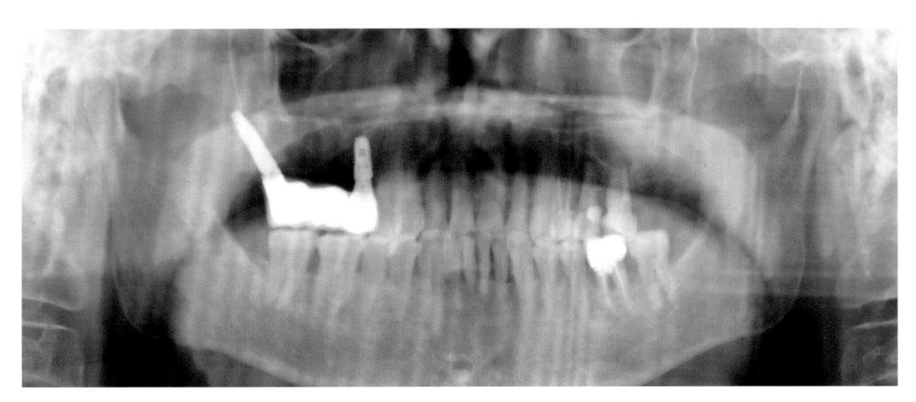

图BL25-4　永久修复后全景片复查

病例小结

此情况主要还是在于预防，种植医师需要较好的手感。预感进入上颌窦时，可进行捏鼻鼓气试验，如果备洞过程中已经穿破上颌窦黏膜，可以看到气泡从备洞中冒出，如果上颌窦底穿通，黏膜不穿通，可以观察，类似上颌窦内提升，但是这样失去了锥突的皮质骨固位作用，因此可以重新备洞，更改位置和方向，保证植体穿入翼突窝。虽然改变了方向和位置，但预后不会受到影响。如何避免以上几种问题的出现，最安全可靠的方式除了应用数字化导航系统，也可以在先锋钻备洞后，CBCT检查确认无误后再继续扩孔，如发生位置的变化，及时调整即可（见图9-1、图9-2和图9-3）。

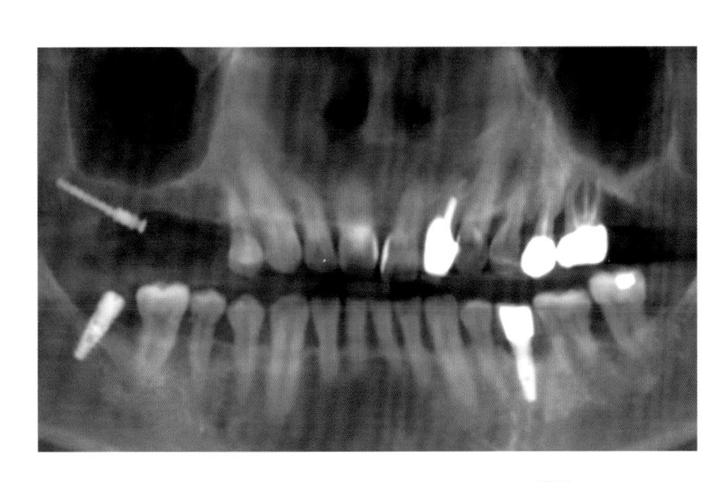

图9-1　插入平行杆进行CBCT拍摄

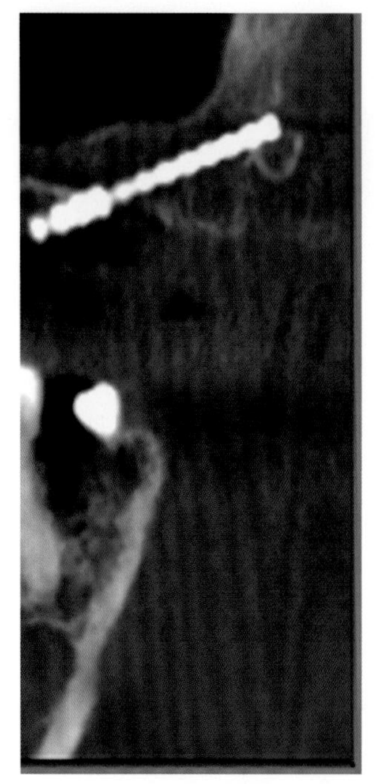

图9-2　观察植入位置角度正常

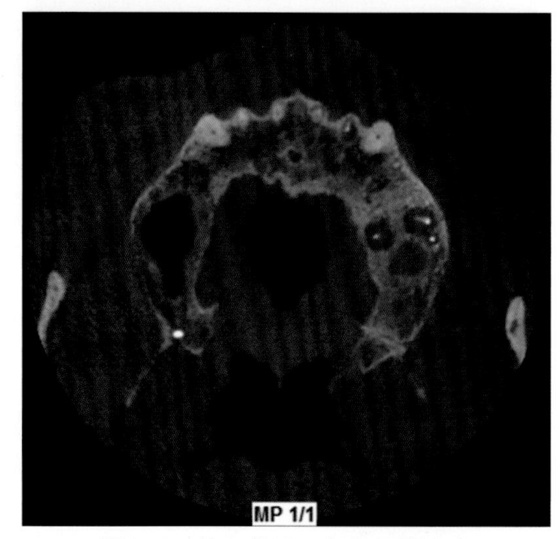

图9-3　植入位置正好位于翼突窝

第二节　翼上颌复合体种植术中并发症

翼上颌复合体种植术中可能出现常规手术造成的并发症，也可能出现该术式产生的独特并发症，如植体无固位游走至翼突窝、术中损伤腭大神经血管束引起出血、植入植体时掉落至上颌窦、上颌结节处骨质骨折、扩孔钻脱落至食道等并发症。

一、术中出血

术中出血主要发生在切开翻瓣和扩孔备洞两个环节。

切开翻瓣过程中引起软组织断面轻度渗血，压迫止血就能止住。如果翻瓣过程中锐器损伤到腭大神经血管束及腭小神经血管束，出血较多，压迫止血不能奏效，需要钳夹止血，甚至缝合止血。另外骨面或腭侧偶然可见到未知名小动脉出血，出血呈搏动性，有节律性喷射而出，遇到此情况不能慌张，第一步用纱布压迫止血，其次吩咐助手找到蚊式血管钳，对活跃出血点进行钳夹止血，十分钟后观察是否止住，如还是出血建议缝扎止血。如果出血来自骨面可以向骨加压，利用骨压缩压迫其止血，或者骨蜡止血。骨面来源的不知名小动脉出血，笔者的常规做法是采用骨挤压器轻轻敲击出血点周边骨质，使骨面骨质向出血点挤压从而止血，效果可靠。如常规止血措施未能奏效，压迫止血过程中吩咐巡回护士准备电刀，进行电凝止血即可。

如备洞过程中损伤到翼内肌和翼外肌造成肌肉渗血，此时表现为窝洞中有血液渗出，此时可以用明胶海绵放置窝洞压迫十分钟后观察是否止血。通常常规措施可以将血止住，罕见遇到腭降动脉损伤，国内外文献均无提到翼上颌复合体种植损伤腭降动脉的报道，但是如果损伤其动脉，将是一场灾难，因为出血部位无法直视，动脉出血较为凶猛，此时要压迫止血并需要紧急转院到上级机构，转院过程中压迫颈外动脉，同时交叉配血，做好输血准备。因此，术者要尽量避免损伤腭降动脉，对植入角度和植体长度选择以及穿翼种植理念做出个人的见解和推荐。

二、术中植体掉入上颌窦

此情况主要发生在植体植入过程中，特别是在穿上颌窦的翼上颌复合体种植手术中，即第二章介绍的第四种类型，因为翼上颌植体没有进入原本预备的窝洞中，而是操作失误造成植体向上颌窦方向滑行，上颌结节处骨质无固位，因而进入上颌窦。植体进入上颌窦内必须及时取出，可以采取上颌窦侧壁开窗术，进入上颌窦寻找植体予以取出，因此开展翼上颌复合体种植的医师必须熟练掌握上颌窦底外提升手术及上颌窦内取植体手术，否则患者需要转院至耳鼻喉科在内镜下取出植体。预防措施主要在于植入植体时确认植体位于备洞路径中，利用骨阻力传递感知，判断其在正常位置。当发生扭力突然过小时，需要警惕植体可能进入上颌窦。因此建议采用机用工具植入，如植体进入还剩余3毫米时还感觉植体无稳定性，警惕植体可能进入上颌窦，需要拍片检查，切记不能让植体全部植入后再检查，因为那时即使发现植体位于上颌窦需要反转取出可能也无法取出，反而会造成植体脱落至窦腔中。

三、术中植体游走至翼突窝

此类情况主要在于预防，具体预防方法详见第八章，在此不再赘述。

四、上颌结节骨折

初学翼上颌复合体种植的医师容易出现此情况，主要存在三个因素。(1)解剖因素，上颌结节骨质疏松，大部分病例都是四类骨组成，因此备洞过程本身可能造成骨折；(2)手术位点选择如果过于靠近上颌结节末端，上颌结节本身抗力差，容易造成骨折；(3)手术操作方式，如术者过度地进行骨挤压，就会造成上颌结节骨折。其最终导致植体无法植入，只能放弃翼上颌复合体种植，在预感植体未能获得初始稳定性后，不可贸然植入植体，容易造成植体往翼突窝游走。预防上颌骨骨折发生主要在于备洞位点尽可能偏近中，多保留上颌结节骨厚度，同时不可骨挤压过度，备洞过程必须稳定、快速、锋利，不可钻头摇摆，人为造成骨折。

五、钻针脱落至食道或者气道

目前市面上的大部分种植手术工具盒没有配备专用翼上颌复合体种植的钻头，这类钻头往往需要配合延长杆一起使用，如延长杆对接不牢固，容易造成钻针脱落至口腔，又由于病人体位后仰造成钻针误吞或者误吸，产生严重后果。因此需要种植医师提高警惕，注意预防，使用前务必检查延长杆和钻针连接是否紧密。术中可用纱布阻挡，即使钻针脱落掉入口腔也可以快速取出。同时告知患者不可口呼吸，必须鼻吸气，避免钻针吸入气道。一旦发生，必须及时转院并在专科医师协助下取出。

第三节　翼上颌复合体种植术后并发症

翼上颌复合体种植术顺利完成，但可能术后不同时期会出现不同并发症，如植体术后感染、上颌窦炎、植体松动、术后感觉异常、张口受限、疼痛等。

一、植体术后感染

术后植体感染因素复杂，有单一因素，也有多因素，包括手术医师无菌操作观念差，手术中术区污染、植体污染、穿通上颌窦以及患者自身因素。例如，患者糖尿病、吸烟无控制，术中产热造成骨烧伤继发感染等，术前手术无预防使用抗生素，或者使用抗生素不当，术后口腔卫生维护欠佳，均可以导致植体感染。下面结合一个病例来详细讨论和分析。

二、展示病例（二十六）

一般资料：戴某，男，76岁。

主诉：右侧上颌后牙缺失半年。

现病史：半年前右侧后牙拔除，影响咀嚼，来院咨询种植。

既往史：平素体健；否认全身重大疾病史；无高血压病史；有糖尿病史，口服降糖药可控制，否认药物过敏史；有拔牙史、镶牙史；否认服用双膦酸盐药物史。

检查：双侧颜面部基本对称，张口度及开口型正常，双侧颞下颌关节无弹响及杂音。口内可见16、17缺失，13种植修复体，25-27固定义齿修复体，无松动。

辅助检查：CBCT显示16、17骨高度不足，上颌窦内黏膜增厚影像。

诊断：上颌牙列缺损。

治疗计划：（1）16上颌窦内提升术及同期种植；（2）17翼上颌复合体种植。

处置：2019年4月18日完成17翼上颌复合体种植及16内提升同期种植，翼上颌植体为Nobel Active RP 4.3mm × 18mm，术后疼痛一周伴腹泻，拍片可见上颌窦内炎症影像，取出16植体，症状减轻，但无法消失，予以翼上颌植体取出，症状消失。四个月后行上颌窦外提升并同期种植。

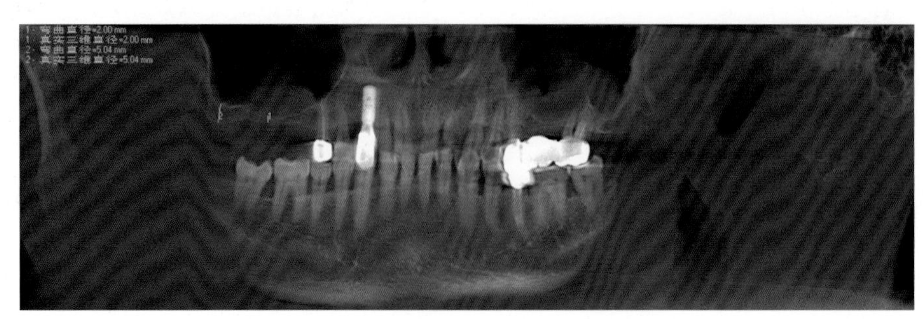

图BL26-1　术前CBCT检查牙缺失情况

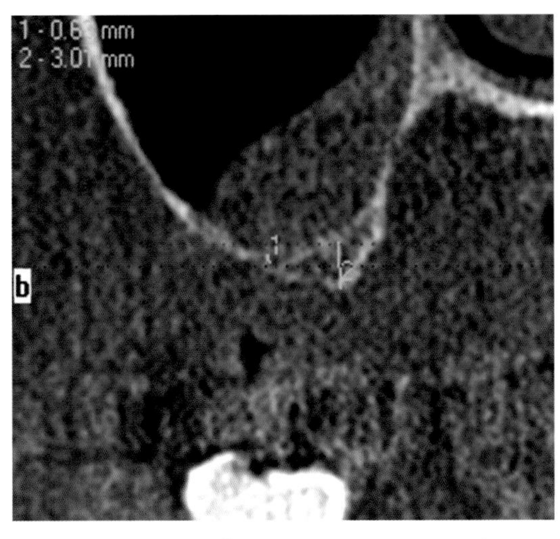

图BL26-2　术前CBCT显示缺牙区骨高度不足

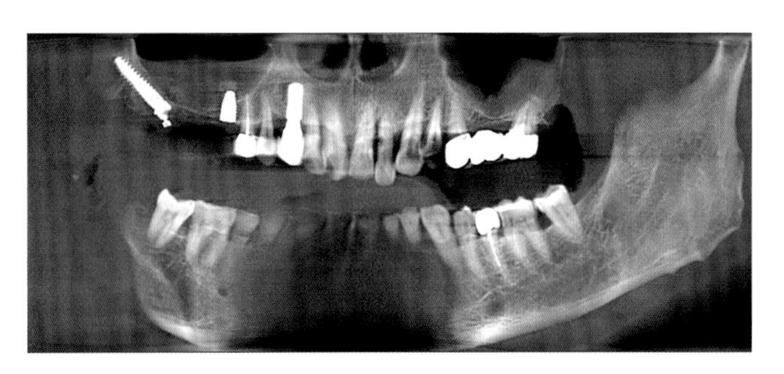

图BL26-3　手术当天CBCT显示翼上颌植体位置良好

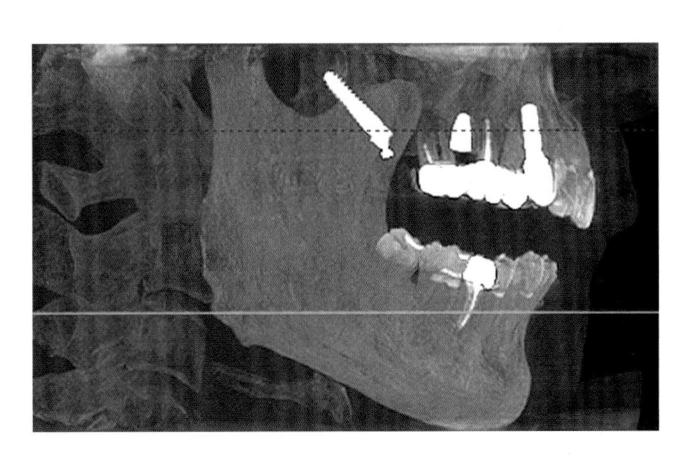

图BL26-4　手术当天CBCT矢状面检查显示植体角度良好

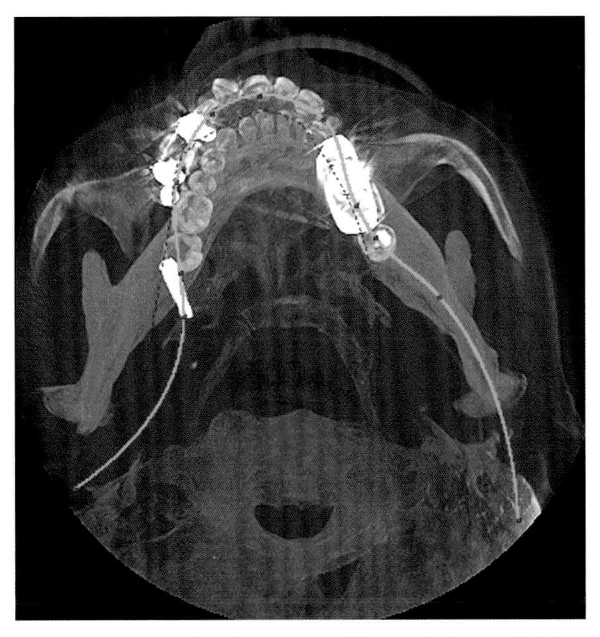

图BL26-5　手术当天CBCT水平面检查显示植体角度良好

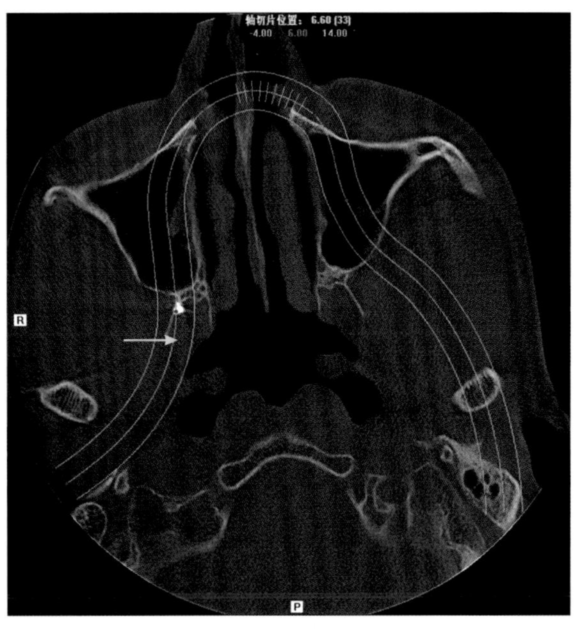

图BL26-6　手术当天CBCT显示植体进入翼突窝（箭头所示）

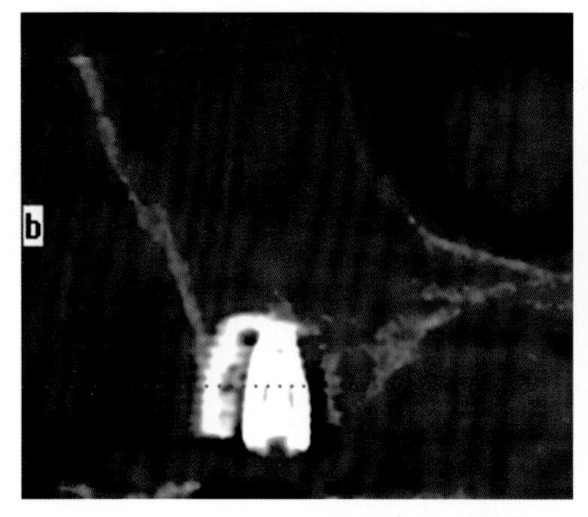

图BL26-7 术后一周CBCT显示上颌窦炎症影像

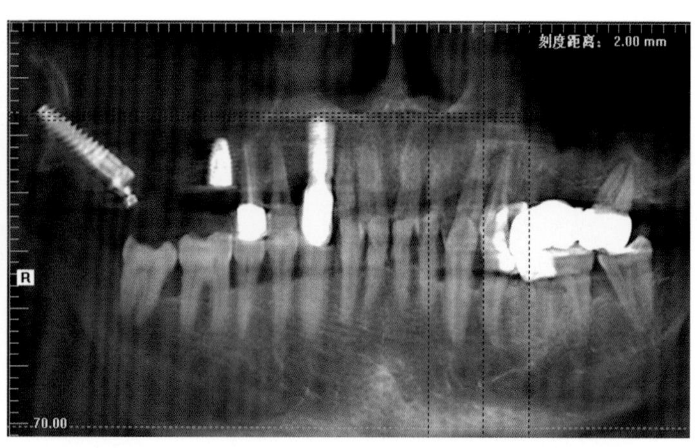

图BL26-8 术后一周CBCT显示上颌窦炎症影像

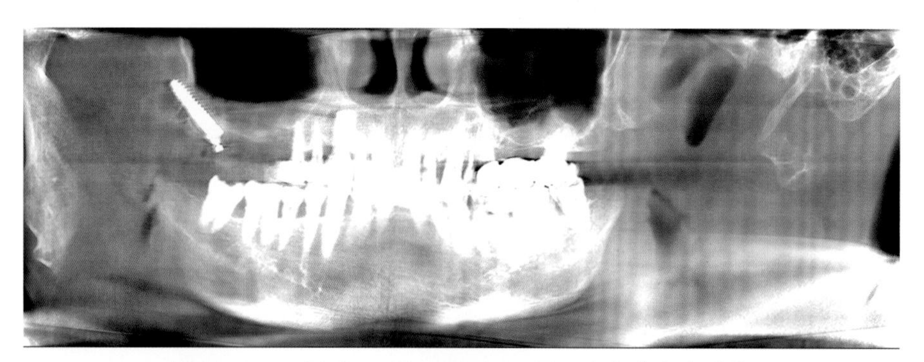

图BL26-9 取出16后一周CBCT显示炎症未完全消失

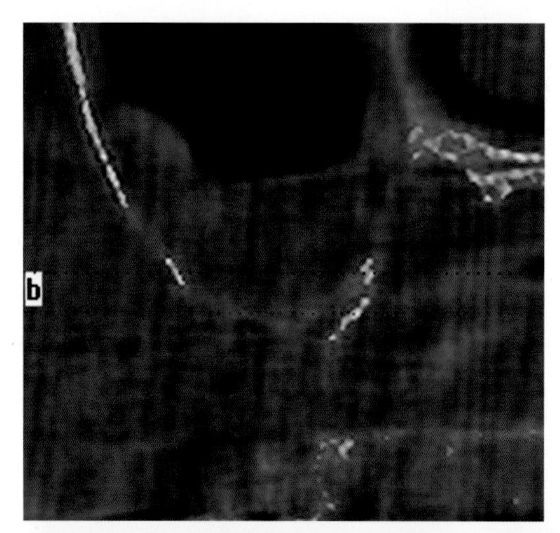

图BL26-10 取出16后一周CBCT上颌窦黏膜增厚，炎症未完全消失

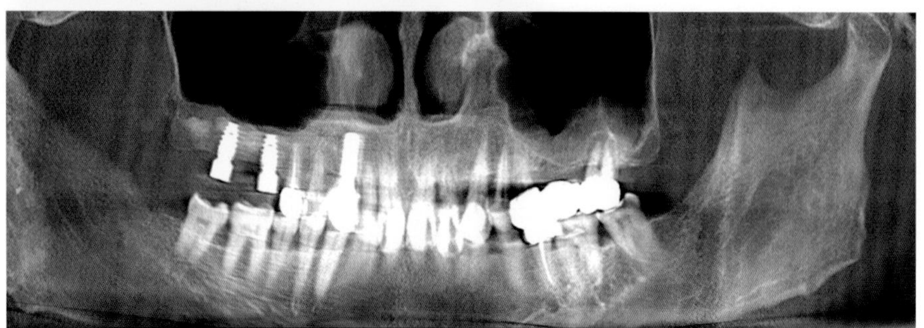

图BL26-11 四个月后再次外提升并同期种植

病例小结

本病例在手术过程中较为顺利,术后三天患者鼻腔有少许分泌物,存在上颌窦炎症影像,去除病因后患者症状彻底消失。因此,临床上如发现患者疼痛不适等症状时需要及时复查,及时探查原因,对因治疗,以免耽误病情。翼上颌复合体种植也未必是万能技术,可以作为一种补充技术,开拓医师视野和提供更多种植术式选择。

三、修复并发症

文献报道有张口受限、紧张以及疼痛等其他并发症,笔者的所有病例均未出现此类并发症。

目前笔者的所有复查病例暂时没有出现生物学并发症,机械并发症出现了两例,主要是中央螺丝松动或者折断,早期完成永久修复采用的均为复合基台,出现螺丝松动后修正修复方式,将近中的植体用常规基台,翼上颌植体采用复合基台,螺丝松动概率明显减小。

本章总结

翼上颌复合体种植必须掌握其罩门,只要不出现罩门无法破解的情况,术中出现的问题可以通过多种技术手段来弥补和调整。种植医师尝试一种新的种植术式一定要了解新手术可能会产生哪些并发症,并能对其并发症进行有效预防和解决处理。作为一名优秀的翼上颌复合体种植医师,首先必须熟练掌握其他倾斜种植技术,以及掌握上颌窦内外提升技术,其次有相当丰富的经验处置临床问题,方可学习和实践翼上颌复合体种植技术。同时,笔者建议学习翼上颌复合体种植技术必须系统化、规范化,再理论结合临床实践。

第十章 翼上颌复合体种植替代方法:颧种植及翼种植联合应用

众所周知,在有着严重骨吸收或上颌窦腔扩大的上颌骨后牙区进行种植是一件非常棘手的工作。尽管目前有许多方法来解决这一难题,如上颌窦提升术、骨牵引或自体块状骨移植等,但治疗周期均较长,并发症也相对较多。翼上颌复合体种植虽然能解决大部分骨量不足病例的问题,但是并非万能,特别是在上颌结节区,如果骨宽度不足以支持翼上颌复合体种植,只能选择其他替代方法,目前对上颌缺骨较为明显的病例可以采用颧种植体进行种植及实现即刻负荷。颧骨种植是上颌骨严重骨吸收情况下的一种有效替代治疗方法,也可被用于上颌骨缺损的修复治疗。这种治疗方法既避免了大量的植骨手术,也明显缩短种植治疗周期。

本章讨论颧植体在种植中的应用,以及颧种植体与翼上颌复合体种植体联合使用,实现即刻负荷的功能。

第一节 颧种植的概述

1987年, Brånemark教授和他的团队首次提出颧种植体的理念,Nobel Biocare公司开始生产和设计该种植体,同年实现了第一例颧骨种植手术。1997年,他们正式推广使用颧种植体。2011年,吴轶群等对双侧上颌骨缺损颧种植体修复的有限元分析后得出,引起的应力主要由颧骨和腓骨承担,颧种植体结合血管化腓骨瓣修复双侧上颌骨缺损能够合理分散并传导力,其周围支持组织具有良好的应力分布。颧种植体结合血管化腓骨瓣恢复了双侧颧突支柱的功能。在国内较早开展颧种植体手术的是上海交通大学第九人民医院张会勇教授及吴轶群教授等人,直到2018年国内才掀起颧种植高潮,多个省市陆续报道实现第一例高难度颧种植手术。2017年,笔者实施颧种植手术并总结了一些经验,在此将经验总结分享给同行。

第二节 颧种植手术区解剖要点

一、颧骨

颧骨及颧弓是面中部的重要骨性支撑,是人体面形轮廓的重要构成部分。其生理功能主要有三个:第一个是保护作用,第二个是构成面中部两侧的外形轮廓,第三个是对深层的颞肌和浅层的皮肤起到分隔的作用。

颧骨位于面中部的两侧,上颌骨的外上方,形状为菱形,由颧骨体和上颌突、额蝶突、颞突构成,颧骨在颧上颌连接向下延伸为颧牙槽嵴,是重要的解剖标志,位于第一磨牙的根方。颧牙槽突骨质致密,为颧种植体提供了良好的固位。Pessa的研究认为颧骨随着人年龄增长而不断变化,成年人颧骨适合颧骨种植。

二、上颌窦

上颌窦位于上颌骨内,上颌窦的形状基本上与上颌骨体一致,可以分为一底、一尖及前、后、上、下四个壁。其底即上颌体的鼻面,尖深入上颌骨的颧突,前壁为上颌体的前面,后壁即上颌体的颞下面,上壁为上颌体眶面,下壁为牙槽突。窦腔平均容积约为13ml。前壁的中央壁薄,且向窦腔凹陷,称尖牙窝,尖牙窝上方为眶下孔,眶下神经由此穿过,随着年龄的增长,上颌窦的气化程度加深,上颌窦的范围和容积增大。气化程度的加深也会引起剩余牙槽嵴的吸收,上颌后牙缺失后,窦壁逐渐变薄,上颌窦也有扩张的可能。上颌窦区牙槽骨的水平和垂直型的骨吸收造成骨高度不足,常规种植无法满足,因此一些需要即刻修复的患者只能通过颧种植体获得固位,行即刻负荷。上颌窦前壁上的解剖标志尖牙窝,位于前磨牙的根尖的根方,距离上颌窦厚度最薄处,其上方有眶下孔,颧种植手术翻瓣时需要特别注意此结构,极少部分有眶下孔副孔,同样要予以保护(见图10-1箭头所示)。

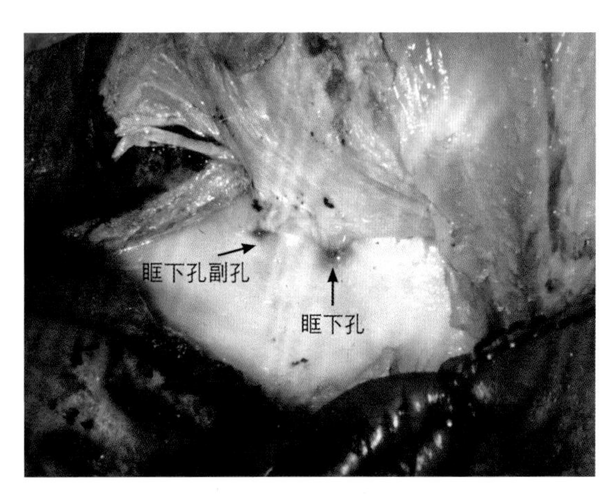

图10-1　上颌窦

第三节　颧骨种植手术步骤

一、上颌骨分区概念及颧植体指导程序

Bedrossian将上颌骨分为:

1区,前颌骨区;

2区,前磨牙区;

3区,磨牙区。

笔者在此基础上增加了4区:翼上颌区。

Aparicio等根据此分区研究制定了颧骨种植体植入指南:

(1)1区骨量充足,两侧2、3区骨量不足,采用1区分散植入二至四枚常规种植体,两侧磨牙区或者前磨牙区各植入一枚颧骨种植体;

(2)1区骨量充足,仅一侧2、3区骨量不足,在该侧2、3区植入一枚颧骨种植体,其他区植入常规种植体;

(3)1区骨量不足,2、3区骨量充足,在上颌骨前部植入一枚颧骨种植体,在2、3区植入常规种植体;

(4)1、2、3区骨量均不足,植入四枚颧骨种植体。

二、颧骨种植体植入过程

(一)术前准备

手术前要进行严格的全身检查和口腔局部检查,排除绝对禁忌证及相对禁忌证;三维CT可以了解颧骨、上颌窦、剩余牙槽嵴的情况以及种植体的最佳植入位置、路径等,也可为制作外科模板提供数据;检查颧植体、手术专用工具及种植手机等情况;植体型号备齐全(见图10-2、图10-3),如Brånemark植体有直径为4.0mm,长度分别为30mm、35mm、40mm、42.5mm、45mm、47.5mm、50mm、52.5mm共8种型号。

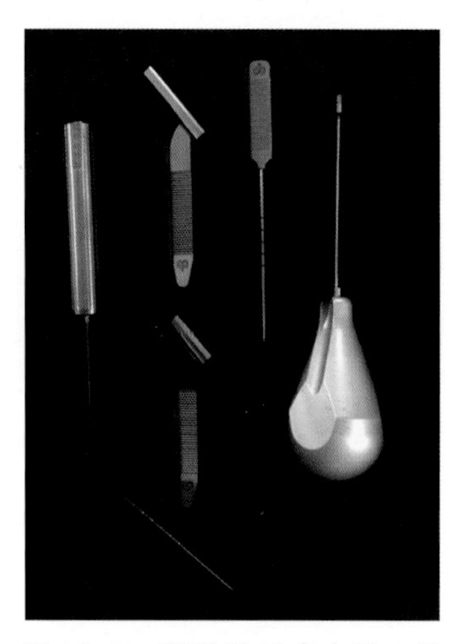

图10-2 颧种植手术专用工具

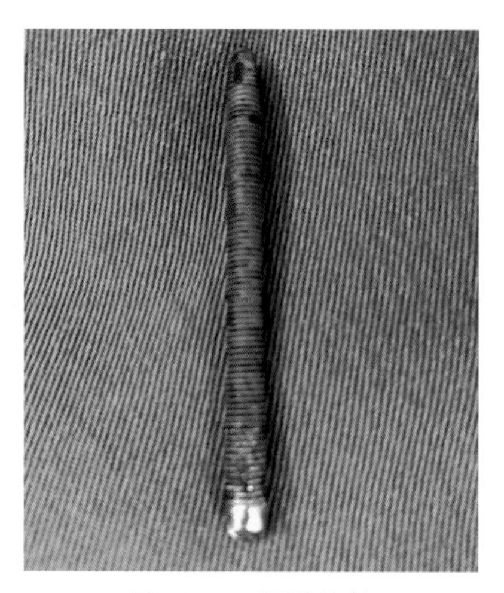

图10-3 颧种植体

(二)麻醉方式

颧种植手术早期采用全身麻醉的方法较多,Aparicio等认为熟练的外科医生,手术时间在1.5小时以内,可用静脉镇静和局部麻醉相结合的方法;笔者的经验是局部麻醉配合静脉镇静可以满足颧种植手术要求。局部麻醉可用4%阿替卡因肾上腺素注射液行上颌骨颊侧及腭侧局部浸润麻醉,阻滞麻醉可以行上牙槽后神经阻滞麻醉、眶下神经阻滞麻醉和腭大神经阻滞麻醉。

(三)颧种植步骤

1.切口

从第一磨牙远端到对侧做牙槽嵴顶水平切口,同时双侧做附加斜行切口。向颊侧翻开黏骨膜瓣,尽量向上剥离,充分暴露视野,显露眶下孔,保护眶下神经,向上剥离至颧骨体切迹,暴露颧牙槽嵴后紧贴骨面剥离显露颧弓。

2.上颌窦开窗

笔者的常规做法是以颧牙槽嵴为标记点,在前方用超声骨刀进行上颌窦开窗,开窗形状为长方形,直径约6~7mm。向上延伸至上颌窦顶,保护好上颌窦黏膜,提前在颌骨上标识植体进入位置及穿出颧骨位置。因此开窗方式为斜行,正好位于植体进入的路径上方,能在直视下观察植体进入颧骨体。Brånemark经典颧种植技术,也称为经典"上颌窦内"颧种植技术,有其局限性,因此有学者进行改良,2000年Stella等提出了颧骨种植体的"沟槽"技术,Malo等采用完全避开了上颌窦,直接将植体植入颧骨中的方法,周国辉采用较大开窗同时抬升上颌窦黏膜的方法进行颧种植探索。

3.备洞

第一步:采用球钻定位,确定好植体植入路径。

第二步:采用直径为2.9mm的螺旋钻进行备洞,感觉突破颧骨时紧急停止退出螺旋钻。

第三步:采用直径为3.5mm的先锋钻进行引导备洞。

第四步:采用直径为3.5mm的螺旋钻完成窝洞预备。

第五步:采用深度测量尺测量窝洞深度,选择植体。

第六步:根据深度测量结果选择合适植体进行植入。初学者建议选择手动植入为妥,注意植体植入方向,不可植入眼眶(见图10-4)。

第七步:调整方向,安装复合基台,或者愈合帽,关闭创口。

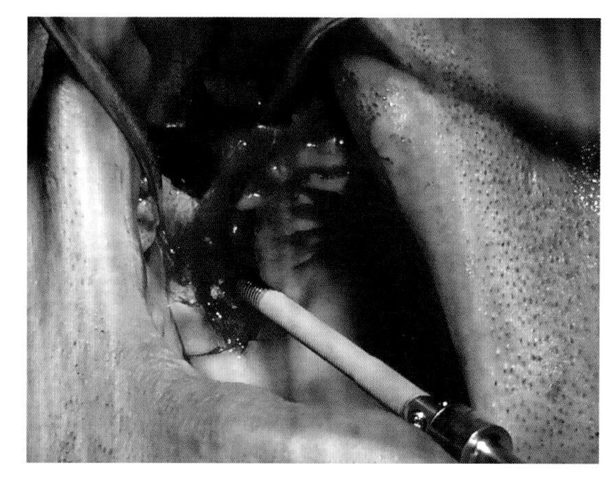

图10-4　颧植体植入过程

4.颧种植手术重点总结

上颌窦开窗建议用超声骨刀,安全不容易造成黏膜破裂,同时能达到很好的止血效果,视野清晰,开窗位置尽可能和植体植入位置相符,方便术者直视下进行备洞及植入植体,备洞过程要求术者手稳定,不可贸然加压力量,避免螺旋钻穿出皮肤。备洞方向不可偏斜,避免钻入眼眶及颞骨,引起严重并发症。植体植入时避免植体尖端超出颧骨,因为颧骨皮肤较薄,口外可扪及植体,引起不适感。植入过程中切忌松开输送器,或者松开输送器的螺丝,因为再次拧上输送头连接至植体的可能性太小会导致植入一半时无法完成手术。笔者曾经遇到一例病例,术中植入一半时输送器松动,导致植体无法继续植入,而且退出植体同样困难,最终采用三德钳钳夹植体用力退出更换新的植体重新植入。植体植入时保证方向位于窝洞中,如植入无阻力时注意可能植体方向错误,检查植体是否植入眼眶等。

三、颧骨种植体改良术

多颗颧骨种植体技术。有学者采用改良技术在颧骨上使用多颗种植体:三穿植体,最先植入的第一枚植体位置是最靠后的种植体,从第二磨牙区腭侧进入,进入颧骨时应该靠近后下方;第二颗种植体从前磨牙区植入,在上颌窦内沿着颧牙槽嵴穿过颧骨中部;第三颗种植体从侧切牙区植入，沿着鼻腔外侧壁穿过颧骨高处，接近眶外侧缘。

2011年Aparicio提出颧骨解剖定位（zygomaticanatomyguidedapproach，ZAGA）种植术，最大化地利用了骨支持，降低上颌窦的相关病变发生率，让颧骨种植体的口内穿出位置更符合修复设计，避免经典颧种植术式的偏腭侧位置，Aparicio根据对年龄在36~83岁的62名女性和38名男性的颧骨牙槽突复合体的形态和种植体的植入途径进行研究后将其分为5种类型。

0型：上颌骨前壁较平坦，给予上颌窦内入路的颧骨种植术，即传统的手术方法。

1型：上颌骨前壁稍有凹陷，种植体沿着上颌骨骨壁植入，大部分种植体位于上颌骨以内。

2型：上颌骨前壁凹陷增加，种植体由上颌窦外植入，种植体体部紧贴前上颌骨。

3型：上颌骨前壁有明显的凹陷，种植体从牙槽嵴的腭侧向颊侧植入直到颧骨体，种植体中部不接触颌骨。

4型：牙槽骨有明显的水平和垂直吸收，为了避免腭侧过薄的骨质穿孔，需要采用经上颌窦外的种植。

四、颧种植手术的并发症及预防

颧种植术中的并发症有出血，植入位置错误，进入颞窝或者眼眶；术后并发症表现为上颌窦感染、口腔上颌窦瘘、感觉异常和眶底穿孔、颜面部皮瘘等。其中最常见的是上颌窦感染，因为颧骨种植体在大多数患者的手术过程中需要穿过上颌窦，所以种植体颈部的骨组织可能发生骨质吸收，导致口腔上颌窦瘘，引起上颌窦的感染。周国辉等提出了一种改良技术，即结合上颌窦底提升术，使颧骨种植体完全位于上颌窦外，从而降低上颌窦感染率。

颧骨种植手术结合计算机辅助设计和计算机辅助制造技术，能保证种植体良好的方向，避免损伤眶底、颞下窝等重要解剖结构。用不同的手术方法结合导航技术植入颧骨种植体，能有效提高种植体植入的准确性，降低并发症的发生。

五、颧种植病例展示

展示病例（第二十七）

一般资料：周某，男，41岁。

主诉：上后牙缺失4个月，咨询种植。

现病史：4个月前上后牙缺失，来院咨询种植。

既往史：否认系统性疾病史，否认高血压病史，经常吸烟，有甲状腺结节，否认心脏病史，否认糖尿病史，否认药物过敏史，无特殊家族病史，否认服用双膦酸盐药物史。

检查：双侧颜面部基本对称，张口度及开口型正常，双侧颞下颌关节无弹响及杂音。口内可见15、24缺失，上颌余留牙3度松动，45、35、36牙根暴露，3度松动，颌龈距离尚可，对颌牙无伸长，牙龈质地尚可，邻牙未见明显异常，33–43固定桥修复体，36冠修复体，全口口腔卫生欠佳。

辅助检查：CBCT显示12骨高度18mm，骨宽度7.8mm；15骨高度4mm，骨宽度13mm；22骨高度23mm，骨宽度11mm；25骨高度3mm，骨宽度10mm；骨密度2类。前牙区可见两枚多生牙高密度影像，36可见根尖明显低密度影像。

诊断：(1)重度牙周炎；(2)前牙区埋伏多生牙。

治疗计划：(1)上颌ALL ON 5，双侧颧种植体；(2)即刻负荷。

处置：2018年3月12日在局部浸润麻醉+心电监护下拔除上颌余留牙，常规消毒铺巾，4%阿替卡因1.7ml×3支局部浸润麻醉，麻药起效后在16–26牙槽嵴顶做水平切口，全层切开黏骨膜，翻瓣，双侧上颌窦外侧壁开窗，剥离上颌窦外侧壁黏膜，于15、25向远中颧骨方向逐级备洞。15植入Brånemark 52.5mm颧植体，25植入50mm颧植体，12植入Nobel Active 3.5mm×15mm，21植入4.3mm×15mm，23植入4.3mm×15mm。术中左侧上颌窦囊肿摘除，取出钙化物，可见黏性黄色分泌物，拔除21唇侧多生埋伏牙，植入Bio–Oss骨粉0.5g，25颊侧覆盖Bio–Gide膜25mm×25mm两张。关闭创口，实现即刻修复，25未即刻负荷，其余植体均即刻负荷。2018年10月5日拔除45，同期种植44、46常规修复，2018年11月17日完成上颌永久修复，完成三年以上复查，颧植体稳定，周围黏膜健康，骨吸收不明显。

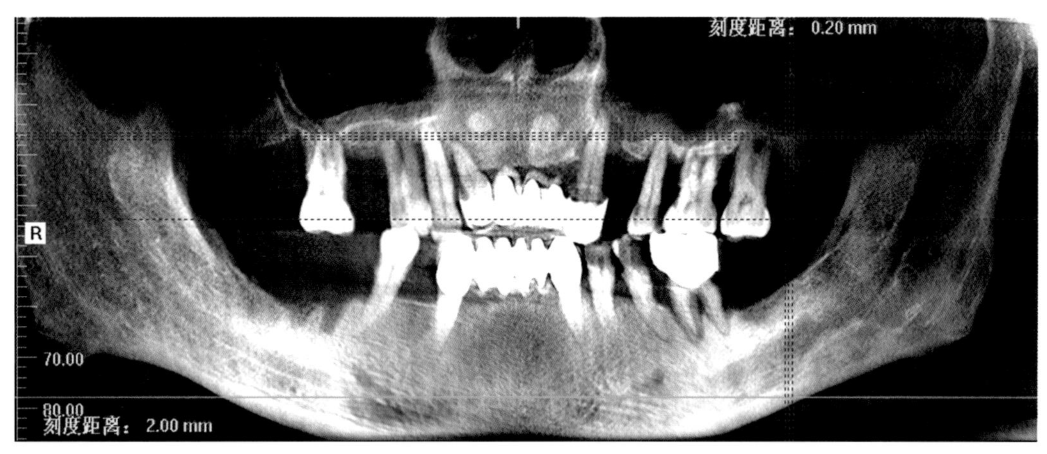

图BL27–1　2018年3月4日术前CBCT检查

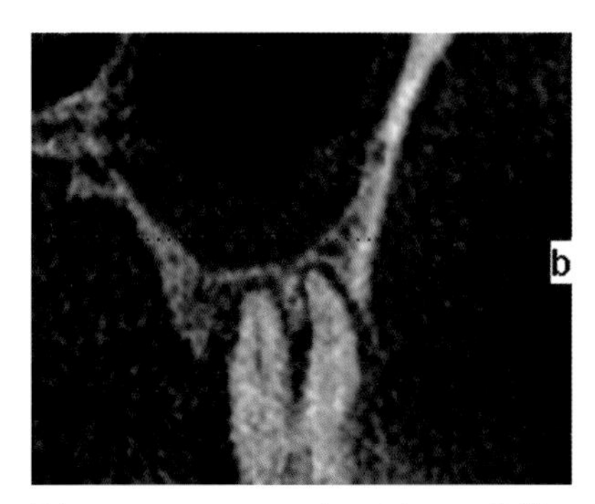

图BL27–2　2018年3月4日术前CBCT显示右侧磨牙区高度不足

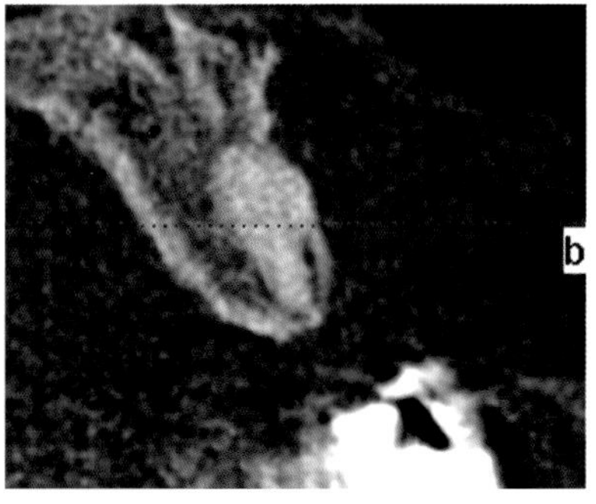

图BL27–3　2018年3月4日术前CBCT显示前牙区多生牙影像

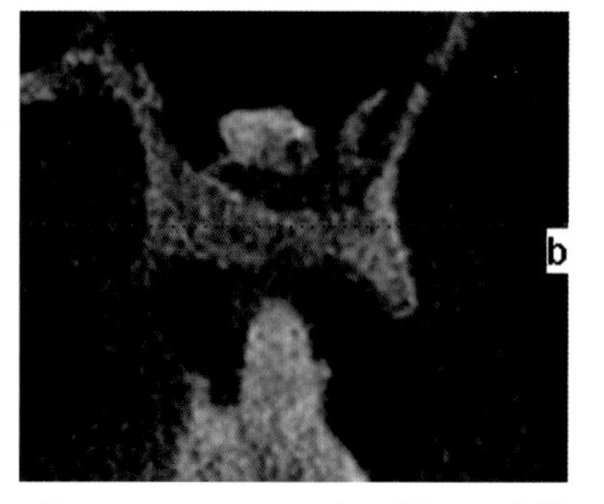

图BL27–4　2018年3月4日术前CBCT显示左侧上颌窦内钙化物影像

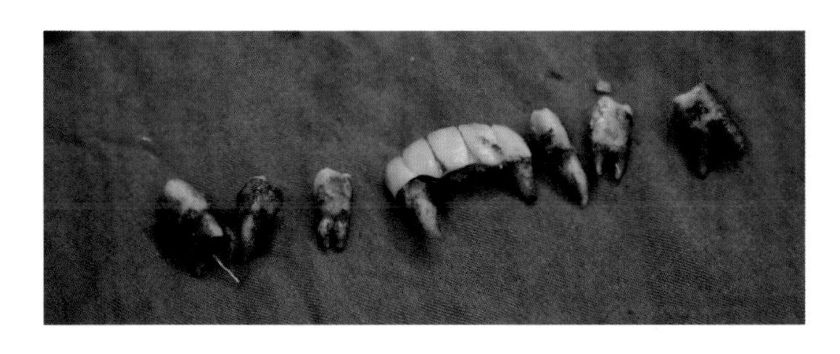

图BL27–5　2018年3月12日术中拔除的余留牙

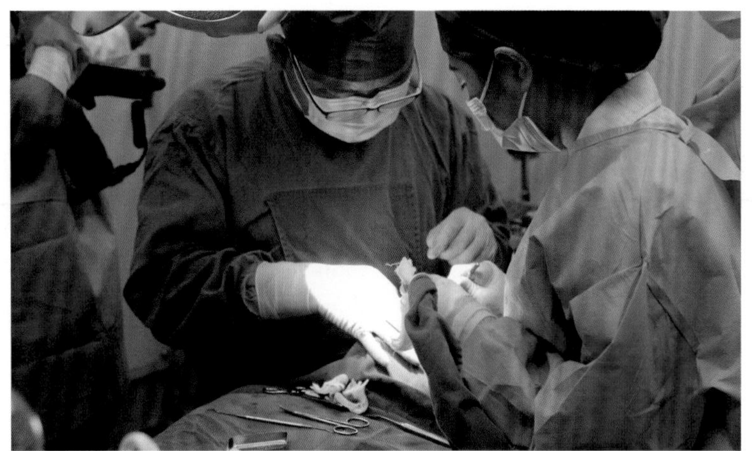

图BL27-6 2018年3月12日局部浸润麻醉术中照片

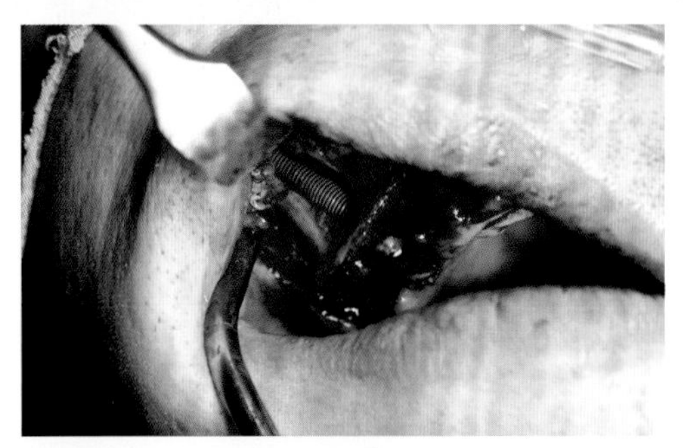

图BL27-7 2018年3月12日右侧颧植体植入照片

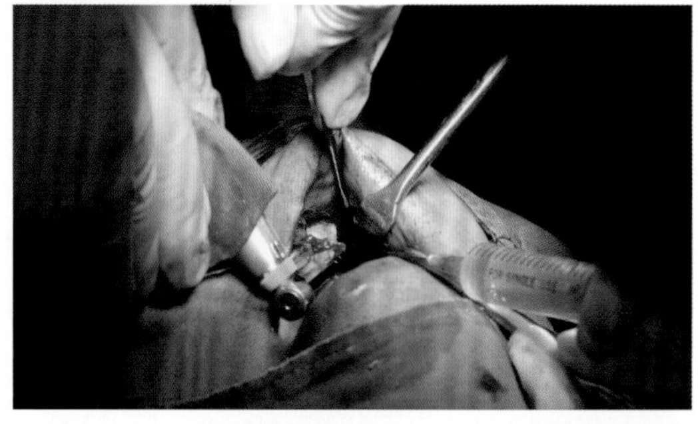

图BL27-8 2018年3月12日左侧颧植体备洞照片

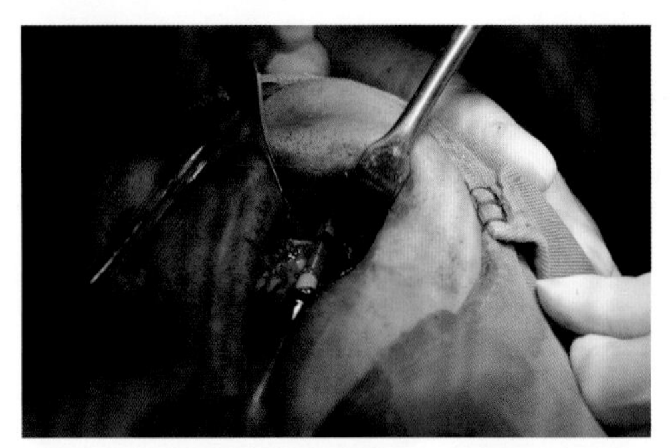

图BL27-9 2018年3月12日左侧颧植体植入照片

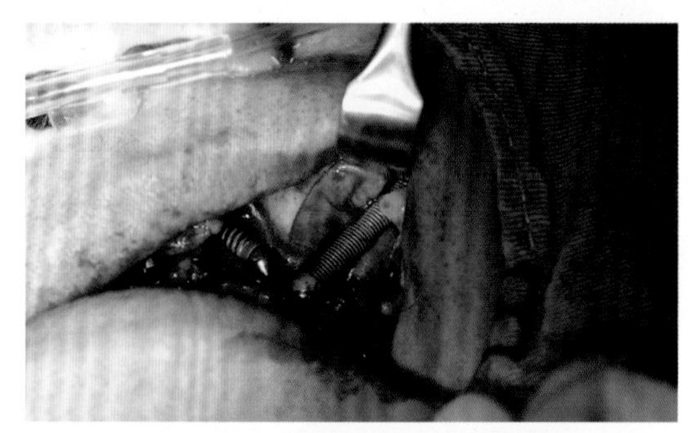

图BL27-10 2018年3月12日覆盖Bio-Oss Gide膜围绕左侧颧植体术照片

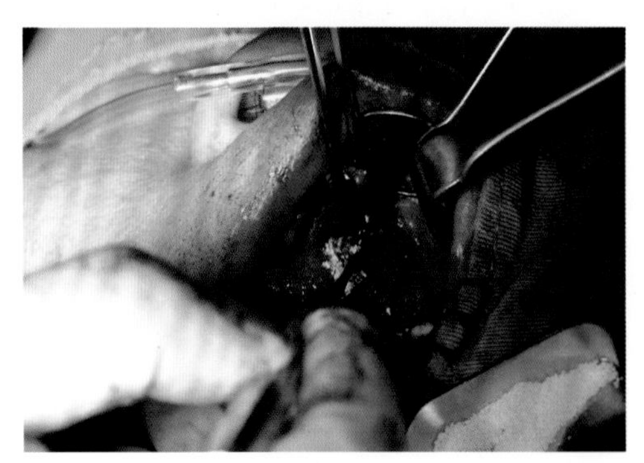

图BL27-11 2018年3月12日左侧颧植体牙槽嵴颊侧植入Bio-Oss骨粉照片

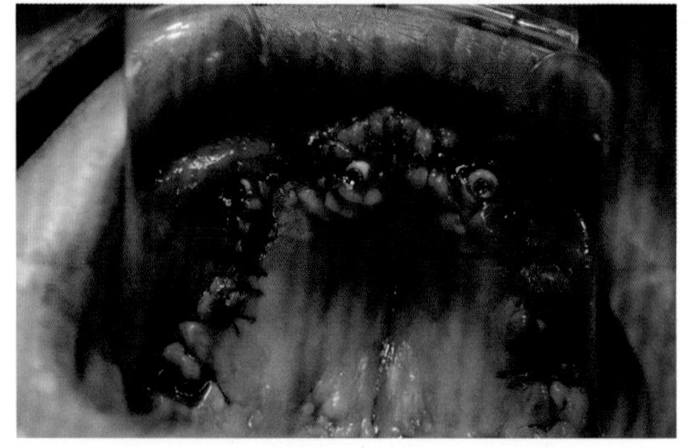

图BL27-12 2018年3月12日严密缝合创口照片

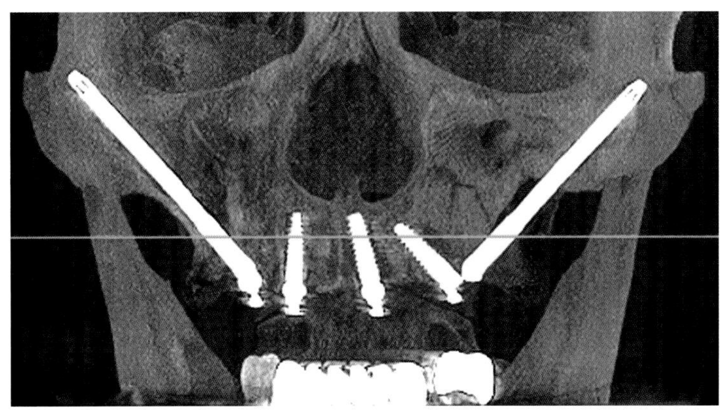

图BL27-13　2018年3月12日术后当天CBCT冠状显示面颧植体角度良好

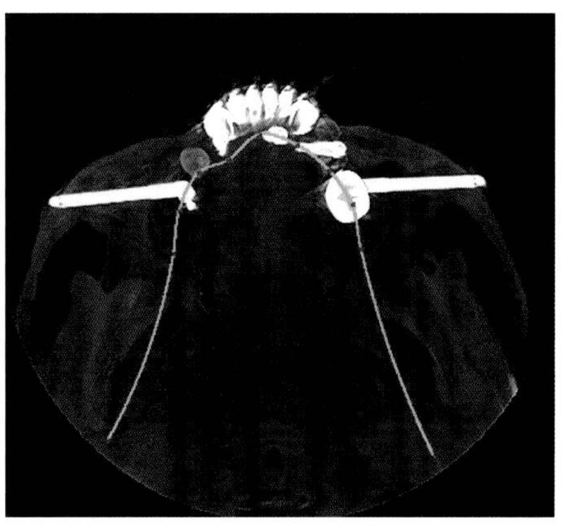

图BL27-14　2018年3月12日术后当天CBCT水平面显示颧植体位置良好

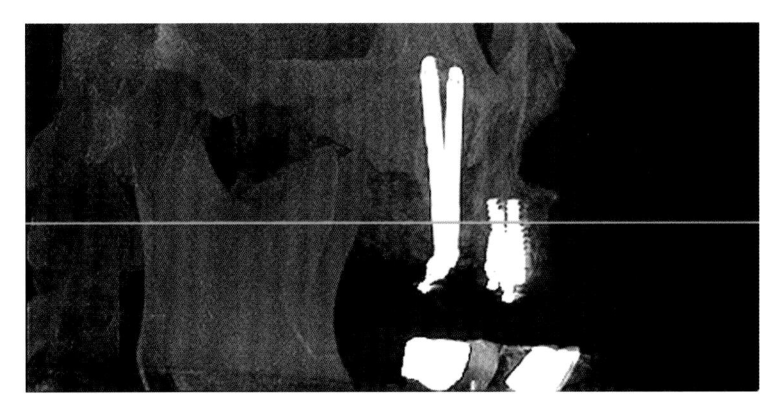

图BL27-15　2018年3月12日术后当天CBCT矢状面显示颧植体位置良好

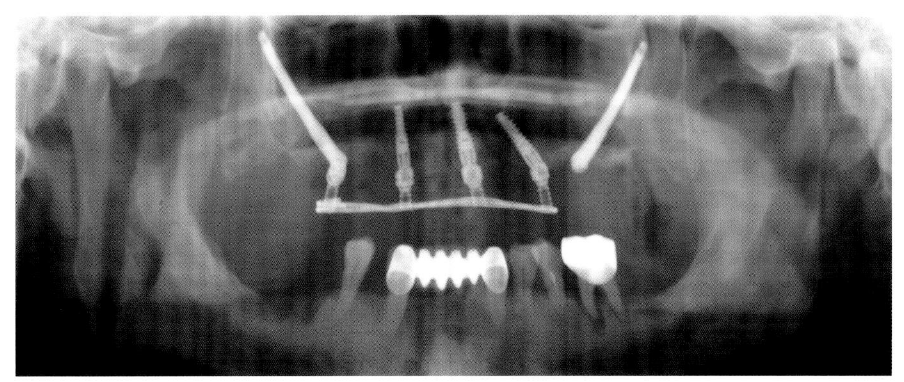

图BL27-16　2018年3月12日术后当天全景片显示即刻修复基台就位良好

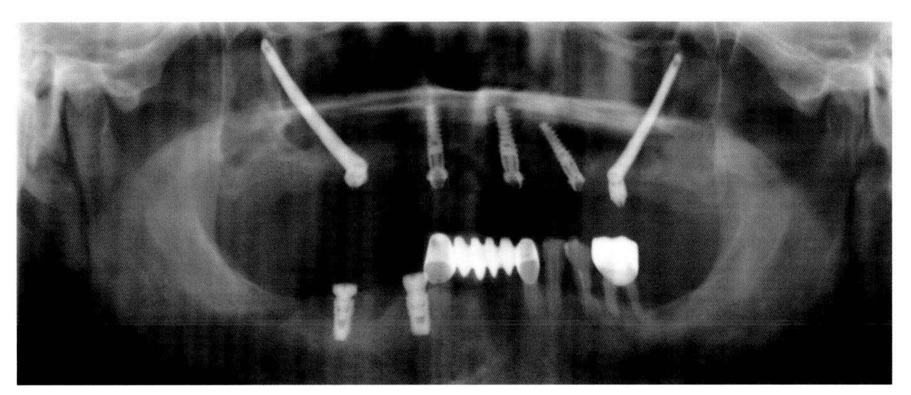

图BL27-17　2018年10月5日种植下颌44、46后全景片

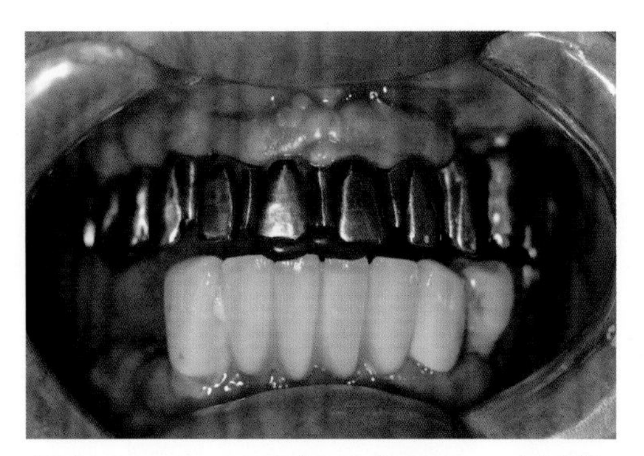

图BL27-18　2018年10月26日口内试戴纯钛支架

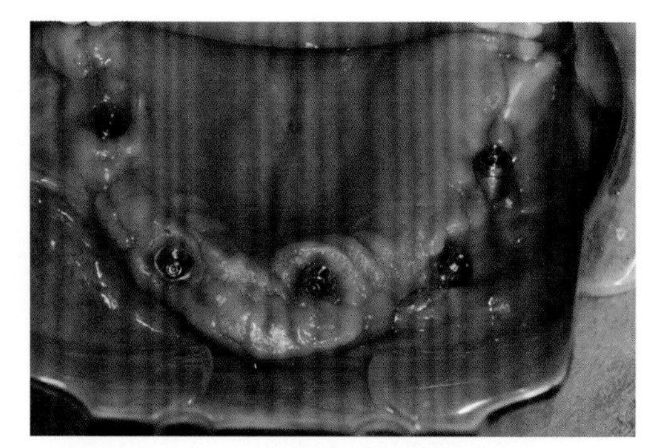

图BL27-19　2018年10月26日口内基台及黏膜色形质正常

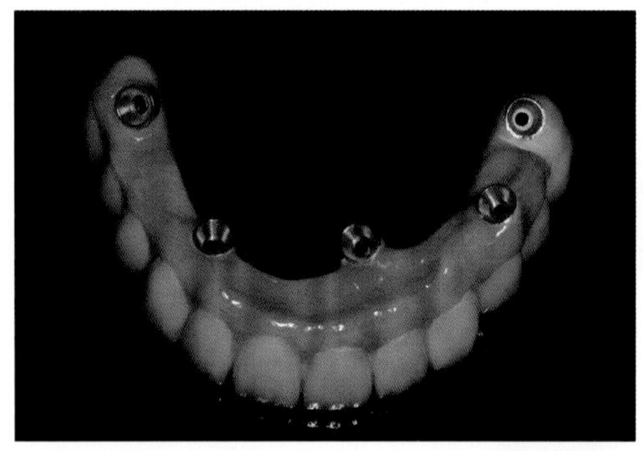

图BL27-20　2018年11月17日永久修复体照片

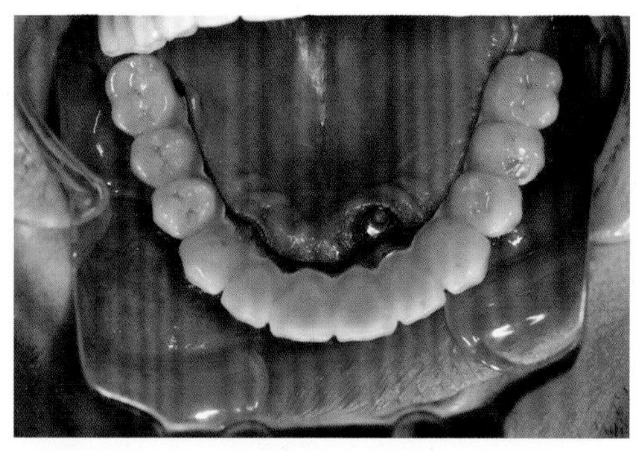

图BL27-21　2018年11月17日口内永久修复体咬合照片

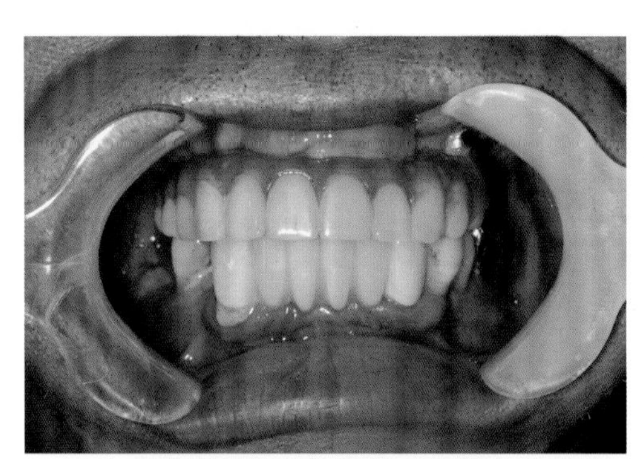

图BL27-22　2018年3月12日术后当天即刻修复后口内照片

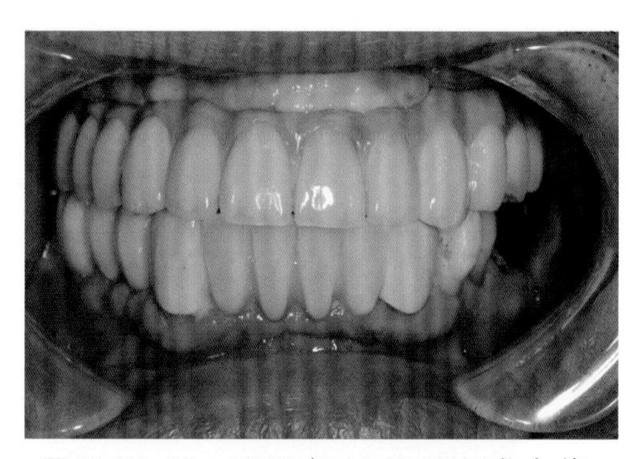

图BL27-23　2018年11月17日永久修复后口内正面照片

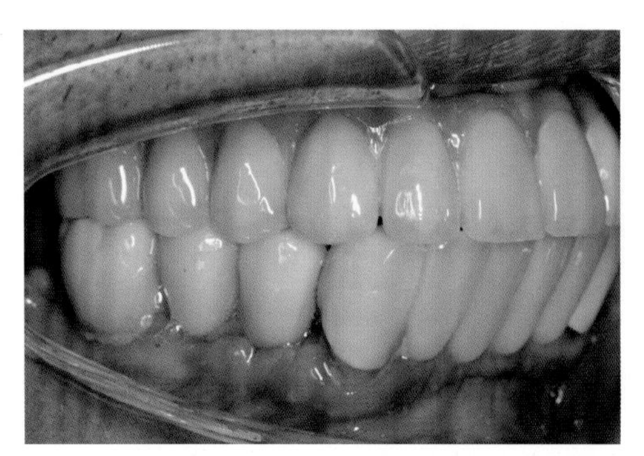

图BL27-24　2018年11月17日永久修复后口内右侧咬合照片

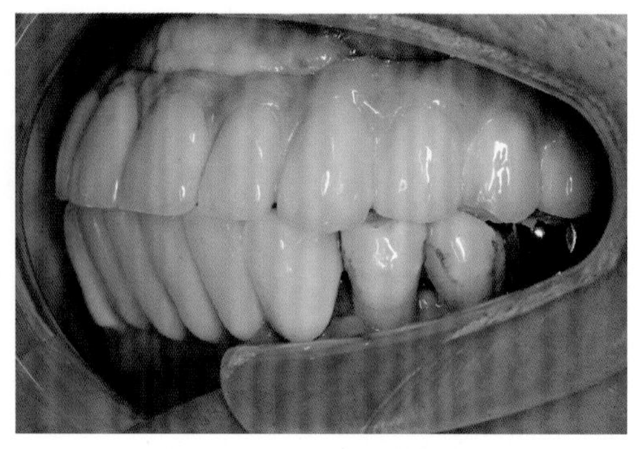

图BL27-25　2018年11月17日永久修复后口内左侧咬合照片

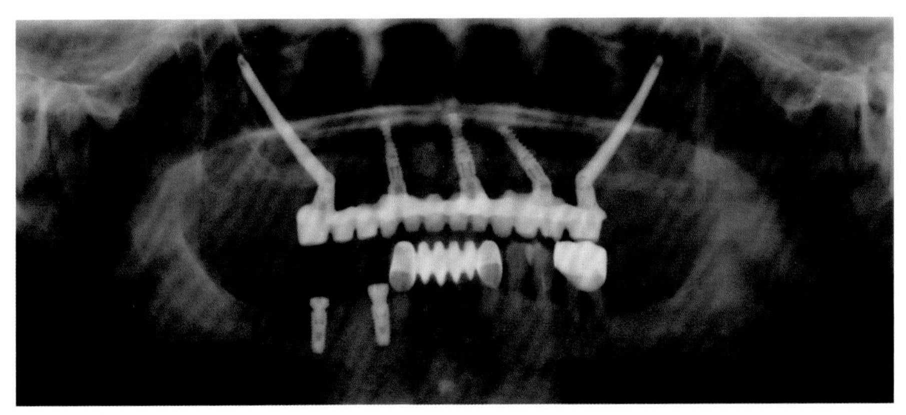

图BL27-26　2018年10月26日完成上颌桥架试戴,全景片显示密合度良好

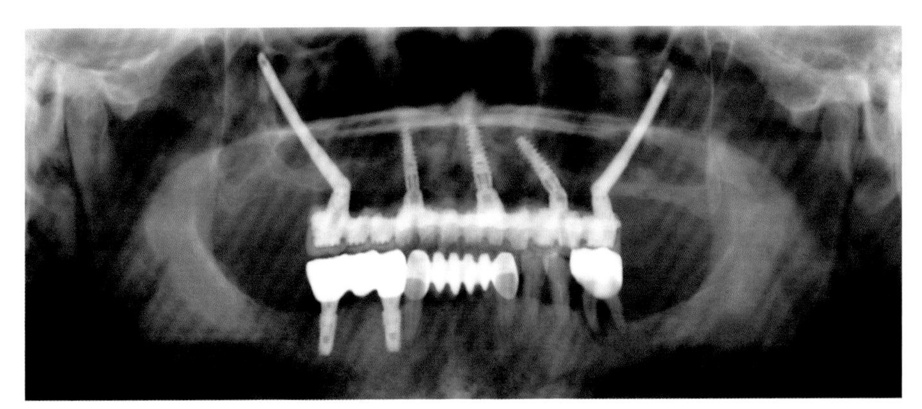

图BL27-27　2018年11月17日完成永久修复,全景片显示就位良好

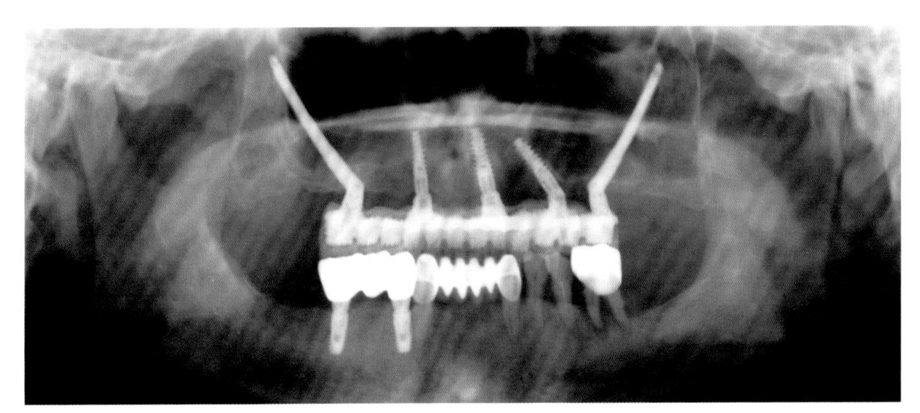

图BL27-28　2019年6月30日术后一年零三个月复查,全景片显示植体稳定

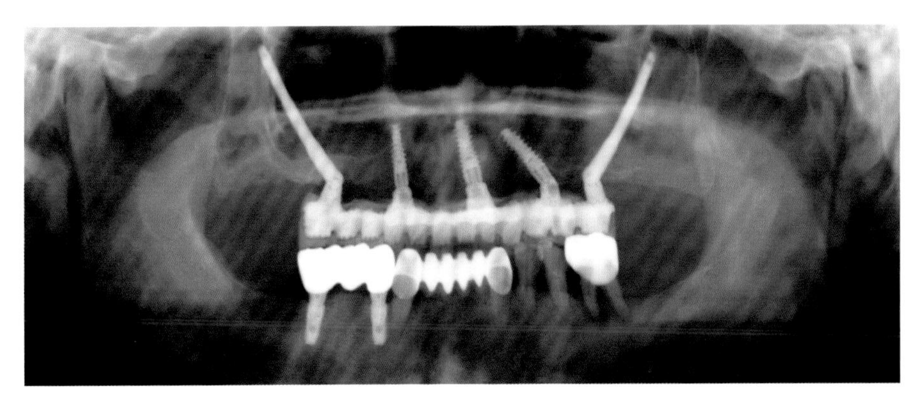

图BL27-29　2020年12月29日术后两年零九个月复查,全景片显示植体稳定

病例小结

本病例的几个特殊因素决定需要采用颧种植体。第一点患者年轻,需要即刻修复义齿解决咀嚼和容貌问题;第二点前牙区埋伏牙对种植体植入后的初始稳定性会有影响;第三点左侧上颌窦内钙化物及囊肿会对颧种植体有影响。因此,全面衡量后决定实施颧种植体,25颧种植体扭力未能获得35N·cm以上,不进行即刻负荷。经过近三年的观察,颧种植体稳定,上颌窦无炎症,颧种植体骨吸收不明显,牙龈黏膜健康。

展示病例(二十八)

一般资料:黄某,男,57岁。

主诉:上下颌牙齿缺失数年,要求修复。

现病史:数年前上下颌牙齿因松动陆续拔除,影响咀嚼,要求种植修复。

既往史:既往体健,否认全身系统重大疾病,否认双膦酸盐类药物服用史,有酒精过敏史。

检查:双侧颜面部基本对称,张口度及开口型正常,双侧颞下颌关节无弹响及杂音,全口牙齿缺失,黏膜愈合良好,义齿吸附力差。

辅助检查:CBCT显示上颌牙槽骨骨量不足,翼板区及颧骨骨量可;下颌36、46位点牙槽骨高度约7mm,宽度可。

诊断:上下颌牙列缺失。

治疗计划:(1)上下颌ALL ON 6种植,即刻修复;(2)16、26穿颧种植;(3)17、27翼上颌复合体种植。

处置:2019年3月13日局部浸润麻醉下行上颌ALL ON 6种植手术,术中患者取仰卧位、心电监护、常规口内外消毒、铺巾、4%阿替卡因局部麻醉下,切开黏膜至牙槽嵴顶,翻瓣,上颌窦外侧壁开窗,剥离。16、26植入Brånemark系统颧植体47.5mm;17、27采用翼上颌复合体种植法植入Nobel Replace CC RP 4.3mm × 16mm两枚;12植入3.5mm × 10mm,22植入4.3mm × 10mm;下颌46、44、42、32、34、36垂直种植六枚植体,放置复合基台;16、26放置0° 5mm高度复合基台,17、27放置30° 3.5mm高度复合基台,12放置MINI 0°复合基台,完成即刻修复,术中植入Bio-Oss Collagen 400mg,覆盖海奥生物膜2cm × 2.5cm两张。2019年9月23日完成永久修复,并连续两年复查。

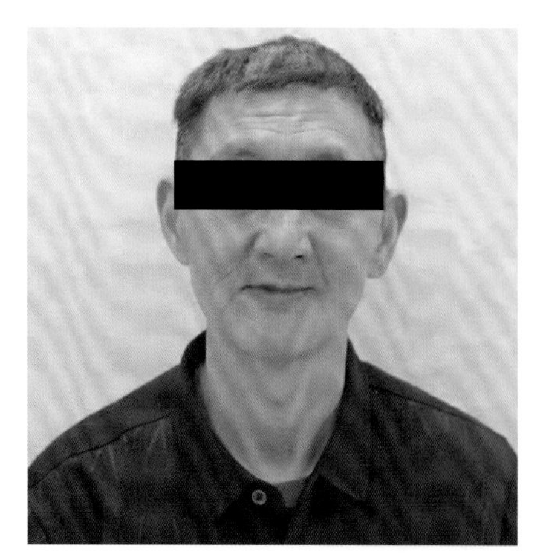

图BL28-1 术前正面照

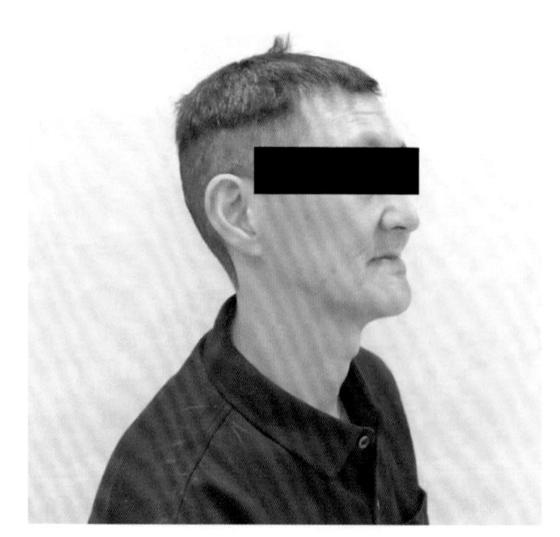

图BL28-2 术前侧面照

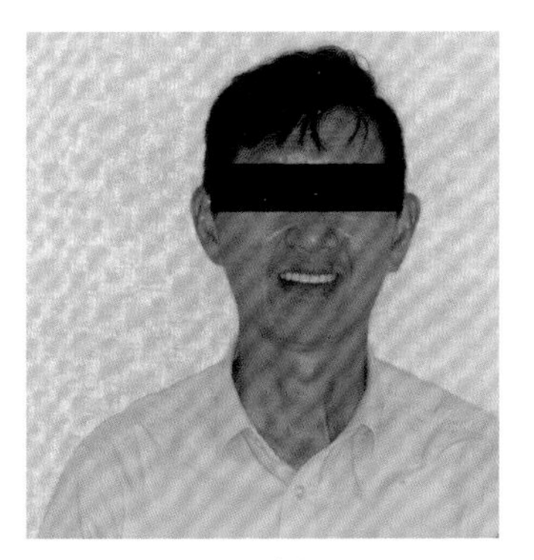

图BL28-3 修复后正面照

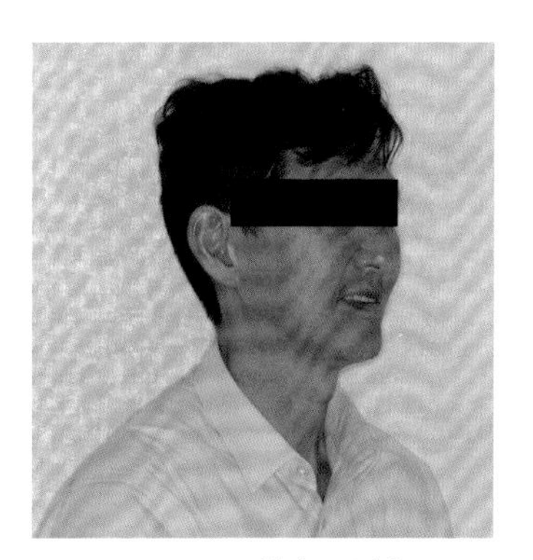

图BL28-4 修复后侧面照

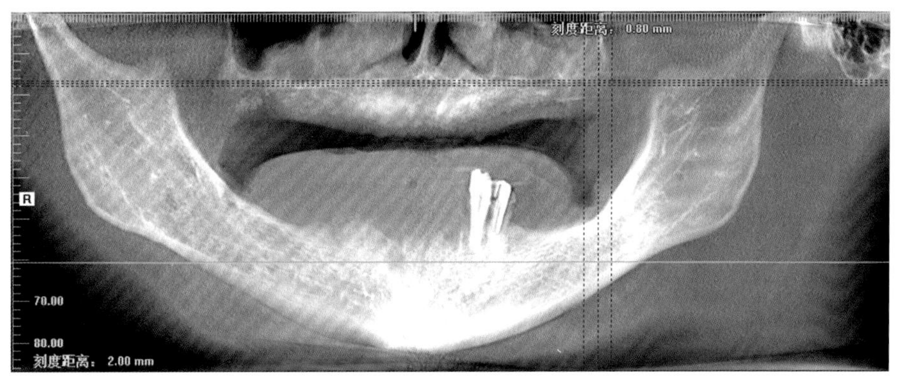

图BL28-5 术前CBCT显示上颌及下颌后牙区骨高度不足

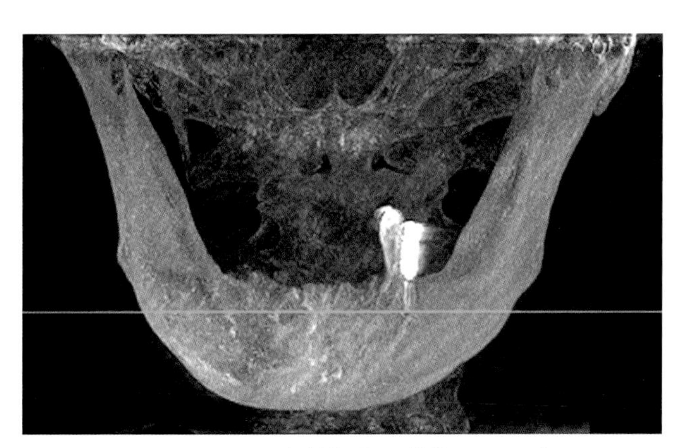

图BL28-6 术前颌骨冠状位CBCT片

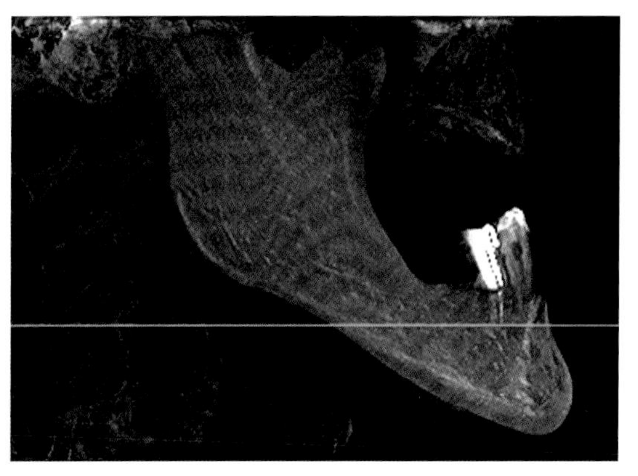

图BL28-7 术前颌骨矢状位CBCT片

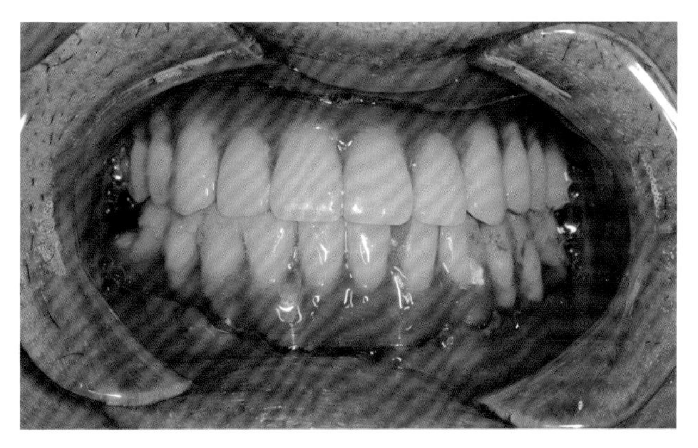

图BL28-8 术后当天戴牙口内照片

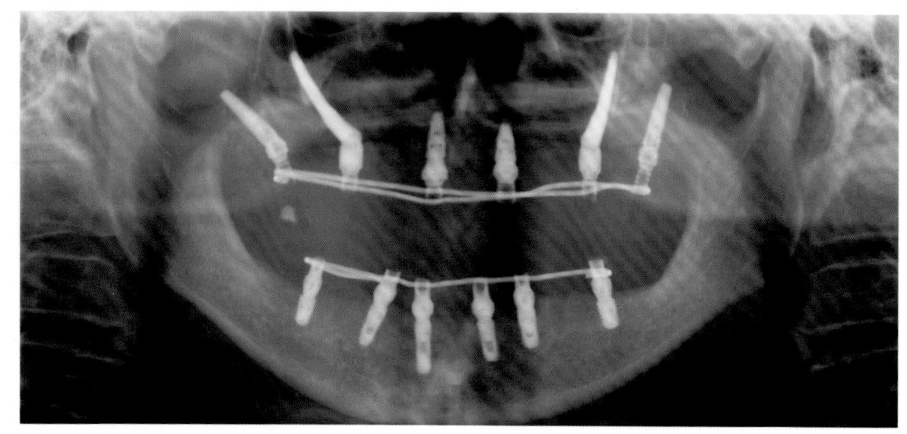

图BL28-9　术后当天戴牙后全景片显示基台就位良好

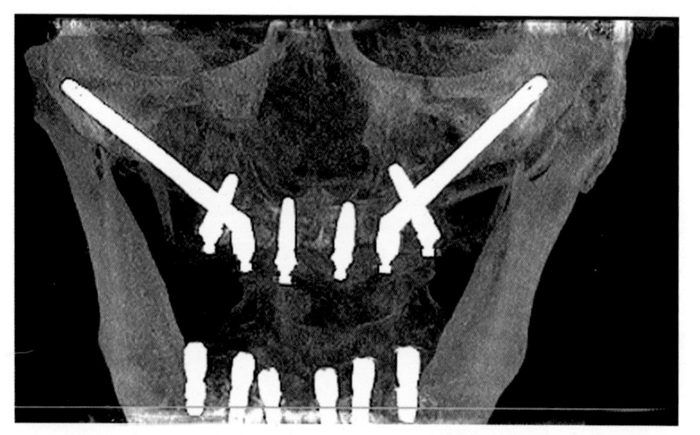

图BL28-10　术后CBCT冠状位显示颧植体位置正常

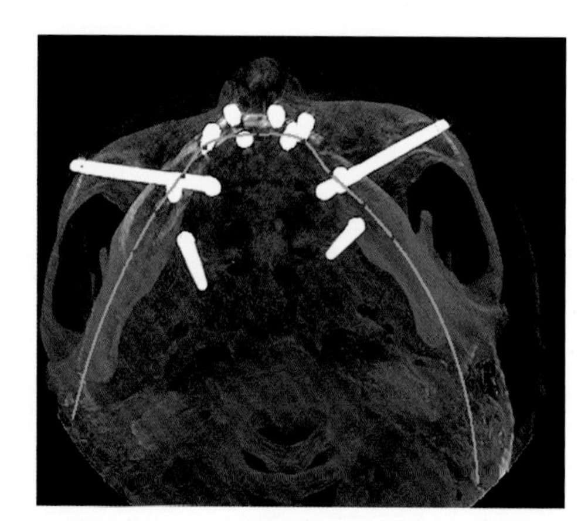

图BL28-11　术后CBCT水平面显示颧植体位置正常

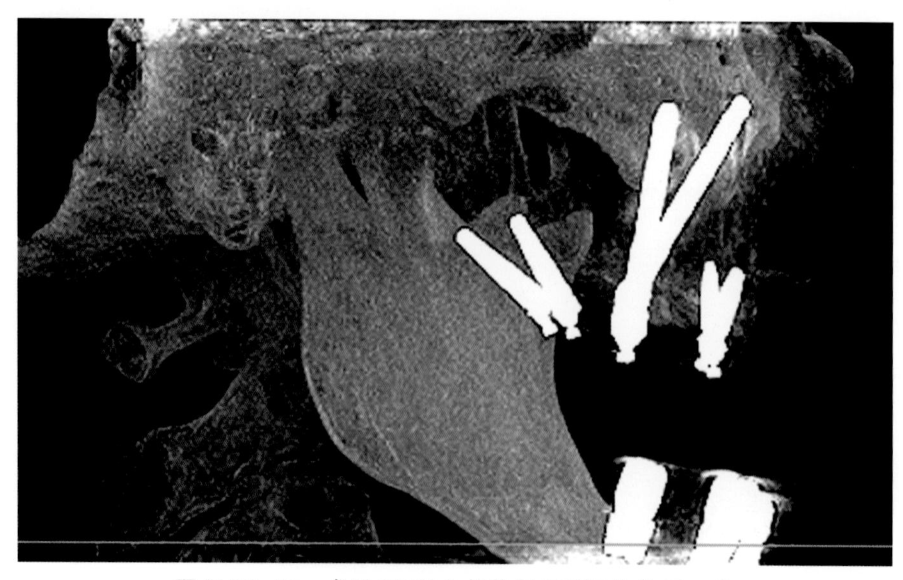

图BL28-12　术后CBCT矢状位显示颧植体位置正常

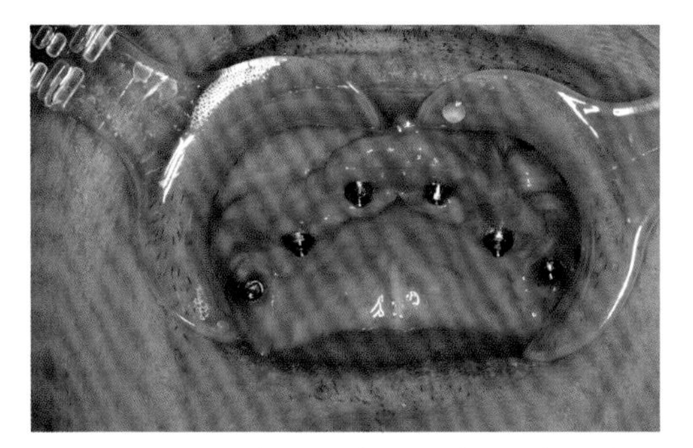

图 BL28-13　术后四个月复查，上颌植体周牙龈软组织健康

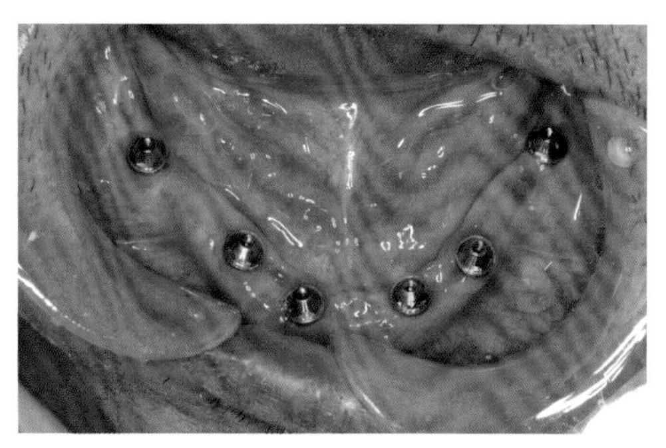

图 BL28-14　术后四个月复查，下颌植体周牙龈软组织健康

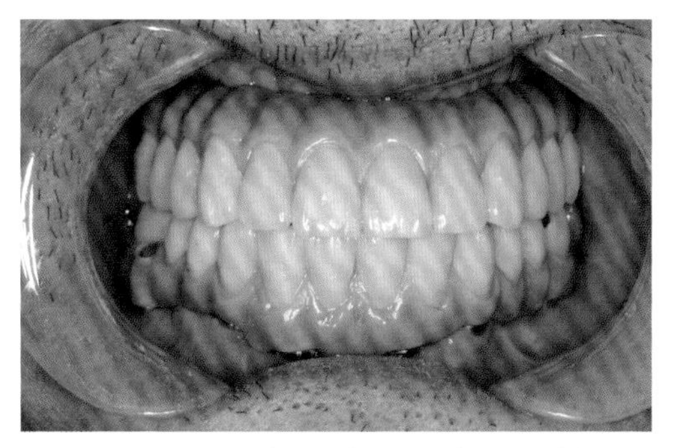

图 BL28-15　术后六个月完成永久修复，咬合照片

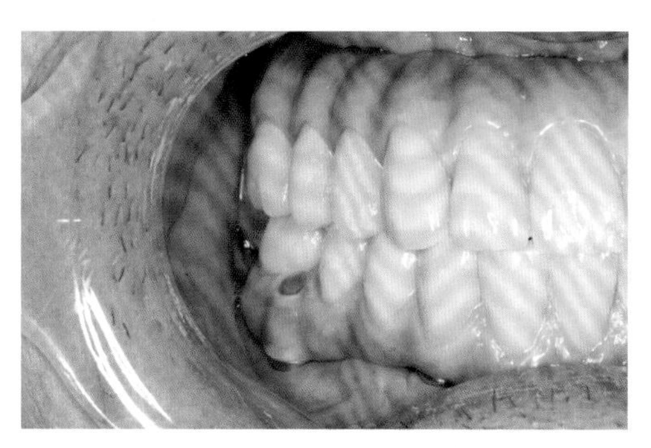

图 BL28-16　术后六个月完成永久修复，右侧咬合照片

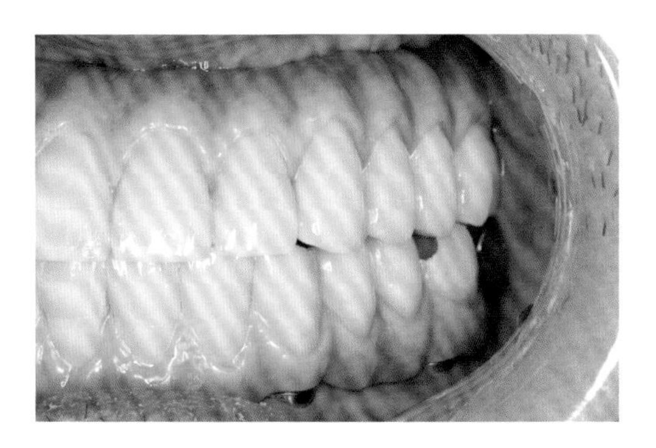

图 BL28-17　术后六个月完成永久修复，左侧咬合照片

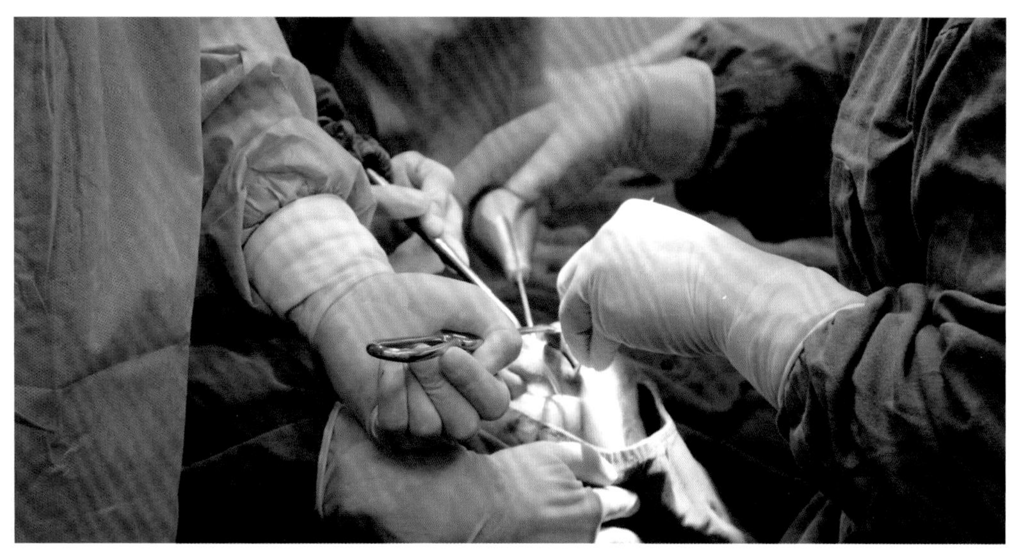

图 BL28-18　术中照片

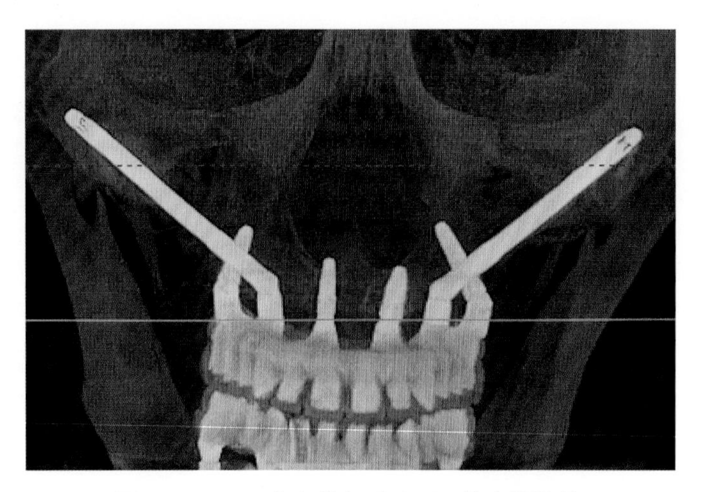

图 BL28-19　永久修复后 CBCT 检查颧植体

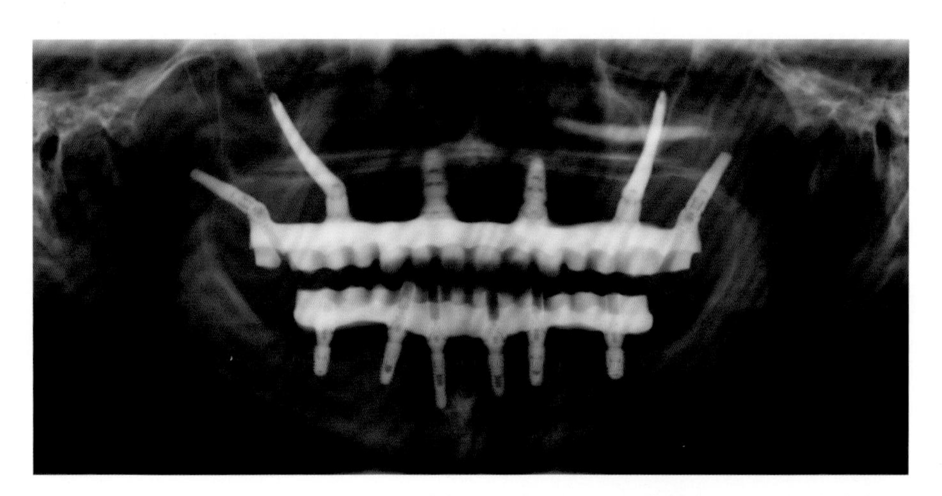

图 BL28-20　2019 年 9 月 5 日永久修复后全景片显示影像基台及牙冠就位良好

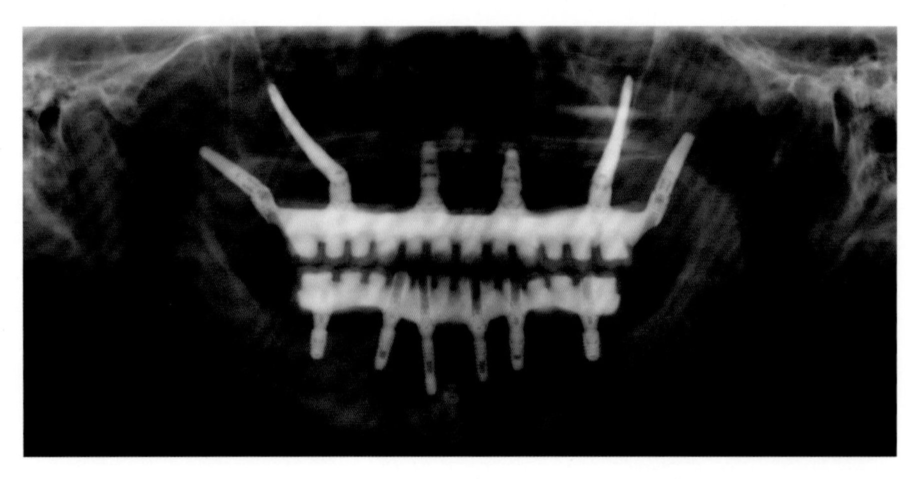

图 BL28-21　2020 年 4 月 2 日术后一年复查，全景片显示颧植体及翼上颌植体稳定

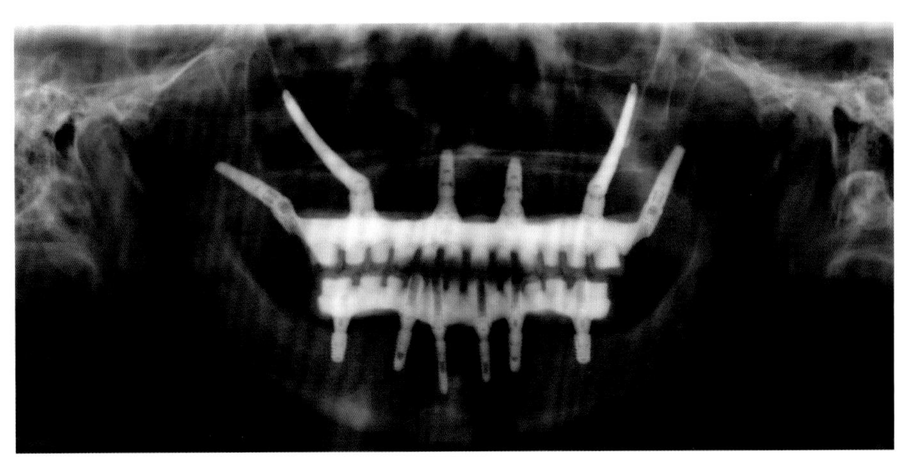

图 BL28-22　2021 年 12 月 2 日术后两年零九个月复查，全景片显示颧植体及翼上颌植体稳定

病例小结

翼上颌复合体种植技术也非万能，需要其他技术补充，翼上颌植体失败后可同样采用颧植体或者上颌窦底提升术进行补救，可多种技术联合使用，宗旨是坚持化繁为简，减少患者痛苦，缩短疗程，发挥颧植体种植技术及翼上颌复合体种植技术的优点和长处，让更多常规技术未能实现种植的患者获益终生。笔者建议不可滥用颧种植技术和翼上颌复合体种植技术，以免增加患者负担；应根据实际病例，采用合适的种植方案。

第十一章 翼上颌复合体种植的综述与国内现状

翼上颌复合体种植技术在国内起步较晚，国外起步虽然较早，但是此类手术的开展也并未广泛普及，因此本章就目前国内开展此类手术的情况进行综述和分析。

第一节 翼上颌复合体种植的综述与展望

上颌后部牙齿缺失后，受到上颌窦气化，剩余牙槽嵴骨量减少和骨质差等因素的影响，可供利用的骨十分有限，种植体植入该区域常常遇到很多困难，故Zarb等将上颌后牙区称为口内骨结合种植体治疗最为困难和问题最多的区域。当上颌后牙缺失而骨量不足时，以往采用穿牙槽嵴顶或侧壁开窗的上颌窦底提升术联合植骨，以增加剩余骨高度，为种植体的植入创造条件。然而，这项技术所需的愈合时间较长，并可能导致上颌窦黏膜破裂，上颌窦炎等并发症。1989年，Tulasne首次描述了将种植体放置在翼上颌区域的技术，利用翼上颌区的密质骨，植入的长种植体能够获得良好的初期稳定性。该设计避免了上颌窦提升术和骨移植物的使用，缩短了愈合时间。同时，翼上颌区种植体为上部修复体提供了后部支持，避免了悬臂桥架的使用，减少了机械并发症的发生。其联合上颌前部短种植体能够实现无牙颌患者的即刻负荷，为上颌后牙区的修复提供了新思路。

一、翼上颌区域的解剖特征

上颌后部牙齿缺失而种植体植入存在困难时，翼上颌区域由上颌结节、腭骨锥突和蝶骨翼突组成的骨性支柱可以被考虑放置种植体。

（一）翼上颌区的骨性解剖

腭骨锥突位于腭骨后外侧角的水平部和垂直部的连接处，充满于蝶骨翼突内外侧板之间的翼切迹。翼突上部前面与上颌体后面之间的裂隙称为翼突上颌裂，翼突下部前面与上颌体下部的后面连接，形成翼突上颌缝。根据Lekholm和Zarb的骨质量分类，上颌结节主要由Ⅲ类和Ⅳ类骨构成，而腭骨锥突和蝶骨翼突的连接处有厚约6mm的致密皮质骨，可供种植体植入。Uchida等用CT测量了78个上颌后牙区萎缩的半侧头部，结果显示，上颌结节与翼突上颌裂最外侧最低点的平均距离和最小距离分别为18.7mm和10.0mm，男女性别间的差异不具有显著性。该结果提示翼上颌区的骨性解剖个体间差异很大，故种植体植入该区域前需要对每一位患者进行仔细检查，拍摄CT以构建翼上颌区的解剖模型，判断患者是否适合该手术，并做出最适宜的手术计划。

（二）翼上颌区周围的解剖结构

翼内肌占据了翼突内、外侧板间的大部分空间，上牙槽后神经的分支穿过两翼板间。当上颌动脉进入翼腭窝时，与翼突上颌缝的距离约为1cm。翼丛位于颞下窝内，相当于上颌结节后上方处，分布于颞肌及翼内、外肌之间。Uchida等对78个上颌后牙区萎缩的半侧头部进行手工测量，结果显示上颌结节与腭降动脉的平均距离和最小距离分别为19.4mm和12.7mm，翼突上颌裂最外侧最低点与腭降动脉的平均距离和最小距离分别为3.7mm和0.0mm，男女性别间的差异不具有显著性。因此，虽然该区域周围的解剖结构复杂，但大多数人的重要结构与翼上颌区种植体间存在一定的距离。当种植体植入的方向和深度正确时，累及腭降动脉的机会较小，在大部分情况下可以被认为是安全的。但是，由于个体间解剖存在差异，术中的各种情况仍需要手术医师进行及时判断和灵活调整，做出有效评估，以规避手术风险。

二、翼上颌区种植体的植入技术

翼上颌区种植体需从上颌结节处倾斜进入，穿过腭骨椎突，最终到达蝶骨翼突上部的皮质骨，翼上颌区位于上颌结节的后上内侧，种植体需穿过15~20mm的骨长度。其临床操作属于半盲手术，故而技术敏感性较高，要求术者具有扎实的颌面外科解剖基础，兼具丰富的临床操作经验。

（一）植入的方向

关于翼上颌区种植体的植入方向，根据不同的进入位点，主要有以下两种说法。

1. 与𬌗平面约呈45°

从上颌第一磨牙处进入时，与𬌗平面约呈45°。Graves报道了从上颌第一磨牙处钻孔，与𬌗平面呈45°植入翼上颌区种植体的方法。顺着该路径，钻头将在10~14mm深的范围内遇到致密的皮质骨，并可与密质骨有8~9mm的接触。Uchida等认为在日本人中，当钻孔处位于第一磨牙与第二磨牙间时，备洞方向应与𬌗平面呈42.3°。

2. 与Frankfort平面（FH平面）

约呈70°从上颌第二或第三磨牙处进入时，与FH平面约呈70°。Frankfort平面又称为眼耳平面，它是由左右侧耳门上点和左侧眶下缘点三点所确定的一个平面，当左侧眶下缘点破损时以右侧眶下缘点代替。Bahat曾推荐一种倾斜10°~20°(相对于FH平面70°~80°)的方法用于后部种植体，以模仿第二磨牙的天然倾斜角度。随后，Berkovitz等发现，上颌第二磨牙相对于FH平面的角度平均约为75°。Venturelli和Rodríguez认为，当翼上颌区种植体放置比45°偏垂直时，受到的轴向力相对较小，降低了恢复时承受的非轴向负荷，加之其角度更接近于天然第二磨牙，从而显示出良好的长期生存能力。Yamakura等观察到，由无牙𬌗的上颌结节、椎突和翼突构成的骨性支柱相对于FH平面的角度约为67.3°±5°。Rodríguez等为了进一步探索翼上颌区域的解剖结构以指导种植体的植入方向，做了以下三项研究：2012年，他们对从上颌第二磨牙处钻孔，与FH平面呈70.4°±7.2°的454颗翼上颌区种植体的临床资料和全景影像进行了分析，经过平均6年的随访，结果显示96.5%的种植体成功地完成了骨整合。2014年，在对100名患者进行CBCT扫描后，报道了翼上颌区域的连线相对于FH平面间的角度为72.5°±4.9°。2016年他们进行了第三次研究，根据202份白种人患者的CBCT数据，报道了翼上颌区域的连线与FH平面间的角度为74.19°±3.13°。值得注意的是，基于以上两种植入方法，翼上颌区种植体的方向还必须考虑到个体间的差异，根据患者的具体情况进行灵活调整。

（二）种植体长度和直径的选择

目前尚无专门应用于翼上颌区域的种植体。Rodríguez等和Balshi等的临床研究表明，翼上颌区种植体在直径4.3mm、长度15mm或18mm下可以穿透蝶骨翼突的皮质骨，并具有较好的初期稳定性。根据Tulasne的说法，翼上颌区种植体的长度通常应在15~20mm，并且至少为13mm以保证其初期稳定性。Balshi等（2005）报道了992颗翼上颌区种植体，其中有930颗形成了骨整合，累计存活率为93.75%。所有种植体直径均为4.0mm，其中，长度为7~13mm的67颗种植体中有59颗形成了骨整合，累计存活率为88.06%；长度为15~18mm的925颗种植体中有871颗形成骨整合，累计存活率为94.16%。两者间差异具有统计学意义。该结果提示翼上颌区种植体长度的增加有可能导致更高的骨整合率，种植体与密质骨有更多的接触，从而促进骨整合的形成。2012年，Rodríguez等（2012）对392名患者的454颗翼上颌区种植体进行研究，发现长度为18mm的种植体最受欢迎，448颗(448/454=98.6%)种植体的直径为3.75mm。Balshi等使用长度为15~18mm、直径为3.75~4.00mm的翼上颌区种植体同样报道了良好的临床效果。因此，长度为15~18mm、直径为3.75~4.00mm的翼上颌区种植体似乎适用于临床中的大部分患者；但是同样需要考虑各患者之间的差异，选择最合适的种植体。

（三）植入的设计

翼上颌区种植体位于上颌牙弓的最后方，受到非轴向力的作用并承受较高的咀嚼力，故而很少单独使用，常常与其他部位的种植体相结合。

1. 与上颌前部短种植体相结合

翼上颌区种植体最常见的是与上颌前部短种植体联合应用，修复上颌牙列缺损或牙列缺失。

该设计避免了悬臂桥架的使用，并能有效地分散𬌗力。Valerón等（2007）报道了一名24-28缺失的患者，在24、26和翼上颌区分别植入三枚种植体，并以种植体支持的固定桥修复24-28。功能负载3年后拍摄X片，结果提示三枚种植体均形成骨整合。对于上颌无牙颌患者，可采用双侧翼上颌区种植体，联合数颗（一般≥4颗）前部短种植体，构建上颌的完整牙弓以支持上部修复体。Cucchi等报道了一例双侧翼上颌区种植体联合4颗上颌前部短种植体的设计，1年之后拍摄全景片，显示6颗种植体均已形成骨整合且均未观察到边缘骨吸收的发生，修复体能够较好地行使功能。Balshi等（1999）报道了一例双侧翼上颌区种植体联合6颗上颌前部短种植体的设计，骨整合完成后同样具有较好的修复效果。

2. 与颧种植体相结合

翼上颌区种植体还能够与颧种植体相结合，用于上颌骨肿瘤切除术后骨大量丢失、无法稳定可摘或固定义齿的患者。Mottola等报道了一例上颌骨半切除术后的病例，将患侧的翼上颌区种植体、颧种植体与对侧3、4位点的两枚短种植体相结合，构成固定义齿的理想牙弓，较好地恢复了患者的颜面美观及咀嚼功能。

3. 单纯使用双侧翼上颌区种植体

Bidra 等报道了一例上颌骨恶性肿瘤的病例。双侧上颌骨切除术后所导致的极度骨缺损，给患者带来了严重的美学和功能不便。患者起先尝试了颧种植体，但并未形成骨整合，最终在两侧各植入一枚翼上颌区种植体。两枚种植体均显示出良好的骨整合，并能够显著地帮助固定一个中空的上颌封闭式义齿，极大地改善了患者的吞咽、语言和美学。术后一年半随访，两侧翼上颌区种植体均稳定，无并发症出现且患者的满意度较高。

（四）数字化手术导板的设计

根据患者的CBCT数据，模拟植入的位置和方向，从而设计数字化手术导板，可以大幅度提高翼上颌区种植体植入的精确性。术前采用全塑料活动义齿与牙胶相结合，制作放射导板。

放射导板固位于口内后，粗调咬合至双侧后牙及前牙各有一个咬合接触点，然后使用咬合记录硅橡胶确定上下颌咬合关系。根据CBCT数据，参照颌骨骨量和放射导板的牙齿排列，设计翼上颌区种植体的植入位置，设定手术导板的固位钉数量以及位置，生成手术导板的三维影像数据，从而获得3D打印的手术导板。术中固定导板后，注意控制扩孔钻速在800r/min，手机植体植入扭矩不可超过45N·cm。此外，术中必须注意控制方向，避免侧向力，防止导板移位和钻针断裂。

三、翼上颌区种植体的修复

无论是全口固定式种植义齿、全口覆盖式种植义齿，或种植体支持的局部固定义齿，翼上颌区种植体均能提供良好的后部支持。其设计避免了远端悬臂并能较好地承担后部𬌗力，生物机械稳定性较好。

（一）上颌无牙颌患者的修复

在无牙颌患者的修复中，联合上颌前部短种植体共同支持上部修复体，形成良好的种植体与义齿多边形，功能载荷得到了最佳分配。该设计有利于翼上颌区种植体的初期稳定性，促进骨整合的形成，并能够帮助患者实现即刻负荷，在上颌无牙颌的修复中具有明显优势。

（二）上颌后部牙列缺损患者的修复

在上颌后部牙列缺损的患者中，翼上颌区种植体最常见的是与上颌前部种植体联合，支持上部的局部固定义齿。翼上颌区种植体为倾斜种植体，应根据修复的需要，选择适宜的角度基台进行纠正。目前常用的角度基台主要有17°和30°两种，结合20°的侧壁聚合角度，适用于临床中的大部分患者。穿龈高度应根据实际的牙龈厚度选择（一般为3~5mm）。随着翼上颌区种植技术的发展，未来将会有更多的复合角度基台资源，供临床医师灵活选择和应用。

四、翼上颌区种植体的研究现状

翼上颌区种植技术作为一项新兴技术，可以获得的研究资料有限，且随访时间过短，缺乏长期随访数据的支持。关于其短期成功率，各研究之间存在差异，其是否具有较高的、可以接受的成功率尚未有定论。

(一)翼上颌区种植体的成功率

目前关于翼上颌区种植体的成功率尚存在较大争议。前部和翼上颌区种植体的1年存留率分别为96.5%和97.8%。值得注意的是,低存留率的报道均发表在早期研究中(2007年之前),可能与当时种植体表面处理技术尚不成熟有关。在现代表面处理手段(阳极氧化)的辅助下,翼上颌区种植体存留率会更高。大多数种植失败发生在加载前,提示翼上颌区种植体虽然受到较大的轴向力作用,但一旦形成骨整合,则可以较好地行使功能,具有可以接受的成功率。但是,目前该手术技术仅掌握在少部分具有丰富临床外科经验的医生手中,故而结果的代表性不足。这就需要未来有更多的医师参与到该技术的研究中,以获得足够的随机对照实验数据,并对患者进行长期随访,以此进一步验证翼上颌区种植体是否具有较高骨整合率。

(二)翼上颌区种植体周围骨吸收

一些研究对翼上颌区种植体周围的骨吸收进行了评估。Balshi等测量了51例翼上颌区种植体支持的固定义齿的近远中骨吸收情况,认为加载1~3年后近中和远中的骨吸收分别为1.3mm和1.1mm,与放置在颌骨其他部位的种植体相比具有较好的效果。Penarrocha等在22名Combination综合征患者中共植入了117颗种植体,其中有10颗放置在翼上颌区,认为加载1年后所有种植体的平均边缘骨吸收为0.63mm(0.30~0.85mm),

目前的研究尚未发现翼上颌区种植体周围的骨吸收与颌骨其他部位的种植体间存在明显差异。但是,该结果可能受到研究资料过少、随访时间不足等缺陷的干扰。

(三)翼上颌区种植技术与上颌窦提升术的比较

为了增大剩余骨高度以植入种植体,上颌窦提升术被认为是治疗上颌后部牙齿缺失而骨量不足时的金标准。然而,这项技术需要植骨,并要求一段额外的允许骨移植物成熟的时间,还可能导致上颌窦黏膜破裂、上颌窦炎等并发症。此外,自体骨、同种异体骨或是异质骨的使用,可能带来伦理、感染、免疫反应,材料吸收等问题。Vila-Biosca等将翼上颌区种植技术与上颌窦提升术进行了比较,他们认为翼上颌区种植技术具有较小的侵略性,通常需要较短的介入时间和患者康复的间隔。Balshi等认为翼上颌区种植技术的应用可以避免抬高上颌窦黏膜,术后恢复得更快,种植体骨整合只需2~3个月。此外,翼上颌区种植体与翼板的致密皮质骨接触,可以达到较高的初期稳定性。Cucchi等称翼上颌区种植技术代表了一种缩短治疗时间、降低手术并发症风险、减少病人不适感和成本的方法。

(四)翼上颌区种植体的菌斑控制

翼上颌区种植体位于上颌牙弓的最后方,虽然上颌后部的口腔卫生和菌斑控制是一项挑战,但目前尚没有菌斑积聚或组织增生而导致翼上颌区种植体失败的报道。此外,有学者发现对修复体进行高度抛光可以获得最佳的菌斑控制,有效的机械刷牙和使用冲牙器也有助于实现良好的卫生管理。Peñarrocha等和Curi等测量了固定修复后翼上颌区种植体周围的骨吸收情况,经过1~3年的功能载荷,MBL分别为0.71mm和1.21mm,骨水平保持良好。

(五)翼上颌区种植体的并发症

目前,有5篇文献报道了翼上颌区种植体的手术并发症,包括轻微的静脉出血、轻微的张口受限、种植体植入位置错误以及持续的疼痛和不适。因此，我们需要注意翼上颌区域邻近重要的解剖结构（包括颞下窝、腭降动脉等），术者若缺乏相关外科经验则可能引起重大的手术并发症。该术式具有技术敏感性，初学者必须谨慎尝试。另外，还有一例关于翼上颌区种植体并发症的报道：术中患者出现了强烈的闭口，导致手术导板被折断，由于悬臂效应和下颌骨向上的推力作用，致使右侧翼突骨折。因此，防止术中的意外闭口非常重要，对种植体方向的把控也十分重要。若放置得太偏颊侧，则可能进入颞下窝；若放置得太偏近中，则可能进入鼻咽或蝶窦。总之，详尽的术前准备和丰富的临床经验是实施翼上颌区种植手术所必需的。

五、总结

上颌后部牙齿缺失而骨量不足时，应用翼上颌区种植技术具有一定的优势，其设计避免了上颌窦提升术和骨移植物的使用，缩短了愈合时间。同时，翼上颌区种植体为上部修复体提供了后部支持，避免了悬臂桥架的使用，降低了生物机械并发症的潜在风险，并能够允许即刻负荷，缩短了患者的无牙时间。因此，翼上颌区种植技术拥有巨大的发展前景，逐步推广这项技术，有望拓宽上颌后牙区种植的适应证，造福更多的患者，为上颌骨后部重度缺损（如外伤，肿瘤术后等）的患者带来福音。通过研究、交流和教育，针对目前临床实践中所存在的未知与不足，要有针对性地加以探索和突破，不断总结经验，以提高其预期性。

目前研究的局限性表现为回顾性研究设计和较短的随访时间。未来需要具有前瞻性设计、随访时间更长的临床研究来进一步证实翼上颌区种植体在后部萎缩的上颌无牙颌中的应用效果。目前翼上颌区种植体仍处于发展阶段，加之手术技术较难掌握，因此，推荐仅作为上颌后牙区骨量不足时可供选择的治疗手段，并不推荐常规应用。

对于后部萎缩的上颌无牙颌，前部和翼上颌区种植体支持的全牙弓固定义齿具有可以接受的短期临床效果和较高的患者满意度，是一种可预测的和可行的修复方式。未来在外科导板和动态导航技术的辅助下，翼上颌区种植体可为更多上颌后牙区萎缩的患者提供新的治疗思路。

第二节　王明医师翼上颌复合体种植成功病例集展示

上颌后牙区骨质通常为3类骨和4类骨，骨皮质较薄，甚至骨松质内骨小梁稀疏，常规种植后骨愈合需要较长时间。还有更多后牙缺失患者因为病理性因素造成骨质破坏，导致后牙区骨质高度不足；或者上颌窦气化等生理性因素造成骨量不足。这些病例采用常规种植技术时往往需要进行上颌窦骨增量术，使得完成戴牙的时间延迟。因此，国内外不少学者对上颌结节及翼板区的骨质情况进行分析和解剖探索，寻找一种可替代上颌窦骨增量的种植技术方案。笔者也从2017年开始研究上颌结节区骨质是否适合种植，进行解剖学风险评估，探讨翼上颌复合体种植的延期负重和即刻负荷。经过对翼上颌复合体种植病例三年至五年的临床观察与分析，笔者认为翼上颌复合体种植可以获得良好成功率，可实现即刻修复与即刻负荷；临床观察稳定，植体长久可靠，安全性好；种植手术操作简单，可重复性好。经过系统的标准化学习，种植医师是可以熟练掌握其标准手术方式的，从而可推广翼上颌复合体种植技术，给患者带来福音。下面详细介绍笔者的大量成功病例，给种植医生树立信心。

展示病例（二十九）

一般资料：傅某，女，57岁。

主诉：上下颌多颗牙缺失三年，咨询种牙。

现病史：三年前患者上下颌多颗牙齿松动，陆续拔除，2019年4月1日咨询种植。

既往史：高血压多年，服药控制；否认药物过敏史；有拔牙史，上颌曾外院制作活动义齿；否认服用双膦酸盐药物史。

检查：双侧颜面部基本对称，张口度及开口型正常，双侧颞下颌关节无弹响及杂音。11、12、16、17、22、23、24、25、26、27、35、36、37、45、46、47缺失，牙龈黏膜完好；13、14、15烤瓷联冠修复，冠边缘不密合，1度松动，未见倾斜；31、32、33、34、41、42、43、44牙3度松动；下前牙舌侧牙石3度。

辅助检查：CBCT显示13、14、15根管内有高密度阻射性影像，根尖周有低密度阴影，边界清晰，31、32、33、34、41、42、43、44牙槽骨水平吸收达到根尖1/3；32、34、36、42、44、46位点牙槽骨宽度及高度分别为6.65mm × 15.2mm，7.12mm × 12.97mm，7.80mm × 10.4mm，6.11mm × 14.34mm，7.02mm × 15.05mm，10.4mm × 10.47mm。

诊断：（1）上下颌牙列缺损；（2）全口牙周病。

治疗计划：上下颌ALL ON 6即刻种植和即刻修复。

处置：2019年4月1日局麻下完成下颌ALL ON 6种植手术，术中取仰卧位，常规口内外消毒，铺巾，心电监护，4%阿替卡因局麻下拔除31、32、33、34、41、42、43、44，大量生理盐水交替冲洗拔牙窝，切开黏膜至牙槽嵴顶，翻瓣，于32、34、36、42、44、46位点定点，逐级扩孔，32、34植入CORTEX植体3.8mm × 10mm两枚，34、44、36植入CORTEX植体4.2mm × 10mm三枚，46植入CORTEX植体4.2mm × 8mm一枚。植入扭矩大于35N·cm，置入0°复合基台，扭力加至25N·cm，放置保护帽，严密缝合，止血，转修复科行下颌取模，戴牙，调𬌗，抛光，完成即刻负荷。两周后于2019年4月16日行上颌ALL ON 6双侧翼上颌复合体种植，术中拔除13、14、15，于11、21、16、26、17、27位点定点，逐级扩孔，植入六枚植体，其中11、21植入CORTEX植体3.8mm × 11.5mm两枚；16、26往近中方向斜行植入CORTEX植体4.2mm × 16mm两枚；17、27翼上颌复合体种植植入CORTEX植体4.2mm × 16mm两枚；放置四枚30°复合基台，高度3mm；11、21放置17°复合基台，高度3mm。加力至25N·cm，放置保护帽，转修复科完成即刻负荷。17扭力约20N·cm，未进行即刻负荷，余植体即刻负荷，术后四个月常规负荷。

病例时间轴如下：

2019年4月1日完成下颌ALL ON 6手术；

2019年4月16日完成上颌ALL ON 6手术及翼上颌复合体种植即刻修复；

2019年10月23日取终印模，试戴树脂桥，调𬌗，抛光；

2019年11月10日试戴桥架，调𬌗，咬合记录；

2019年11月28日完成永久修复，调𬌗，抛光，封螺丝孔，嘱注意事项，制作咬合垫预防夜磨牙。

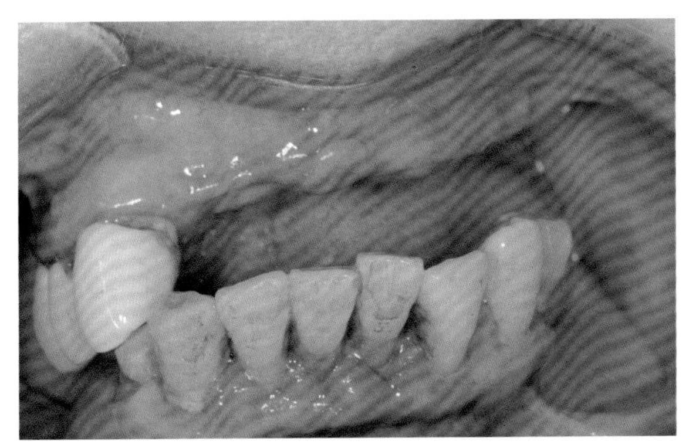

图BL29-1　术前口内照片

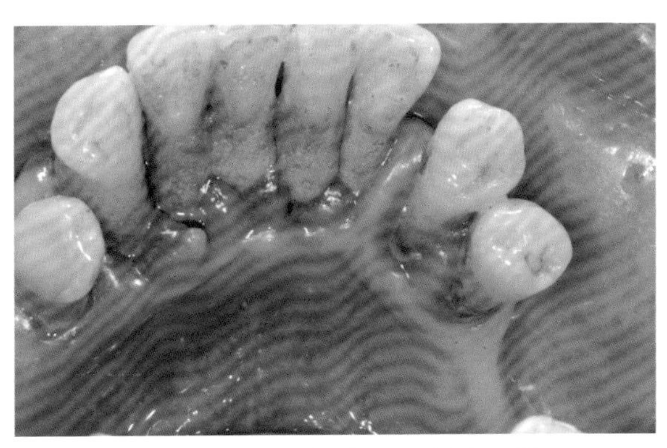

图BL29-2　术前下颌牙舌侧大量结石

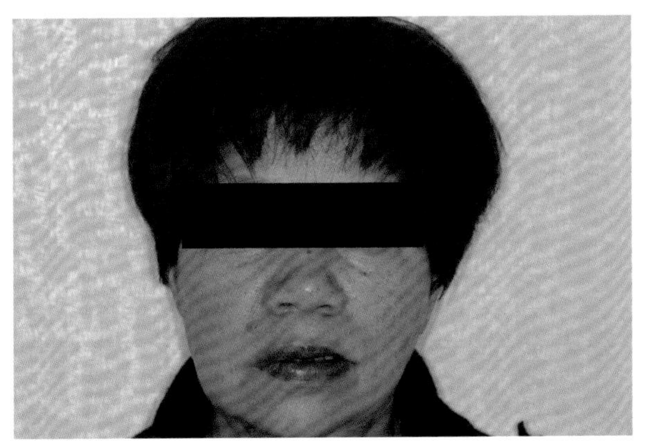

图BL29-3　术前正面照

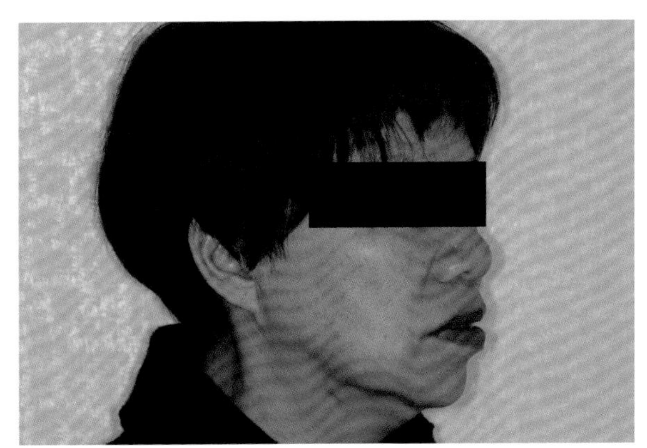

图BL29-4　术前45°侧面照

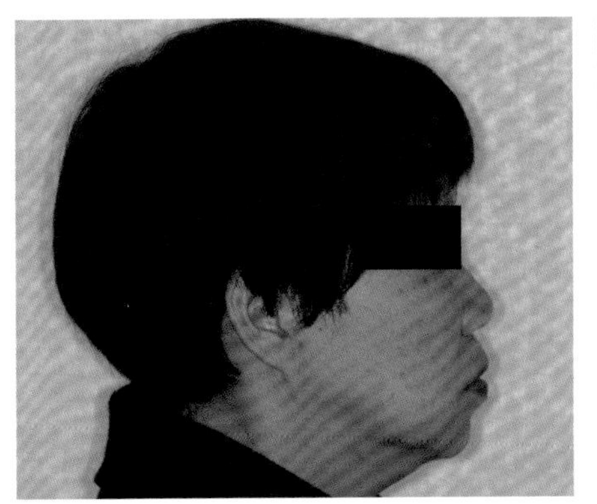

图BL29-5　术前90°侧面照

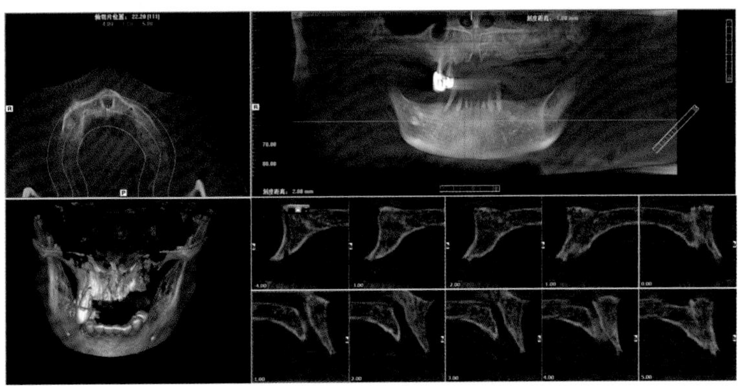

图BL29-6　术前CBCT测量颌骨高度和宽度

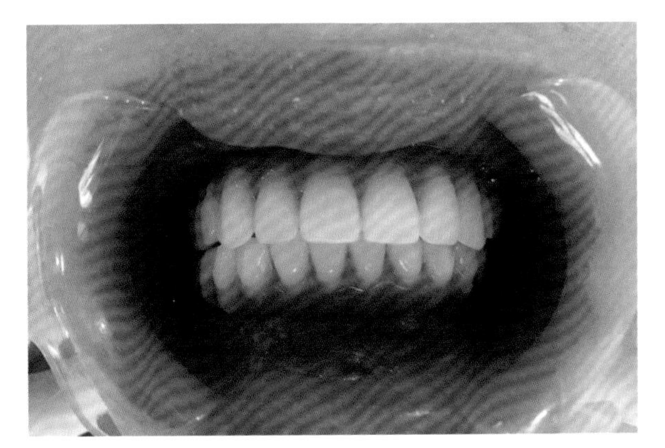

图BL29-7　术后当天戴牙正面照片

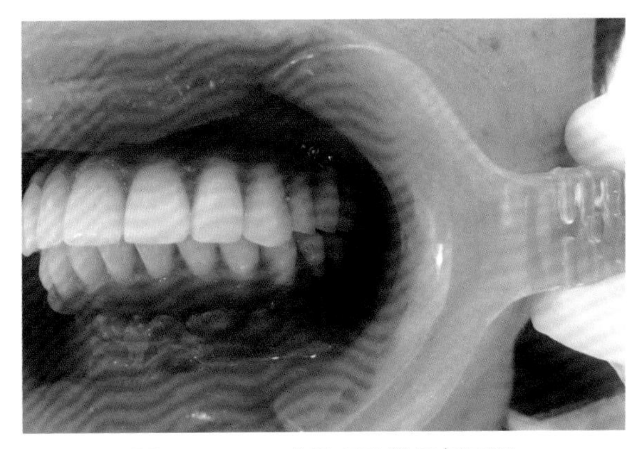

图BL29-8　术后当天戴牙侧面照

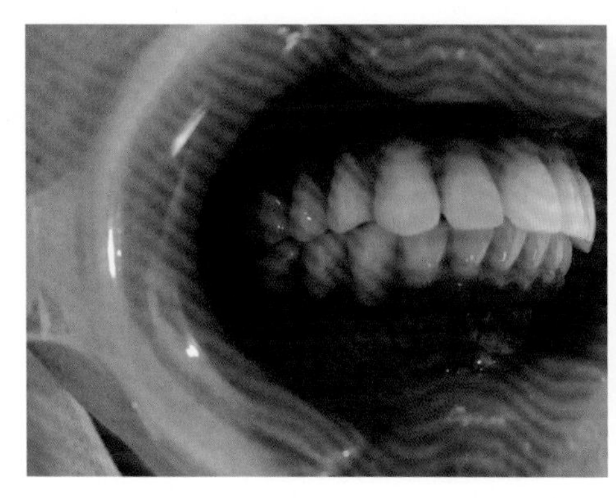

图BL29-9　术后当天戴牙侧面照

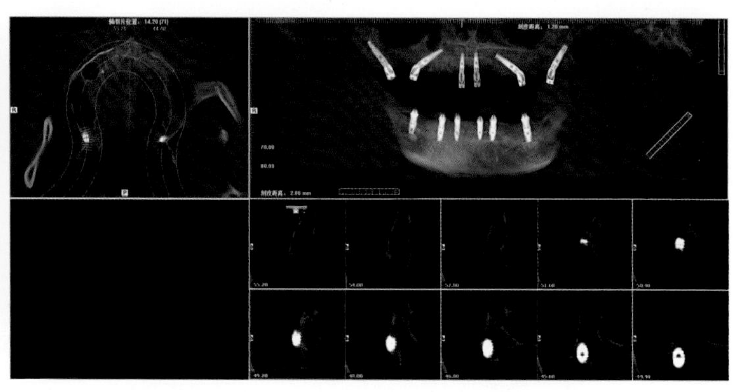

图BL29-10　手后当天CBCT检查植体位置

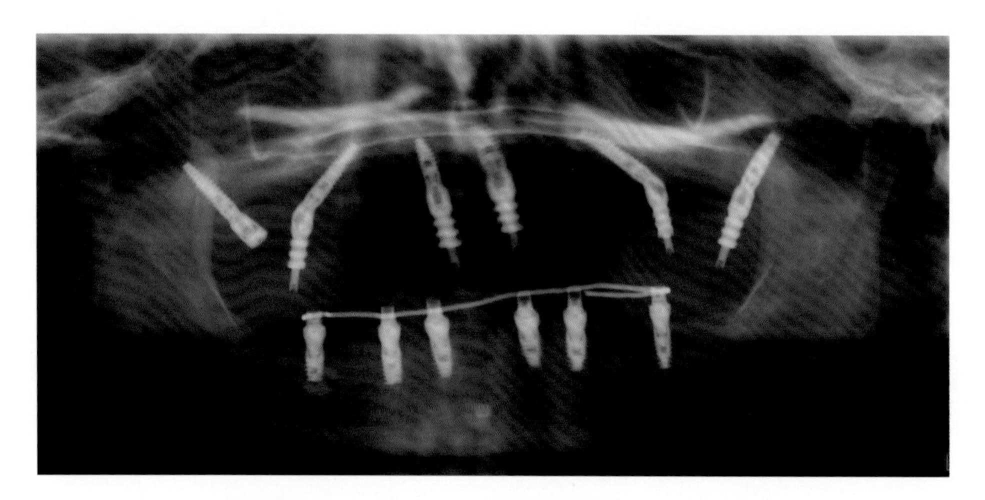

图BL29-11　术后当天即刻修复取模，转移杆就位

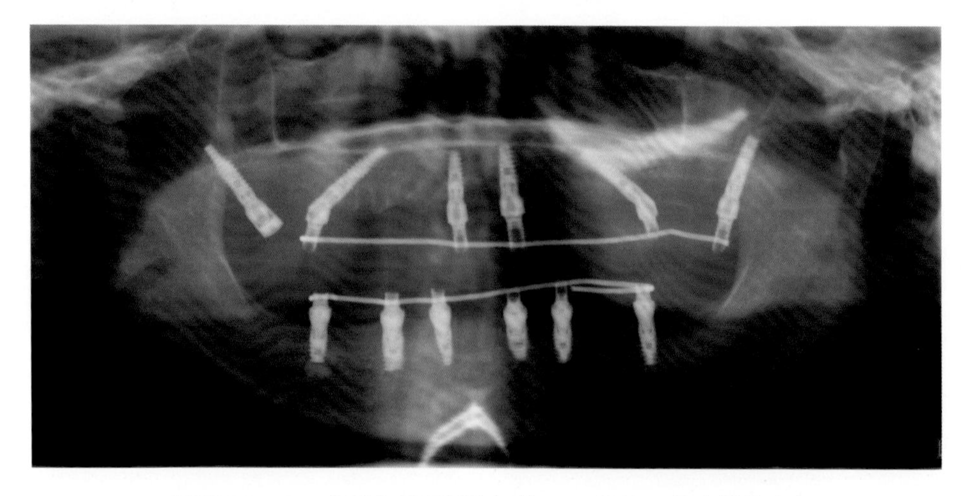

图BL29-12　术后当天即刻修复戴牙，X片显示基台就位良好

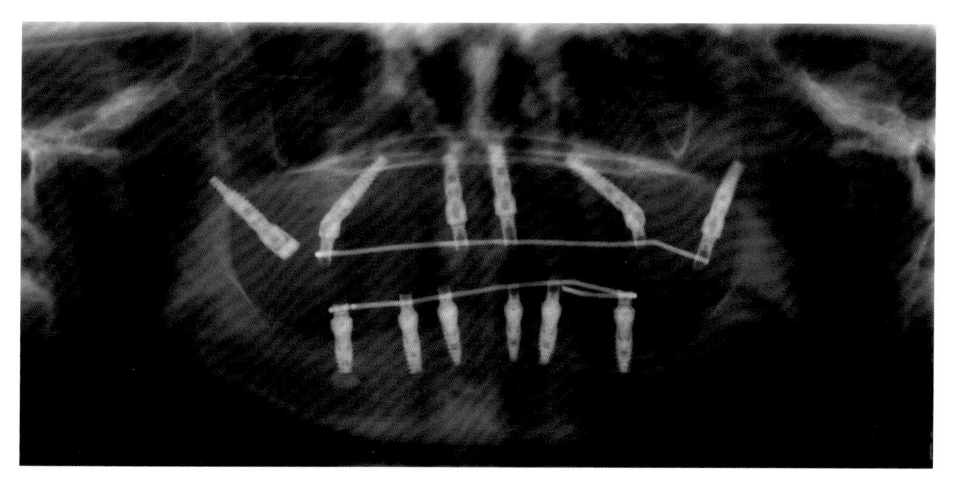

图BL29-13　2019年8月26日术后半年X片复查

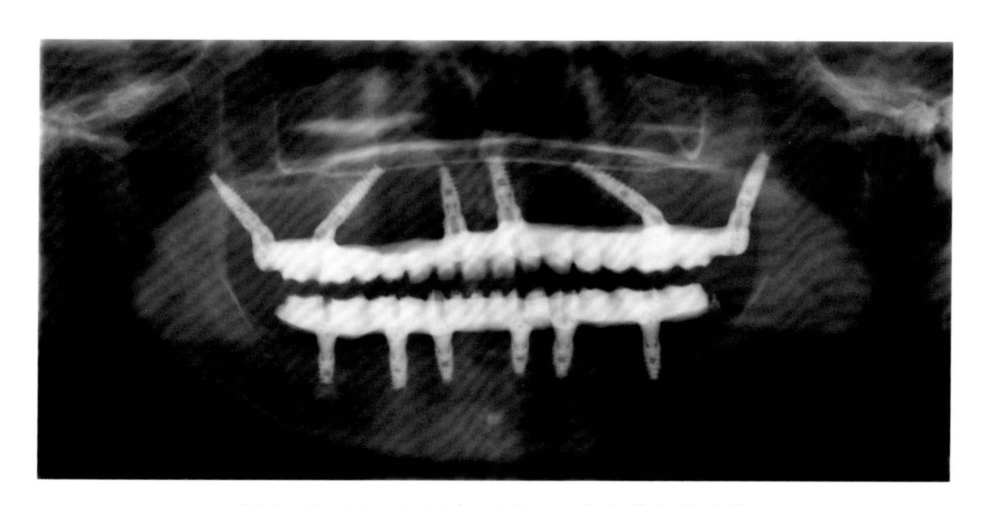

图BL29-14　2019年10月2日永久修复体试戴

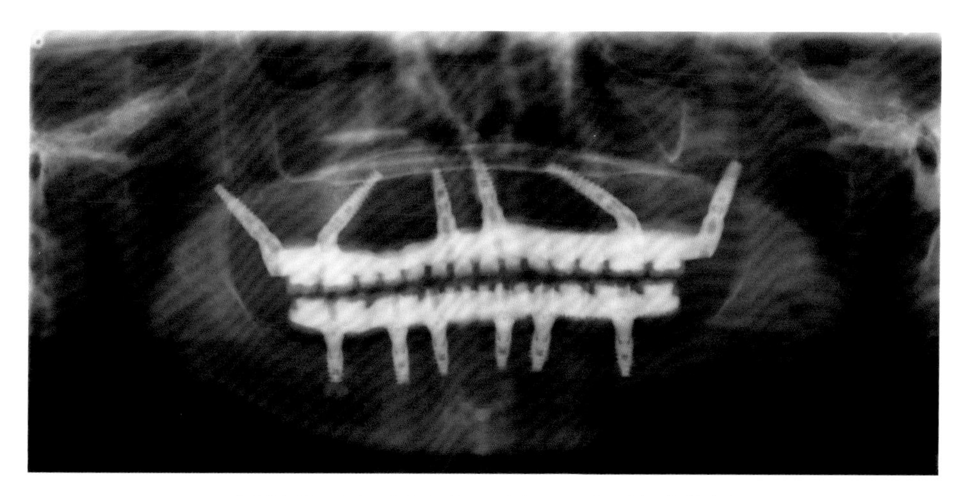

图BL29-15　2019年11月28日完成永久修复

展示病例(三十)

一般资料:董某,女,49岁。

主诉:上下颌后牙缺失四年,咨询种牙。

现病史:四年前患者由于上下颌多颗牙齿松动而陆续拔除,影响咀嚼和发音,2018年9月14日来院要求拔牙及种植。

既往史:平素体健,否认全身重大疾病史,有高血压病史,服药控制,否认药物过敏史,有拔牙史、镶牙史,否认服用双膦酸盐药物史。

检查:双侧颜面部基本对称,张口度及开口型正常,双侧颞下颌关节无弹响及杂音。口内检查可见11、12、13、14、21、22、23、24、27、28、35、43、44、46、48牙根暴露,3度松动,探及牙周袋7mm,叩(-),冷热(-),牙龈黏膜完好,余牙缺失。

辅助检查:前牙区牙槽骨宽度及高度可,骨密度可,上颌后牙区骨高度不足。

诊断:(1)全口牙周病;(2)上下颌牙列缺损。

治疗计划:上下颌即刻种植、即刻负荷;双侧翼上颌复合体种植。

处置:术前制作放射导板定位,于2018年9月15日局麻下完成下颌ALL ON 6及上颌ALL ON 6和翼上颌复合体种植手术,术中取仰卧位,常规口内外消毒铺巾,心电监护下4%阿替卡因局部浸润麻醉,拔除口内余留牙,大量生理盐水反复冲洗拔牙窝,切开黏膜至牙槽嵴顶,翻瓣,32、34、36、42、44、46及17、15、12、22、25、27位定点备洞,逐级扩孔,17、15、12、22、25、27、32植入Replace CC植体4.3mm×16mm七枚;34、44、36、46植入Replace CC植体4.3mm×13mm四枚;42植入Replace CC植体3.5mm×16mm一枚;植入扭矩大于35N·cm;46、44、34、36置入0°复合基台,高度3.5mm;42置入Mini 0°复合基台,高度3.5mm;15、12置入30°复合基台,高度3.5mm;17、22、25、27置入30°复合基台,高度4.5mm;加力至25N·cm,放置保护帽,严密缝合,止血。转修复科行上下颌取模,戴牙,调𬌗,抛光,完成即刻负荷。术后四个月完成永久修复戴牙。术后三年复查结果显示翼上颌植体及其他植体均稳定,骨吸收不明显,牙龈黏膜健康。

病例时间轴如下:

2018年9月15日完成翼上颌复合体种植手术;

2018年9月16日完成即刻修复;

2019年3月11日完成永久修复;

2019年10月23日完成近一年后复查;

2020年5月11日完成近两年后复查;

2021年6月30日完成近三年后复查。

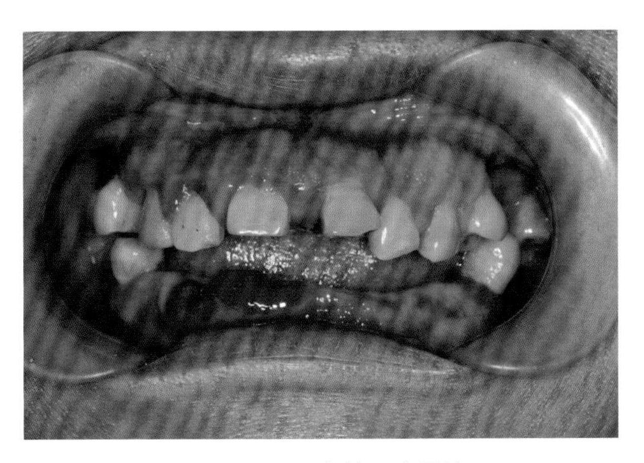

图BL30-1　术前口内照片

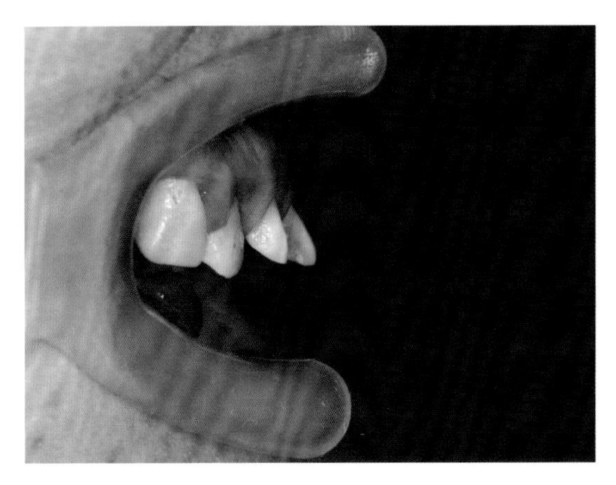

图BL30-2　术前口内牙侧面照

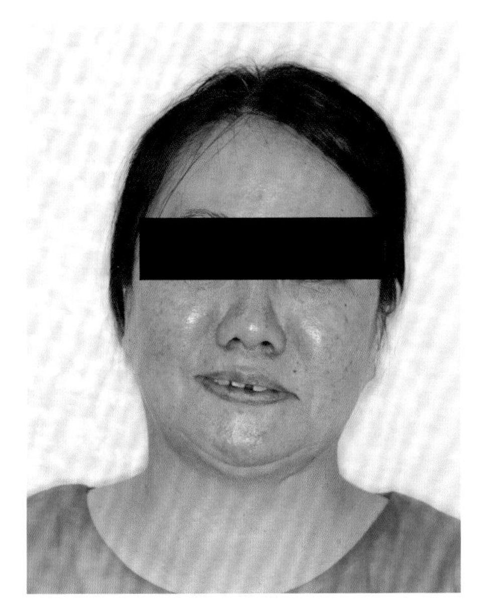

图BL30-3　术前正面照

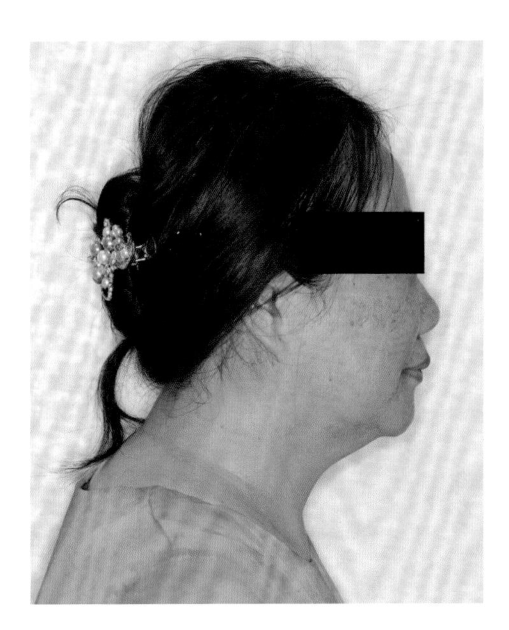

图BL30-4　术前侧面照

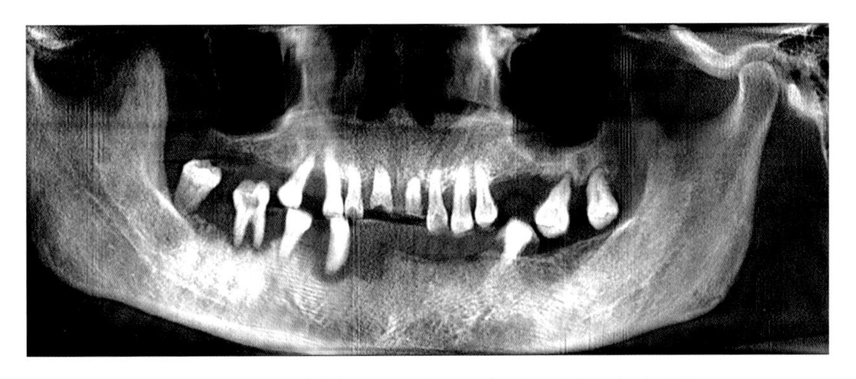

图BL30-5　术前CBCT显示上颌后牙区骨高度不足

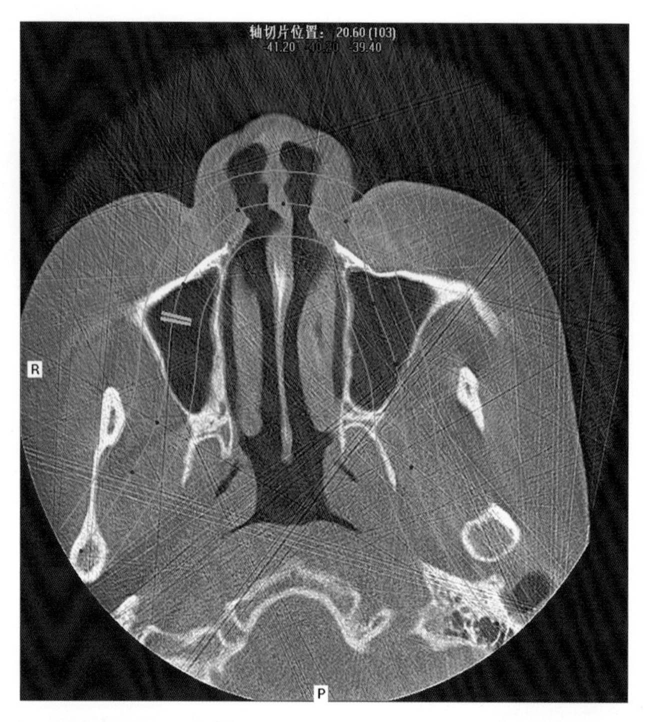

图BL30-6　术前CBCT显示翼上颌结节骨宽度充足

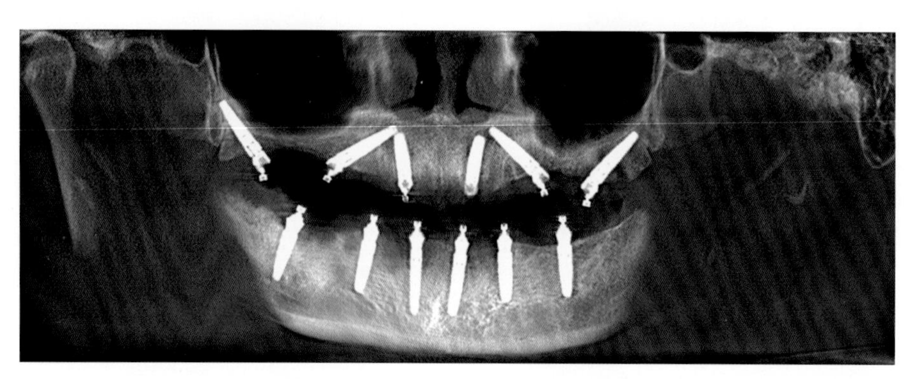

图BL30-7　术后当天CBCT检查

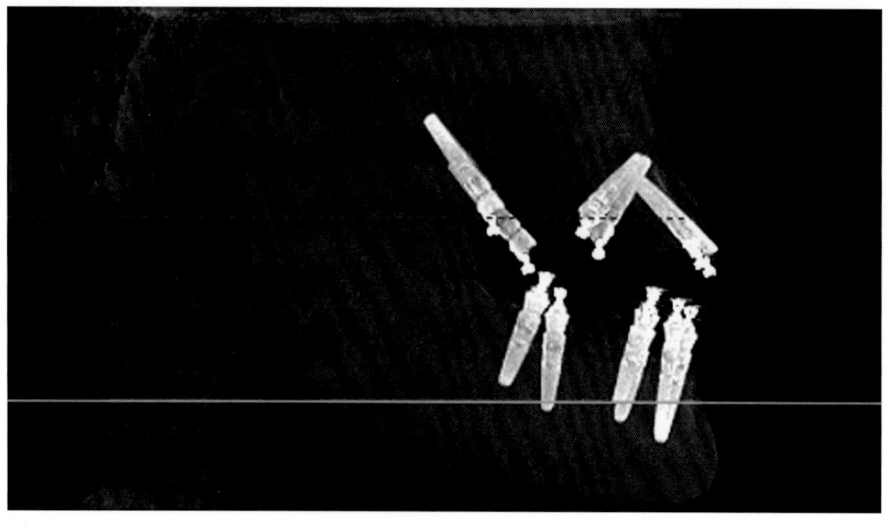

图BL30-8　术后当天CBCT检查显示翼上颌复合体种植体角度正常

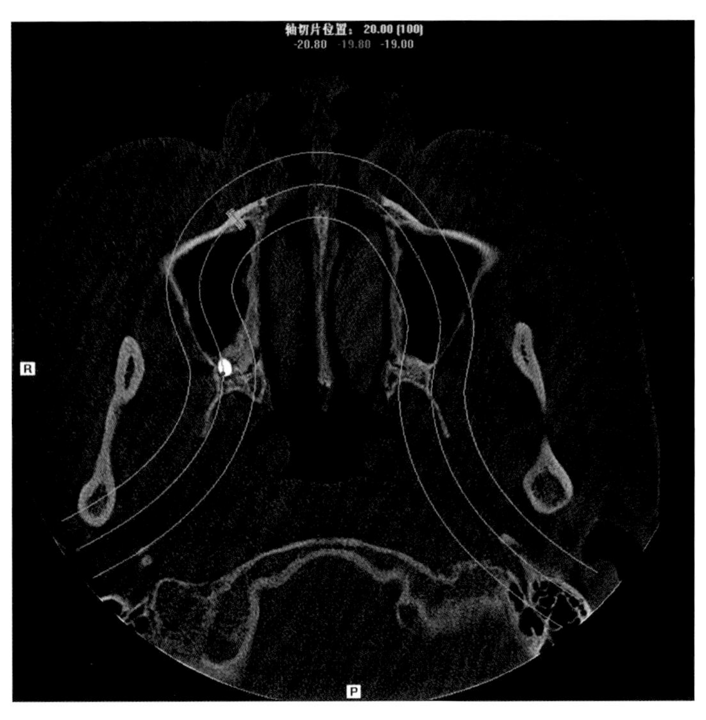

图BL30-9　术后当天CBCT显示翼上颌植体位置正常

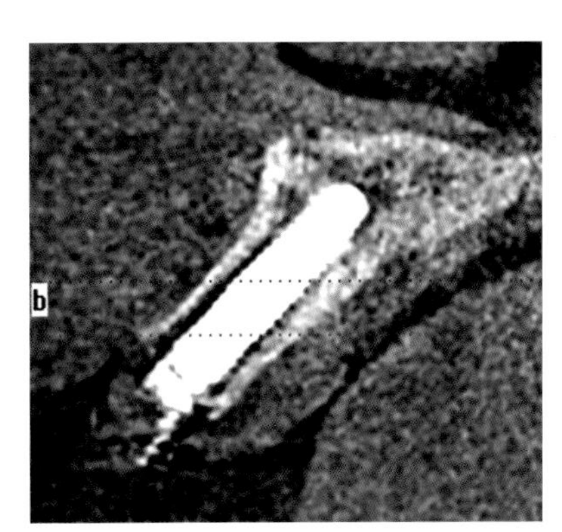

图BL30-10　术后当天CBCT显示12位置正常

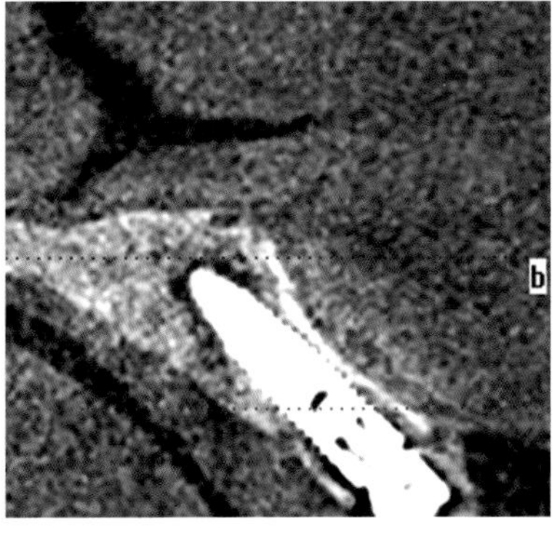

图BL30-11　术后当天CBCT显示22位置正常

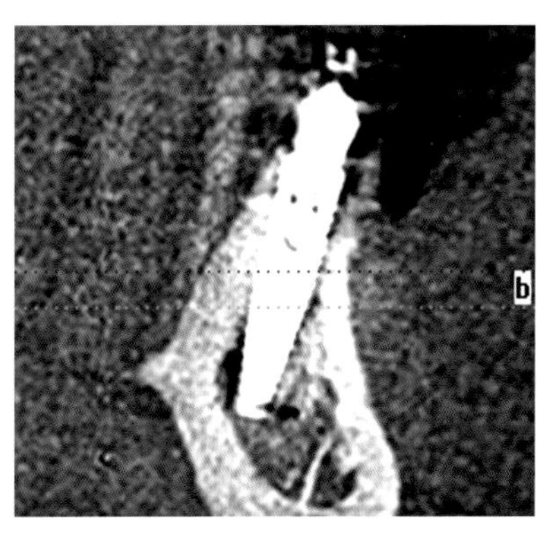

图BL30-12　术后当天CBCT显示32位置正常

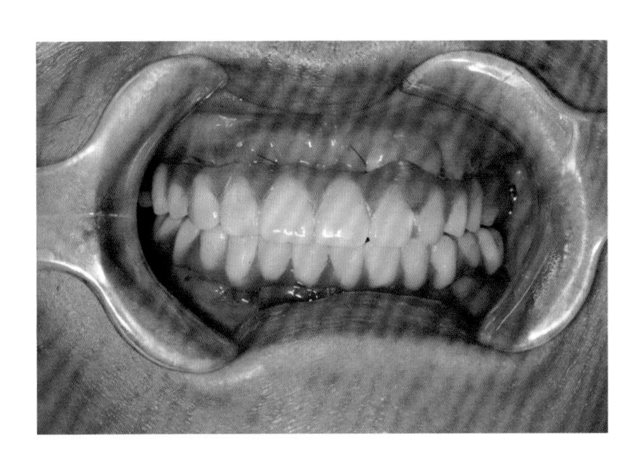

图BL30-13　术后当天即刻修复口内正面咬合照

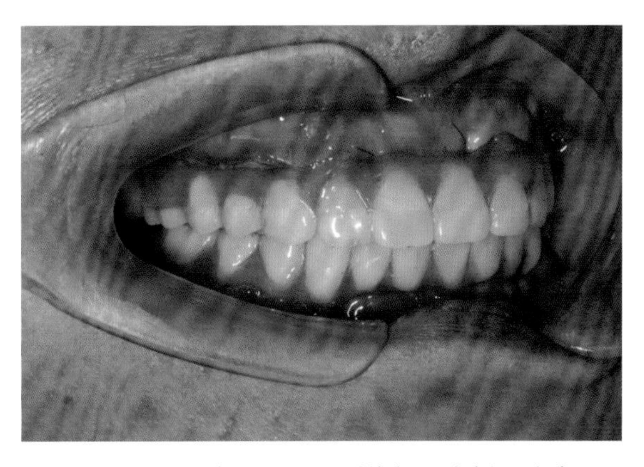

图BL30-14　术后当天即刻修复口内侧面咬合照

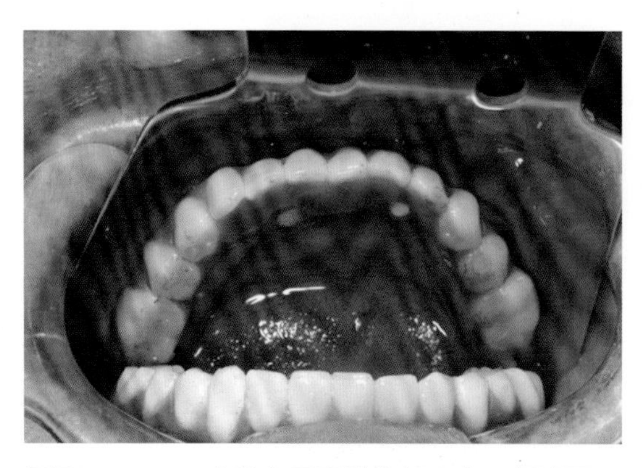

图BL30-15　术后当天即刻修复口内下颌殆面照

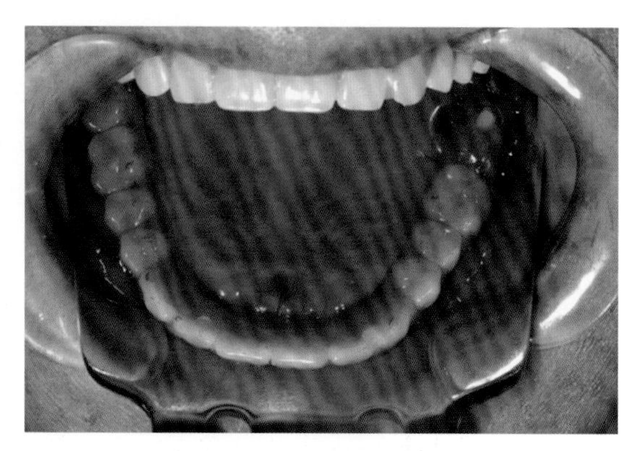

图BL30-16　术后当天即刻修复口内上颌殆面照

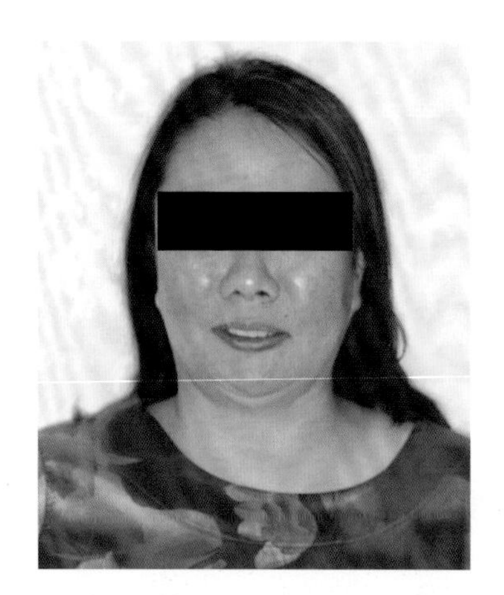

图BL30-17　术后当天即刻修复正面微笑照

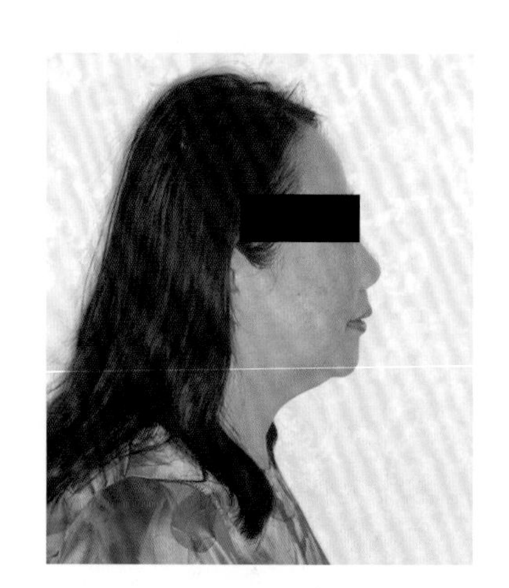

图BL30-18　术后当天即刻修复侧面照

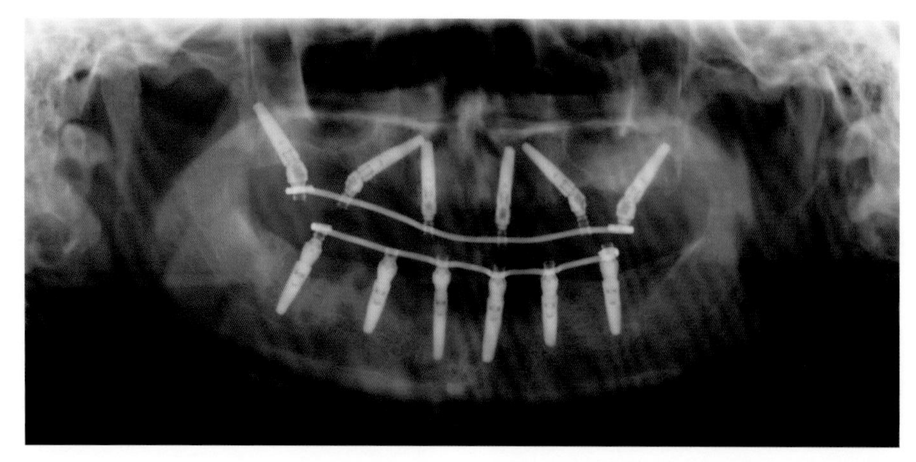

图BL30-19　术后即刻修复全景片检查显示基台就位良好

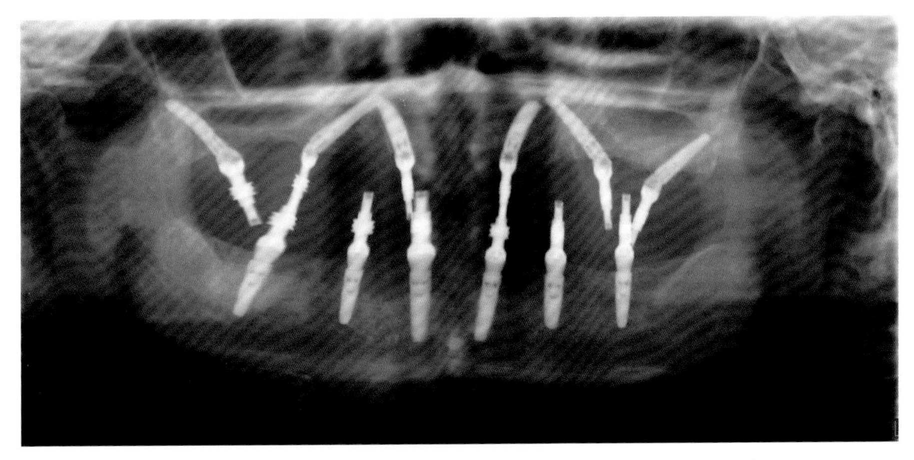

图BL30-20　术后4个月永久修复取模，全景片显示就位情况

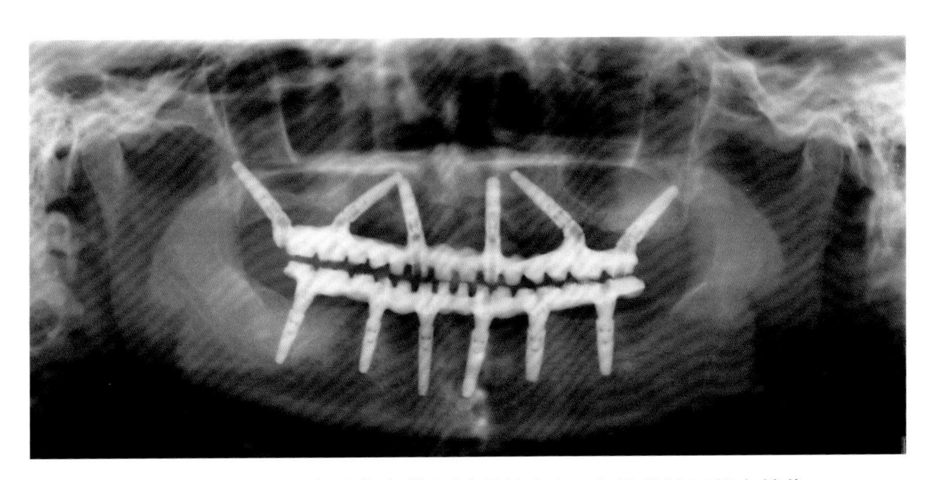

图BL30-21　术后永久修复试戴钛支架，全景片显示基台就位

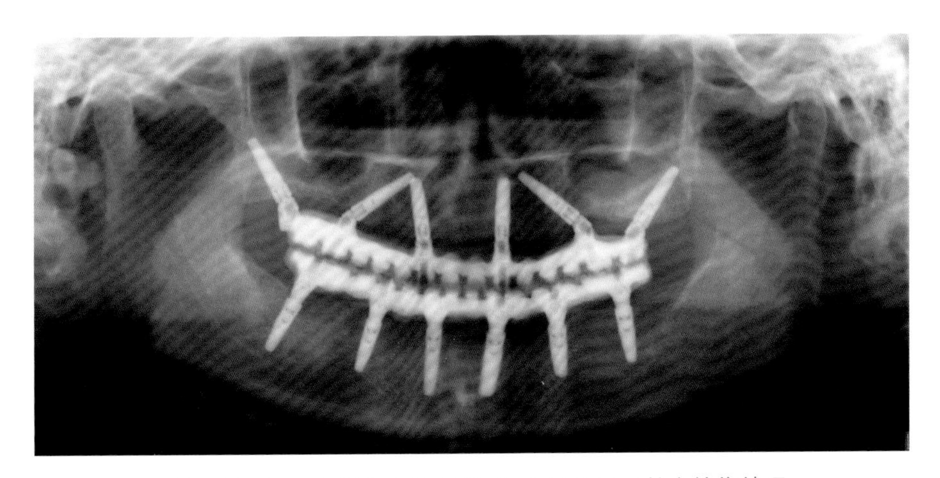

图BL30-22　术后永久修复戴牙，全景片显示基台就位情况

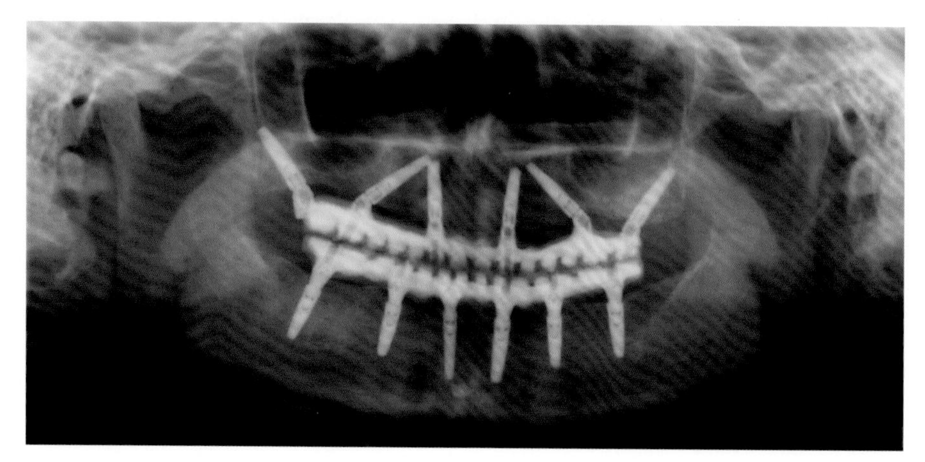

图BL30-23　2019年10月23日近一年后复查，全景片显示植体情况

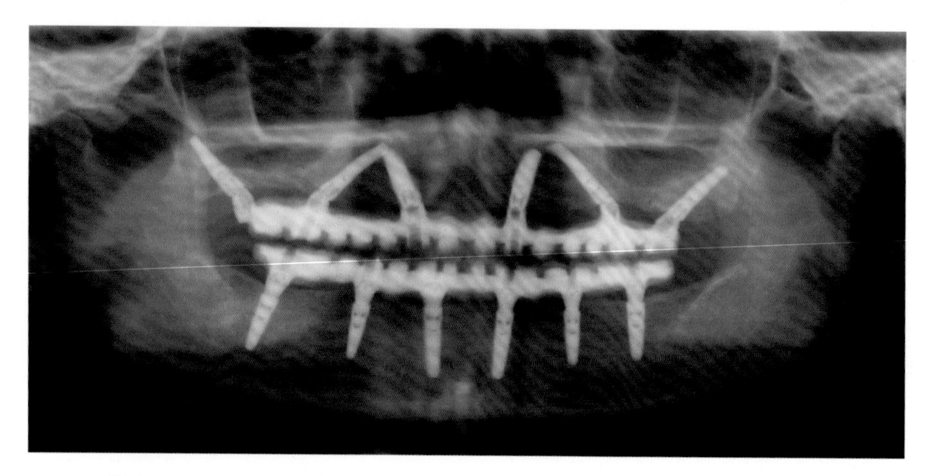

图BL30-24　2020年5月11日近两年后复查，全景片显示植体情况

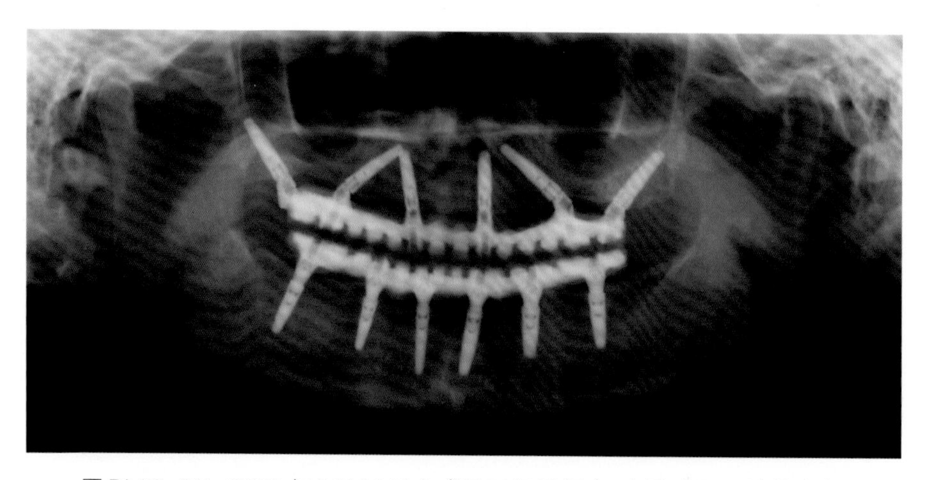

图BL30-25　2021年6月30日完成近三年后复查，全景片显示植体稳定

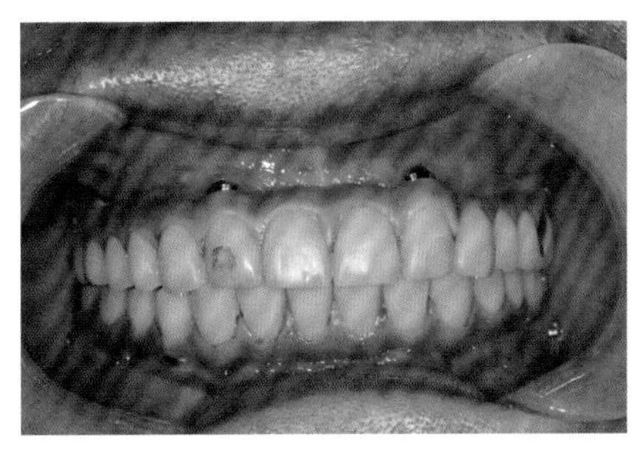

图BL30-26　2021年6月30日复查口内咬合照片

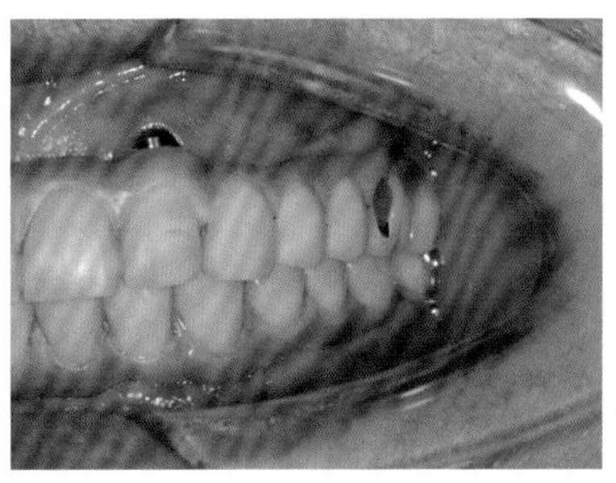

图BL30-27　2021年6月30日复查，口内左侧咬合照片显示黏膜色、形、质正常

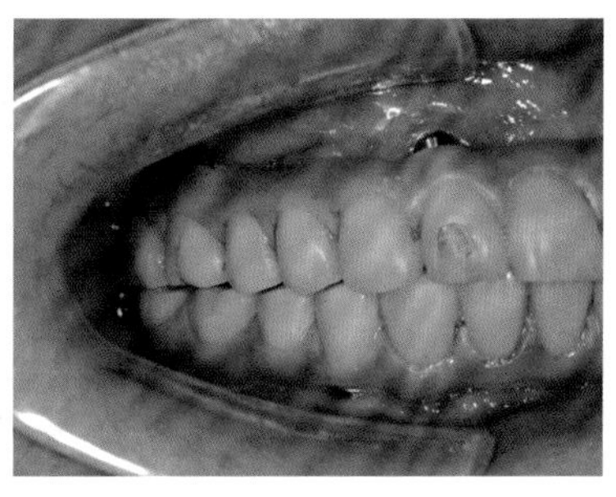

图BL30-28　2021年6月30日复查，口内右侧咬合照片显示口腔卫生保持良好

展示病例(三十一)

一般资料：王某，女，60岁。

主诉：自诉上下颌牙松动半年，咨询种植修复。

现病史：半年来患者自觉上颌下颌牙松动，影响咀嚼和发音，来院要求种植修复。

既往史：平素体健，否认全身重大疾病史，否认高血压等系统性疾病史，否认药物过敏史，有拔牙史、镶牙史，否认服用双膦酸盐药物史。

检查：双侧颜面部基本对称，张口度及开口型正常，双侧颞下颌关节无弹响及杂音；可见上颌12、13有3度松动，上颌余留牙缺失；下颌余留34–36烤瓷桥及37，3度松动，无保留价值；下颌余牙缺失。

辅助检查：CBCT检查下颌磨牙区骨高度不足，上颌3区骨高度不足；下颌颏孔前部及上颌1区、2区骨高度及骨宽度可，骨密度可。

诊断：(1)上下颌牙列缺损；(2)重度牙周炎。

治疗计划：下颌ALL ON 4、上颌ALL 0N 6种植修复。

处置：2018年9月13日入手术室拔除余留牙，进行下颌ALL ON 4、上颌ALL ON 6及翼上颌复合体种植，翼上颌复合体植体为Nobel Active 4.3mm × 18mm，其余植体型号略，实现即刻负荷，术后四个月完成永久修复。术后两年五个月复查，CBCT显示翼上颌植体稳定，骨吸收不明显，未见植体周黏膜炎。

病例时间轴如下：

2018年9月13日完成种植手术；

2018年9月14日完成即刻负荷；

2019年3月26日术后半年复查；

2019年7月25日术后十个月复查；

2021年2月27日术后两年零五个月复查。

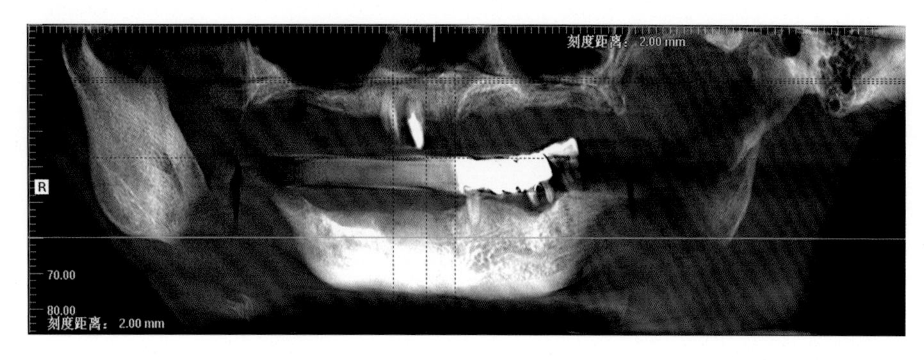

图 BL31-1　2018 年 9 月 13 日术前 CBCT 显示上颌后牙区骨量不足

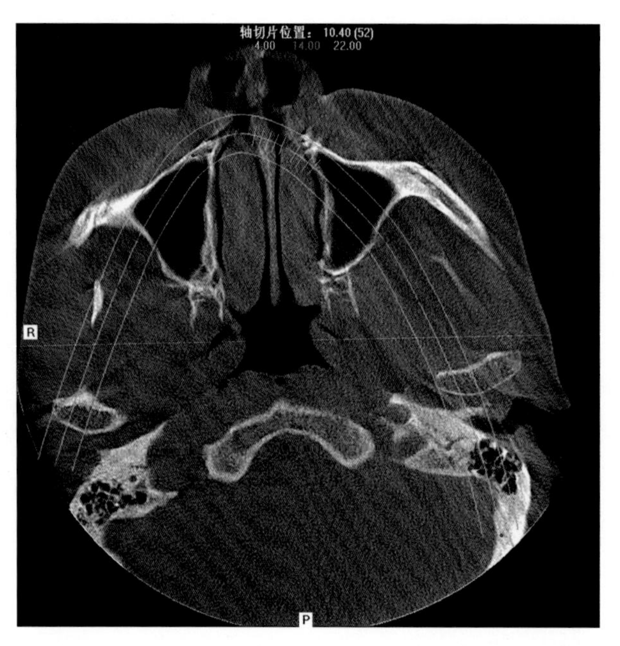

图 BL31-2　2018 年 9 月 13 日术前 CBCT 显示 4 区骨量充足

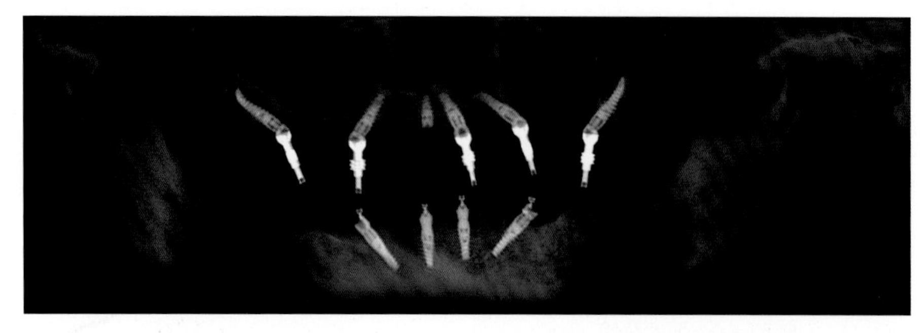

图 BL31-3　2018 年 9 月 14 日术后 CBCT 显示植体位置正常

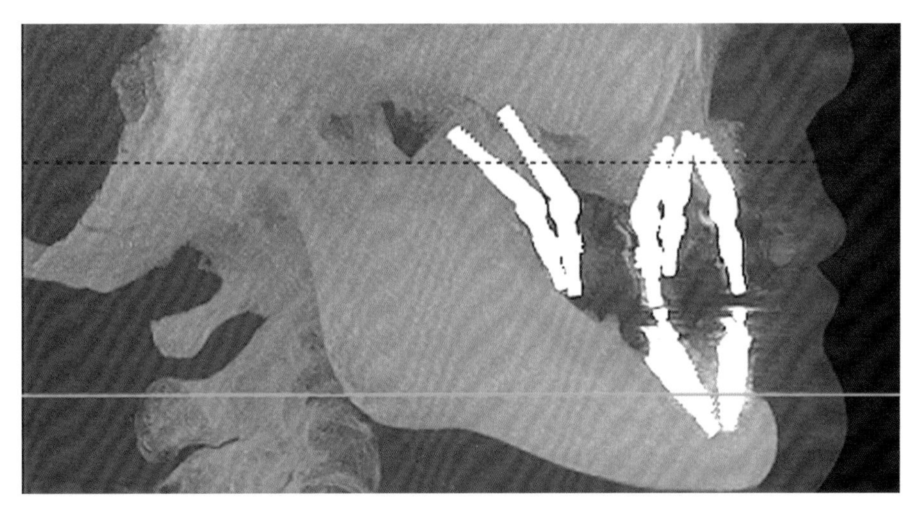

图 BL31-4　2018 年 9 月 14 日术后 CBCT 显示翼上颌植体角度正常

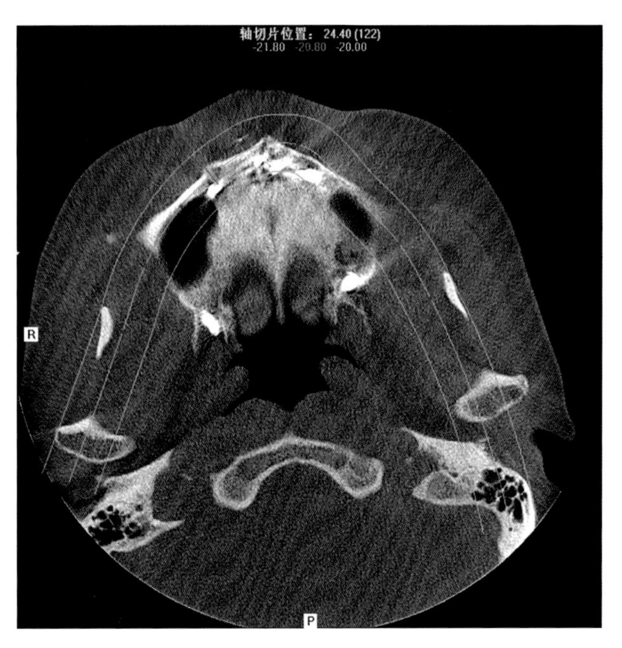

图 BL31-5　2018 年 9 月 14 日术后 CBCT 显示翼上颌植体位置正常

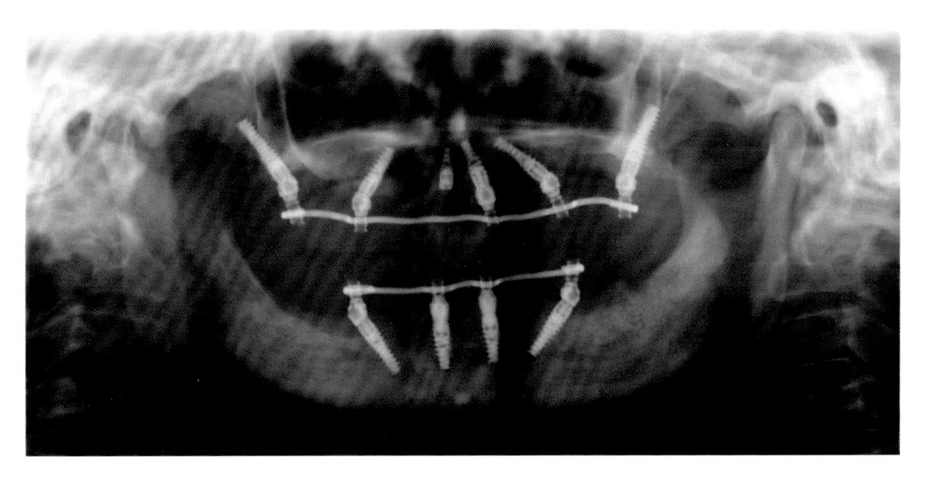

图 BL31-6　2018 年 9 月 14 日术后即刻修复完成，全景片显示基台就位良好

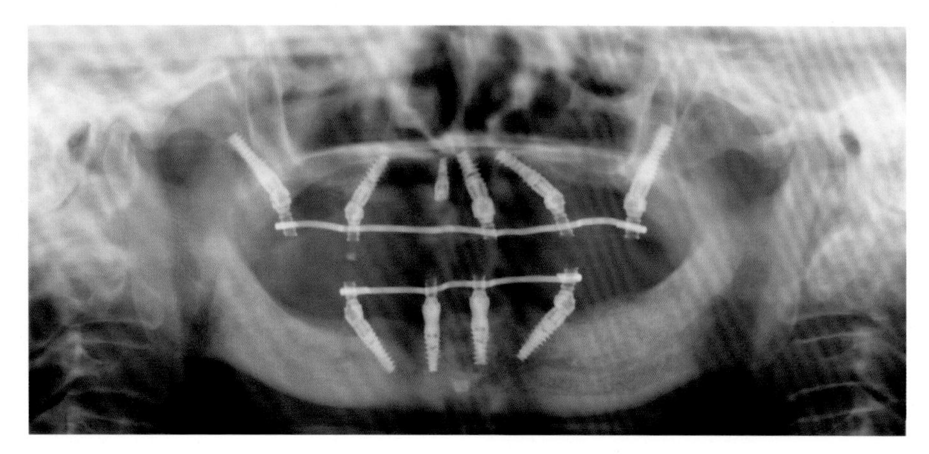

图31-7　2019年3月26日术后半年复查全景片显示植体稳定

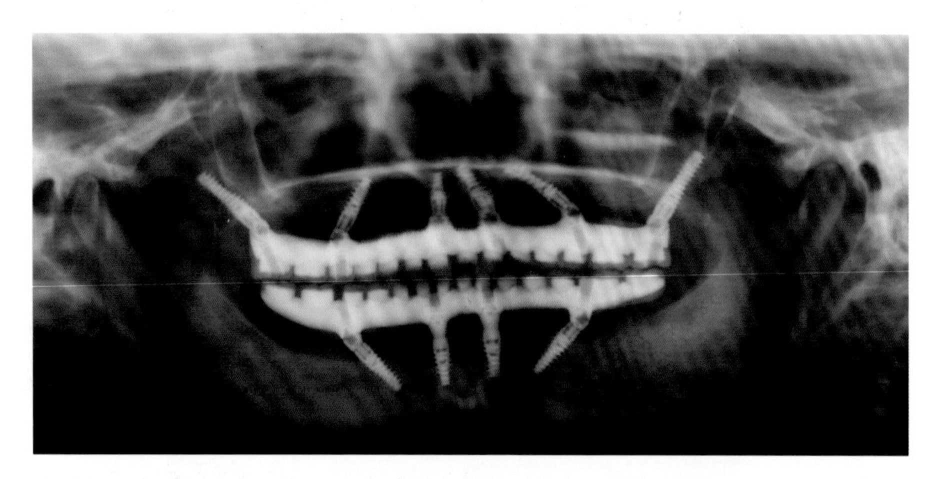

图31-8　2019年7月25日完成永久修复后十个月复查全景片显示植体稳定

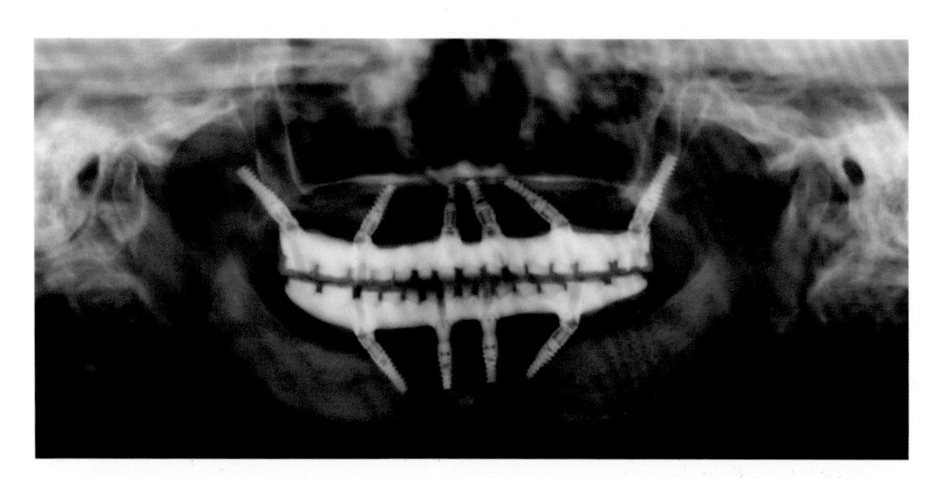

图BL31-9　2021年2月27日术后两年零五个月复查全景片显示植体稳定

展示病例(三十二)

一般资料:肖某,男,68岁。

主诉:上下后牙缺失3年,咨询种植。

现病史:3年上下后牙缺失,现已影响咀嚼,要求种植。

既往史:既往体健,否认全身重大疾病史,否认药物过敏史,有根管治疗史、拔牙史,否认服用双膦酸盐药物史。

检查:双侧颜面部基本对称,张口度及开口型正常,双侧颞下颌关节无弹响及杂音,17、16、15、14、11、25、26、27、37、32、31、41、43、44、45、46、47缺失,牙龈无红肿;12、11、21、42、41、31、32、33烤瓷牙修复;33、34、35、36牙龈退缩,牙根暴露;12、21牙根2度松动;23残根至龈下。

辅助检查:CBCT显示缺牙区骨密度尚可;16、15、26、25区骨高度不足;42显示牙周膜增宽,根尖有低密度影像。

诊断:(1)上下颌牙列缺损;(2)重度牙周炎。

治疗计划:(1)21、24、42、33、34、36即刻种植;(2)17、14、11、27、44、46常规种植;(3)13、12、21、22、23、24、42、33、34、35、36拔除。

处置:2018年11月11日行上下颌ALL ON 6种植及双侧翼上颌复合体种植,不进行即刻负荷,采用ICX种植系统。术中患者取仰卧位,辅助心电图监护下,常规口内外消毒,铺巾,阿替卡因局麻下术中拔除13、12、21、22、23、24、42、33、34、35、36。搔刮拔牙窝,双氧水及大量生理盐水交替冲洗拔牙窝,切开牙槽嵴顶,翻瓣,在11、14、21、24、33位点扩孔,逐级备洞,植入ICX植体4.15mm×15mm五枚,植入扭力为35N·cm,放置覆盖螺丝。在46、36位点扩孔,逐级备洞,植入ICX植体4.15mm×10mm两枚,植入扭力为35N·cm,放置覆盖螺丝。在44、34、42位点扩孔,逐级备洞,分别植入ICX植体3.8mm×10mm、3.14mm×15mm、3.5mm×14.2mm各一枚,植入扭力为35N·cm,放置覆盖螺丝。在17、27位点扩孔,逐级备洞,植入Active植体4.3mm×15mm、4.3mm×18mm各一枚,植入扭力为35N·cm,17放置覆盖螺丝,27旋入30°复合基台,植入扭力为15N·cm。36、21、13、24位点植骨,盖屏障膜,严密缝合。

术后八个月完成永久修复,术后两年零七个月复查CBCT显示植体稳定、牙龈黏膜健康。

病例时间轴如下:

2018年11月11日上下颌ALL ON 6种植及翼上颌复合体种植;

2019年7月12日完成永久修复;

2021年6月28日完成术后两年零七个月复查。

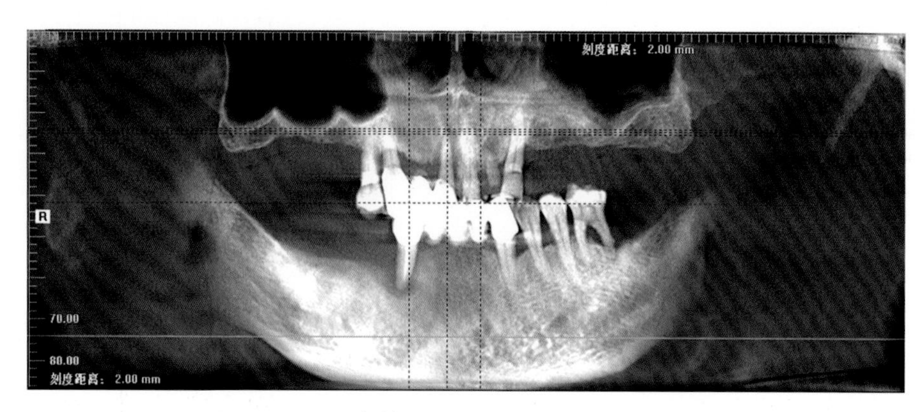

图BL32-1　术前CBCT显示上颌4区骨量充足

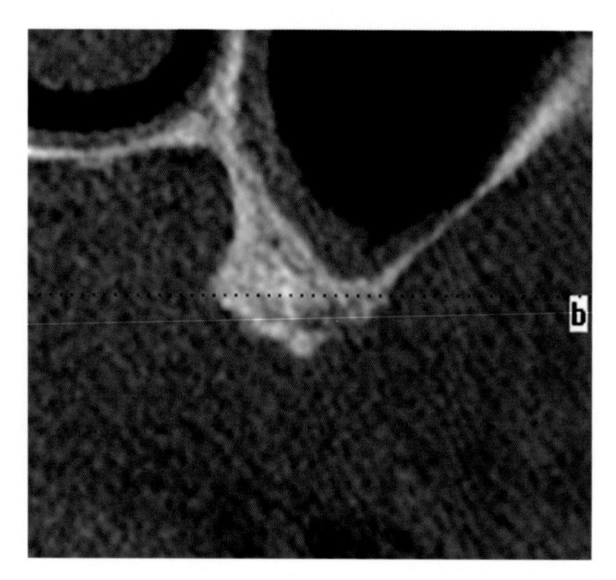

图BL32-2　术前CBCT显示上颌3区骨高度不足

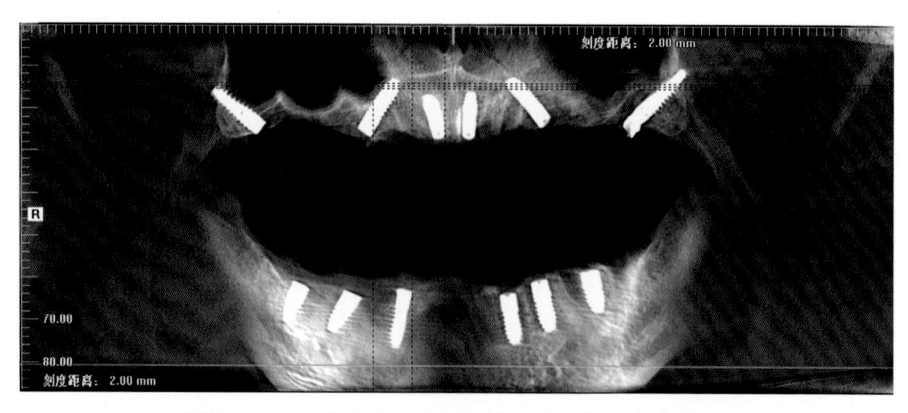

图BL32-3　术后当天CBCT检查上下颌植体位置

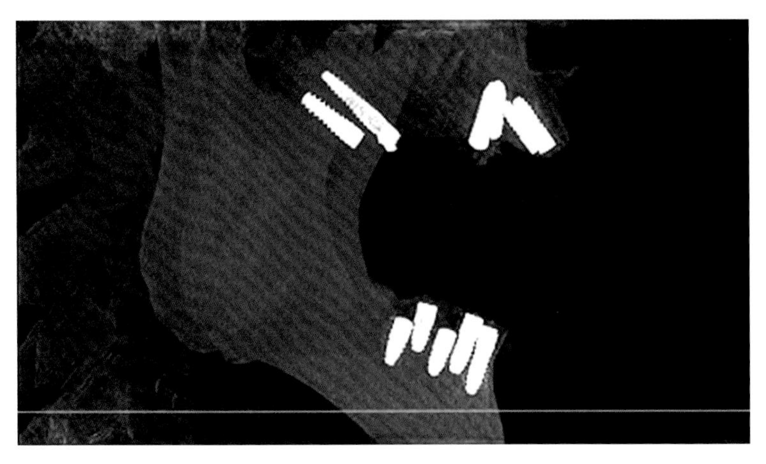

图BL32-4　术后当天CBCT检查翼上颌植体角度

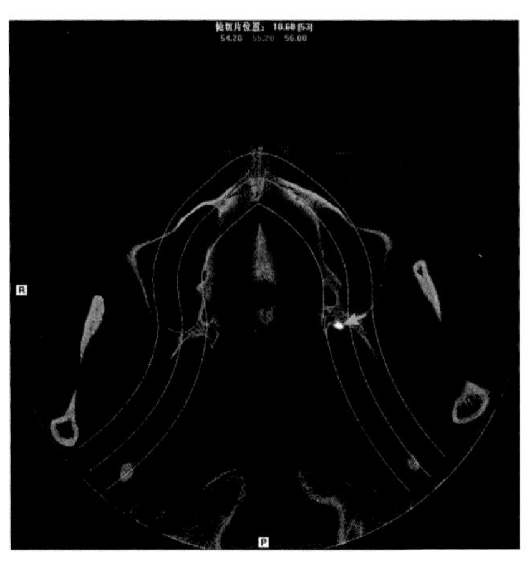

图BL32-5　术后当天CBCT检查翼上颌植体位置(箭头所示)

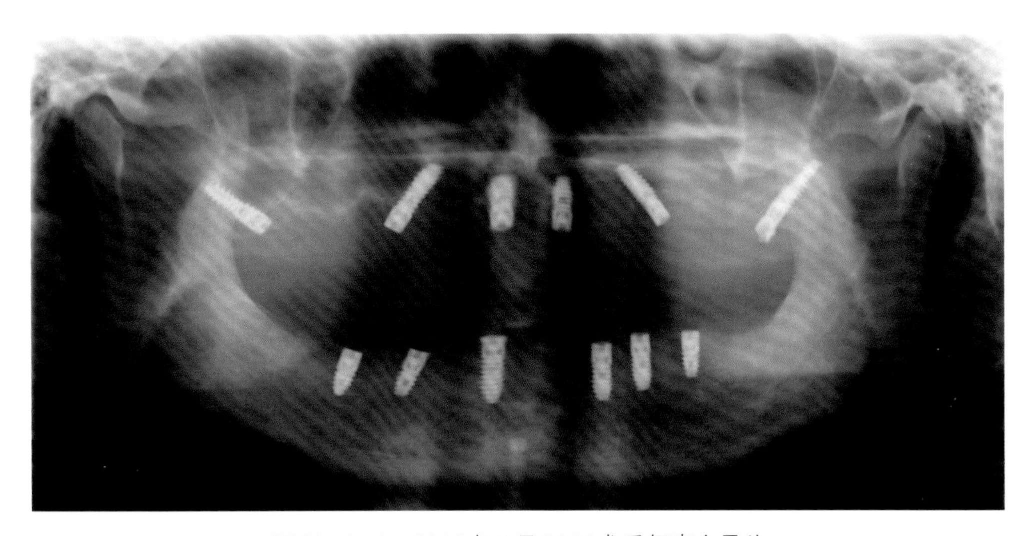

图BL32-6　2019年5月23日术后复查全景片

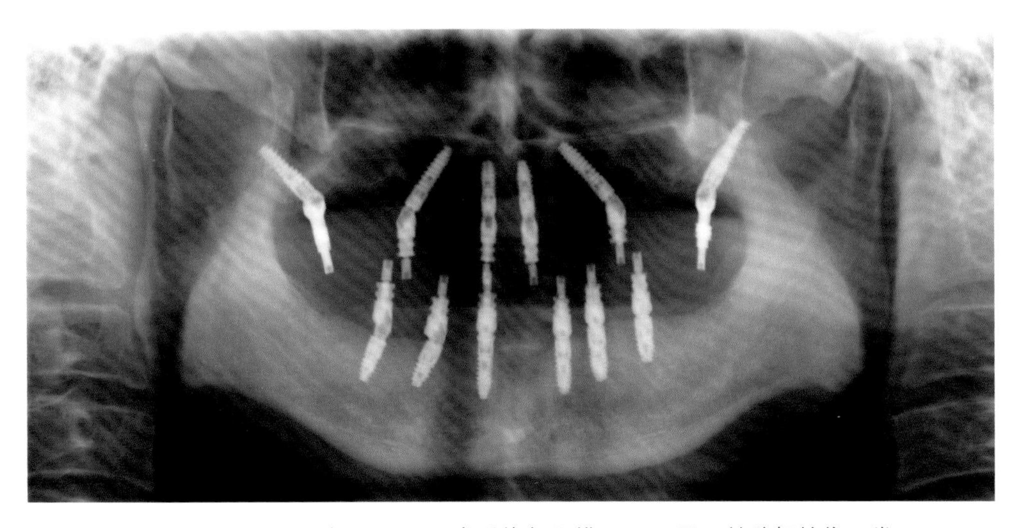

图BL32-7　2019年6月11日术后修复取模,CBCT显示转移杆就位正常

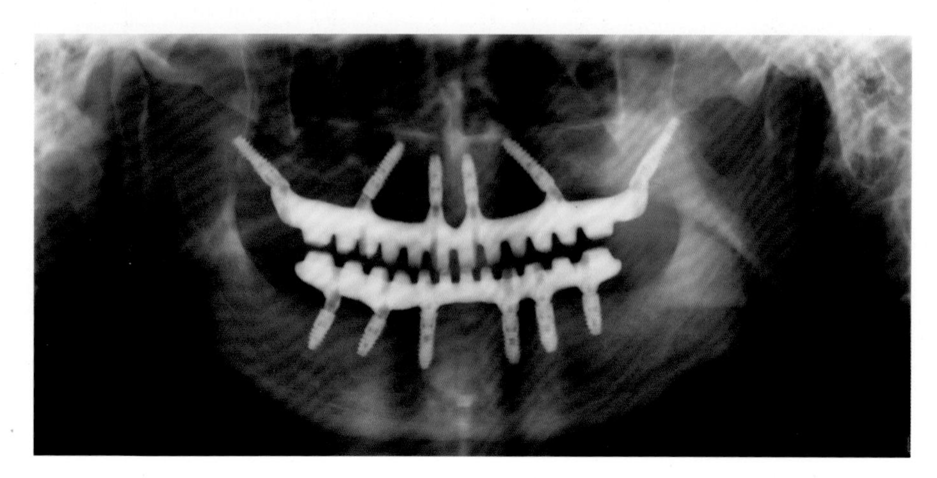

图 BL32-8　2019 年 7 月 12 日术后试戴钛架，CBCT 显示就位良好

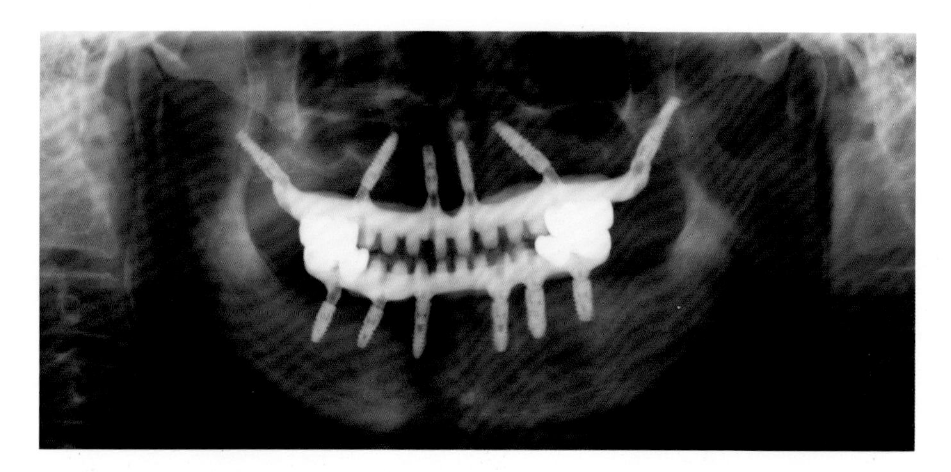

图 BL32-9　2019 年 7 月 31 日术后永久修复戴牙，CBCT 显示植体稳定、修复体被动就位

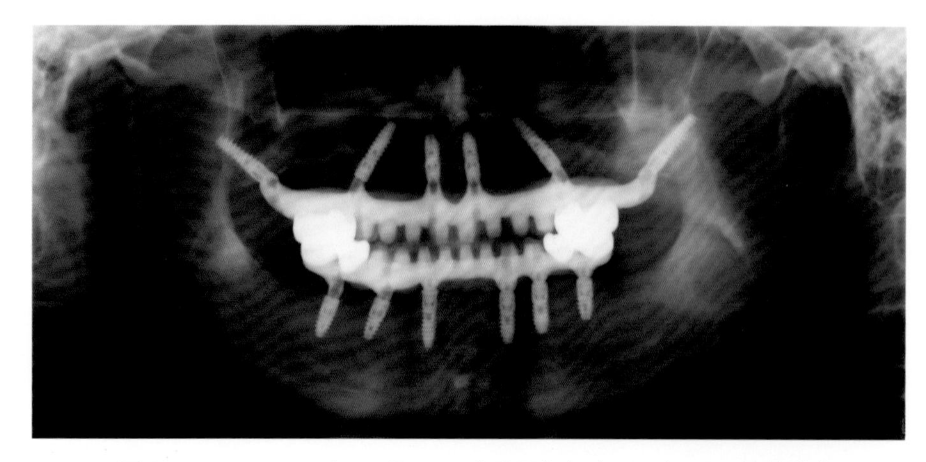

图 BL32-10　2020 年 11 月 10 日术后两年复查，CBCT 显示植体稳定

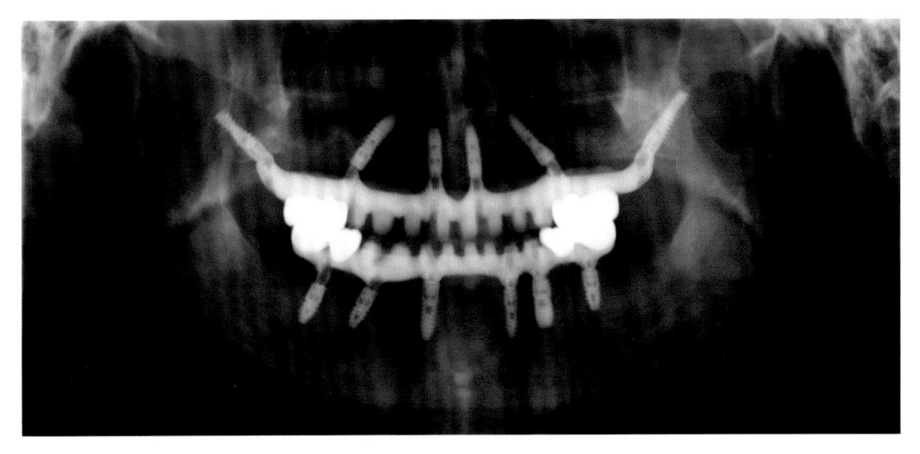

图BL32-11　2021年6月28日术后两年七个月复查，CBCT显示植体稳定

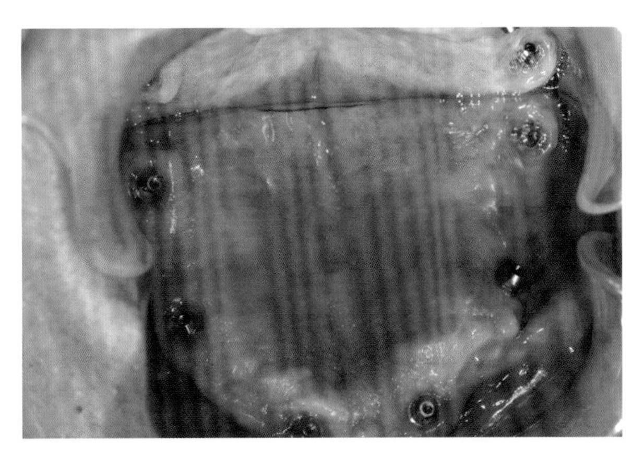

图BL32-12　2021年7月3日术后两年七个月复查，
口内植体周黏膜健康、口腔卫生良好

示病例（三十三）

一般资料：鲍某，女，50岁。

主诉：全口活动义齿修复不适三年，咨询种植。

现病史：三年前上下颌牙缺失行全口活动义齿修复，不适，来院咨询上下颌种植固定义齿修复。

既往史：平素体健，否认全身重大疾病史，无高血压病史，否认药物过敏史，有拔牙史、镶牙史，否认服用双膦酸盐药物史。

检查：双侧颜面部基本对称，张口度及开口型正常，双侧颞下颌关节无弹响及杂音；口内可见上下颌全部牙齿缺失，黏膜完整，质地健康，角化龈充足。

辅助检查：CBCT显示上颌3区及下颌磨牙区骨高度不足，1区、2区、4区骨量充足。

诊断：上下颌牙列缺失。

治疗计划：（1）上颌ALL ON 6种植；（2）下颌ALL ON 4种植。

处置：2018年10月5日行上颌ALL ON 6及双侧翼上颌复合体种植，下颌ALL ON 4种植。17、27植入Nobel Active翼上颌植体4.3mm×18mm两枚。27行即刻负荷，17未即刻负荷，2019年完成永久修复。术后两年零九个月复查，植体稳定。

病例时间轴如下：

2018年10月5日手术即刻负荷；

2019年10月26日永久修复；

2020年10月4日术后两年复查；

2021年5月3日术后两年零七个月复查；

2021年7月3日术后两年零九个月复查。

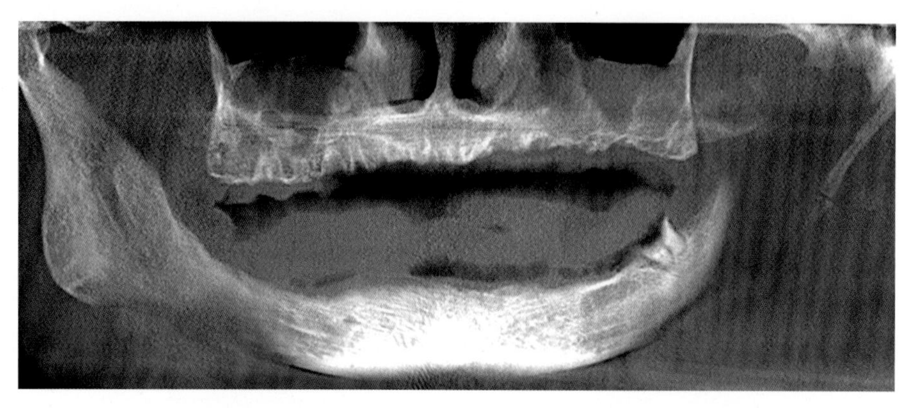

图BL33-1 术前CBCT显示上颌4区骨量充足，双侧上颌窦慢性炎症

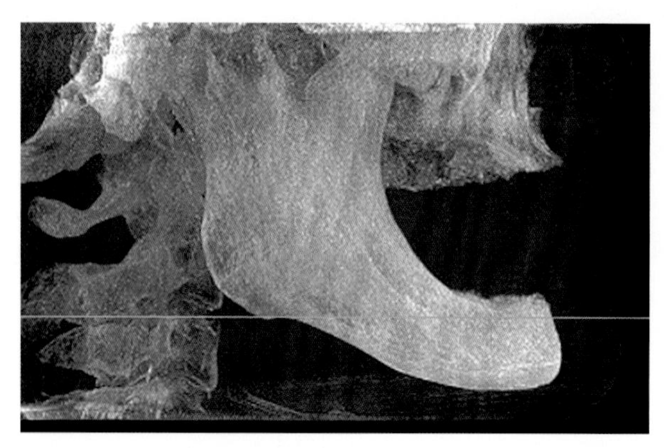

图BL33-2 术前CBCT颌骨矢状面显示上下颌骨位置正常

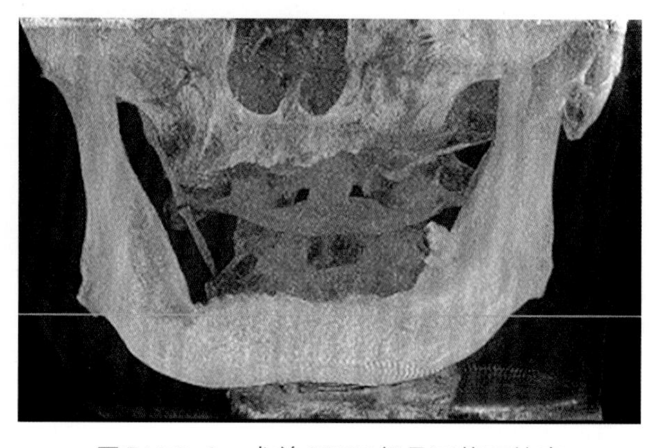

图BL33-3 术前CBCT颌骨冠状面检查

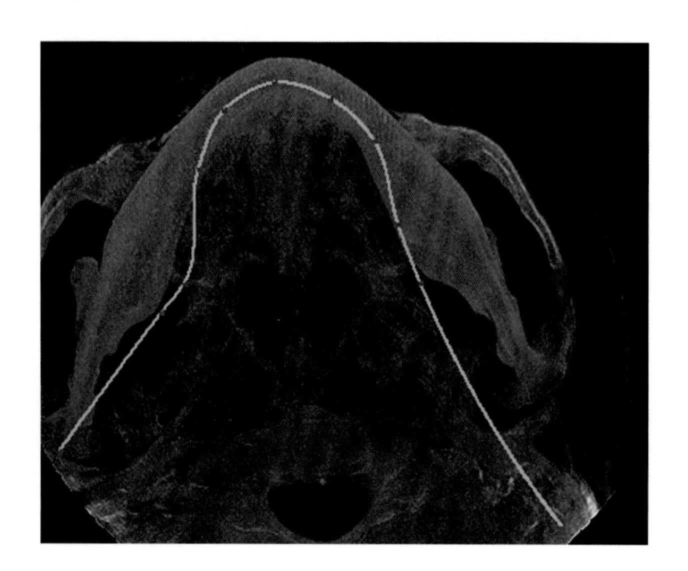

图BL33-4 术前CBCT检查颌骨水平位

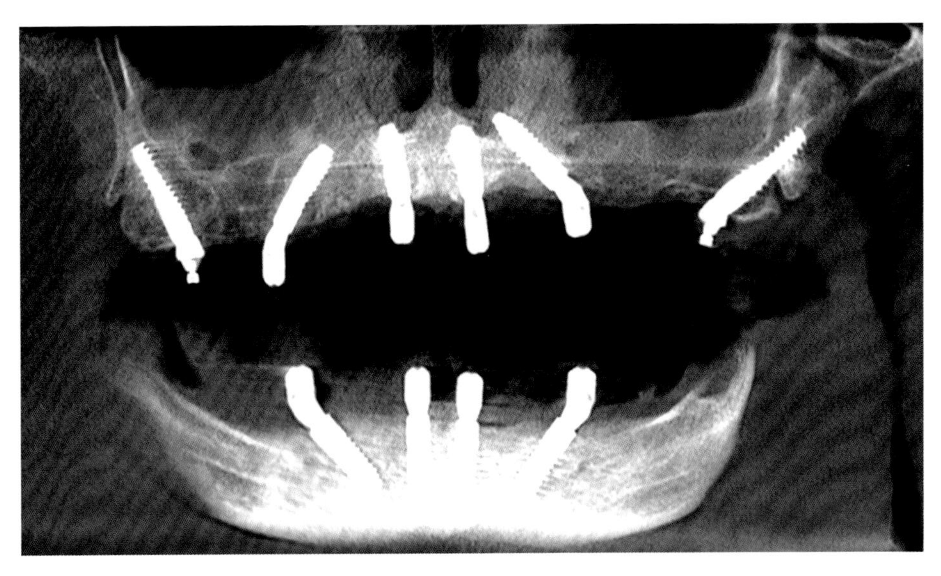

图 BL33-5　2018 年 10 月 5 日术后当天 CBCT 检查翼上颌植体及下颌植体位置

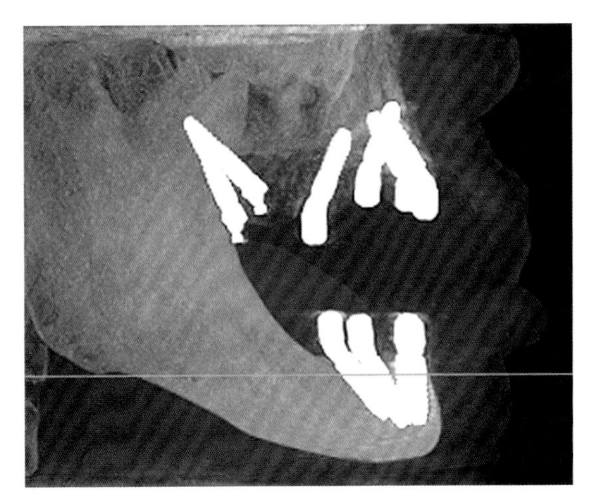

图 BL33-6　2018 年 10 月 5 日术后当天 CBCT 矢状面显示翼上颌植体角度正常

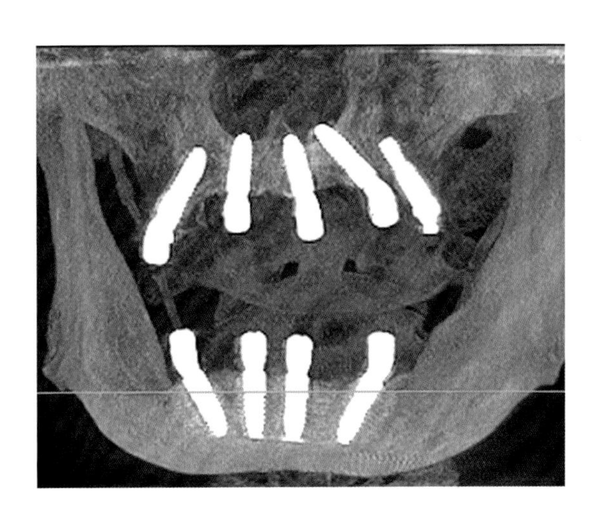

图 BL33-7　2018 年 10 月 5 日术后当天 CBCT 冠状面显示上下颌植体正常

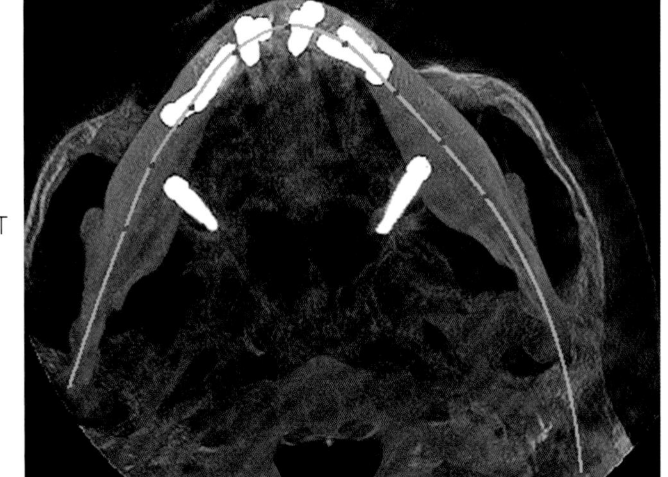

图 BL33-8　2018 年 10 月 5 日术后当天 CBCT 水平面显示翼上颌植体角度正常

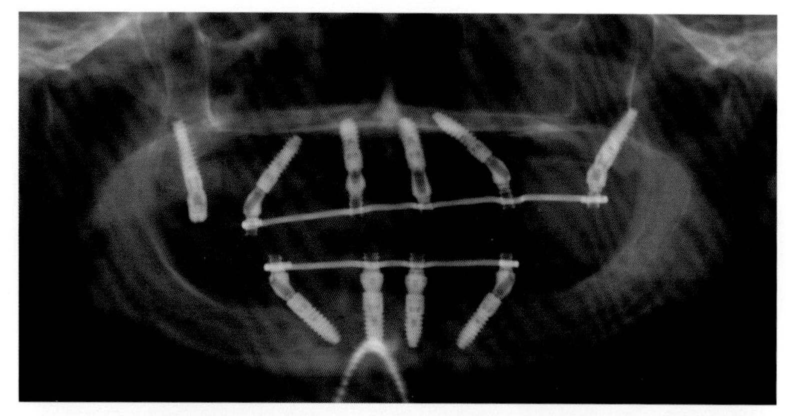

图BL33-9　2018年10月5日术后当天戴牙全景片显示基台就位良好

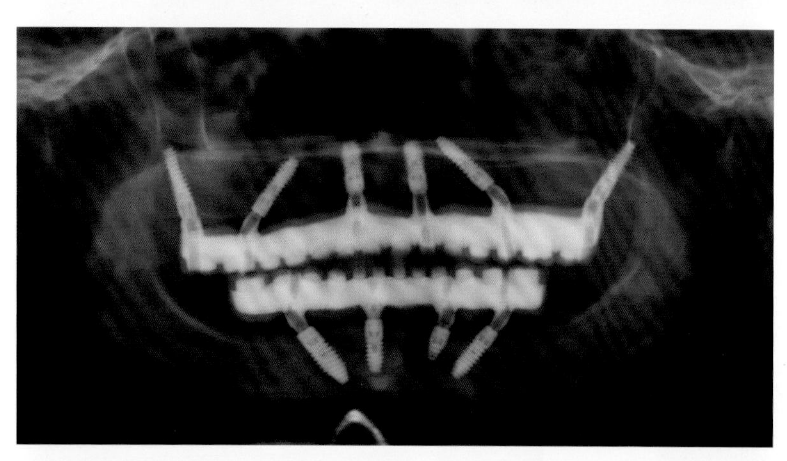

图BL33-10　2019年10月26日术后永久修复戴牙结束全景片显示基台就位良好

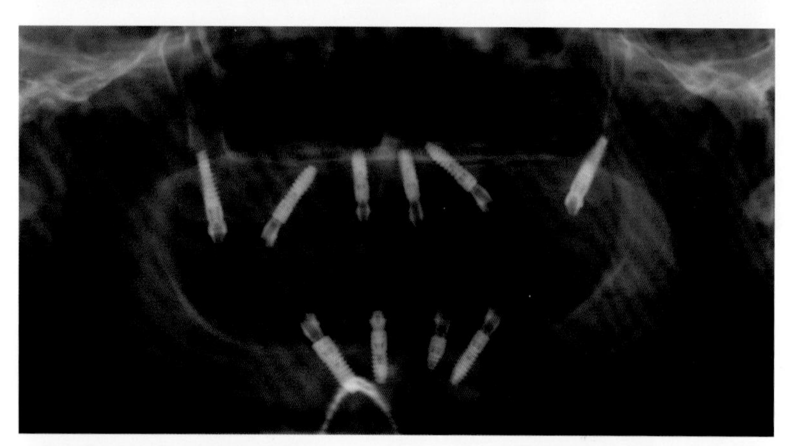

图BL33-11　2020年10月4日术后两年复查全景片显示植体稳定

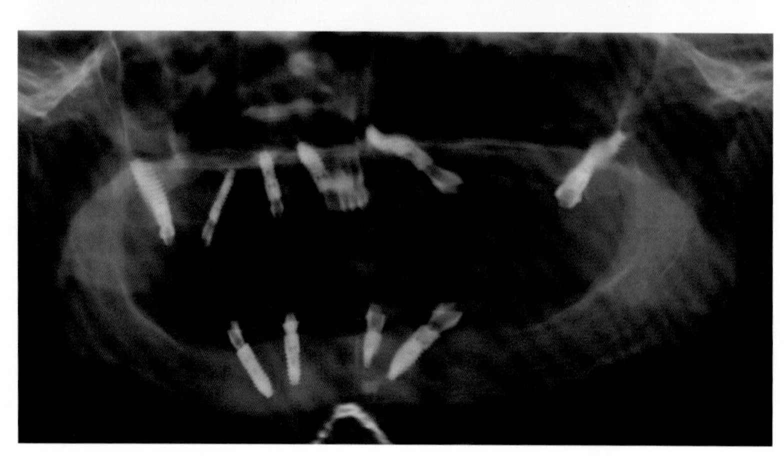

图BL33-12　2021年5月3日术后两年零七个月复查全景片显示植体稳定

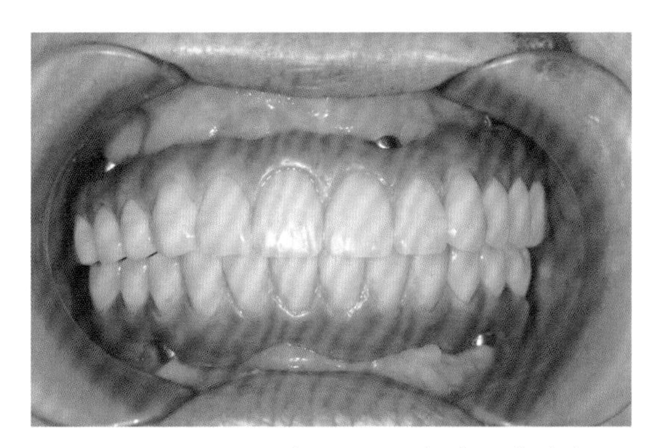

图BL33-13　2021年7月3日复查口内咬合照

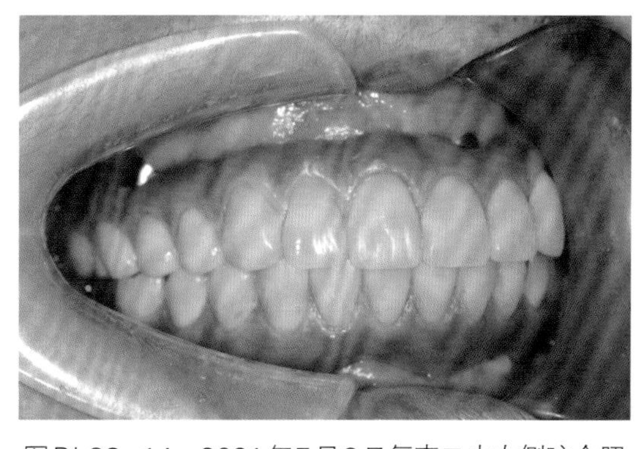

图BL33-14　2021年7月3日复查口内右侧咬合照

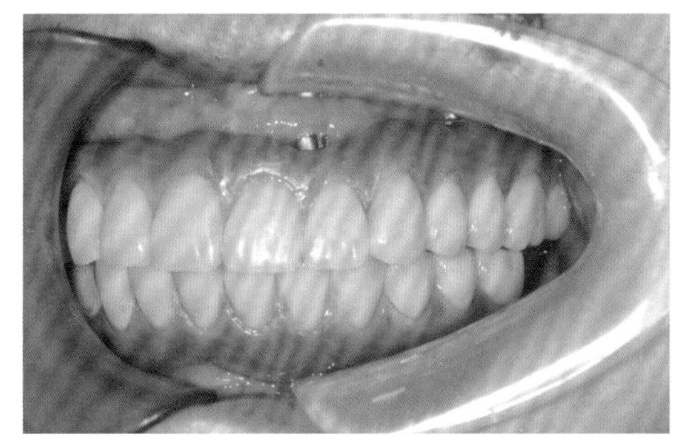

图BL33-15　2021年7月3日复查口内左侧咬合照

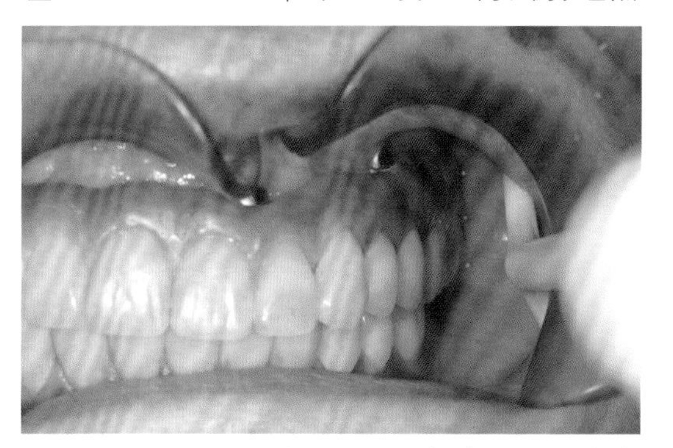

图BL33-16　2021年7月3日复查显示口内左侧翼植体周黏膜健康

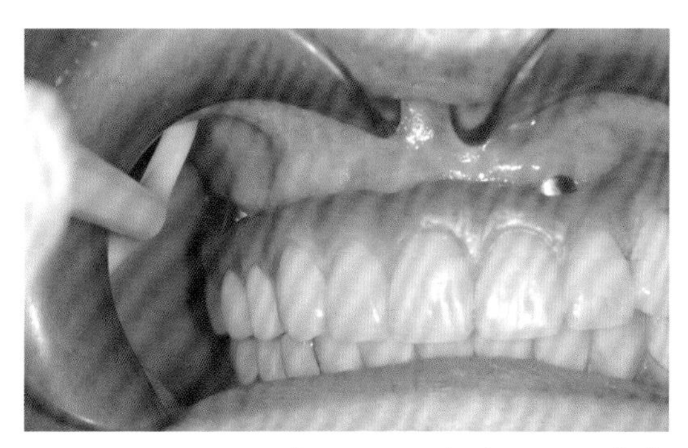

图BL33-17　2021年7月3日复查显示口内右侧翼植体周黏膜健康

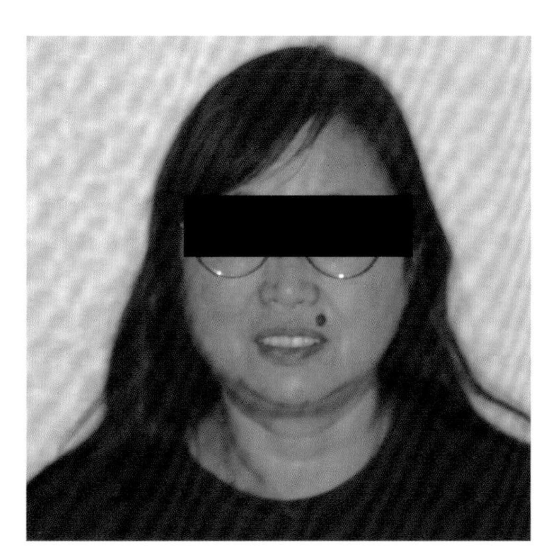

图BL33-18　2021年7月3日复查正面照

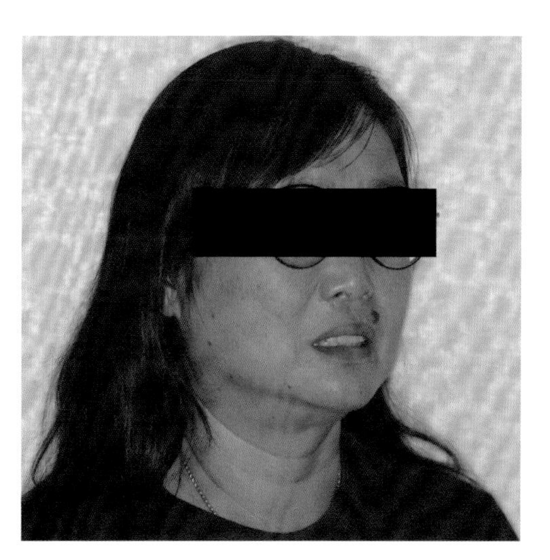

图BL33-19　2021年7月3日复查侧面照

展示病例(三十四)

一般资料:历某,男,60岁。

主诉:上颌后牙陆续拔除十余年,要求种植。

现病史:十年前上颌后牙因龋陆续拔除,近年来上颌前牙和下颌后牙因龋陆续缺损,影响美观和咀嚼。

既往史:有高血压病史,可服药控制;否认全身重大疾病史,无药物过敏史,否认服用双膦酸盐药物史。

检查:双侧颜面部基本对称,张口度及开口型正常,双侧颞下颌关节无弹响及杂音;17至14缺失,25至27缺失,36、46残根,黏膜未见红肿,邻牙未见向缺隙侧倾斜,12、23缺损至龈下2mm;36、46缺损至龈下1mm,13、11、21、22松动2度,24松动3度,37、47松动1度。

辅助检查:CBCT显示36位骨高度7mm,46位骨宽度14mm,上前牙骨高度、骨宽度良好,双侧后牙区上颌窦底距牙槽嵴高度不足。

诊断:(1)上下颌牙列缺损;(2)36、46残根。

治疗计划:(1)拔除上颌余留牙和36、46残根;(2)36、46即刻种植;(3)15、12、22、25种植后即刻负荷;(4)17、27位翼上颌复合体种植。

处置:2019年2月26日来院排除手术禁忌,行上颌ALL ON 6种植固定义齿修复,选择Nobel Active种植系统,双侧翼上颌复合体种植。术中患者取仰卧位,辅助心电监护下,常规口内外消毒,铺巾,4%盐酸阿替卡因局麻下拔除36、46和上颌余留牙,搔刮拔牙窝,大量双氧水和生理盐水交替冲洗拔牙窝,切开黏膜至牙槽嵴顶,翻瓣,在36、46、17、15、12、22、25、27位点定位扩孔,逐级备洞,36、46位点植入4.3mm×11.5mm两枚;15、12、22、25位点植入4.3mm×15mm四枚;17、27位点植入4.3mm×18mm两枚;植入扭力均为35N·cm。36、46位放置封闭螺丝,17、15、12、22、25置入高度4.5mm、30°复合基台+保护帽,27置入高度3.5mm、30°复合基台+保护帽,术中植骨盖膜,严密缝合,纱布止血。术后当天取模,完成即刻修复。翼上颌植体未行即刻负荷。

病例时间轴如下:

2019年2月26日翼上颌复合体种植及ALL ON 6种植手术当天即刻负荷;

2019年10月17日完成永久修复戴牙。

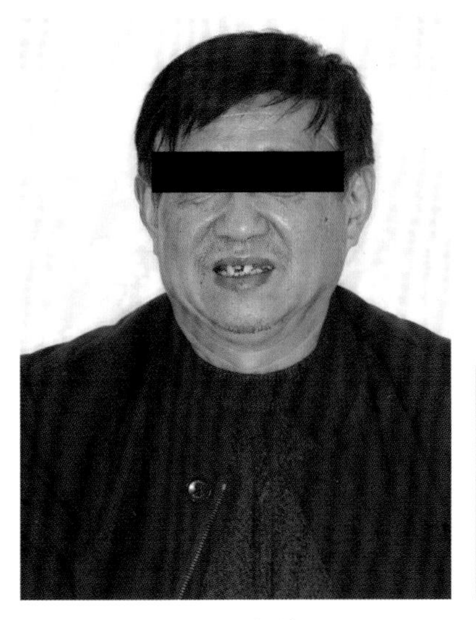
图 BL34-1　术前正面照

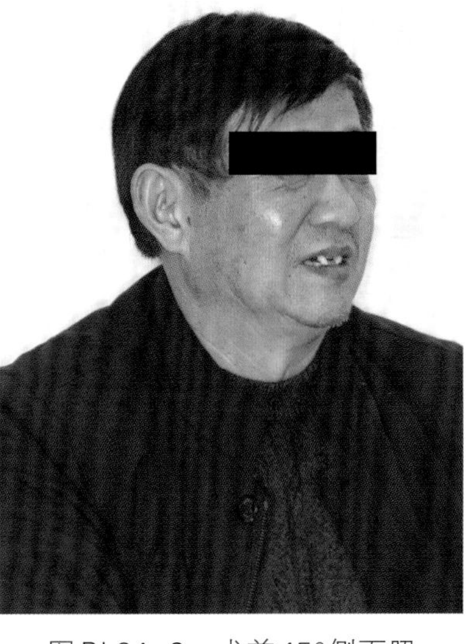
图 BL34-2　术前 45°侧面照

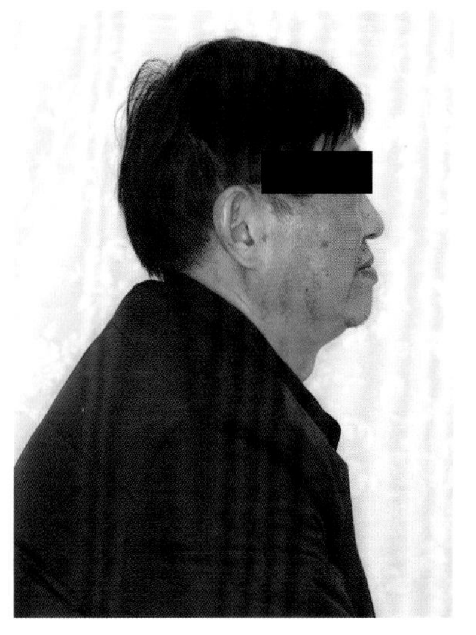
图 BL34-3　术前 90°侧面照

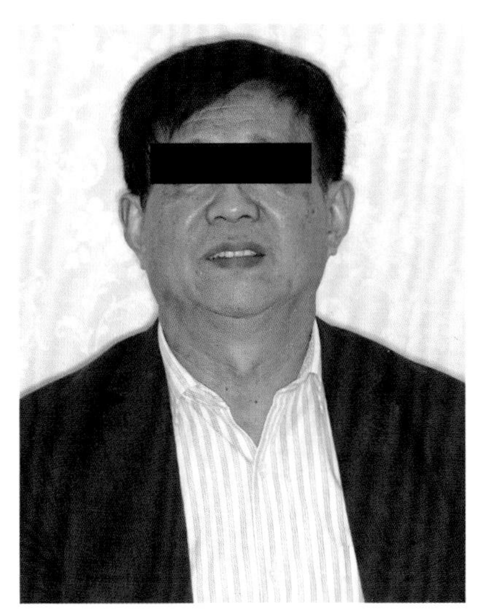
图 BL34-4　术后即刻修复当天正面照

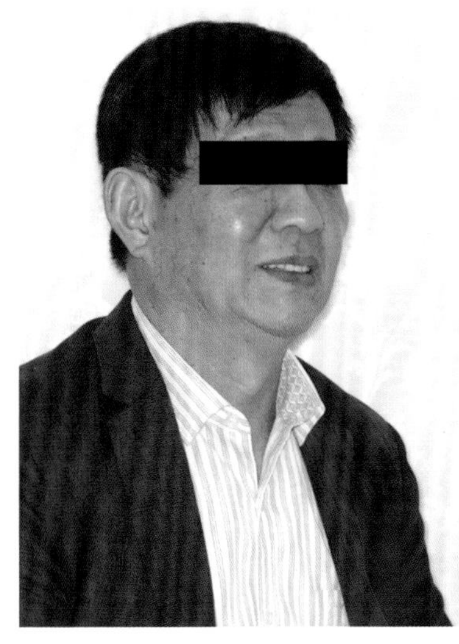
图 BL34-5　术后即刻修复当天45°侧面照

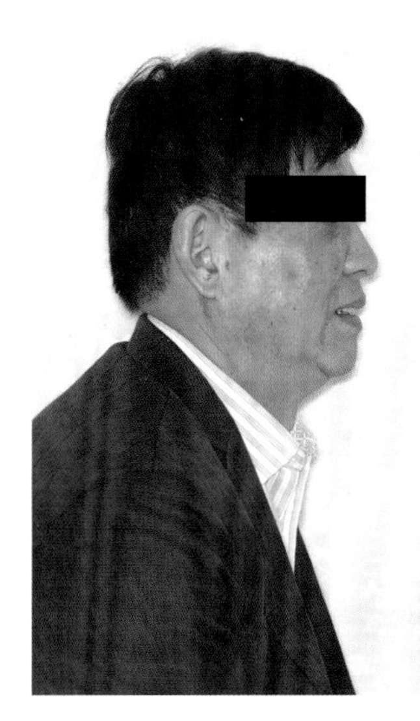
图 BL34-6　术后即刻修复当天90°侧面照

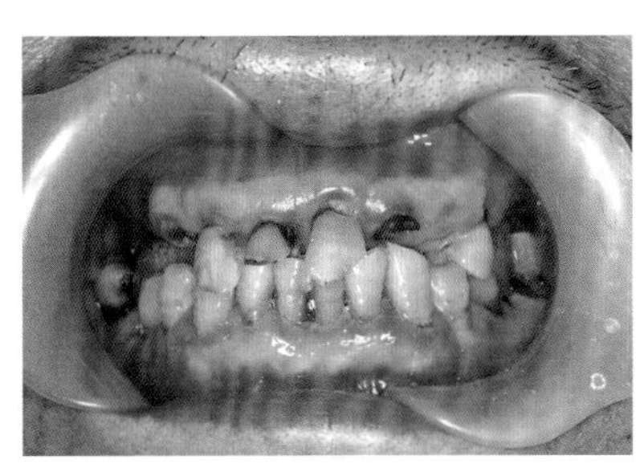
图 BL34-7　术前口内照

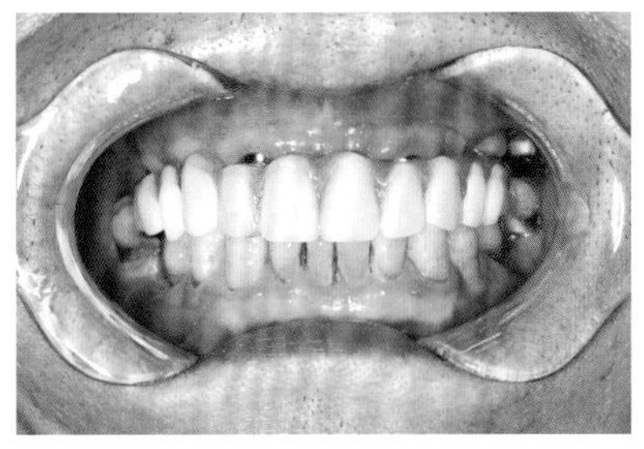
图 BL34-8　术后即刻修复当天口内照

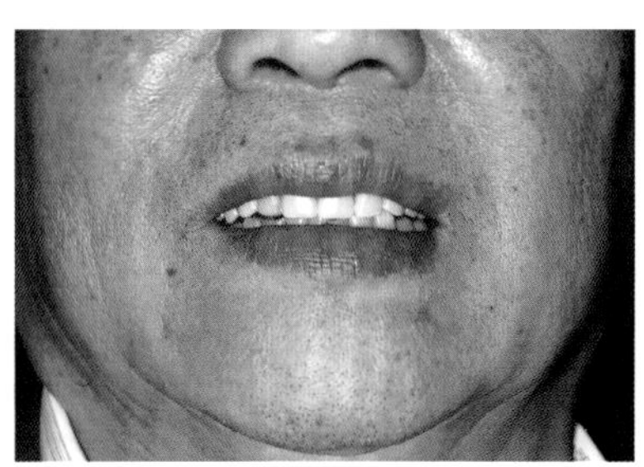
图 BL34-9　术后即刻修复微笑照

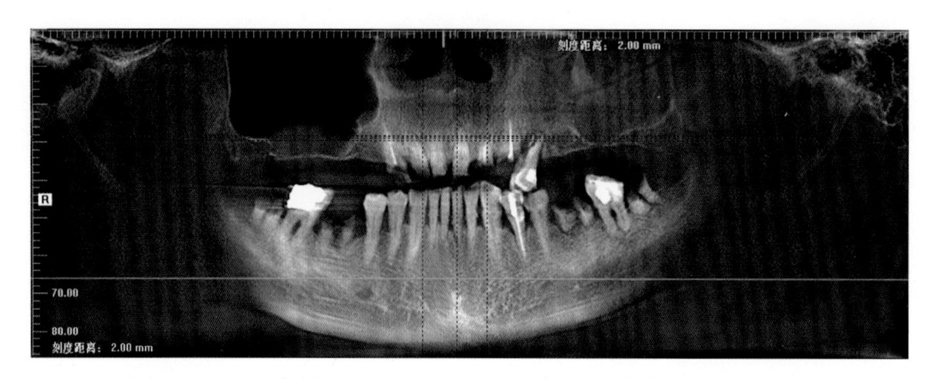

图 BL34-10　术前CBCT显示3区骨高度不足，左侧上颌窦内炎症

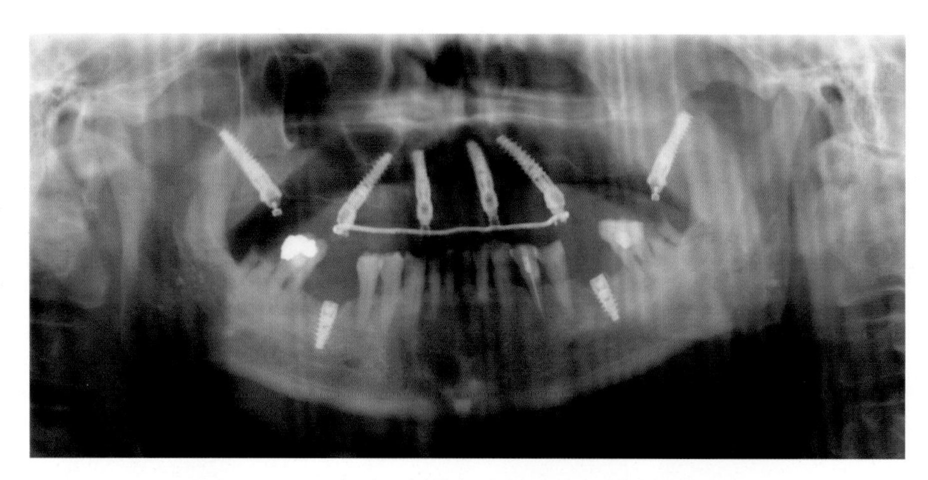

图 BL34-11　术后即刻修复全景片显示基台就位良好

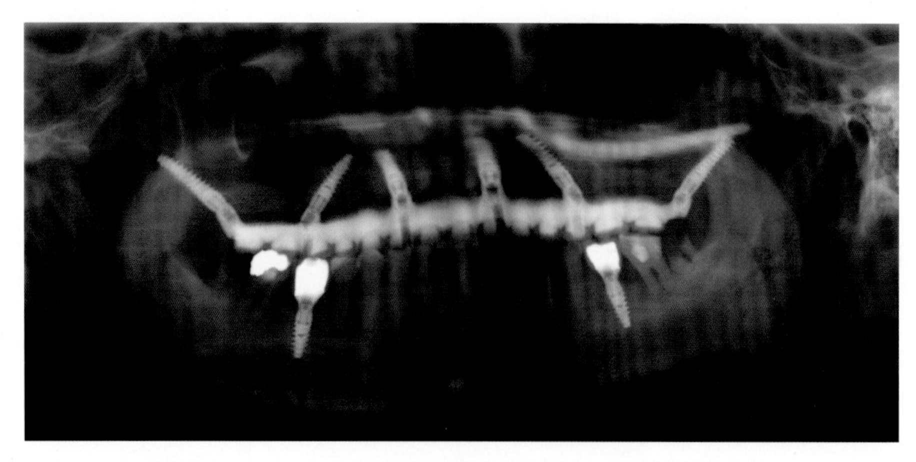

图 BL34-12　永久修复戴牙结束全景片显示基台就位良好

展示病例(三十五)

一般资料:张某,男,73岁。

主诉:上颌前牙松动2个月余,上颌双侧后牙缺失20年余,要求种植。

现病史:2个月前上颌前牙松动,20年来上颌双侧后牙缺失,影响咀嚼,特来我院求治。

既往史:否认家族遗传病史,否认药物过敏史,否认心脏病史,高血压服药可控,有肝癌手术放疗史,否认双膦酸盐服药史。

检查:双侧颜面部基本对称,张口度及开口型正常,双侧颞下颌关节无弹响及杂音。口内可见12、13、21、22、23牙根暴露,3度松动,上颌余留牙缺失,下颌牙列未见明显异常,口腔黏膜健康,质地及颜色正常。

辅助检查:CBCT显示12、13、21、22、23牙槽骨吸收至根尖1/3处,上颌双侧后牙区牙槽骨高度不足,骨宽度尚可。

诊断:(1)上颌牙列缺损;(2)牙周炎。

治疗计划:(1)12、13、21、22、23拔除;(2)12、22即刻种植;(3)15、17、25、27种植。

处置:2019年4月24日行上颌即刻种植ALL ON 6及双侧翼上颌复合体种植,采用科特斯(CORTEX)种植系统。术中患者取仰卧位,辅助心电监护下,常规口内外消毒,铺巾,阿替卡因局麻下拔除12、13、21、22、23,搔刮拔牙窝,双氧水和大量生理盐水交替冲洗,切开黏膜至牙槽嵴顶,翻瓣,术中整平上颌前牙区牙槽骨,在12、15、17、22、25、27位点定位扩孔,逐级备洞,12位点植入科特斯植体3.8mm×18mm一枚,22位点植入科特斯植体4.2mm×16mm一枚,15位点斜行植入4.2mm×13mm一枚,17、25、27位点斜行植入4.2mm×16mm三枚,17、27位点盖膜,植入扭力为35N·cm,置入30°复合基台+金属保护帽,缝合创口,咬纱布止血。手术当天即刻负荷,双侧翼上颌植体未即刻负荷。2019年8月21日完成永久修复,2020年10月19日复查可见翼上颌植体稳定,2021年7月2日复查,完成两年零三个月临床观察,口内修复体完好,咬合稳定,翼上颌植体周黏膜健康。

病例时间轴如下:

2019年4月24日手术;

2019年8月21日完成永久修复;

2020年10月19日术后一年半复查;

2021年7月2日术后两年零三个月复查。

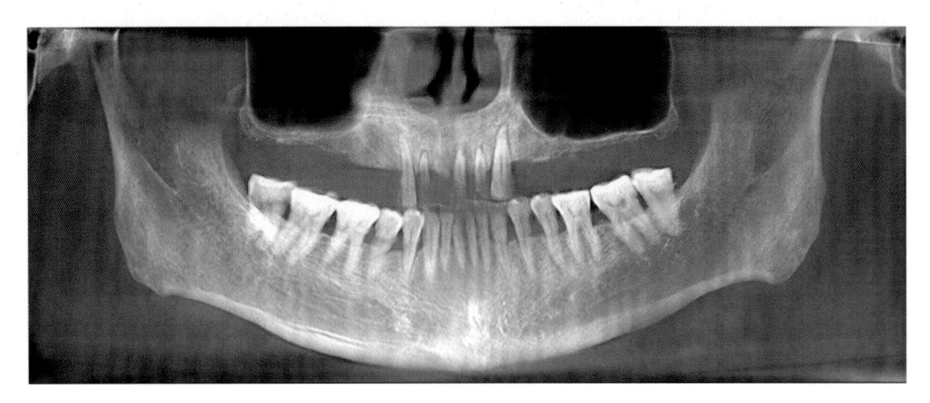

图BL35-1　术前CBCT显示上颌3区骨量不足

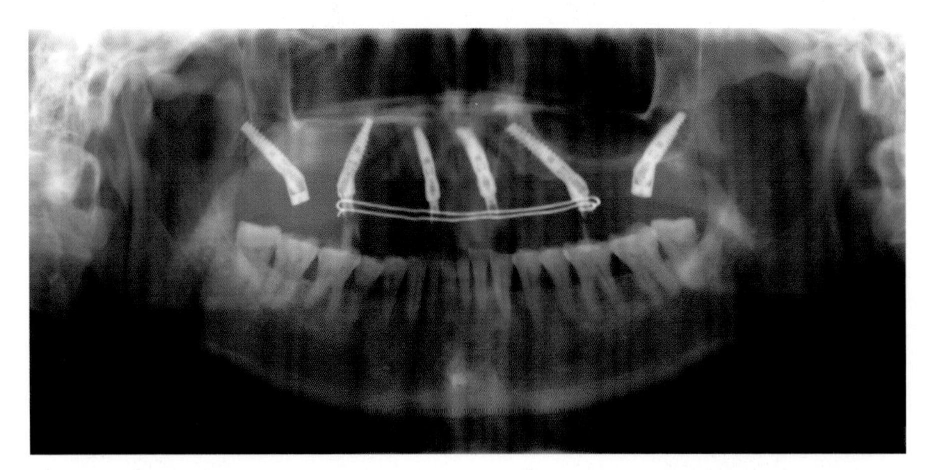

图BL35-2　术后当天戴牙全景片显示基台就位良好

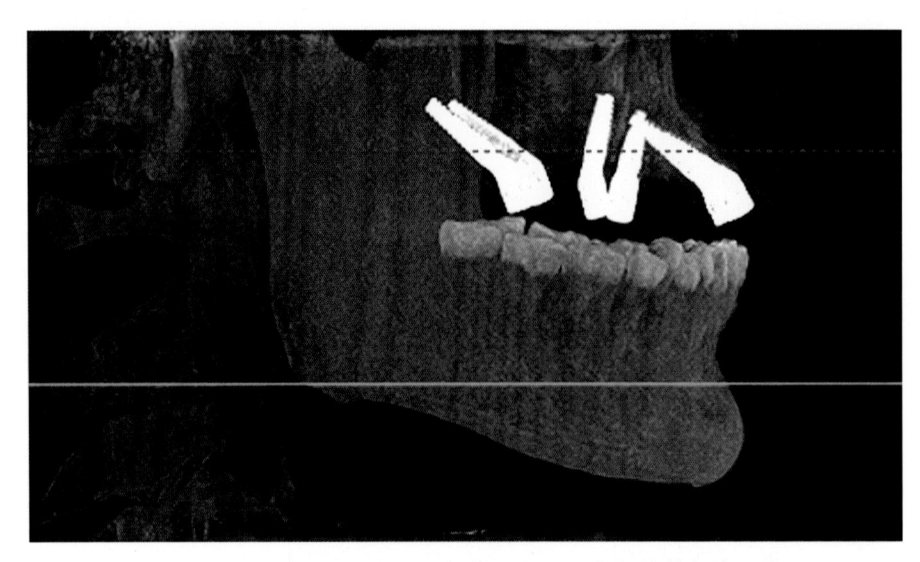

图BL35-3　术后当天CBCT矢状面显示翼上颌植体角度正常

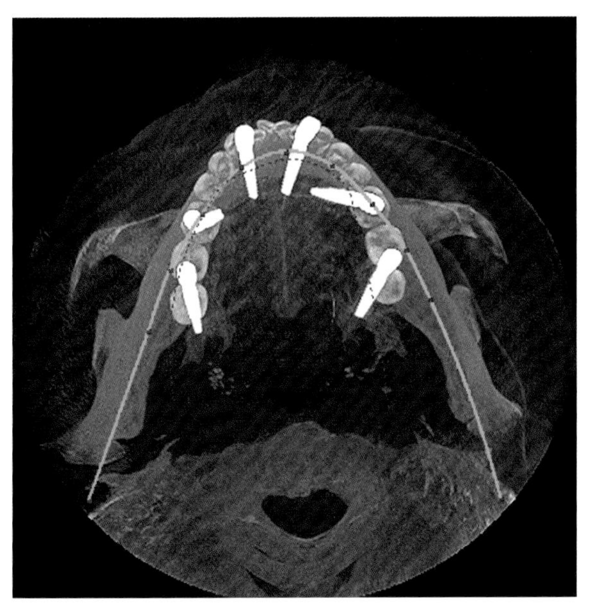

图 BL35-4　术后当天 CBCT 水平位显示翼上颌植体角度正常

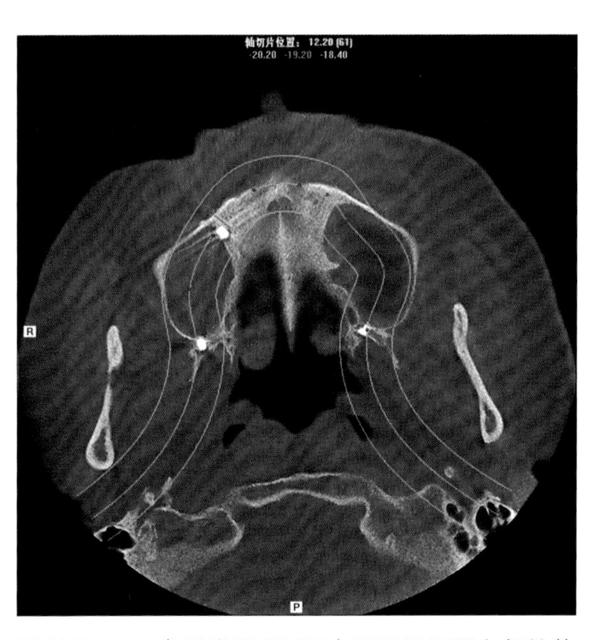

图 BL35-5　术后当天 CBCT 水平面显示翼上颌植体尖端位置正常

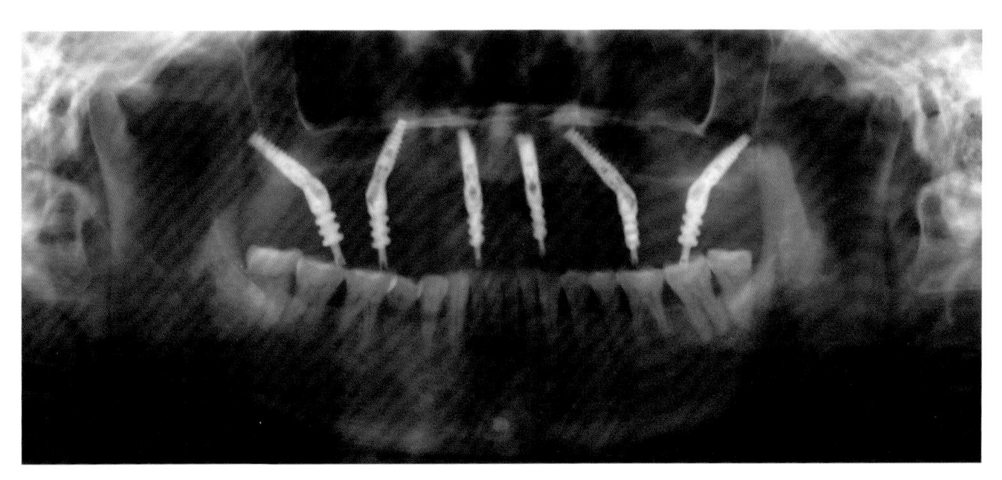

图 BL35-6　术后永久修复取模，全景片显示转移杆就位良好

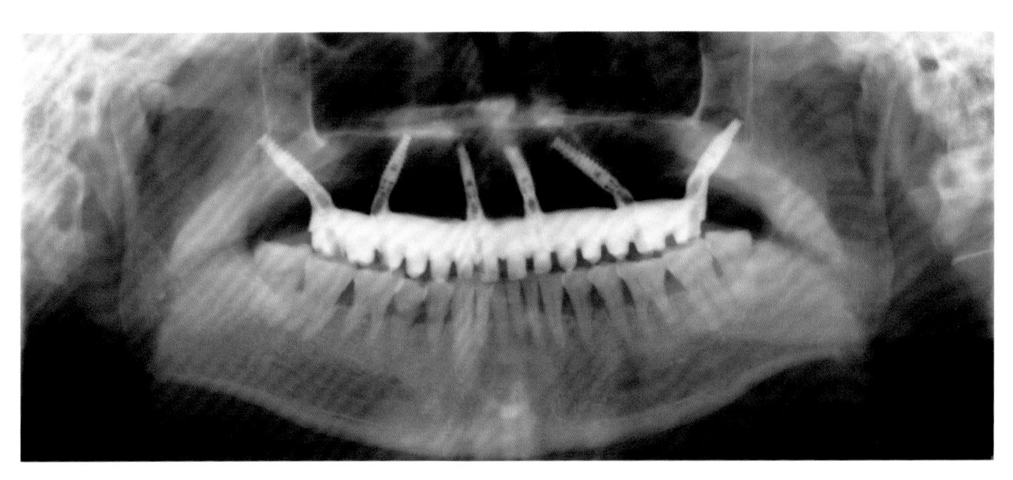

图 BL35-7　术后永久修复戴牙，全景片显示基台就位良好

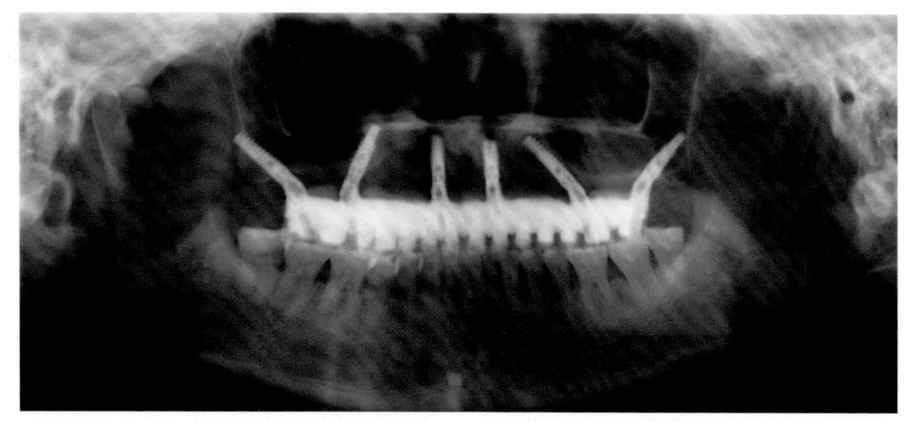

图 BL35-8　术后两年复查全景片显示植体稳定

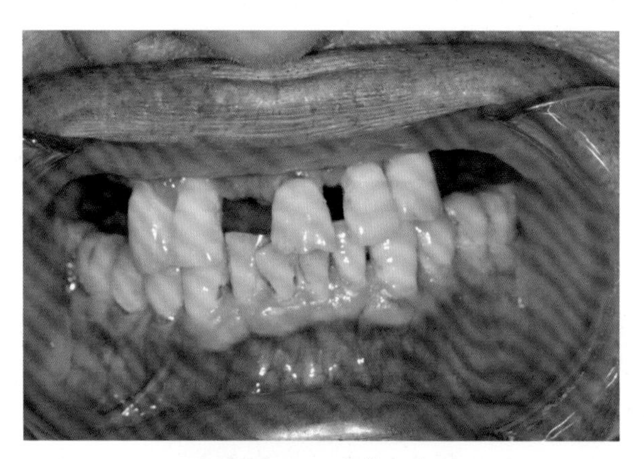

图 BL35-9　术前口内照

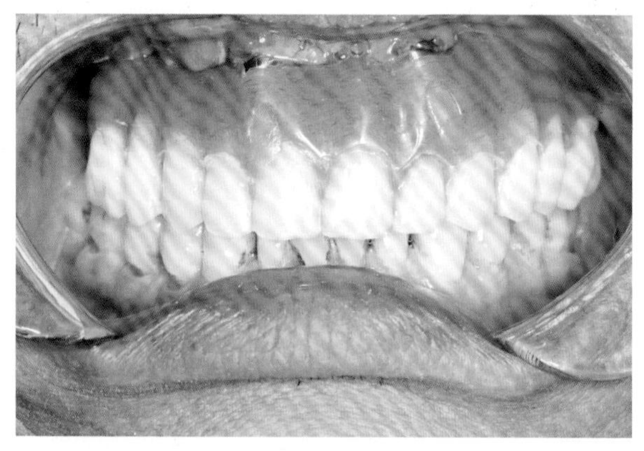

图 BL35-10　术后当天即刻修复后口内照

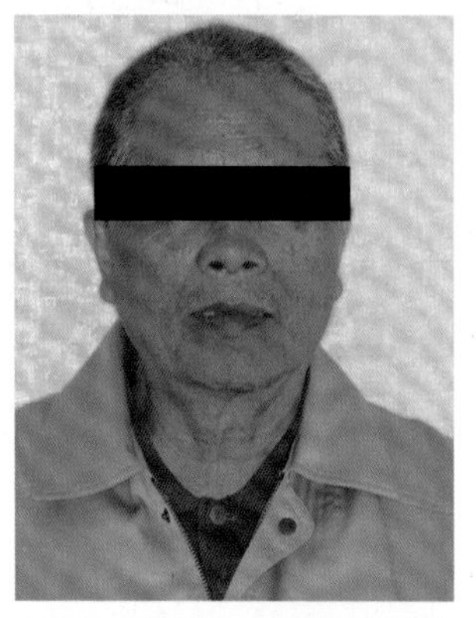

图 BL35-11　术前正面照

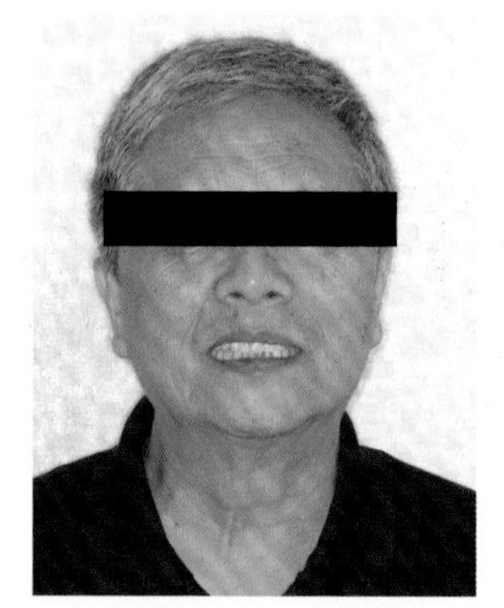

图 BL35-12　术后当天即刻修复正面照

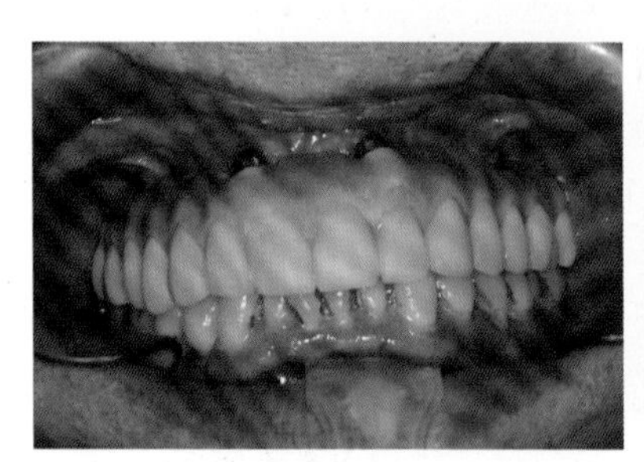

图 BL35-13　2021 年 7 月 2 日复查口内正面照

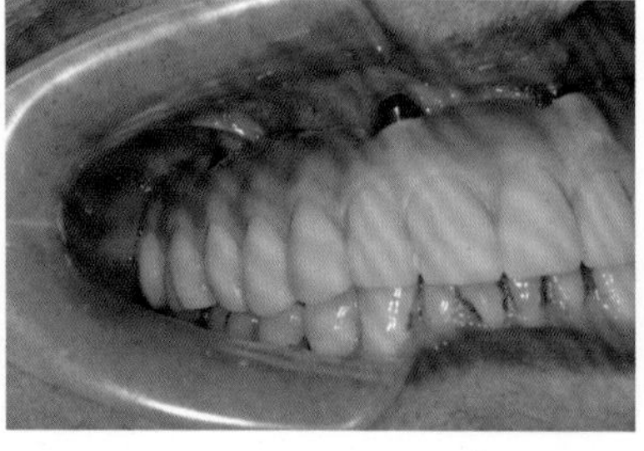

图 BL35-14　2021 年 7 月 2 日复查右侧咬合照显示翼植体周围牙龈健康

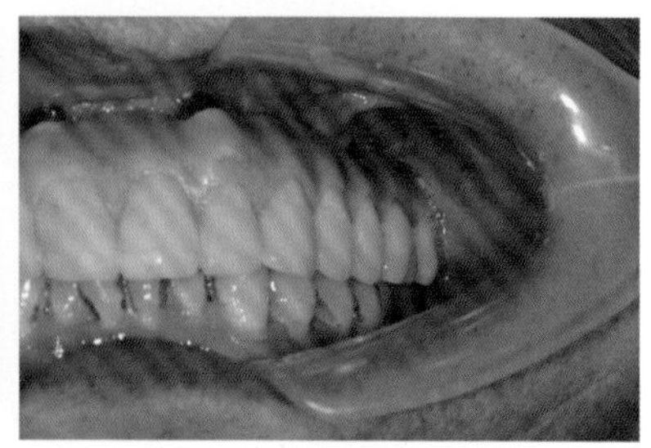

图 BL35-15　2021 年 7 月 2 日复查左侧咬合照显示翼植体周围牙龈健康

展示病例(三十六)

一般资料:石某,男,70岁。

主诉:上颌活动义齿修复两年余咀嚼不适,咨询种牙。

现病史:两年前上颌活动义齿修复,义齿松动,咀嚼不适,特来我院求治。

既往史:既往体健,否认全身重大疾病史,否认药物过敏史,否认双膦酸盐类药物用药史,高血压服药可控,有吸烟史(20支/天)。

检查:双侧颜面部基本对称,张口度及开口型正常,双侧颞下颌关节无弹响及杂音。口内可见11、12、21、23牙龈退缩,2度松动,其余牙位黏膜正常,上下颌颌间距离正常。

辅助检查:CBCT显示11、12、21、23牙槽骨吸收至根尖1/3处,17、27位牙槽骨高度不足,骨宽度充足,其余位置骨高度与骨宽度充足,骨密度可。

诊断:慢性牙周炎。

治疗计划:(1)11、12、21、23拔除;(2)12即刻种植;(3)17、15、22、25、27种植。

处置:2019年4月8日行上颌ALL ON 6种植及翼上颌复合体种植。术中患者取仰卧位,常规口内外消毒,铺巾,4%盐酸阿替卡因局部浸润麻醉下拔除11、12、21、23,搔刮拔牙窝,双氧水和大量生理盐水交替冲洗,切开黏膜至牙槽嵴顶,翻瓣,在12、15、17、22、25位点定位扩孔,逐级备洞,15位点斜行植入OSSTEM植体4.5mm×13mm一枚;12位点植入OSSTEM植体4.2mm×13mm一枚;22位点植入植体3.77mm×13mm一枚;25位点斜行植入OSSTEM植体4.2mm×15mm一枚;17位点植入OSSTEM植体4.2mm×15mm一枚;27位点植入Nobel Active植体4.3mm×18mm一枚。植骨盖膜,术中植入自体骨,植入扭力35N·cm。12、15、17、22、25、27植体放置30°复合基台+金属保护帽,严密缝合,咬纱布止血。术后当天除27不即刻负荷,其余植体全部即刻负荷。术后7个月完成永久修复戴牙。术后两年复查CBCT显示植体稳定。

病例时间轴如下:

2019年4月8日翼上颌复合体种植手术;

2019年11月24日上颌永久修复;

2020年7月11日术后一年零三个月复查;

2021年7月3日术后两年零三个月复查。

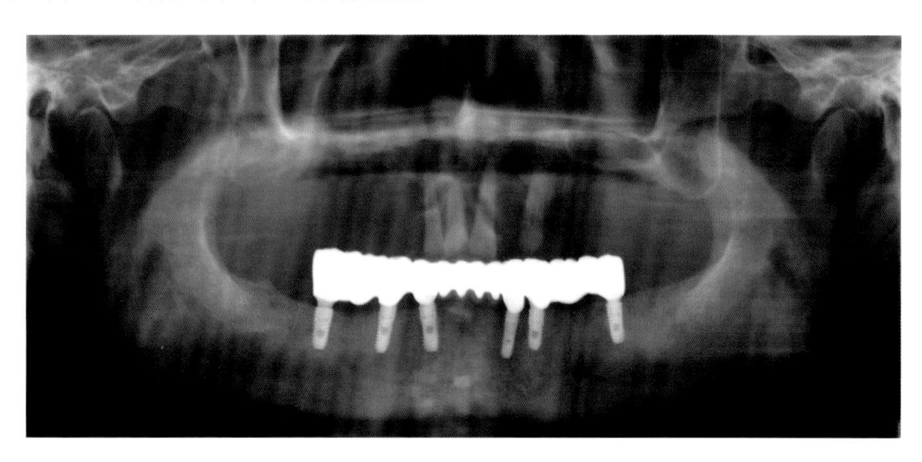

图BL36-1　术前CBCT显示上颌3区骨量不足

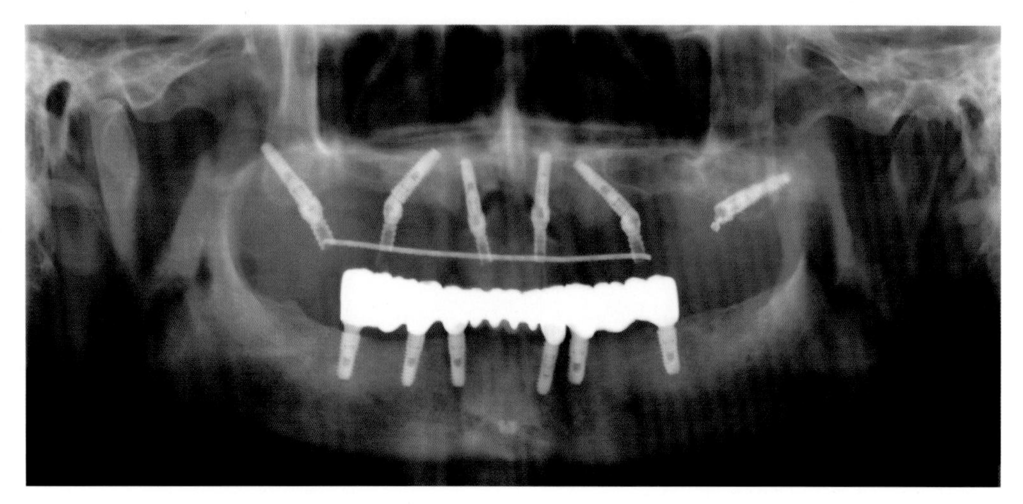

图 BL36-2　术后当天戴牙，全景片显示基台就位良好

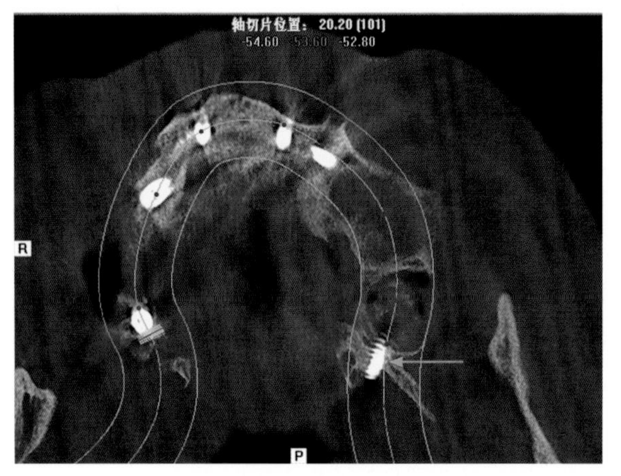

图 BL36-3　术后当天 CBCT 水平面显示左侧翼上颌植体位置正常（箭头所示）

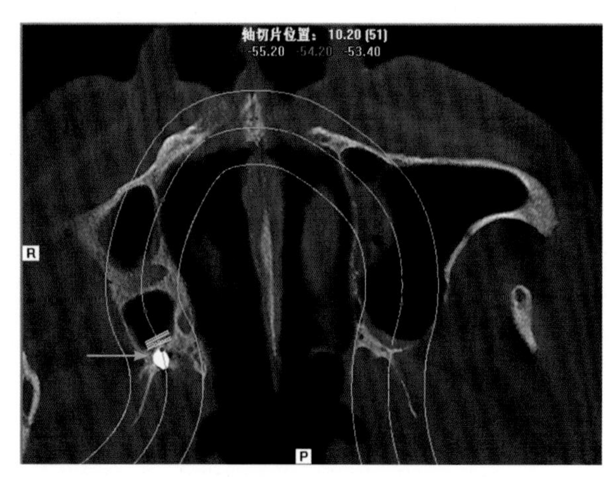

图 BL36-4　术后当天 CBCT 水平面显示右侧翼上颌植体位置正常（箭头所示）

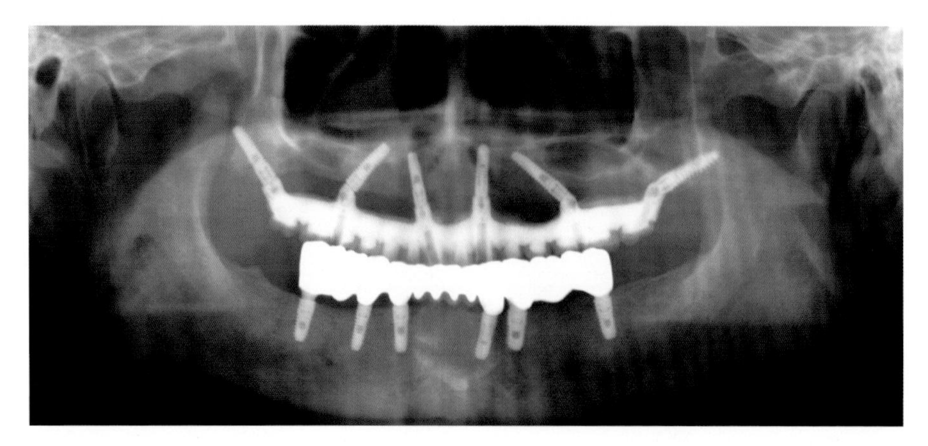

图 BL36-5　2019 年 11 月 24 日术后永久修复戴牙全景片显示基台就位良好

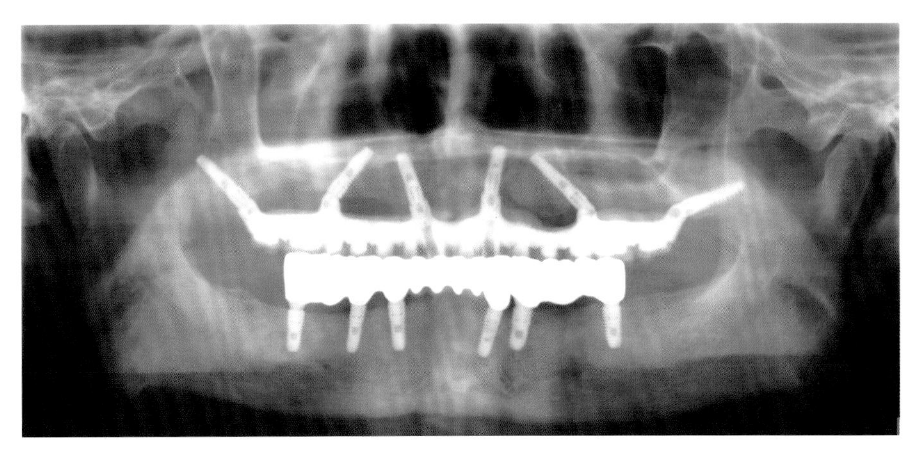

图 BL36-6　2020 年 7 月 11 日术后一年零三个月复查全景片显示植体稳定

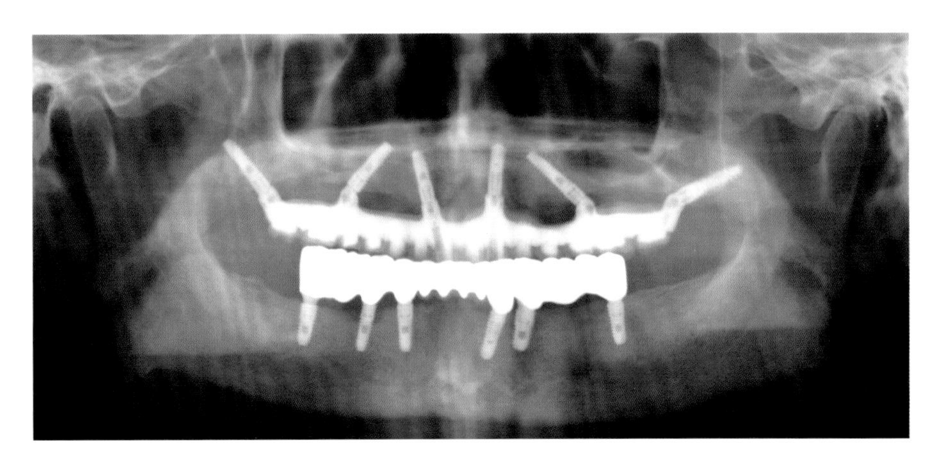

图 BL36-7　2021 年 7 月 3 日术后两年零三个月复查全景片显示植体稳定

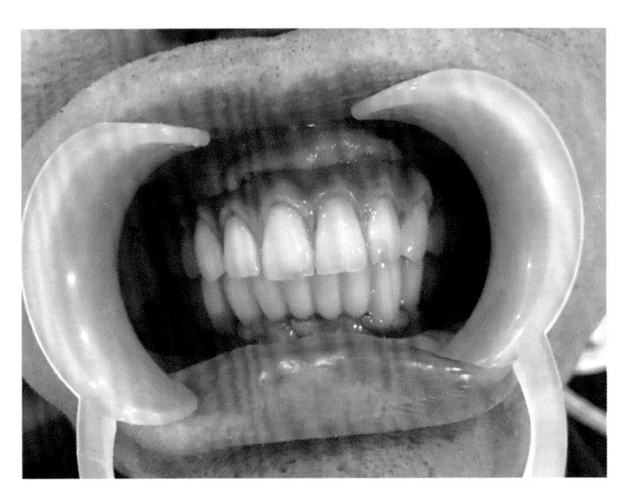

图 BL36-8　术后永久修复后口内照

展示病例(三十七)

一般资料:张某,女,66岁。

主诉:全口牙松动半年,咨询种植。

现病史:半年前自觉全口牙松动,影响咀嚼及进食,来院咨询种植。

既往史:既往体健,否认全身重大疾病史,否认药物过敏史,否认双膦酸盐类药物用药史。

检查:双侧颜面部基本对称,张口度、开口型正常,双侧颞下颌关节无弹响及杂音。口内可见全口牙松动3度,无法保留。

辅助检查:CBCT显示上颌3区骨量高度不足,下颌后牙区骨高度不足,前牙区及4区骨量充足。

诊断:重度牙周炎。

治疗计划:(1)拔除上下颌余留牙;(2)ALL ON 6翼上颌复合体种植,下颌ALL ON 4种植;(3)即刻负荷。

处置:2017年7月14日到苏州方津口腔总院行上下颌全口种植固定修复,拔除余留牙,上颌行ALL ON 6种植,双侧翼上颌复合体种植,下颌ALL ON 4种植,实现即刻修复。2018年4月26日完成永久修复,术后四年零六个月观察,翼上颌植体稳定,基台无松动,周围黏膜无异常。

病例时间轴如下:

2017年7月14日,翼上颌复合体种植手术;

2018年4月26日完成永久修复;

2020年9月8日复查,翼上颌植体稳定;

2022年1月21日复查,翼上颌植体稳定。

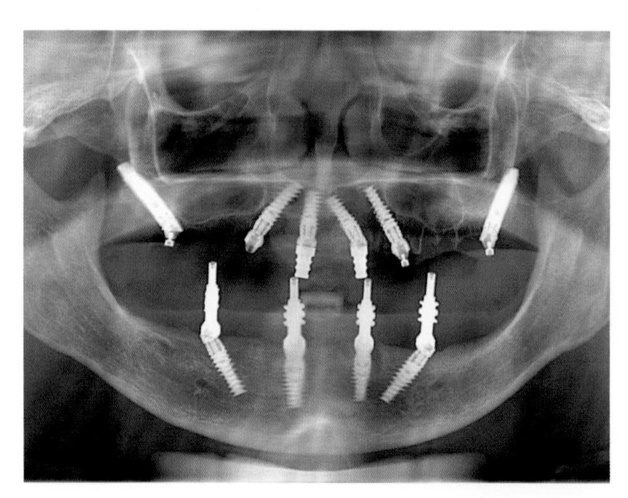

图BL37-1 2017年7月14日术后当天取模全景片显示翼植体位置和角度正常,转移杆就位良好

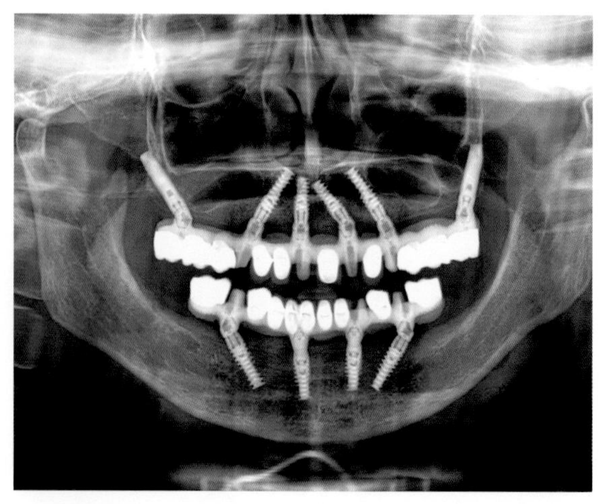

图BL37-2 2018年4月26日完成永久修复后全景片显示基台就位良好

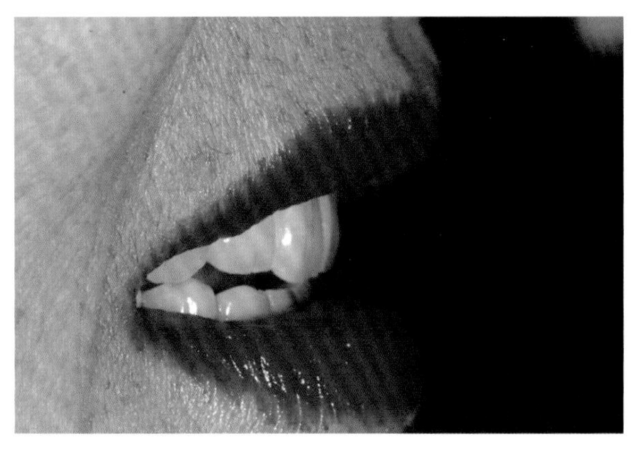

图BL37-3　2018年4月27日永久修复后侧面照

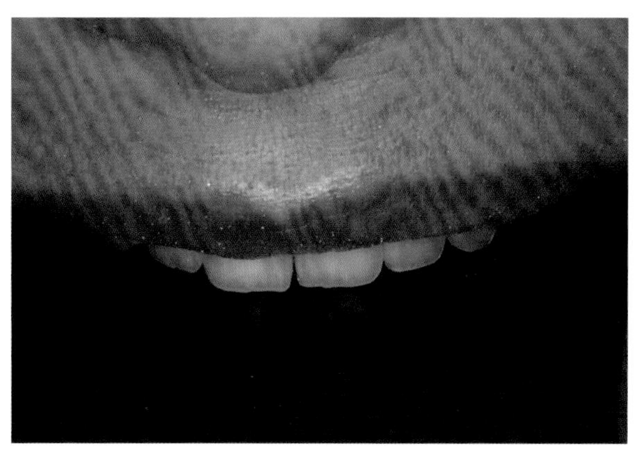

图BL37-4　2018年4月27日永久修复后上颌照

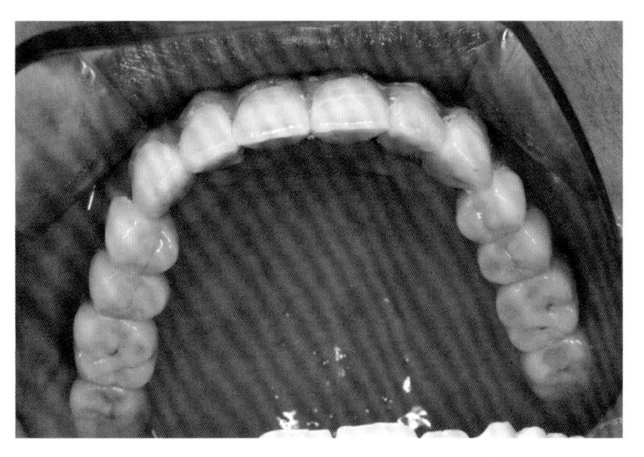

图BL37-5　2018年4月27日永久修复后
口内上颌牙照

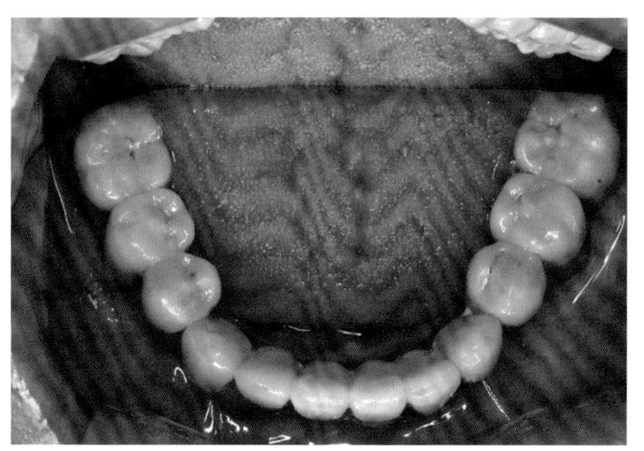

图BL37-6　2018年4月27日永久修复后
口内下颌照

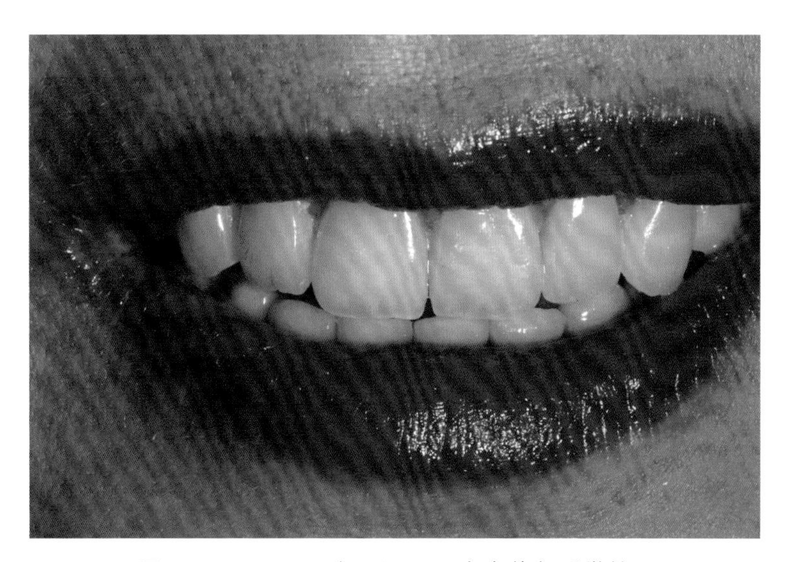

图BL37-7　2018年4月27日永久修复后微笑照

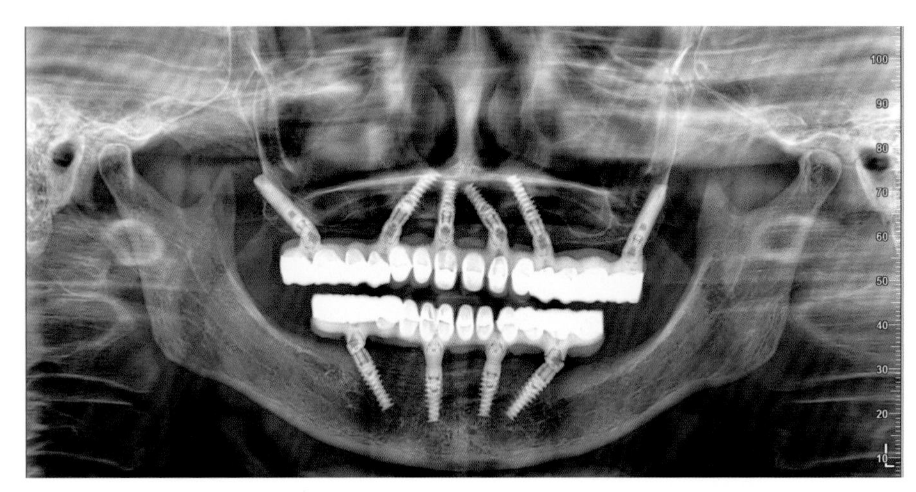

图 BL37-8　2018 年 7 月 17 日术后一年复查显示翼植体稳定

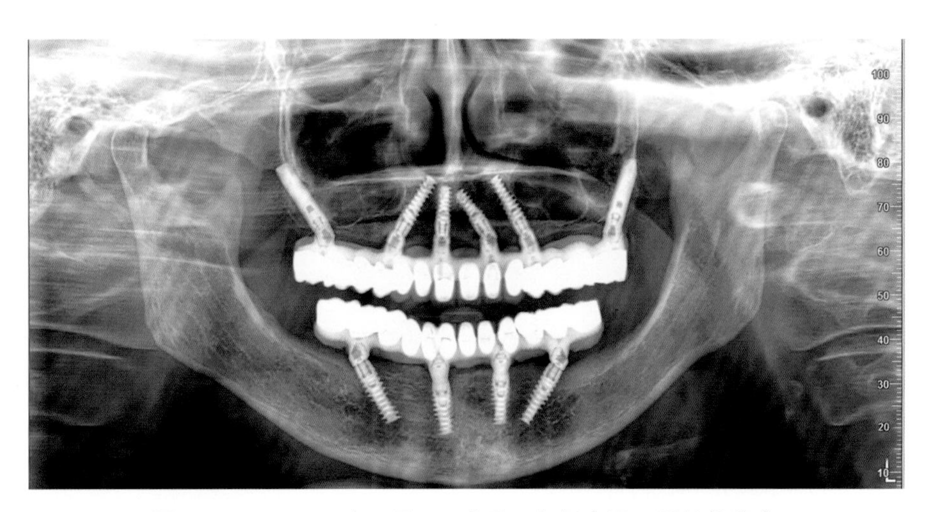

图 BL37-9　2020 年 9 月 8 日术后三年复查显示翼植体稳定

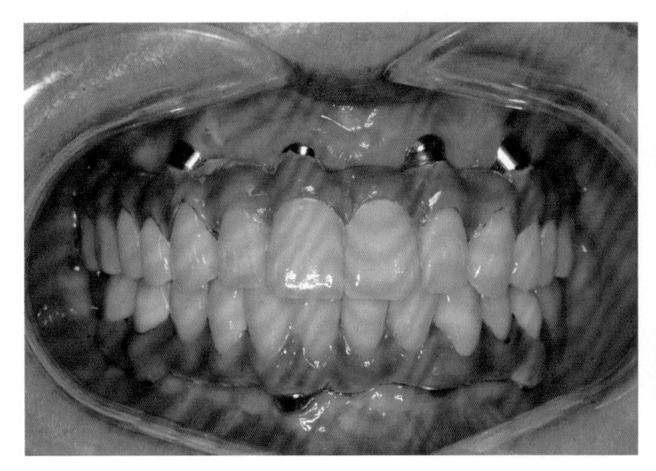

图 BL37-10　2022 年 1 月 21 日术后四年零六个月复查口内照

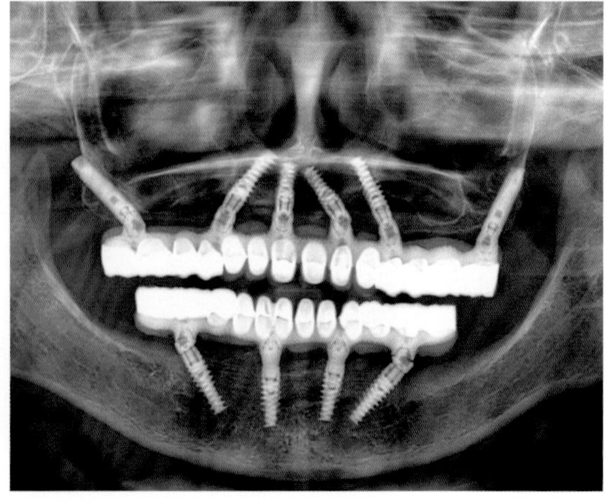

图 BL37-11　2022 年 1 月 21 日术后四年零六个月复查全景片显示植体稳定

展示病例(三十八)

一般资料:周某,女,63岁。

主诉:上下颌后牙缺失三年,影响咀嚼和发音。

现病史:患者三年前上下颌后牙缺失,影响咀嚼和发音,来院要求拔除坏牙及种牙。

既往史:平素体健,否认全身重大疾病史,否认药物过敏史,否认种牙禁忌证,否认双膦酸盐类药物用药史。

检查:双侧颜面部对称,张口度及开口型正常,双侧颞下颌关节无弹响及杂音。口内检查可见17、16、15、14、11、24、25、26、27、31、35、36、37、46、47缺失,牙龈无红肿,颌间距离尚可;12、13、21、22、23、32、33、34、41、42、43、44、45牙根吸收,牙周袋6mm,探(—),叩(—),冷热(—),3度松动。

辅助检查:CBCT显示上下颌牙槽骨高度及宽度可,12、13、21、22、23、32、33、34、41、42、43、44、45位点牙槽骨吸收至根尖。

诊断:(1)上下颌牙列缺损;(2)重度牙周炎。

治疗计划:上下颌ALL ON 6即刻种植。

处置:2018年8月29日局部浸润麻醉下行上下颌ALL ON 6种植及翼上颌复合体种植。手术采用ICX种植系统,术中患者取仰卧位,在心电图监护下,常规口内外消毒,铺巾,4%阿替卡因局部浸润麻醉下拔除12、13、21、22、23、32、33、34、41、42、43、44、45,搔刮拔牙窝,双氧水+大量生理盐水交替冲洗,切开至牙槽嵴顶,翻瓣,定位扩孔,逐级备洞,植入ICX植体。11、21植入3.8mm×15mm两枚;14、24、17植入4.15mm×15mm三枚;26植入4.15mm×12.5mm一枚。11、21、14、24、17翼上颌植体放置35°复合基台,高度3.5mm,放置保护帽;26上封闭螺丝,34、44植入4.15mm×12.5mm两枚;32、42、36植入4.15mm×10mm三枚;46植入3.8mm×15mm一枚,放置0°复合基台,高度3mm,放置保护帽,植入扭力35N·cm以上,严密缝合,咬止血纱布止血。术后当天即刻负荷,翼上颌植体及26不进行负重,其余植体即刻负荷。术后七个月完成永久修复。2021年6月30日近三年复查,CBCT显示植体稳定。

病例时间轴如下:

2018年8月29日上下颌ALL ON 6种植及翼上颌复合体种植;

2019年3月13日永久修复;

2020年6月18日术后十个月复查显示植体稳定;

2021年6月30日近三年术后复查显示植体稳定。

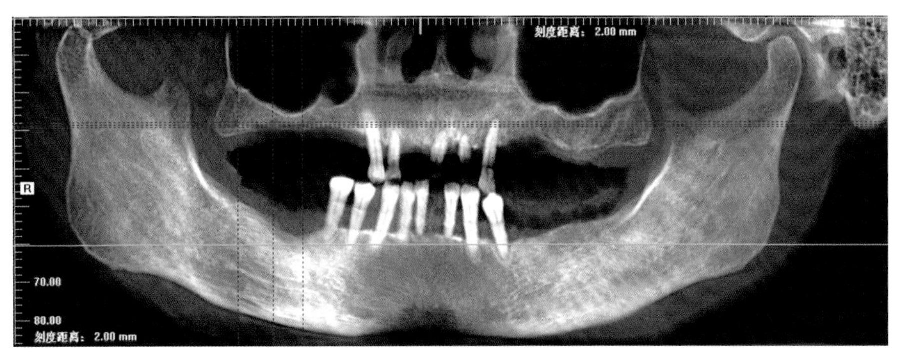

图BL38-1　术前CBCT显示右上颌后牙区骨量不足

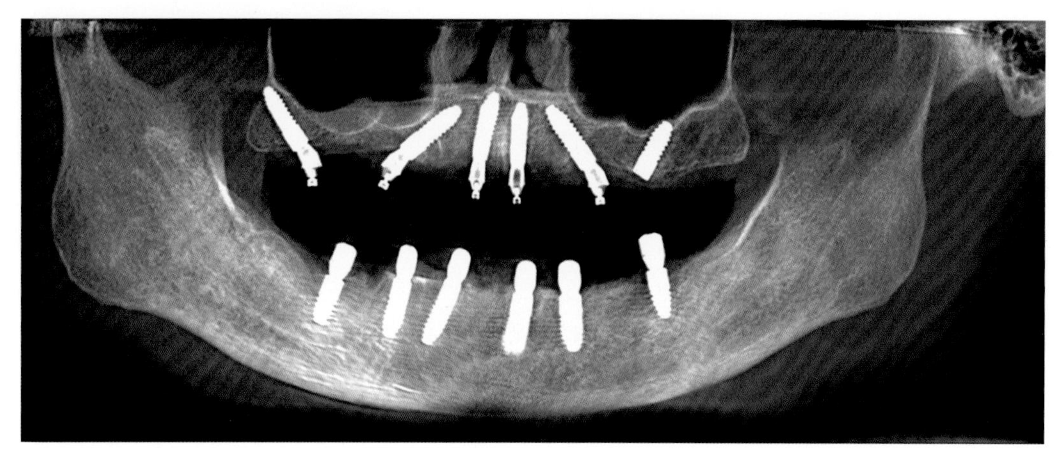

图BL38-2　术后当天CBCT显示植体位置正常

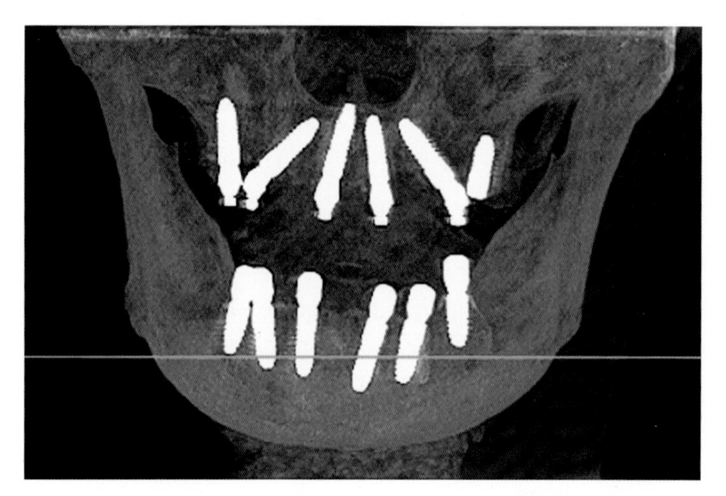

图BL38-3　术后当天CBCT冠状面显示植体位置正常

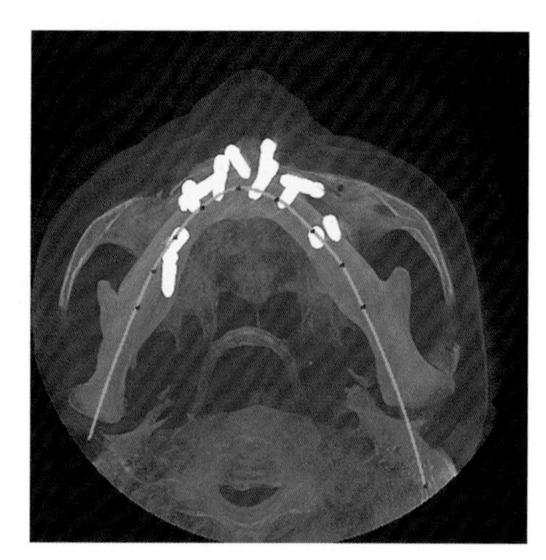

图BL38-4　术后当天CBCT水平面显示翼上颌植体角度正常

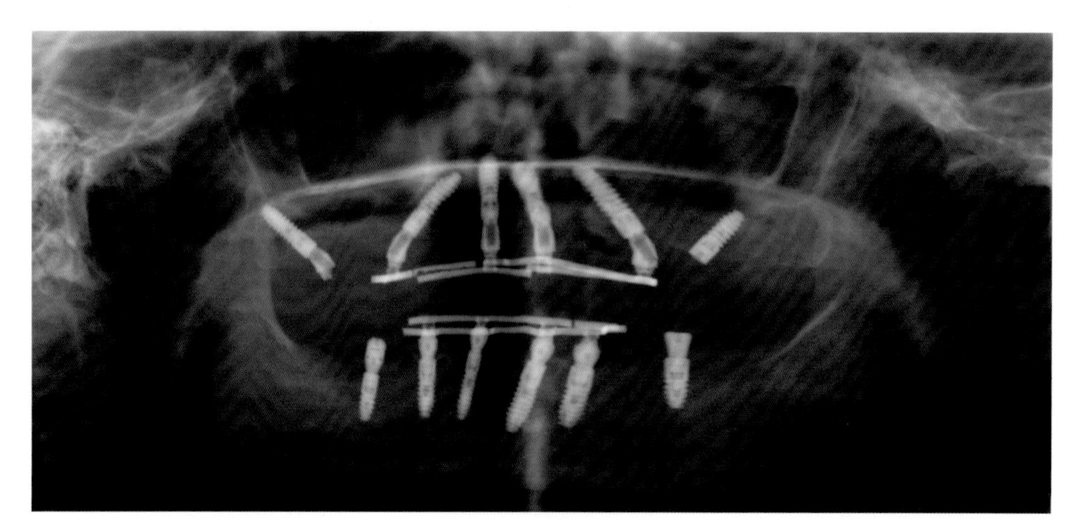

图BL38-5　术后当天戴牙全景片显示基台就位良好

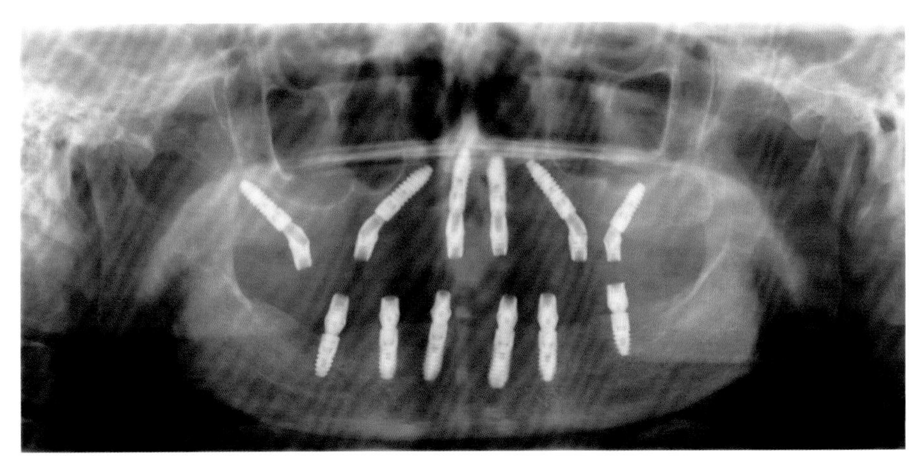

图BL38-6　术后半年复查显示植体稳定

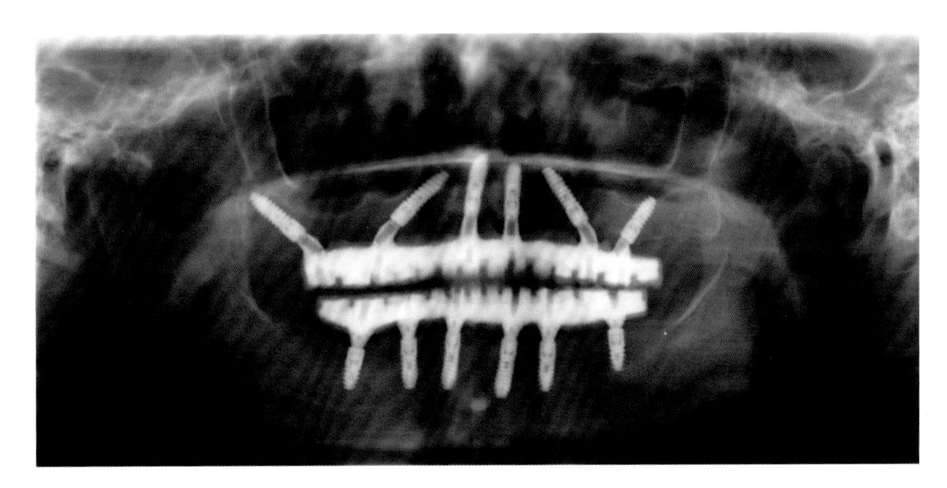

图BL38-7　术后永久修复戴牙全景片显示基台就位良好

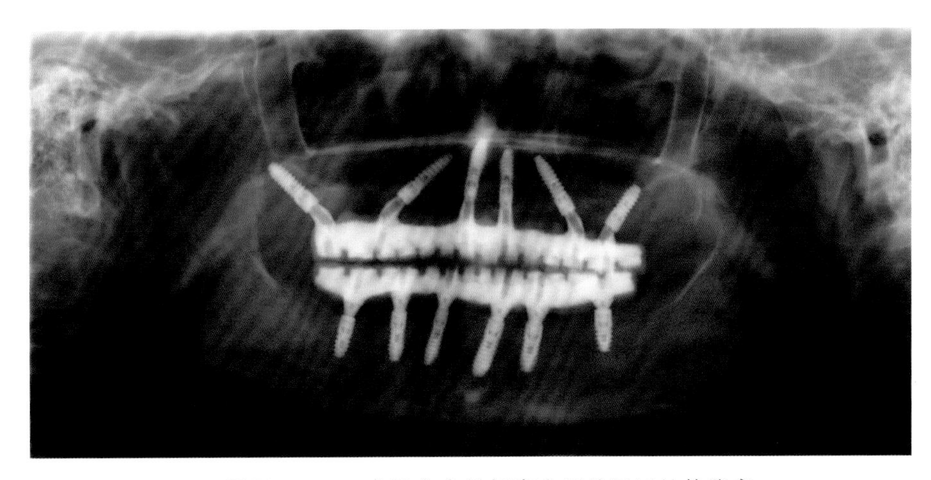

图BL38-8　术后十个月复查全景片显示植体稳定

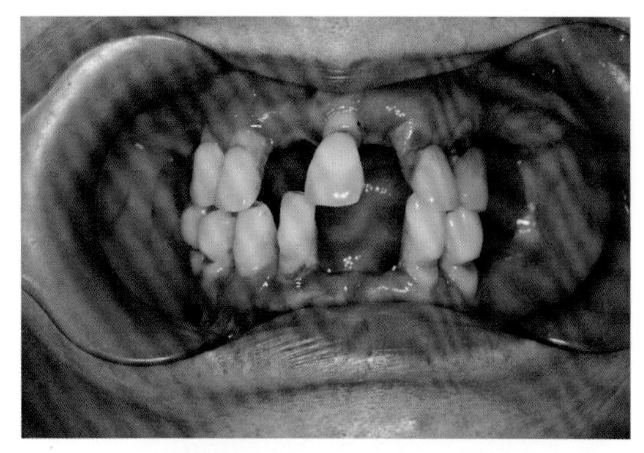

图 BL38-9　术前口内照

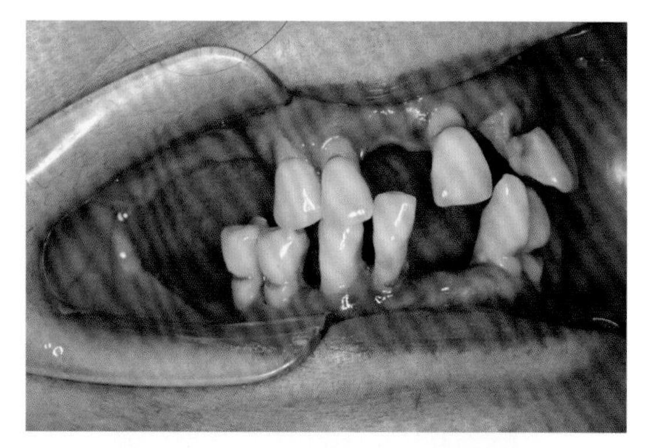

图 BL38-10　术前口内咬合关系照

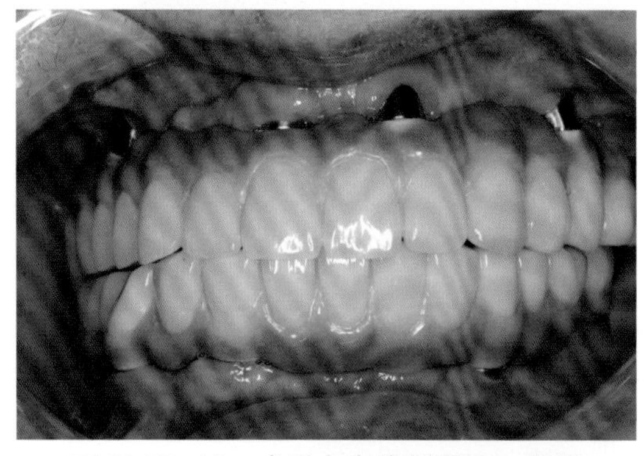

图 BL38-11　术后永久修复戴牙口内照

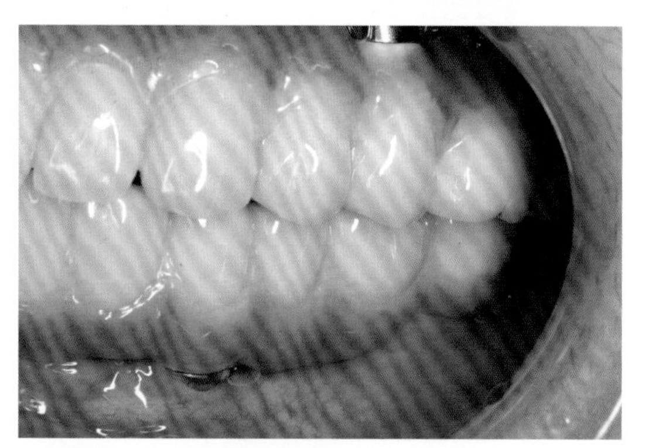

图 BL38-12　术后永久修复口内咬合关系照

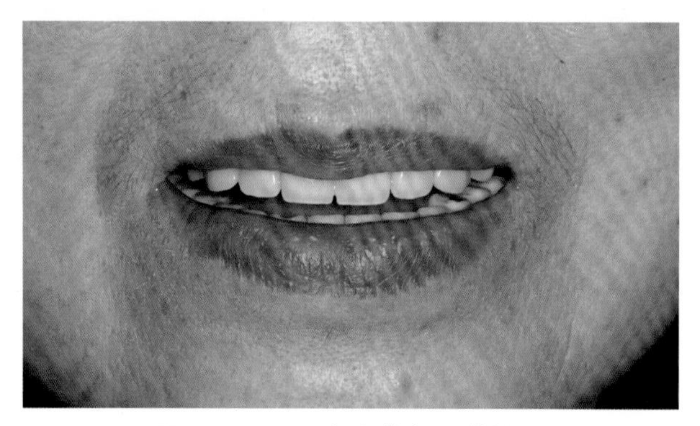

图 BL38-13　永久修复后微笑照

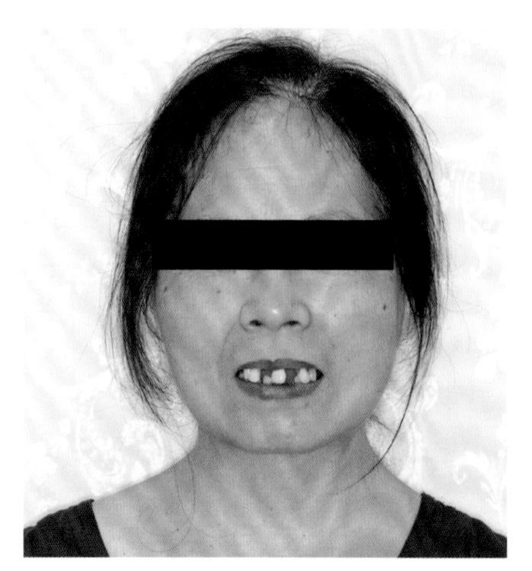

图 BL38-14　术前正面照

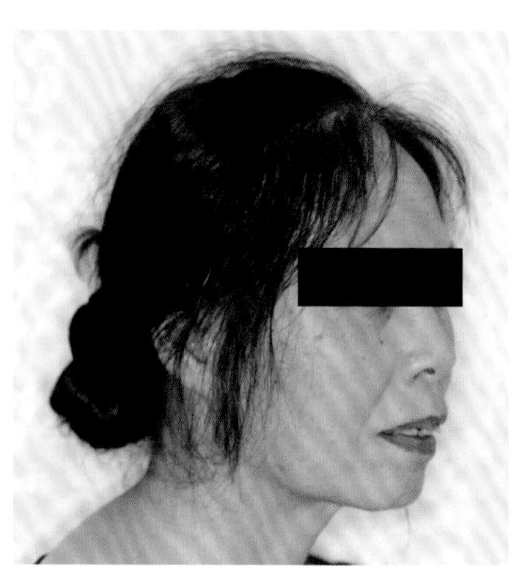

图 BL38-15　术前侧面照

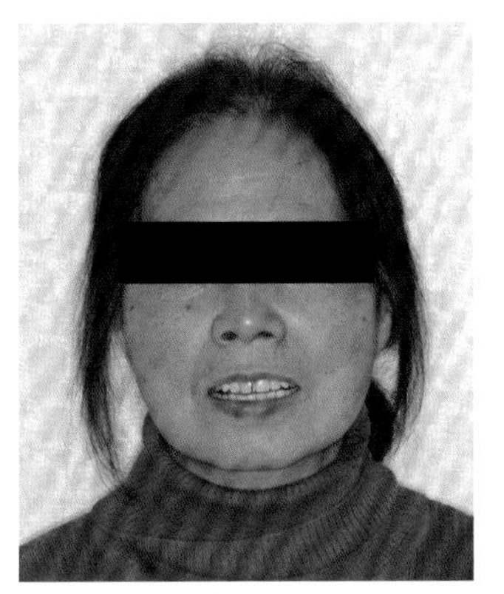

图BL38-16　永久修复后正面照

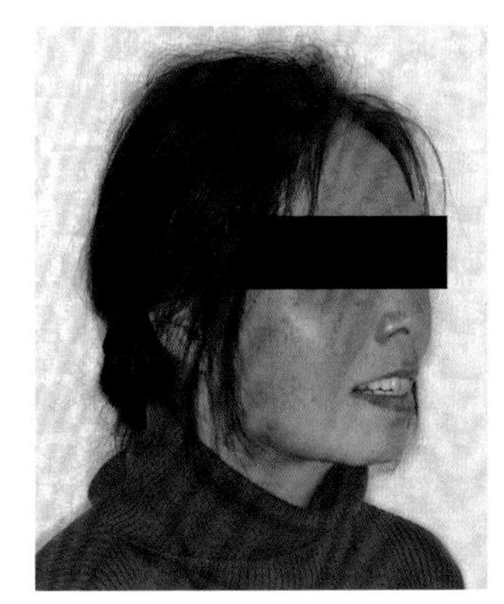

图BL38-17　永久修复后侧面照

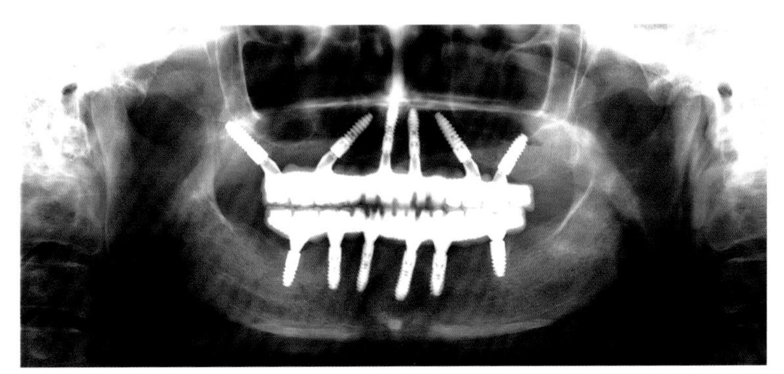

图BL38-18　2021年6月30日术后近三年复查显示植体稳定

病例小结

以上10例展示病例，女性7名，男性3名，最大年龄73岁，最小年龄49岁，平均年龄61.6岁。全口无牙颌病例8例，2例上颌半口缺失病例，共植入19枚翼上颌复合体种植体，其中11枚翼上颌复合体种植体行使即刻负荷，其余8枚植体进行常规负重。翼上颌复合体种植体涉及六种种植系统，分别为CORTEX 4枚，Replace CC 2枚，Nobel Active 9枚，Osstem 1枚，ICX 1枚，AB系统2枚；植体直径4.15~4.3mm，植体长度选择最短15mm、最长18mm。复查最长一个病例已经完成四年零六个月临床观察，翼上颌植体稳定，周围黏膜组织健康；大部分病例完成两年半至三年复查，翼上颌植体成功率100%，牙龈健康，植体无松动，植体周骨吸收轻微。Ridell等对22枚翼颌种植体修复后随访12年成功率在100%，取得理想治疗效果。因此，翼上颌复合体种植预后可靠。部分学者对翼颌种植体的文献综述，得出平均种植体留存率为94.87%；Balshi早期发表研究得到的成功率偏低，为86.3%，后期研究发现翼上颌植体成功率达到96.3%；也有学者报道了翼板区种植体长期的存留率在88%~99%。笔者展示10例病例来鼓励医生开展及推广翼上颌复合体种植技术。据笔者了解，目前国内部分医生未能开展本技术主要存在两大瓶颈，第一就是翼上颌植体长期预后转归是否可靠，有待更多文献证实；第二是翼颌区的安全性和危险因素是否可控。笔者自2017年开始开展翼上颌复合体种植技术以来，发现翼上颌复合体种植十分安全，其危险因素已在前面章节中讲到；长期预后需要更长时间临床观察；上面用较多真实病例的展示来体现笔者个人的一些心得体会，供同行参考。

第三节　同行翼上颌复合体种植成功病例展示

翼上颌复合体种植可避免上颌窦区域的骨增量手术，简化了口腔种植治疗程序，减小了患者创伤，减轻了术后反应和患者疼痛，缩短了疗程，为上颌后牙区骨量不足、不能耐受植骨或骨移植失败患者行即刻负荷提供了新的临床解决方案。国外研究较早，但是国内起步较晚，通过国内文献查阅到的研究及开展的机构有上海交通大学第九人民医院等。2021年，南京医科大学口腔医院周芷萱、朱宪昕、杨益等人在翼上颌区种植相关解剖结构的影像学测量及分析中认为上颌游离端与非游离端缺牙患者翼上颌区骨量存在显著差异，但仍可在该区域倾斜植入种植体，配合近中短种植体可完成上颌后牙游离端缺失种植修复。2021年山东第一医科大学附属省立医院韩晓辉、廉亚萍、孔丽等人对103例翼上颌区穿翼种植病例进行锥体束电子计算机断层扫描（CBCT）影像数据分析，观察穿翼种植体合适的植体长度和在三维方向上的最佳植入角度，认为在行翼上颌区种植手术时，尽量选择“植入长度≥15mm”的种植体；相对于眶耳平面，种植体在矢状面的植入角度约为61°，冠状面的植入角度约为80°。另外，翼上颌复合体种植技术在国内临床实践先行者大部分还在民营机构。很多同道得知笔者正在总结翼上颌复合体种植经验，积极参与进来，纷纷提供优秀翼上颌复合体种植病例。鉴于篇幅所限，本书摘录部分优秀作品展示给读者。

展示病例（三十九）

作者：葛朕飞　**单位：**杭州格莱美口腔医院

一般资料：董某，男，73岁。

主诉：全口牙齿松动四年，要求修复。

现病史：患者自述四年来牙齿松动，影响进食，要求修复。

既往史：平素体健，否认系统性疾病史及食物药物过敏史，否认高血压病史，否认心脏病史，有拔牙史、镶牙史，否认服用双膦酸盐药物史。

检查：双侧颜面部基本对称，张口度及开口型正常，双侧颞下颌关节无弹响及杂音。口内检查全口牙齿2~3度松动，牙龈红肿，牙槽嵴中度萎缩，牙结石2度。

辅助检查：CBCT检查显示3区骨量不足，4区骨量充足。

诊断：（1）上下颌牙列缺损；（2）全口重度牙周炎。

治疗计划：全口即刻种植修复，先行上半口即刻修复，上颌戴永久义齿后再行下半口即刻修复。（1）11、12、13、21、22、23、35、34、33、32、31、43、44、46、47、48拔除；（2）种植全口义齿修复，植体颗数为12颗。

处置：医生已履行告知义务，患者完全知情同意并签署《种植治疗知情同意书》。常规消毒铺巾，4%阿替卡因1.7ml ×6支局部浸润麻醉，拔除口内上颌余留牙。在牙槽嵴顶做水平切口，全层切开黏骨膜，翻瓣，定位，备洞至预定深度；17、14、11、22、24、27位点植入种植体；17、27为翼上颌复合体种植，放置30°复合基台，减张缝合，CBCT显示位置可；术后即刻负荷。

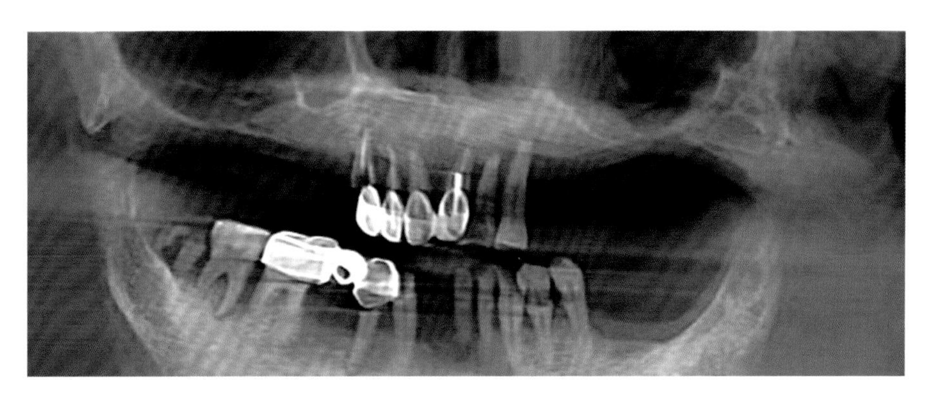

图BL39-1　术前CBCT显示4区骨量充足

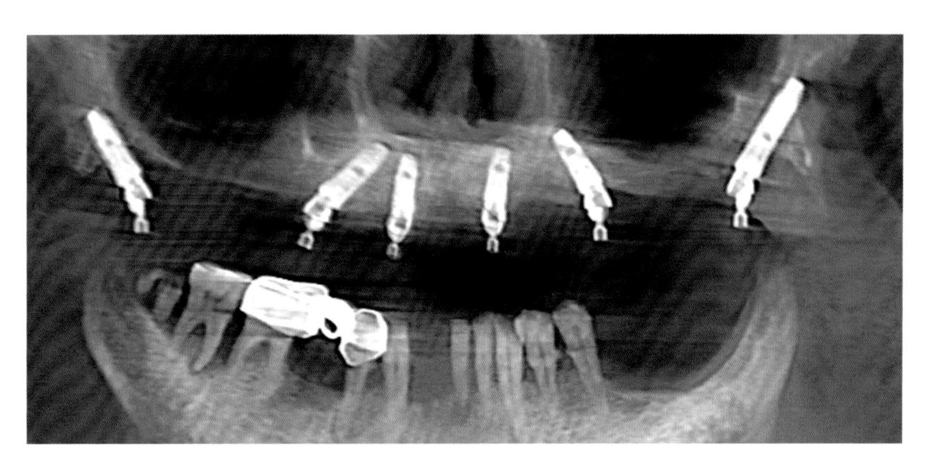

图BL39-2　术后CBCT显示翼上颌植体角度位置正常

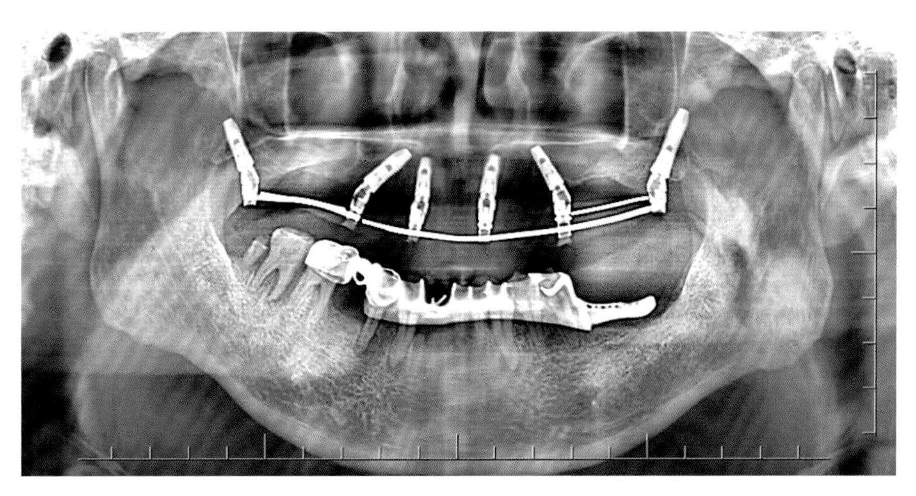

图BL39-3　术后即刻修复戴牙全景片显示基台就位良好

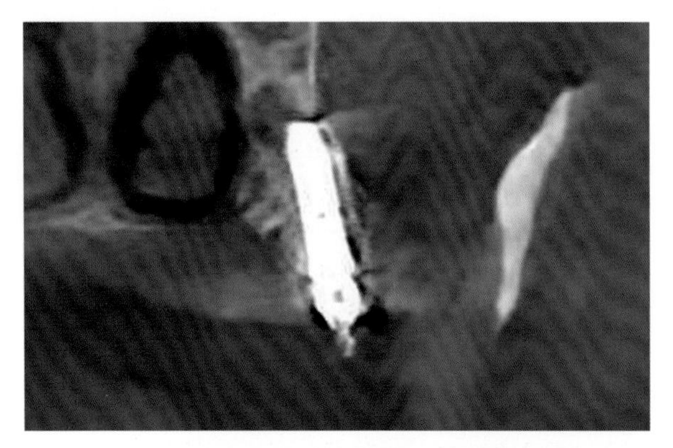

图 BL39-4　CBCT 显示左侧翼上颌植体位置正常

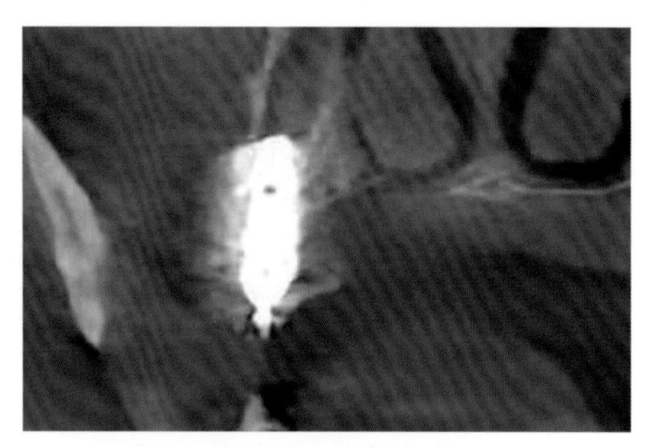

图 BL39-5　CBCT 显示右侧翼上颌植体位置正常

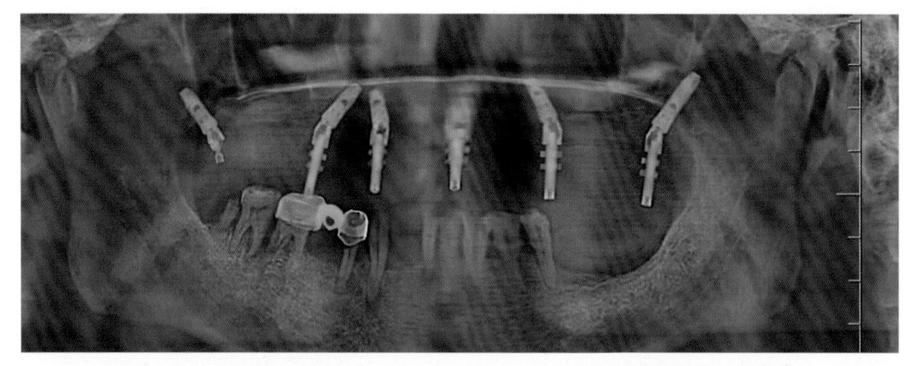

图 BL39-6　4 个月后永久修复取模全景片显示转移杆完全就位

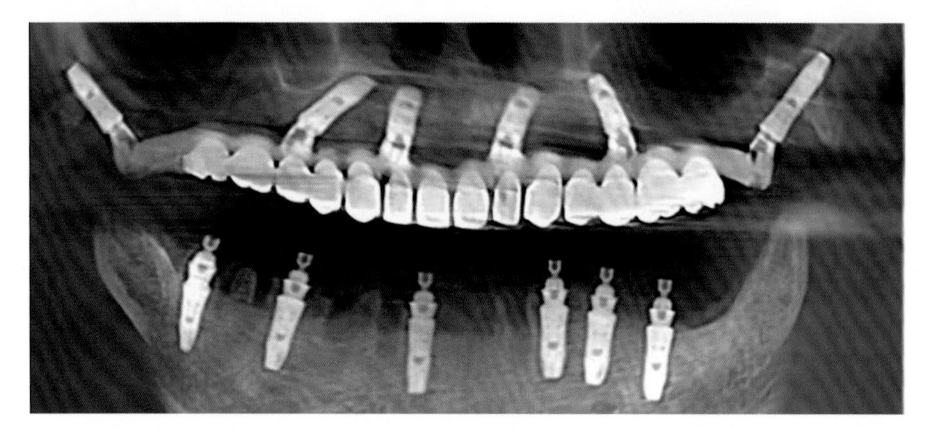

图 BL39-7　术后永久修复全景片显示基台就位良好

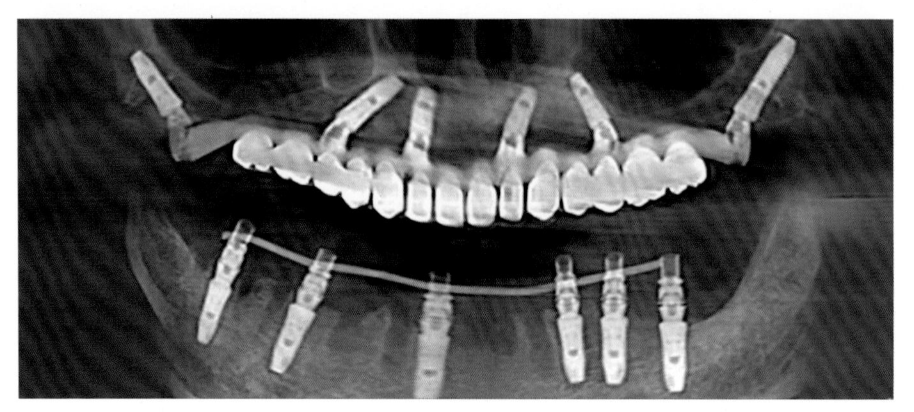

图 BL39-8　永久修复后复查全景片显示翼植体稳定

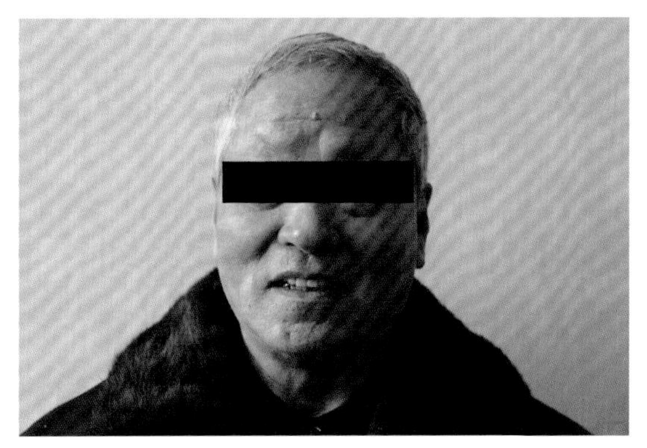

图 BL39-9　术前正面照

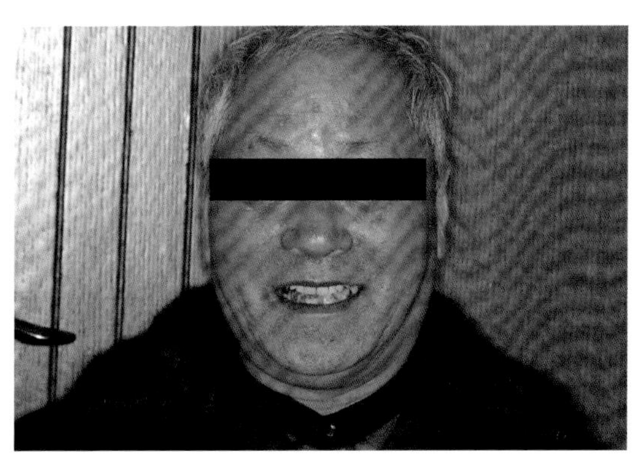

图 BL39-10　术后即刻修复正面照

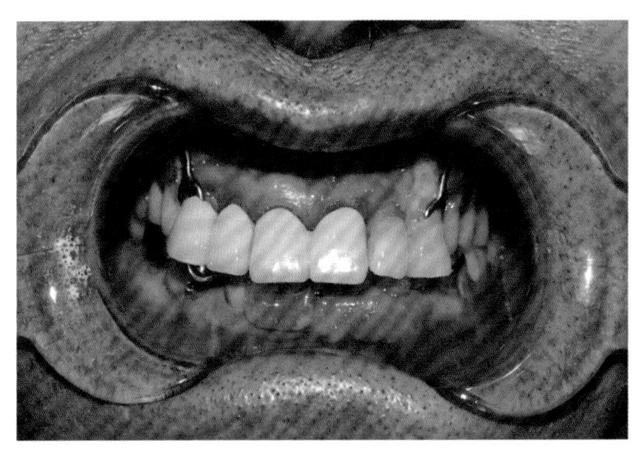

图 BL39-11　术前口内照

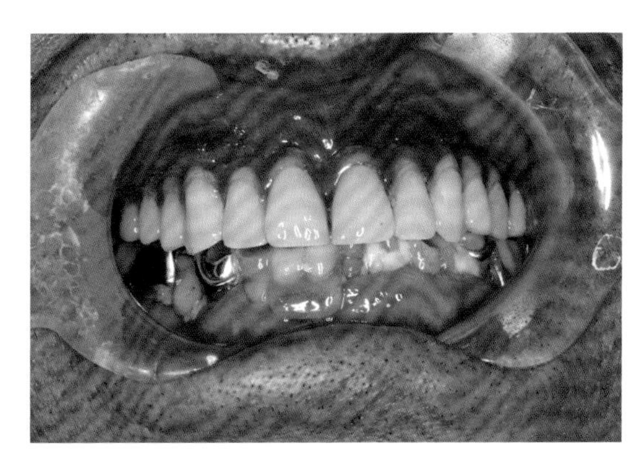

图 BL39-12　即刻修复术后口内照

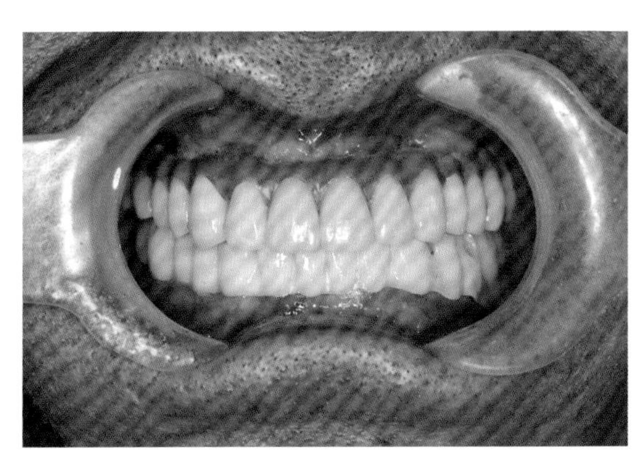

图 BL39-13　永久修复后正面咬合照

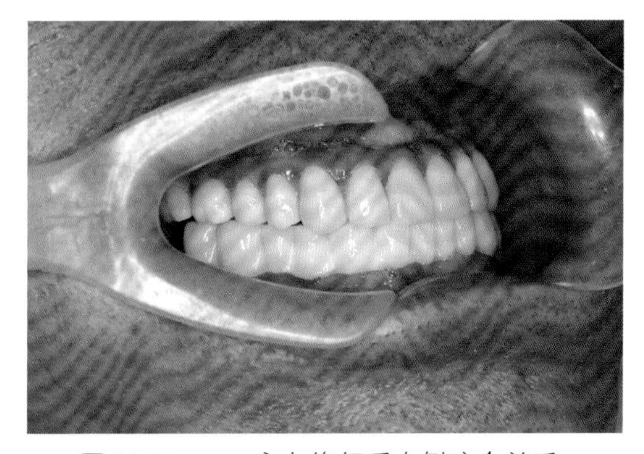

图 BL39-14　永久修复后右侧咬合关系

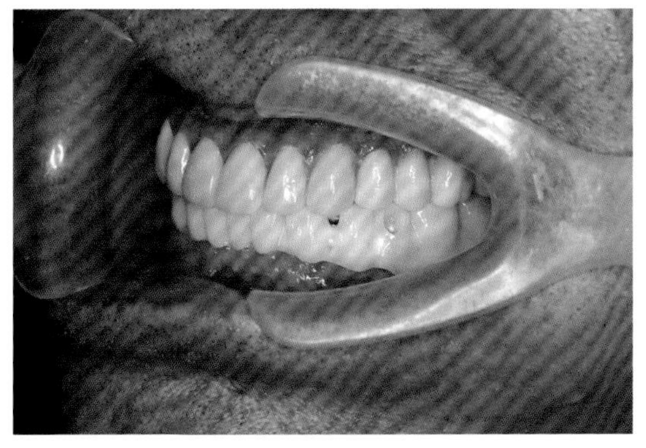

图 BL39-15　永久修复后左侧咬合关系

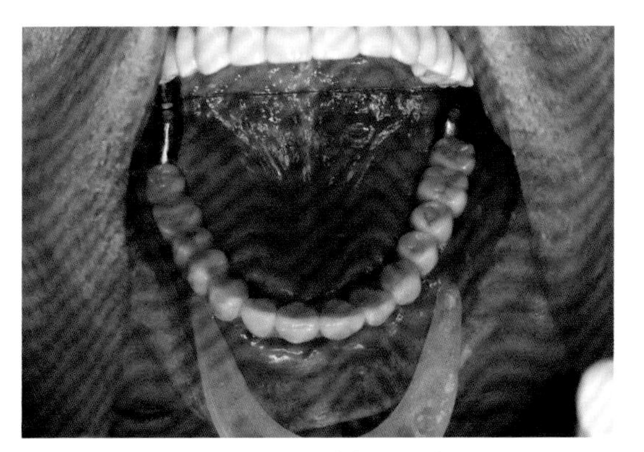

图 BL39-16　永久修复后上颌𬌗面照

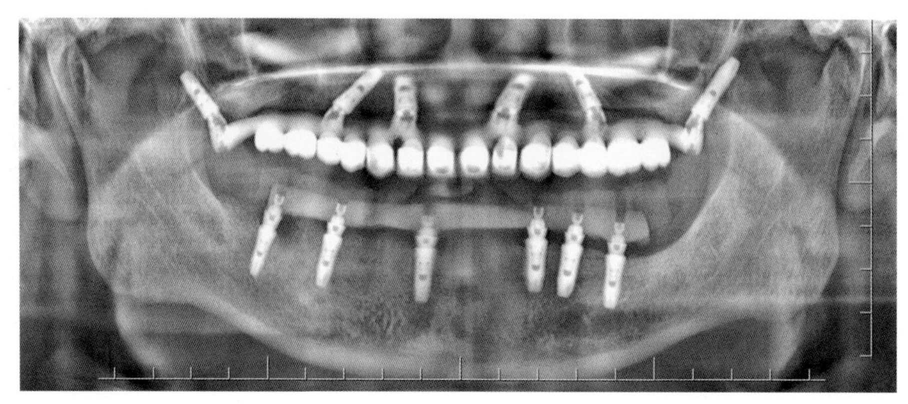

图BL39-17　永久修复后X片显示基台就位良好

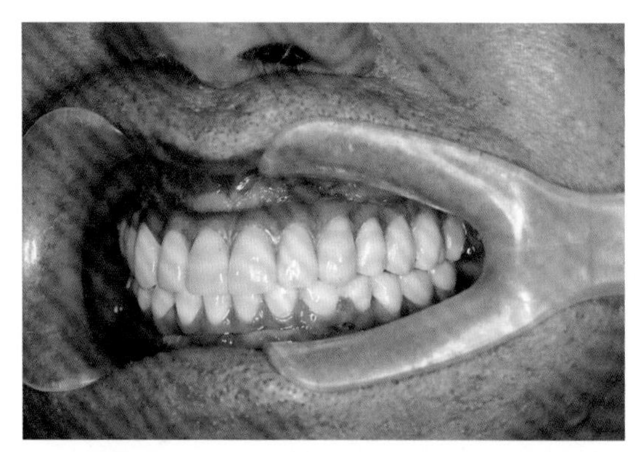

图BL39-18　上下颌永久修复后口内左侧咬合照

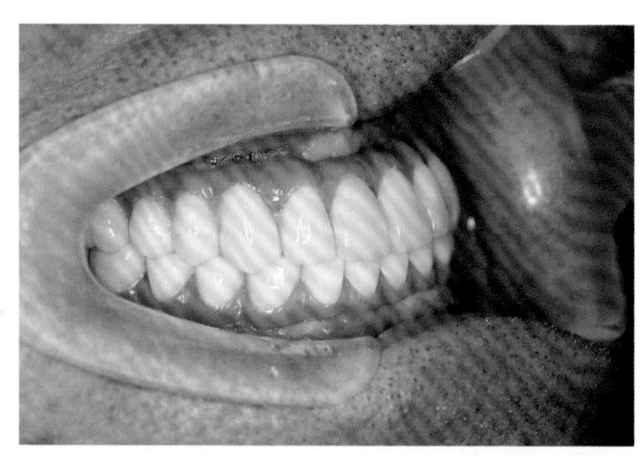

图BL39-19　上下颌永久修复后口内右侧咬合照

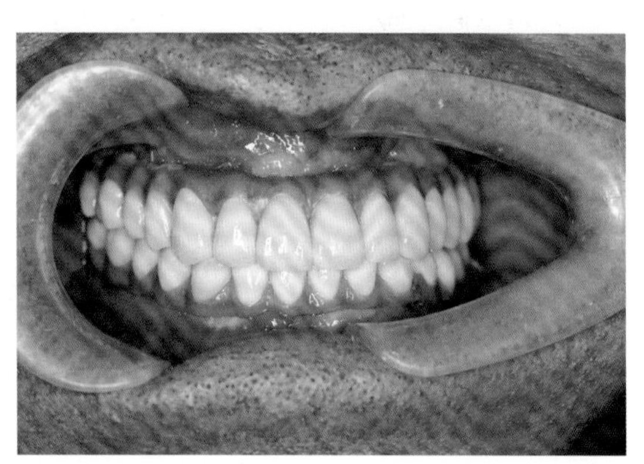

图BL39-20　上下颌永久修复后口内咬合照

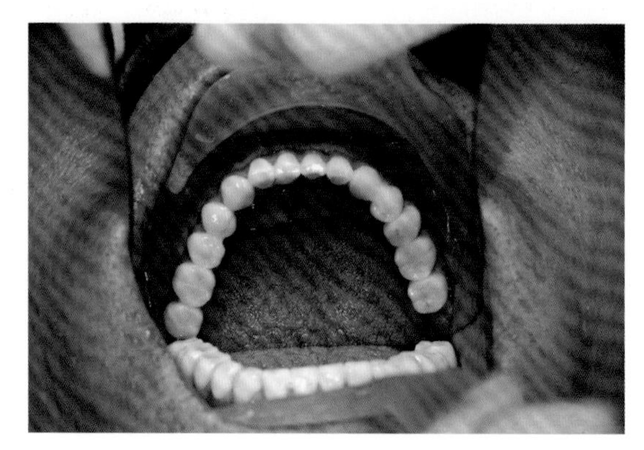

图BL39-21　下颌永久修复后口内𬌗面照

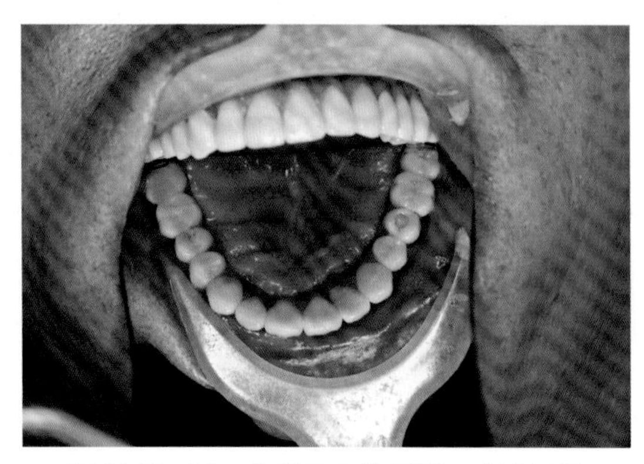

图BL39-22　上颌永久修复后口内𬌗面照

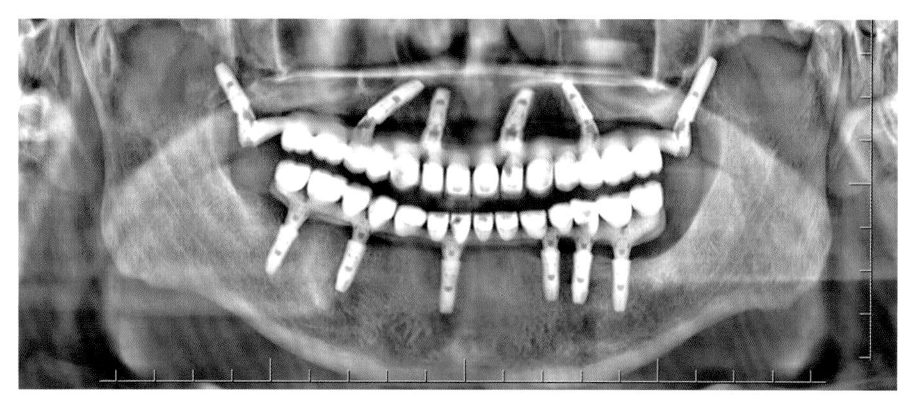

图BL39-23　上下颌永久修复后复查全景片显示植体稳定

展示病例(四十)

作者:葛朕飞　**单位:**杭州格莱美口腔医院

一般资料:俞某,男,65岁。

主诉:全口牙齿松动五年,要求修复。

现病史:患者自述五年来牙齿松动,影响进食,陆续拔除,要求修复。

既往史:平素体健,否认系统性疾病史及食物药物过敏史。否认高血压病史,否认心脏病史,有拔牙史、镶牙史,否认服用双膦酸盐药物史。

口腔检查:双侧颜面部基本对称,张口度及开口型正常,双侧颞下颌关节无弹响及杂音。口内检查余留牙齿2~3度松动,牙龈红肿,牙槽嵴中度萎缩,牙结石2度。

辅助检查:CBCT检查显示3区骨量不足,4区骨量充足。

诊断:(1)上颌牙列缺损,下颌牙列缺失;(2)上颌重度牙周炎。

治疗计划:(1)全口即刻种植修复;(2)12、13、21、23拔除。

处置:医生已履行告知义务,患者完全知情同意并签署《种植治疗知情同意书》。常规消毒铺巾,4%阿替卡因1.7ml×8支局部浸润麻醉,拔除口内上颌余留牙。在牙槽嵴顶做水平切口,全层切开黏骨膜,翻瓣,定位,备洞至预定深度;17、14、12、21、24、27、32、36、44、46位点植入种植体;17、27为翼上颌复合体种植,放置30°复合基台;减张缝合,CBCT显示位置可;术后即刻负重。

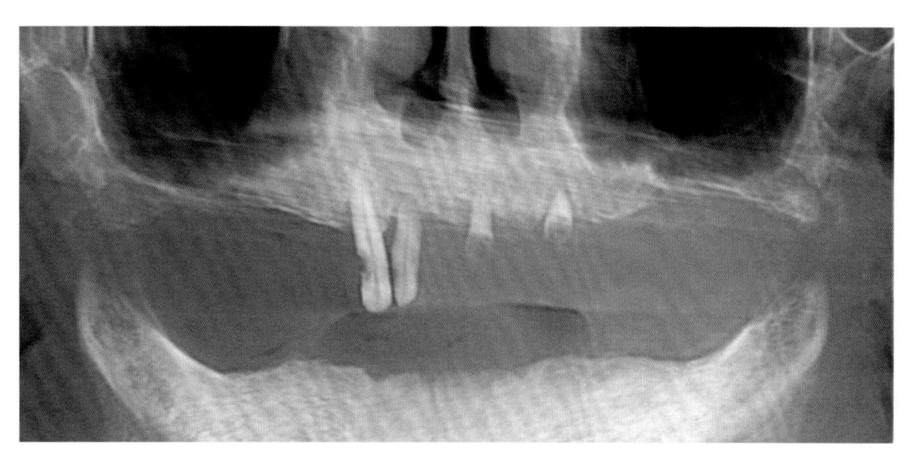

图BL40-1　术前全景片

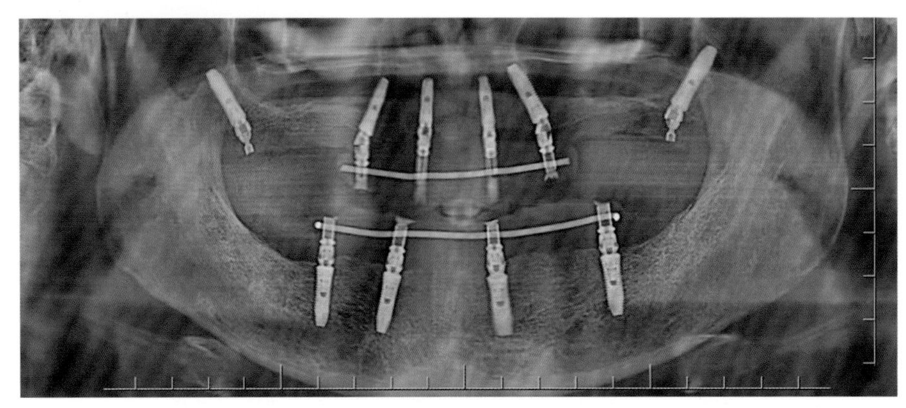

图BL40-2　术后当天全景片显示双侧翼植体不负荷

展示病例(四十一)

作者:葛朕飞　**单位:**杭州格莱美口腔医院

一般资料:王某,女,59岁。

主诉:全口牙齿松动三年,要求修复。

现病史:患者自述三年来牙齿松动,影响进食,陆续拔除,要求修复。

既往史:平素体健,否认系统性疾病史及食物药物过敏史,否认高血压病史,否认心脏病史,有拔牙史、镶牙史,否认服用双膦酸盐药物史。

检查:双侧颜面部基本对称,张口度及开口型正常,双侧颞下颌关节无弹响及杂音。口内检查余留牙齿11、12、14、15、21、22、23、24、25、44、47,1~2度松动,32、41、42、43无松动,牙龈红肿,牙槽嵴中度萎缩,牙结石1度。

辅助检查:CBCT检查显示3区骨量不足,4区骨量充足。

诊断:(1)上下颌牙列缺损;(2)全口中度牙周炎。

治疗计划:上颌即刻种植修复,下颌常规种植。(1)11、12、14、15、21、22、23、24、25、44、47拔除;(2)种植义齿修复,植体颗数为8颗。

处置:医生已履行告知义务,患者完全知情同意并签署《种植治疗知情同意书》。常规消毒,铺巾,4%阿替卡因1.7ml × 8支局部浸润麻醉,拔除口内松动余留牙。在牙槽嵴顶做水平切口,全层切开粘骨膜,翻瓣,定位,备洞至预定深度,17、15、12、21、25、27、44、46位点植入种植体;17、27为翼上颌复合体种植;17、27植入植体,放置15°复合基台;减张缝合,CBCT显示位置可;术后即刻负重。

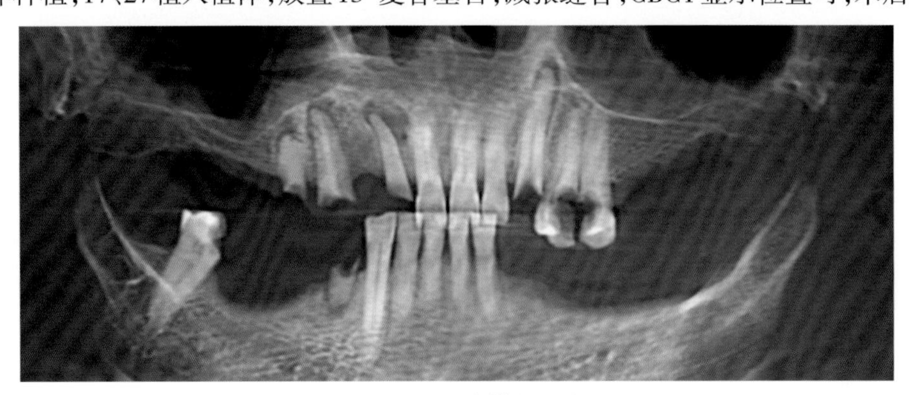

图BL41-1　术前全景片

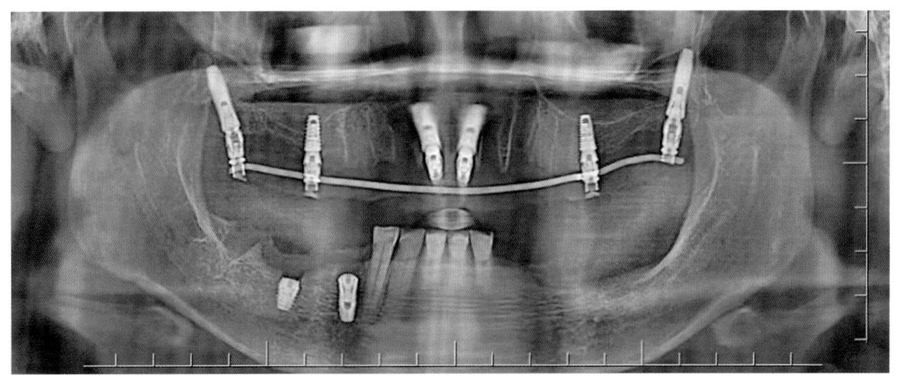

图BL41-2　术后当天全景片显示双侧翼植体即刻负荷

展示病例(四十二)

作者:葛朕飞　**单位:**杭州格莱美口腔医院

一般资料:杨某,女69岁。

主诉:全口牙齿松动五年,要求修复。

现病史:患者自述五年来牙齿松动,影响进食,要求修复。

既往史:平素体健,否认系统性疾病史及食物药物过敏史,否认高血压病史,否认心脏病史,有拔牙史、镶牙史,否认服用双膦酸盐药物史。

口腔检查:双侧颜面部基本对称,张口度及开口型正常,双侧颞下颌关节无弹响及杂音。口内检查余留牙齿12、23、27、31、33、34、41、42、43、44、45、46、48,1~2度松动,牙龈红肿,牙槽嵴中度萎缩,牙结石2度。

辅助检查:CBCT检查显示3区骨量不足,4区骨量充足。

诊断:(1)上下颌牙列缺损;(2)全口重度牙周炎。

治疗计划:上颌即刻种植修复。(1)12、23、27拔除;(2)种植上颌义齿修复,植体颗数为6颗。

处置:医生已履行告知义务,患者完全知情同意并签署《种植治疗知情同意书》。常规消毒铺巾,4%阿替卡因1.7ml×6支局部浸润麻醉,拔除上颌余留牙。在牙槽嵴顶做水平切口,全层切开粘骨膜,翻瓣,定位,备洞至预定深度;14、15、16、21、24、27位点植入种植体;27为翼上颌复合体种植,17植入植体,放置15°复合基台;减张缝合,CBCT显示位置可;术后即刻负荷。

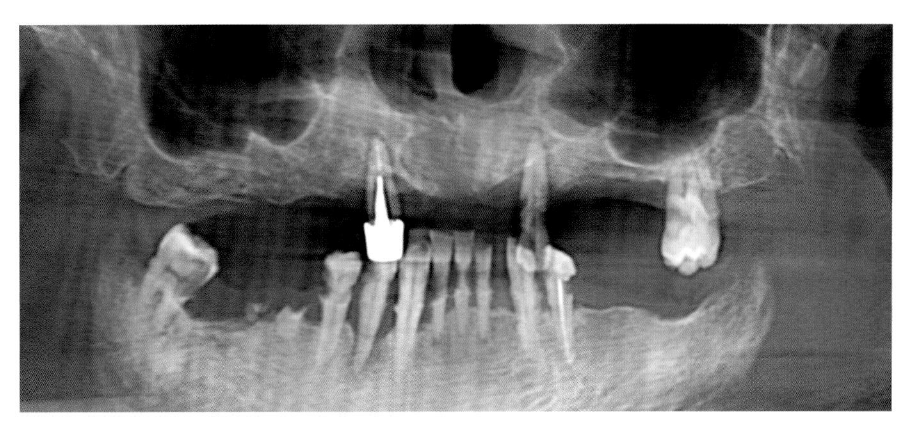

图BL42-1　术前全景片

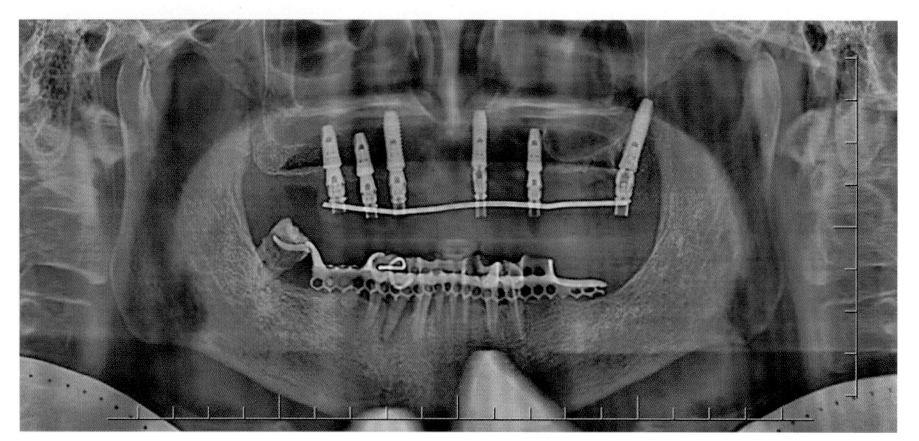

图 BL42-2　术后当天全景片显示翼植体即刻负荷、基台就位良好

展示病例(四十三)

作者:葛朕飞　**单位:**杭州格莱美口腔医院

一般资料:杨某,女 69 岁。

主诉:全口牙齿松动六年,要求修复。

现病史:患者自述六年来牙齿松动,影响进食,要求修复。

既往史:平素体健,否认系统性疾病史及食物药物过敏史,否认高血压病史,否认心脏病史,有拔牙史、镶牙史,否认服用双膦酸盐药物史。

检查:双侧颜面部基本对称,张口度及开口型正常,双侧颞下颌关节无弹响及杂音。口内检查余留牙齿 11、12、13、21、23、33、43、44、45、46,2~3 度松动,牙龈红肿,牙槽嵴中度萎缩,牙结石 2 度。

辅助检查:CBCT 检查显示双侧上颌窦炎症影像,4 区骨量充足。

诊断:(1)上下颌牙列缺损;(2)全口重度牙周炎。

治疗计划:全口即刻种植修复,11、12、13、21、23、33、43、44、45、46 拔除。

处置:医生已履行告知义务,患者完全知情同意并签署《种植治疗知情同意书》。常规消毒铺巾,4% 阿替卡因 1.7ml × 8 支局部浸润麻醉,拔除口内余留牙。在牙槽嵴顶做水平切口,全层切开黏骨膜,翻瓣,定位,备洞至预定深度;12、15、17、22、25、27、33、35、43、45 位点植入种植体;27 为翼上颌复合体种植;27、35、45 植入植体,放置 30°复合基台;减张缝合,CBCT 位置可;术后即刻负荷。

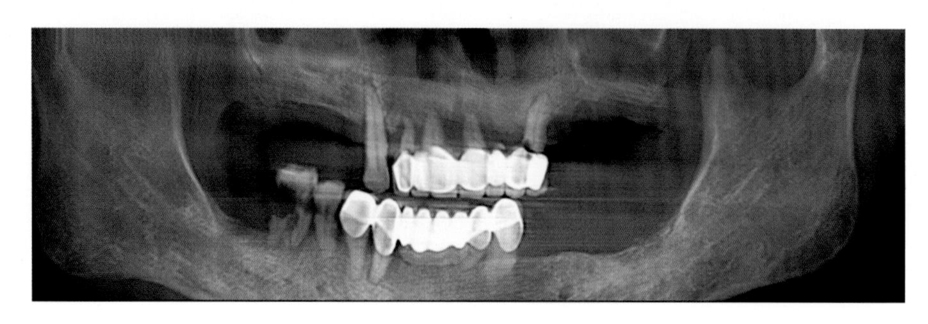

图 BL43-1　术前全景片

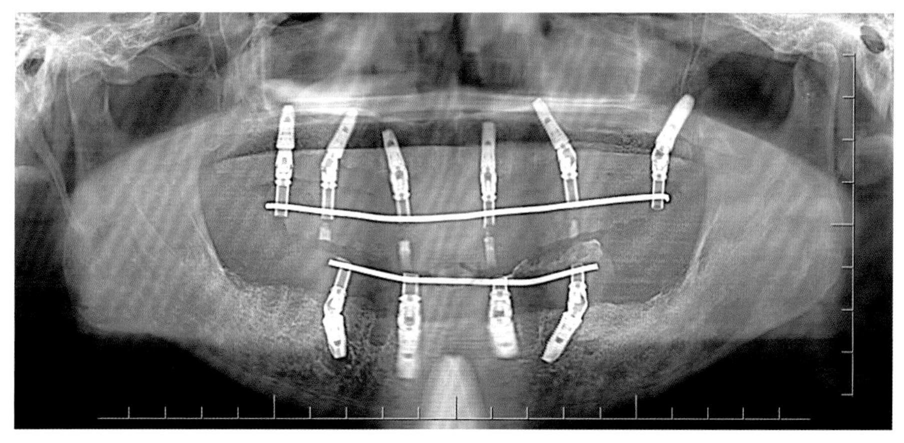

图BL43-2　术后当天全景片显示翼植体即刻负荷基台就位良好

展示病例（四十四）

作者：葛朕飞　**单位：**杭州格莱美口腔医院

一般资料：金某，男，60岁。

主诉：全口牙齿松动七年，要求修复。

现病史：患者自述七年来牙齿松动，影响进食，要求修复。

既往史：平素体健，否认系统性疾病史及食物药物过敏史，否认高血压病史，否认心脏病史，有拔牙史、镶牙史，否认服用双膦酸盐药物史。

检查：双侧颜面部基本对称，张口度及开口型正常，双侧颞下颌关节无弹响及杂音。口内检查余留残根13、31、32、33、41、43，2~3度松动，牙龈红肿，牙槽嵴中度萎缩，牙结石1度。

辅助检查：CBCT检查显示3区骨高度不足，4区骨量充足。

诊断：（1）上下颌牙列缺损；（2）全口重度牙周炎。

治疗计划：全口即刻种植修复，13、31、32、33、41、43拔除。

处置：医生已履行告知义务，患者完全知情同意并签署《种植治疗知情同意书》。常规消毒铺巾，4%阿替卡因1.7ml × 8支局部浸润麻醉，拔除口内余留牙。在牙槽嵴顶做水平切口，全层切开黏骨膜，翻瓣，定位，备洞至预定深度，11、14、17、21、23、27、32、35、42、45位点植入种植体；17、27为翼上颌复合体种植，17植入植体，放置15°复合基台，27植入植体，放置直角复合基台；14、23、35、45植入植体，放置30°复合基台；减张缝合，CBCT显示位置可；术后即刻负荷。

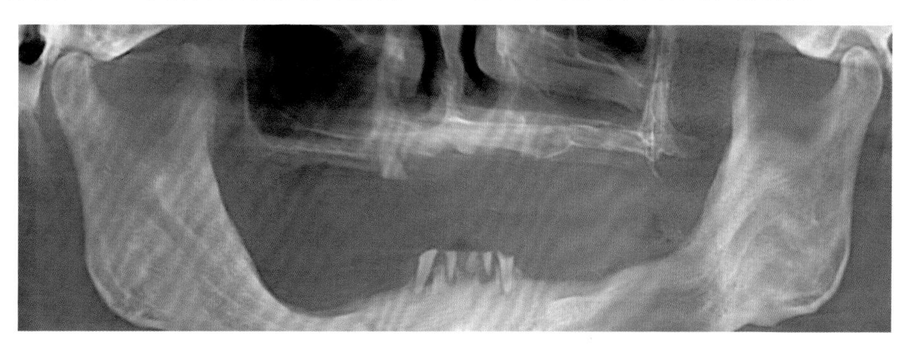

图BL44-1　术前全景片

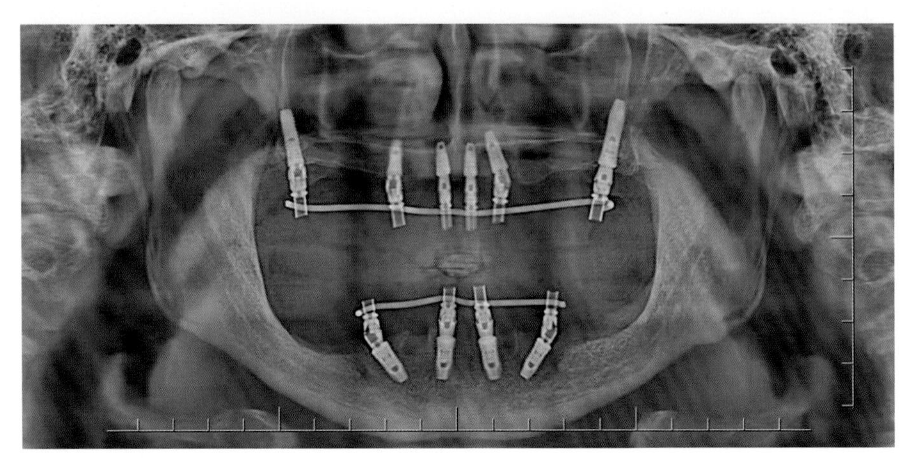

图BL44-2　术后当天全景片显示翼植体即刻负荷基台就位良好

病例小结

翼上颌复合体种植成功率高，安全性好，操作简单，在后牙区骨量严重不足时的用途非常广，解决了后牙外提升大量植骨劳民伤财的问题。翼上颌复合体种植操作简单，易上手，值得推广。

展示病例（四十五）

作者：郭永　**单位**：重庆德亚口腔门诊部

一般资料：曾某，女，50岁。

主诉：全口牙齿松动多年，要求修复。

现病史：患者自述，多年来上下牙齿逐渐松动，部分牙齿脱落，影响进食，要求修复。

既往史：平素身体健康，否认系统性疾病以及食物药物过敏史，否认高血压病史，否认心脏病史，否认使用双膦酸盐药物史。

检查：双侧颜面部基本对称，张口度及开口型正常，双侧颞下颌关节无弹响及杂音。口内检查13、15、16、21、28、32、33、34、38、42、43、45松动3度，牙槽嵴中度萎缩。

辅助检查：CBCT显示上颌及下颌骨高度及骨宽度可。

诊断：重度牙周炎。

治疗计划：全口即刻种植修复。（1）13、15、16、21、28、32、33、34、38、42、43、45全部拔除；（2）种植全口义齿修复，种植体颗数为10颗。

处置：医生已履行告知义务，患者完全知情同意并签署《种植治疗知情同意书》。常规消毒，4%阿替卡因1.7ml×8支局部浸润麻醉，拔除口内余留牙。在牙槽嵴顶做水平切口，全层切开黏骨膜，翻瓣，定位，备洞至预定深度；12、14、17、22、24、27、32、35、42、45位点植入植体，17、27为翼上颌复合体种植，植入植体，旋入30°复合基台；减张缝合，CBCT显示位置可；术后即刻负荷修复。

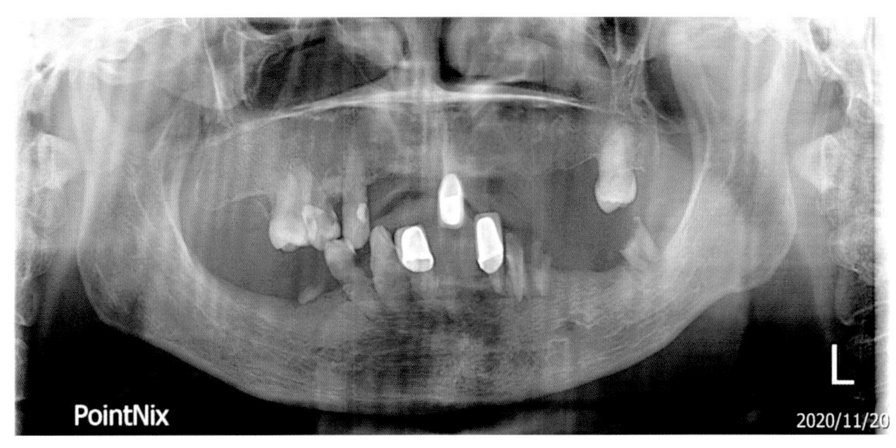

图BL45-1　术前X片

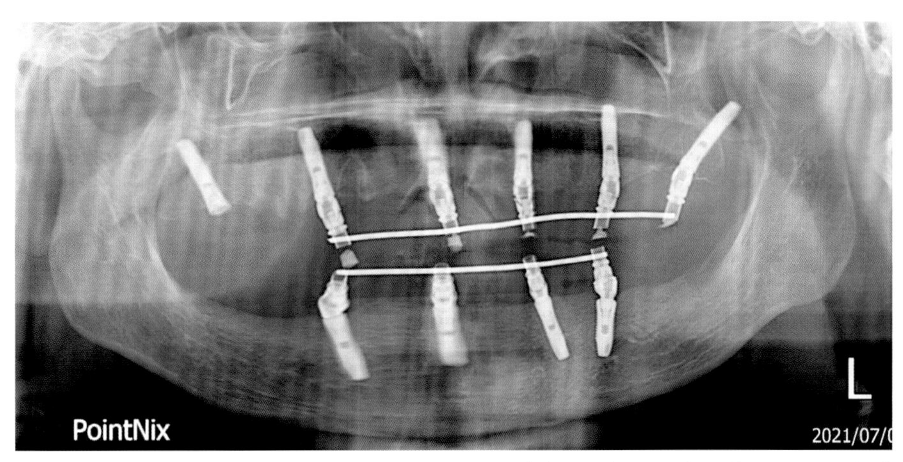

图BL45-2　术后当天全景片显示植体种植位置良好，左侧翼上颌植体实现即刻负荷

展示病例（四十六）

作者：郭永　**单位：**重庆德亚口腔门诊部

一般资料：赵某，男，45岁。

主诉：左上后牙缺失多年，要求修复。

现病史：患者自述，多年前左上后牙因松动拔除，不曾修复，近来发觉左上4和左上7松动逐渐加重。今到院要求修复左上后牙。

既往史：平素身体健康，否认系统性疾病以及食物药物过敏史，否认高血压病史，否认心脏病史，否认使用双膦酸盐药物史，有种植牙病史。

检查：双侧颜面部基本对称，张口度及开口型正常，双侧颞下颌关节无弹响及杂音。口内检查24、27松动3度。

辅助检查：CBCT显示16区骨高度不足，上颌结节区骨量良好。

诊断：（1）上颌牙列缺损；（2）24、27重度牙周炎。

治疗计划：24、25、27种植。（1）24、27拔除；（2）24、25、26、27修复。

处置：医生已履行告知义务，患者完全知情同意并签署《种植治疗知情同意书》。常规消毒，4%阿替卡因1.7ml ×2支局部浸润麻醉，拔除24、27。在牙槽嵴顶做水平切口，全层切开黏骨膜，翻瓣，定位，备洞至预定深度；24、25、27位点植入植体，其中27为翼上颌复合体种植，植入植体，旋入30°复合基台；减张缝合，拍片位置可。

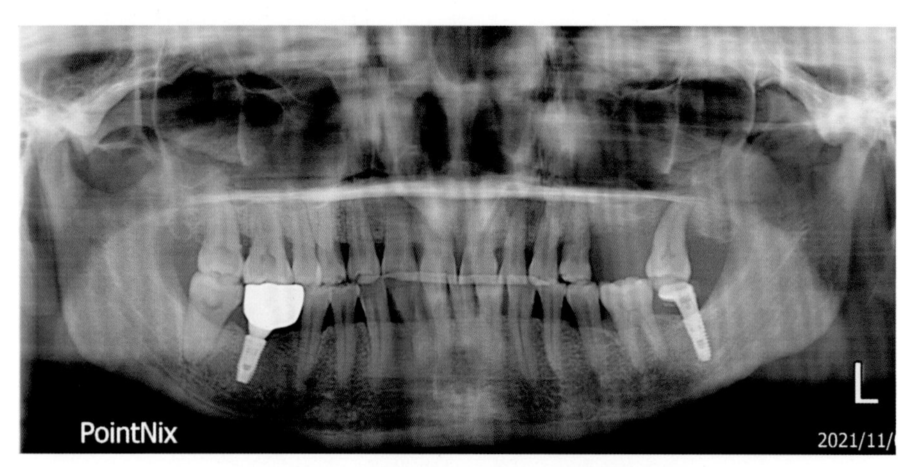

图BL46-1　手术前X片显示4区骨量充足

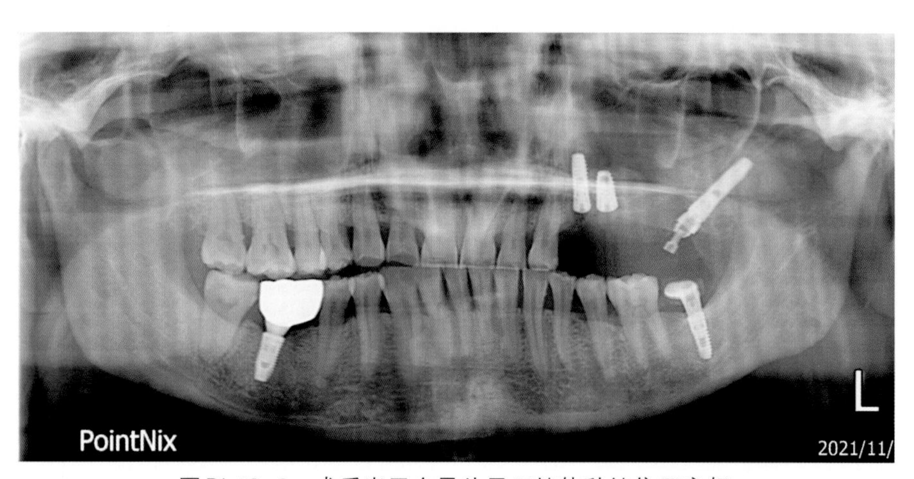

图BL46-2　术后当天全景片显示植体种植位置良好

展示病例(四十七)

作者：郭永　**单位：**重庆德亚口腔门诊部

一般资料：罗某，男，60岁。

主诉：全口牙齿松动多年，要求修复。

现病史：患者自述多年来上下牙齿逐渐松动，部分牙齿脱落，影响进食，要求修复。

既往史：平素身体健康，否认系统性疾病以及食物药物过敏史，否认高血压病史，否认心脏病史，否认使用双膦酸盐药物史，有固定牙修复史、活动牙修复史。

检查：双侧颜面部基本对称，张口度及开口型正常，双侧颞下颌关节无弹响及杂音。口内检查12、13、18、22、23、25、33、37、43、44、45松动3度，牙槽嵴上颌后牙区严重萎缩。

辅助检查：CBCT显示上颌第3区骨量高度不足，第4区骨量良好。

诊断：12、13、18、22、23、25、33、37、43、44、45重度牙周炎。

治疗计划：全口即刻种植修复。(1)12、13、18、22、23、25、33、37、43、44、45全部拔除；(2)种植

全口义齿修复，种植体颗数为12颗。

处置：医生已履行告知义务，患者完全知情同意并签署《种植治疗知情同意书》。常规消毒，4%阿替卡因1.7ml× 8支局部浸润麻醉，拔除口内余留牙。在牙槽嵴顶做水平切口，全层切开黏骨膜，翻瓣，定位，备洞至预定深度；12、14、17、22、24、27、32、34、36、42、44、46位点植入植体；17、27为翼上颌复合体种植，植入植体，旋入30°复合基台；减张缝合，CBCT显示位置可；术后即刻负荷修复。

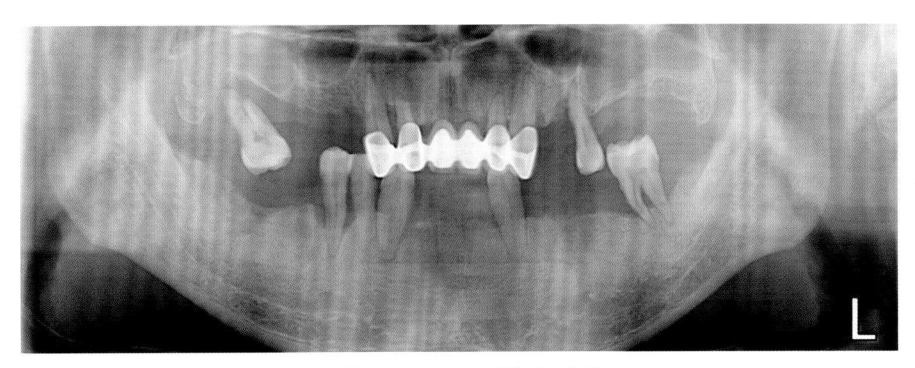

图BL47-1　术前全景片

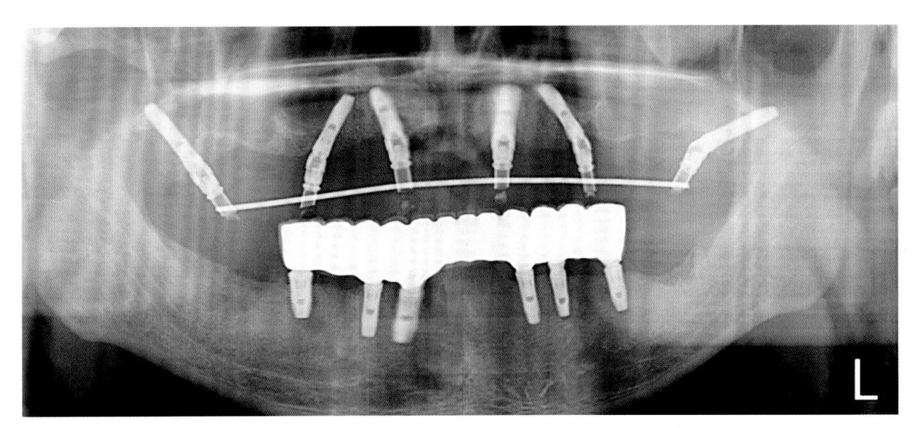

图BL47-2　术后当天全景片显示植体就位良好

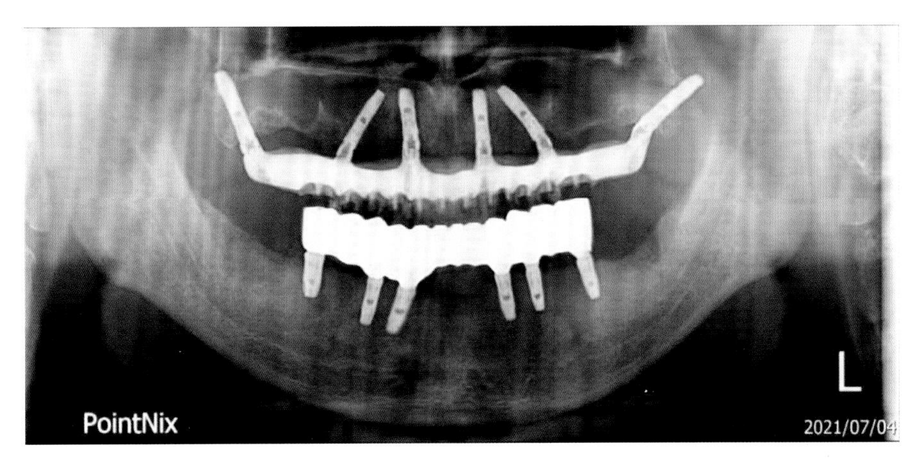

图BL47-3　永久修复戴牙后全景片显示基台就位良好

展示病例(四十八)

作者:郭永　**单位:**重庆德亚口腔门诊部

一般资料:俞某,男,46岁。

主诉:上颌后牙松动多年,要求修复。

现病史:患者自述,多年来右上后牙逐渐松动脱落,左上后牙逐渐松动,影响进食,要求修复。

既往史:平素身体健康,否认系统性疾病以及食物药物过敏史,否认高血压病史,否认心脏病史,否认使用双膦酸盐药物史,有种植牙牙冠修复史。

检查:双侧颜面部基本对称,张口度及开口型正常,双侧颞下颌关节无弹响及杂音。口内检查16、25缺失,17、26、27松动3度;牙槽嵴极度萎缩。

辅助检查:CBCT检查显示4区骨量充足。

诊断:17、26、27重度牙周炎。

治疗计划:16、17、25、27种植修复。(1)17、26、27拔除;(2)16、17、25、27种植修复。

处置:医生已履行告知义务,患者完全知情同意并签署《种植治疗知情同意书》。常规消毒,4%阿替卡因1.7ml×3支局部浸润麻醉,拔除17、26、27牙。在牙槽嵴顶做水平切口,全层切开黏骨膜,翻瓣,定位,备洞至预定深度;16、17、25、27位点植入植体;17、27为翼上颌复合体种植,植入植体;紧密缝合,CBCT显示位置可。

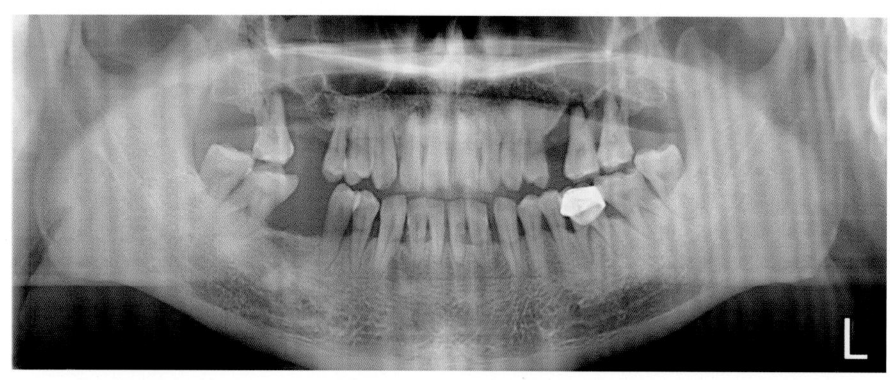

图BL48-1　术前全景片

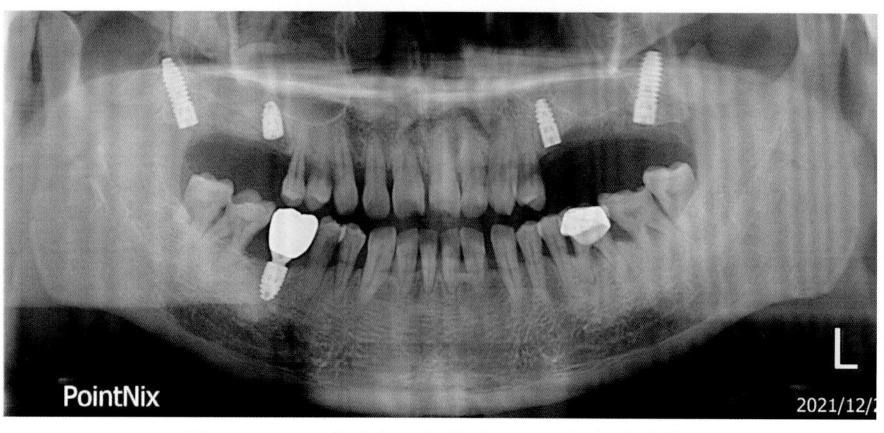

图BL48-2　术后当天全景片显示植体就位良好

展示病例(四十九)

作者:郭永 **单位:**重庆德亚口腔门诊部

一般资料:吴某,男,55岁。

主诉:上颌多颗牙齿缺失,要求修复。

现病史:患者自述,多年来上下颌牙齿逐渐松动,部分牙齿脱落,影响进食,要求修复。

既往史:平素身体健康,否认系统性疾病以及食物药物过敏史,否认高血压病史,否认心脏病史,否认使用双膦酸盐药物史,有活动牙修复史。

检查:双侧颜面部基本对称,张口度及开口型正常,双侧颞下颌关节无弹响及杂音。口内检查11、22、23、42、43、44、45、46、32、33、36松动3度,上颌牙槽嵴严重萎缩。

辅助检查:CBCT检查显示上颌第1区、第2区、第4区骨量可,第3区骨量不足。

诊断:11、22、23、42、43、44、45、46、32、33、36重度牙周炎。

治疗计划:全口即刻种植修复。(1)11、22、23、42、45、46、32、33拔除;(2)上半口种植义齿修复,种植体颗数为11颗。

处置:医生已履行告知义务,患者完全知情同意并签署《种植治疗知情同意书》。常规消毒,4%阿替卡因1.7ml×8支局部浸润麻醉,拔除口内余留牙。在牙槽嵴顶做水平切口,全层切开黏骨膜,翻瓣,定位,备洞至预定深度;12、14、17、22、24、27、42、34、35、45、46位点植入植体;17、27为翼上颌复合体种植,植入植体,旋入30°复合基台;减张缝合,CBCT显示位置可;术后即刻负荷。

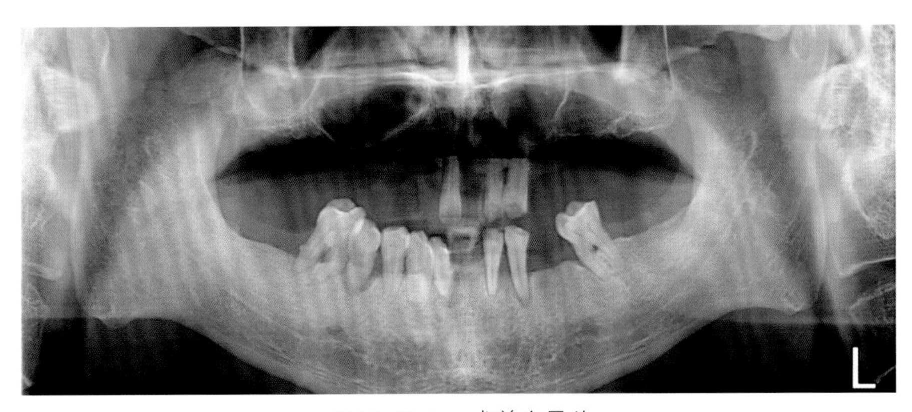

图BL49-1 术前全景片

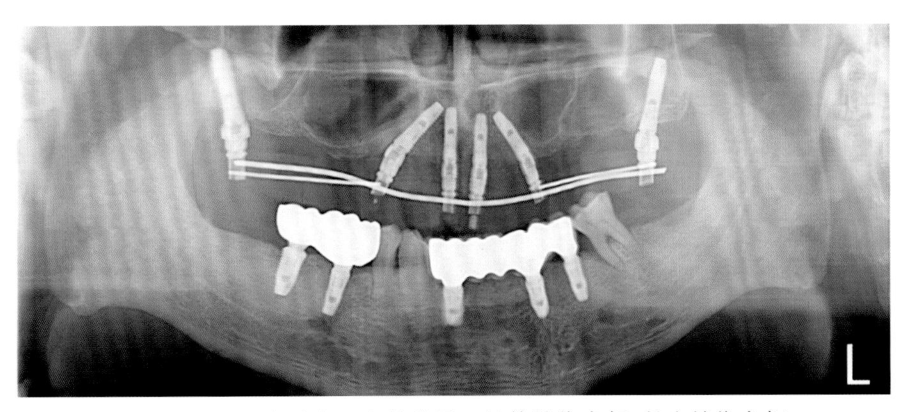

图BL49-2 术后当天全景片显示植体就位良好、基台就位良好

展示病例(五十)

作者:郭永　**单位**:重庆德亚口腔门诊部

一般资料:胡某,男,48岁。

主诉:左上烤瓷桥松动,要求修复。

现病史:患者自述近年来左上后牙烤瓷桥逐渐松动,影响进食,要求修复。

既往史:平素身体健康,否认系统性疾病以及食物药物过敏史,否认高血压病史,否认心脏病史,否认使用双膦酸盐药物史,有烤瓷桥修复史、拔牙史。

检查:双侧颜面部基本对称,张口度及开口型正常,双侧颞下颌关节无弹响及杂音。

诊断:24、27重度牙周炎。

治疗计划:24、25、27、36种植修复。(1)24、27拔除;(2)24、25、27、36种植,种植体颗数为4颗。

处置:医生已履行告知义务,患者完全知情同意并签署《种植治疗知情同意书》。常规消毒,4%阿替卡因1.7ml×3支局部浸润麻醉,拔除24、27。在牙槽嵴顶做水平切口,全层切开黏骨膜,翻瓣,定位,备洞至预定深度;24、25、27、36位点植入植体;其中27为翼上颌复合体种植,植入植体,旋入30°复合基台;减张缝合,CBCT显示位置可;术后即刻负荷修复。

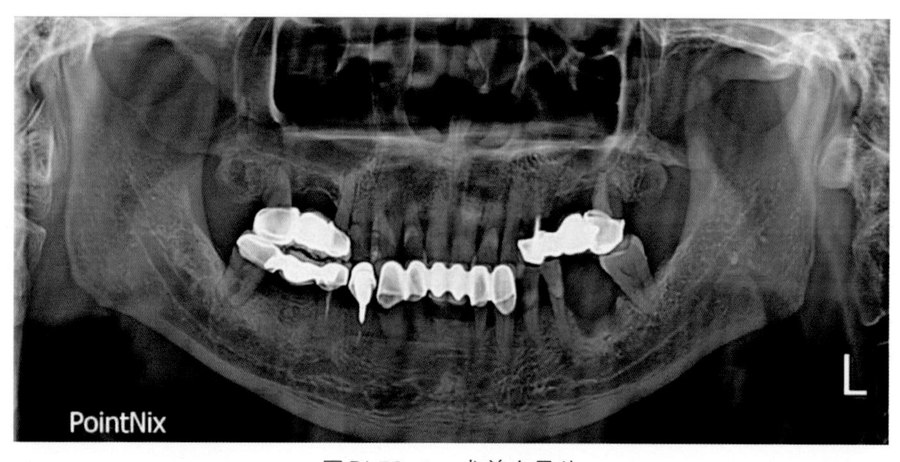

图BL50-1　术前全景片

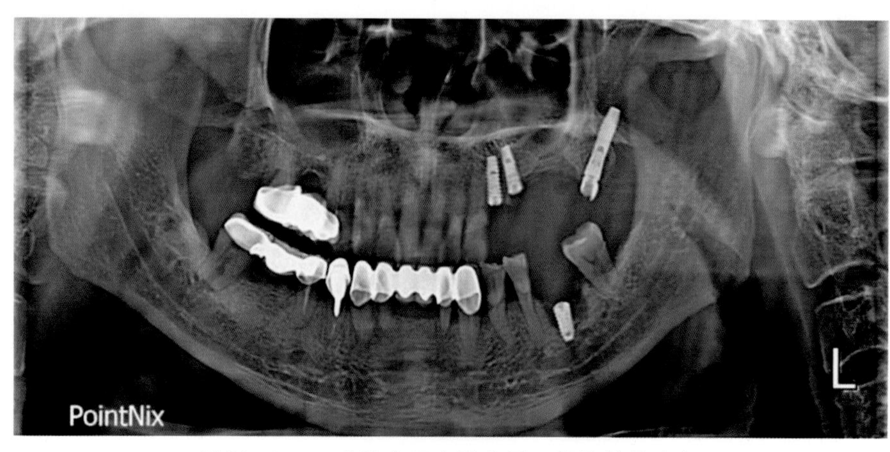

图BL50-2　术后当天全景片显示植体就位良好

病例小结

通过六例翼上颌复合体种植，体会最深的是4区骨量充足前提下采用翼上颌复合体种植可以简化传统手术步骤，缩短疗程，减少创伤，患者体验感更佳；同时，翼上颌植体初始稳定性可预判。因此，翼上颌复合体种植技术值得推广，但是需要在有经验的医师指导下开展，避免翼上颌复合体种植产生并发症。

展示病例（五十一）

作者：陈阵　**单位：**内蒙古赤峰忠冠口腔连锁集团

一般资料：王某，男，72岁。

主诉：全口牙齿缺失多年。

现病史：患者自述牙齿缺失多年，活动义齿使用不适，影响日常饮食，要求修复。

既往史：否认有心脏病、高血压、糖尿病、肝炎、血液系统疾病、甲状腺功能亢进、肾脏疾病、神经精神疾患、拔牙禁忌证等疾病。

检查：全口牙龈状况良好，CBCT显示右侧3区牙槽骨欠丰满，上颌窦未见明显异常。

诊断：上下颌牙列缺失。

治疗计划：（1）13 、15 、17、23 、25、27 、33 、43种植修复，17为翼上颌复合体种植；（2）上半口种植固定义齿修复，下半口覆盖义齿种植修复。

处置：告知患者病情，整个治疗过程，时间，方法，术中、术后并发症。患者知情同意后签署《种植治疗知情同意书》，常规消毒，铺巾，4%阿替卡因1.7ml × 8支局部浸润麻醉，在牙槽嵴处水平切口，全层切开黏骨膜，翻瓣，定位，逐级备洞至预定深度；13 、15 、17、23、25 、27 、33 、43位点植入种植体，17为翼上颌复合体种植，植入植体，放置30°复合基台；减张，可吸收线缝合，CBCT显示位置和设计一致；术后即刻负荷。

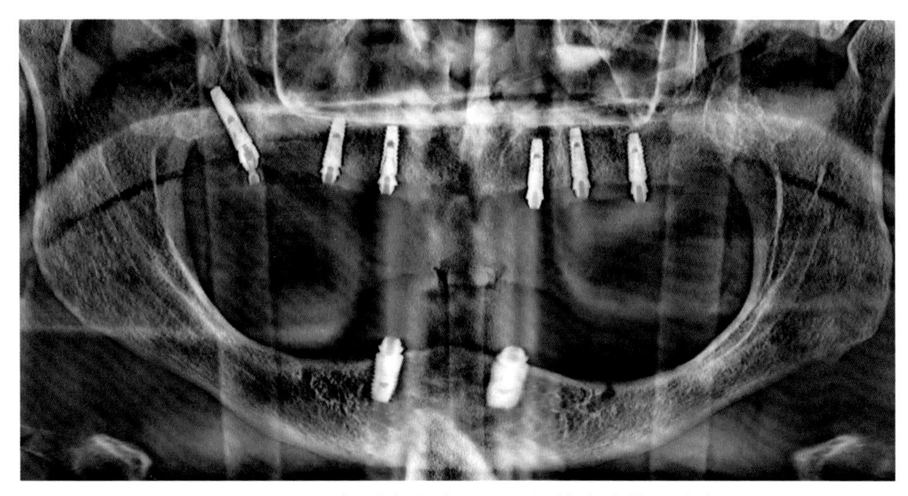

图BL51-1　术后全景片显示翼植体角度位置良好

病例小结

在上颌牙槽骨骨量不足的情况下,可考虑采用翼上颌复合体种植技术,可获得良好的初始稳定性,适合即刻修复;同时避开了常规ALL ON 4造成的悬臂,机械受力更加合理和科学。

展示病例(五十二)

作者:陈阵　**单位:**内蒙古赤峰忠冠口腔连锁集团

一般资料:王某,男,65岁。

主诉:全口牙松动两年,要求修复。

现病史:患者自述两年来牙齿逐渐松动,咀嚼无力,进食困难,到院就诊。

既往史:否认有心脏病、高血压、糖尿病、肝炎、血液系统疾病、甲状腺功能亢进、肾脏疾病、神经精神疾患、拔牙禁忌证等疾病。

检查:双侧面部对称,张口度及开口度良好,双侧颞下颌关节无弹响,31 、41牙2度松动,其余均为3度松动,牙龈红肿,牙结石3度。

诊断:全口重度牙周病。

治疗计划:全口拔除即刻种植,上下颌各种植6颗植体,全口恢复28颗,17、27为翼上颌复合体种植。

处置:告知患者病情,整个治疗过程,时间,方法,术中、术后并发症。患者知情同意后签署《种植治疗知情同意书》,舒适化洁牙,常规消毒,铺巾,4%阿替卡因1.7ml × 8支局部浸润麻醉,拔除余留牙,牙槽嵴处水平切口,全层切开黏骨膜,翻瓣,定位,逐级备洞至预定深度;12、15、17、22、25、27 、33、35、37 、43、45 、47位点植入种植体,17、27为翼上颌复合体种植,植入种植体,放置30°复合基台;植骨盖膜,减张,可吸收线缝合,X片显示位置和设计一致;术后即刻负荷。

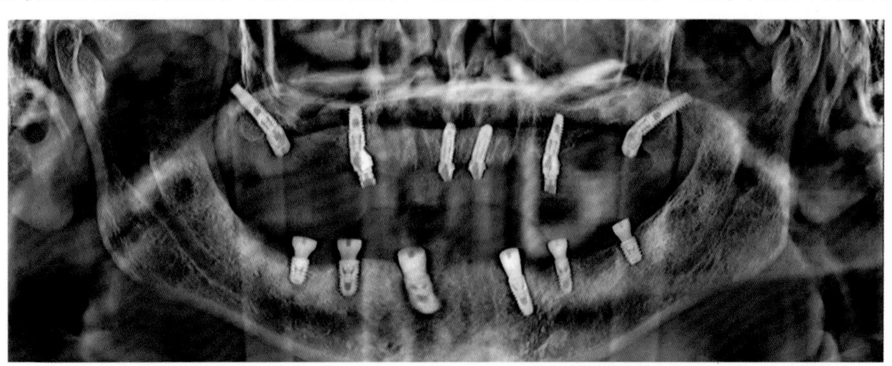

图BL52-1　手术当天X片显示翼植体角度方向正常

病例小结

种植桥架修复恢复了患者的咀嚼能力,患者面型也得到了良好的改善,露出了满意的笑容;选用螺丝固位的方式避免了黏结剂的残留,后期维护清理较为方便,桥架的体部也可保障对塌陷面部的支撑,美学以及功能都达到了理想的改善。翼上颌植体可以获得良好初始稳定性,可实现即刻负荷。

展示病例(五十三)

作者:陈阵　**单位**:内蒙古赤峰忠冠口腔连锁集团

一般资料:焦某,女,58岁。

主诉:左右上颌后前磨牙松动,后牙缺失半年。

现病史:半年前自觉牙齿松动并且后牙缺失,影响日常饮食,要求修复。

既往史:否认有心脏病、高血压、糖尿病、肝炎、血液系统疾病、甲状腺功能亢进、肾脏疾病、神经精神疾患、拔牙禁忌证等疾病。

检查:15、25,松动3度,后牙区牙龈状况良好,CBCT显示双侧3区牙槽骨欠丰满,上颌窦未见明显异常。

诊断:(1)15、25重度牙周病;(2)上颌牙列缺损。

治疗计划:(1) 15、25即刻即种;(2)17、27翼上颌复合体种植修复。

处置:告知患者病情,整个治疗过程,时间,方法,术中、术后并发症。患者知情同意后签署《种植治疗知情同意书》,舒适化洁牙,常规消毒,铺巾,15、25于4%阿替卡因1.7ml×2支局部浸润麻醉,拔除15、25,在拔牙位点逐级扩孔,植入种植体,放置愈合基台。

17、27于4%阿替卡因1.7ml×2支局部浸润麻醉,在牙槽嵴处水平切口,全层切开黏骨膜,翻瓣,定位,逐级备洞至预定深度,位点植入种植体;翼上颌复合体种植,植入植体,放置30°复合基台;减张,可吸收线缝合,X片显示位置和设计一致。

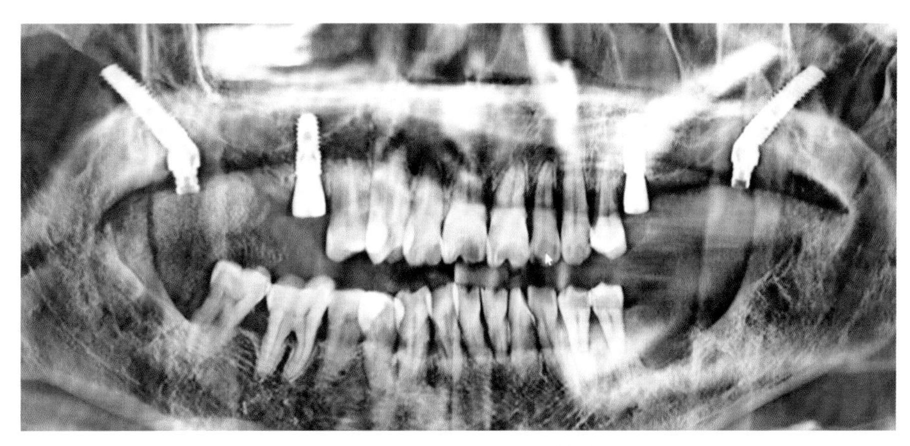

图BL53-1　术后当天X片显示翼植体位置和设计一致

病例小结

在3区骨量不足的情况下,采用翼上颌复合种植体技术,翼上颌可以获得良好的初始稳定性,适合即刻修复;同时避开了常规外提升造成的创伤,减轻患者术后疼痛,并且无须植骨盖膜,减少了患者经济压力。

展示病例(五十四)

作者:伍正辉

一般资料:刘某,男,67岁。

主诉:上下前牙残根要求拔除后修复。

现病史:十多年前上下后牙因反复疼痛相继拔除,曾行活动义齿修复,近期上下前牙缺损严重,义齿松动无法正常咀嚼,影响美观和进食,来诊要求拔除,渴望早日修复。

既往史:平素体健,否认系统性疾病史,否认服用双膦酸药物史,否认药物食物过敏史,有拔牙史及活动修复治疗史。

检查:双侧面部对称,开口正常,上下前牙区多颗残根,位于龈缘附近,软垢覆盖,牙龈缘微红,双侧后牙缺失,牙龈黏膜未见红肿异常。

辅助检查:全景X片及CBCT显示上颌双侧后牙区骨高度不足,且上颌窦内骨间隔明显,双侧下颌后牙区管嵴距不足。

诊断:上下颌牙列缺损。

治疗计划:(1)拔除上下颌全部残根;(2)全口即刻种植修复(上颌ALL ON 6,下颌ALL ON 4),上颌后牙区因窦嵴距较低,无法满足即刻负荷的初期稳定性,选择在双侧第二前磨牙处斜行种植,左侧第4区行左侧翼上颌复合体种植。

处置:医生向患者及家属详细交代手术方案、流程、风险及其他注意事项,排除手术禁忌证后,患者知情同意并签署《种植手术知情同意书》。常规消毒铺巾,心电监护,4%阿替卡因局部浸润麻醉,拔除口内全部残根,随后在牙槽嵴顶做水平切口,中线唇系带处做垂直减张切口,全层切开黏骨膜,翻瓣,定位,备洞至预定深度,上颌种植牙位为15、13、11、23、25、27,27为翼上颌复合体种植,植入植体初期稳定性为30 N·cm,放置30°复合基台;15、25位点向近中斜行种植,植入植体初期稳定性为60 N·cm,放置30°复合基台,其余前牙区种植植入初期稳定性均大于35N·cm,放置0°复合基台,保护帽保护,严密缝合。双侧下颌行2%利多卡因阻滞麻醉+4%阿替卡因局部浸润麻醉,牙槽嵴顶水平切口,中线唇侧处做短垂直减张切口,全层切开黏骨膜,翻瓣,定位,备洞至预定深度;下颌种植牙位为32、35、42、45,其中35、45为斜向磨牙区种植,植入植体初期稳定性为60 N·cm,35、45牙放置15°复合基台,32、42牙放置0°复合基台,保护帽保护,严密缝合。术后即刻拍摄X片,显示植体位置与术前设计基本一致,随后行上下颌即刻负荷,因左翼上颌植体初期稳定性小于35 N·cm,暂不选择即刻负荷,待骨结合后再行修复。

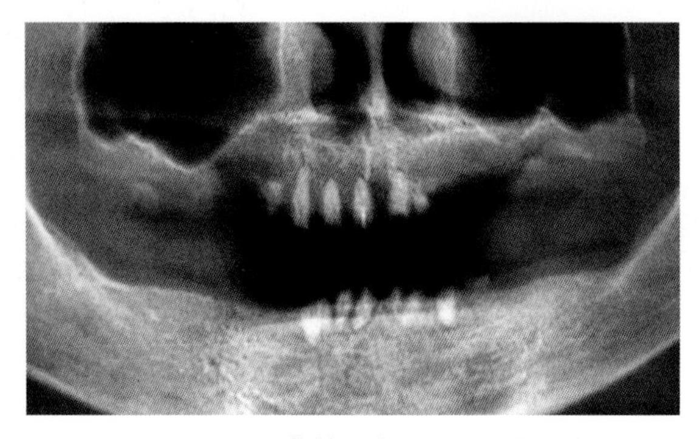

图BL54-1　术前X片显示4区骨量可

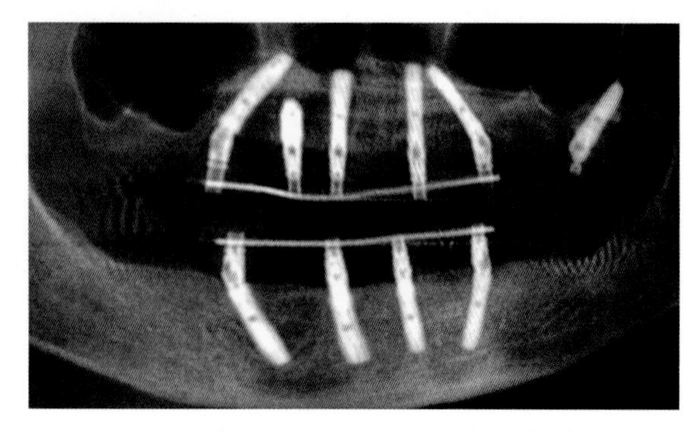

图BL54-2　术后当天X片显示翼颌植体位置良好

展示病例(五十五)

作者:伍正辉

一般资料:兰某,女,64岁。

主诉:左上烤瓷牙松动及咬合不适数天。

现病史:因上颌局部可摘义齿修复,下颌总义齿修复多年,咀嚼效率越来越低,近几年左上后牙长期咬合不适,牙龈反复肿胀,近日发现左上烤瓷牙松动明显,已无法满足正常的饮食需求,来诊要求彻底治疗。

既往史:平素体健,否认系统性疾病史,否认服用双膦酸药物史,否认药物食物过敏史,有拔牙史及活动修复治疗史。

检查:双侧面部对称,开口正常,25-27烤瓷固定桥修复,牙尖部分崩瓷透金属色,25牙冠1度松动,探及深牙周袋,轻探出血,叩诊不适,颊侧膜龈联合处可见瘘管形成;11、12、24牙均有2度松动。

辅助检查:全景X片及CBCT检查显示25牙根周可见明显低密度暗影,残留牙牙槽骨均吸收至根尖1/3;右上颌窦底骨壁菲薄,左上颌后牙区骨高度不足;双侧下颌后牙区管嵴距不足;右下磨牙区可见一骨内埋伏智齿。

诊断:(1)上颌牙列缺损、下颌牙列缺失;(2)15牙慢性根尖周炎;(3)上颌重度牙周炎;(4)右下颌埋伏智齿。

治疗计划:(1)拔除上颌所有松动牙及烤瓷冠桥;(2)全口即刻种植修复,右上颌后牙区骨量严重不足,无法满足即刻负荷的条件,选择在25牙位点行"上颌窦外提升+同期植入植体"埋入式愈合,后期8~12个月后再行后期修复,27牙位点行右上颌翼上颌复合体种植;左上颌磨牙区因无可利用的骨条件,不选择种植,咬合恢复至第一磨牙位置;右下颌埋伏牙不影响植入位点,无须特殊处理。

处置:向患者及家属详细交代手术方案、流程、风险及其他注意事项,排除手术禁忌证后,患者知情同意并签署《种植手术知情同意书》。常规消毒铺巾,心电监护,4%阿替卡因局部浸润麻醉,拔除口内全部残根,随后在牙槽嵴顶做水平切口,中线唇系带处做垂直减张切口,全层切开黏骨膜,翻瓣,定位,备洞至预定深度,上颌种植牙位为11、13、15、17、22、25,17为翼上颌复合体种植,植入植体初期稳定性为55 N·cm,放置30°复合基台,15牙侧壁开窗,剥离上颌窦底黏膜行上颌窦外提升术,捏鼻鼓气,窦膜完整无穿孔,植入OSTEON II Sinus骨粉0.5g,顺利植入植体,稳定在位,盖膜,覆盖螺丝保护,埋入式愈合;其余牙区种植植入初期稳定性均大于35 N·cm,放置0°复合基台,保护帽保护,减张缝合。双侧下颌行2%利多卡因阻滞麻醉+4%阿替卡因局部浸润麻醉,牙槽嵴顶水平切口,中线唇侧处做短垂直减张切口,全层切开黏骨膜,翻瓣,定位,备洞至预定深度,下颌种植牙位为32、35、42、45,右下垂直骨量相对欠佳,为斜向磨牙区种植,植入植体初期稳定性为45 N·cm,放置30°复合基台,左下区植入位点相对平行,放置0°直基台。术后即刻拍摄X片,显示植体位置尚可,随后行上下颌即刻负荷,右上颌外提升植入位点暂不选择即刻负荷,待骨结合后再行修复。

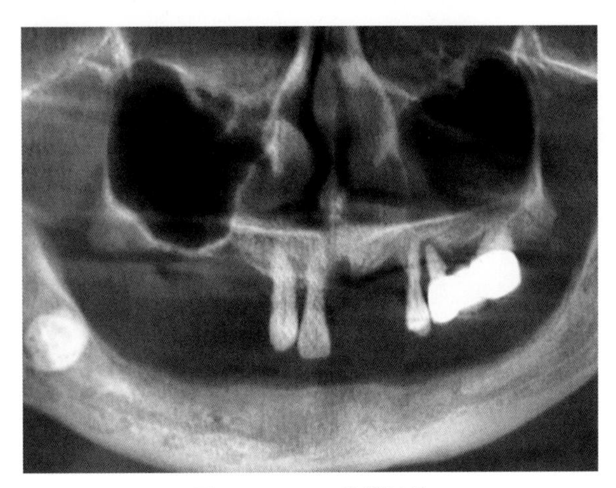

图BL55-1　术前X片

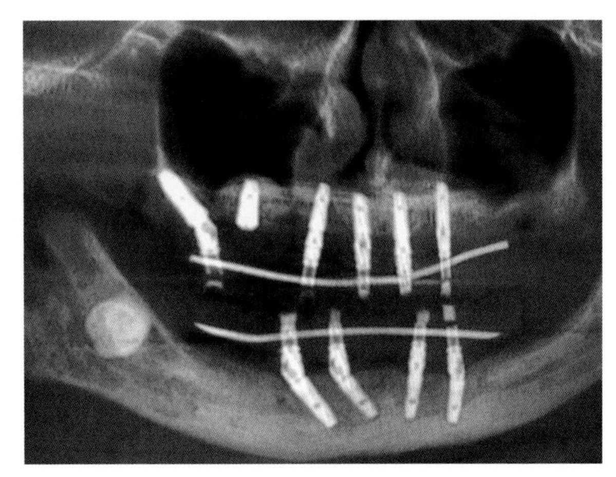

图BL55-2　即刻修复后X片

展示病例(五十六)

作者:伍正辉

主诉:假牙磨损变色无法使用,要求修复。

现病史:十年前在当地诊所制作的活动义齿,现磨损变色老化,咬不碎食物,要求重新全口固定修复。

既往史:平素体健,否认系统性疾病史,否认服用双膦酸药物史,否认药物食物过敏史,曾有拔牙史及活动修复治疗史。

检查:双侧面部对称,开口正常,上下颌可摘局部义齿修复,44牙残根,松动1度,其余无牙,牙龈及黏膜颜色正常,下前牙区可见牙槽嵴顶不规则吸收,右下磨牙区牙龈明显凹坑状塌陷。

辅助检查:全景X片及CBCT检查显示双侧上颌磨牙区垂直骨量不足,右下颌牙槽嵴顶浅凹形吸收。

诊断:(1)上颌牙列缺失;(2)下颌牙列缺损。

治疗计划:(1)拔除44残根;(2)全口即刻种植修复,双侧上颌后牙区骨量严重不足,为保证后期修复的长期稳定性,17、27牙位点行翼上颌复合体种植;右下颌磨牙区骨嵴顶凹坑状吸收,选择垂直骨增量短植体植入,埋入式愈合。

处置:向患者及家属详细交代手术方案、流程、风险及其他注意事项,排除手术禁忌证后,患者知情同意并签署《种植手术知情同意书》。常规消毒铺巾,心电监护,4%阿替卡因局部浸润麻醉,在牙槽嵴顶做水平切口,中线唇系带处做垂直减张切口,全层切开黏骨膜,翻瓣,定位,备洞至预定深度,上颌种植牙位为12、15、17、23、25、27,17、27为翼上颌复合体种植,17牙植入植体初期稳定性为30N·cm,放置30°复合基台,27牙植入植体初期稳定性为50 N·cm,与邻近植体轴向基本平行,选择0°复合基台,其余牙区种植植入初期稳定性均大于35 N·cm,放置0°复合基台,保护帽保护,严密缝合。双侧下颌行2%利多卡因阻滞麻醉+4%阿替卡因局部浸润麻醉,拔除44残根,随后牙槽嵴顶水平切口,中线唇侧处做短垂直减张切口,全层切开黏骨膜,翻瓣,定位,备洞至预定深度,下颌种植牙位为36、34、33、43、44、46,前牙区使用超声骨刀进行骨平面修整,右下磨牙区垂直骨量相对欠佳,行垂直骨增量,植入植体初期稳定性为25 N·cm,放入0.25g骼瑞骨粉+人工骨膜+3枚钛钉固定,埋入式愈合;其余牙种植植入轴向基本平行,初期稳定性均大于35N·cm,放置0°复合基台,保护帽保护,严密缝合;右上颌翼上颌植体及右下颌垂直骨增量植体暂不予负荷。

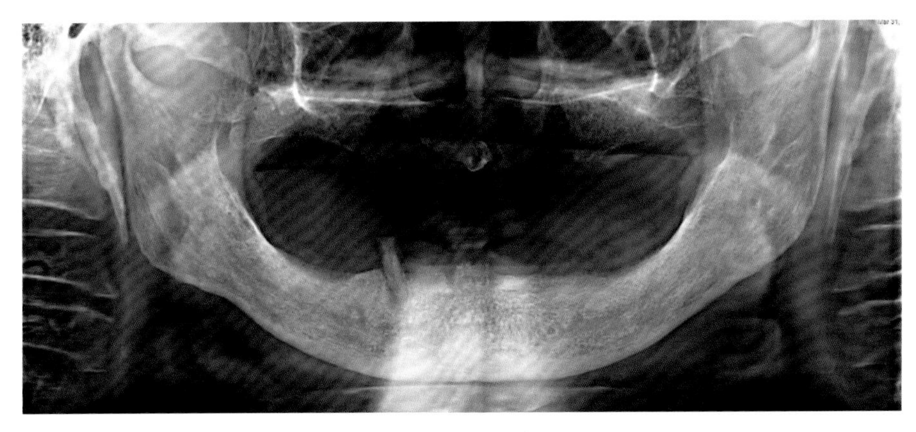

图BL56-1　术前X片

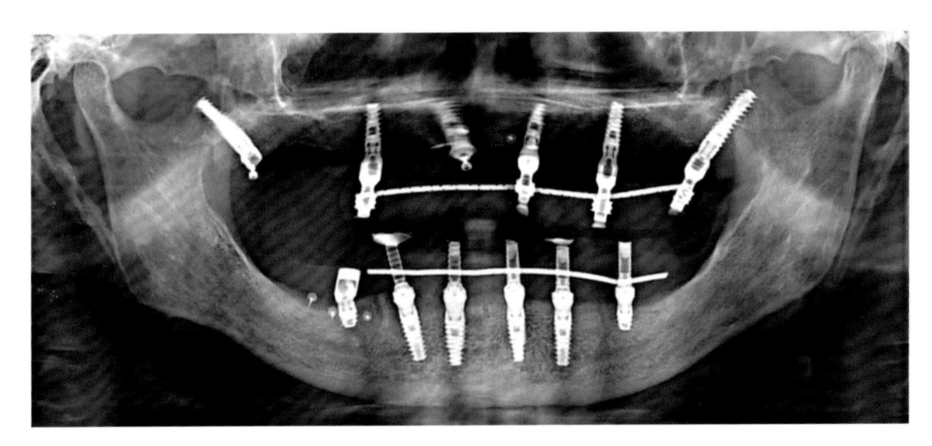

图BL56-2　即刻修复后X片

病例小结

掌握翼上颌复合体种植让医师在行上颌种植时多了一种选择,当患者不能接受上颌窦提升术时,可以用翼上颌复合体种植满足患者需求。熟练的种植医师选择翼上颌复合体种植的时间几乎和常规种植一样,不会增加其复杂性;但是需要术者术前判断4区骨质属于哪种类型,实现成功率的预测,因此翼上颌复合体种植技术值得推荐。

展示病例(五十七)

作者:阿布都热木·沙塔尔　**单位:**上海摩尔齿科

一般资料:张某,女,66岁。

主诉:双侧后牙缺失一年余,要求修复。

现病史:患者自述一年前陆续拔出双侧后牙,影响进食,要求修复。

既往史:否认全身系统性疾病史,否认药物过敏史,否认高血压病史,否认糖尿病史,否认疫区接触史。

检查:颌面部检查两侧面部对称,张口度正常。口内检查15、16、17、25、26、27、35、36、37、45、46、47缺失,下颌其余天然牙烤瓷冠修复,邻牙正常,附着龈宽度正常。

辅助检查:CBCT检查显示双侧后牙区牙槽骨垂直高度不足,水平骨吸收较严重。

诊断:上下颌牙列缺损。

治疗计划:15、25、35、37、45、47常规种植;17、27翼上颌复合体种植,冠桥修复。

处置:医生已履行告知义务,患者完全知情同意并签署《种植治疗知情同意书》。常规消毒,铺巾,4%阿替卡因1.7ml×6支局部浸润麻醉,常规切开翻瓣,定位定点,序列钻孔,15、25、35、37、45、47分别植入3.5mm×13mm、3.5mm×11.5mm、4.0mm×11.5mm、4.5mm×8.5mm、3.5mm×10mm、4.5mm×8.5mm植体;17、27植入4.5mm×15mm植体。放置愈合基台,常规缝合;术后CBCT检查位置、方向与术前一致;延期四个月修复。

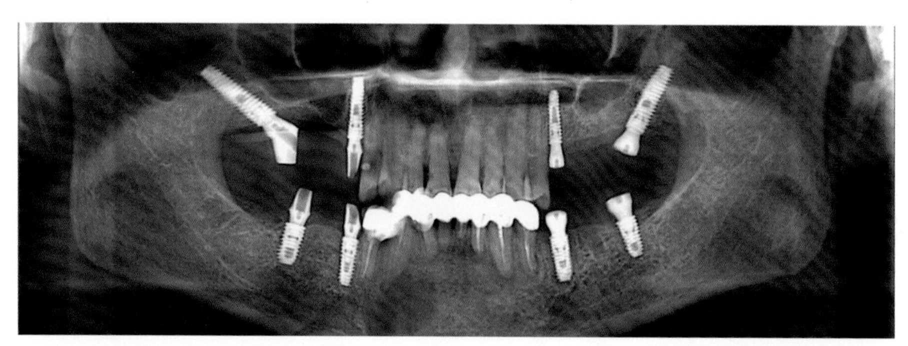

图BL57-1 双侧翼上颌复合体种植,植体4.0mm×15mm,X片显示翼上颌植体稳定

展示病例(五十八)

作者:阿布都热木·沙塔尔 **单位**:上海摩尔齿科

一般资料:曹某,男,70岁。

主诉:右侧后牙松动一年余,要求拔出后修复。

现病史:患者自述右侧后牙松动一年余,影响进食,要求修复。

既往史:否认全身系统疾病史,否认药物过敏史,否认高血压病史,否认糖尿病史,否认疫区接触史。

检查:颌面部检查两侧面部对称,张口度正常。口内检查13、14、15、16牙3度松动,12、17缺失,牙周袋较深;16探针与上颌窦穿通,牙龈红肿,邻牙正常对侧牙无伸长。

辅助检查:CBCT检查显示骨缺损较严重,17骨高度宽度均不足。

诊断:(1)牙周炎;(2)上颌牙列缺损。

治疗计划:12常规种植;15骨高度不足,行斜行植体;17骨高度不足,计划行翼上颌复合体种植,冠桥修复。

处置:医生已履行告知义务,患者完全知情同意并签署《种植治疗知情同意书》。常规消毒,铺巾,4%阿替卡因1.7ml×3支局部浸润麻醉,常规切开翻瓣,定位定点,序列钻孔;12植入

3.5mm × 13mm；15 植入 4.0mm × 13mm，植体斜行 30° 植入；17 翼上颌复合体种植，植入 4.0mm × 15mm，17 放置愈合基台，12、15 放置保护帽；减张缝合，术后 CBCT 检查显示位置、方向与术前一致，延期四个月修复。

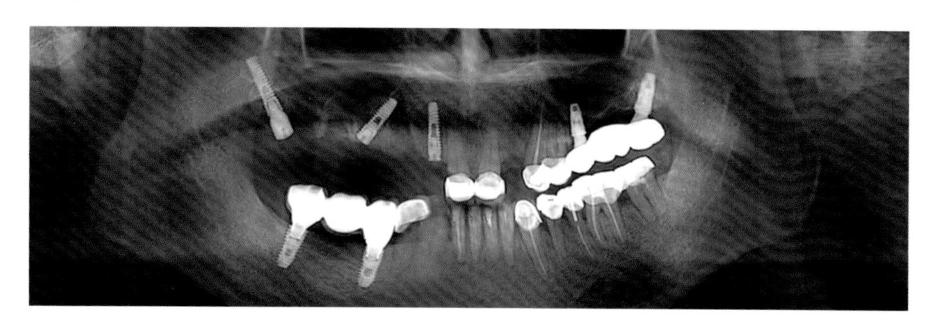

图 BL58-1　术后 CBCT 显示翼上颌植体角度和位置正常

展示病例（五十九）

作者：阿布都热木·沙塔尔　单位：上海摩尔齿科

一般资料：刘某，男，48 岁。

主诉：全口牙列缺失五年余，要求种植修复。

现病史：患者自述五年前在外院拔出，活动义齿换两副使用不便，影响进食，种植修复。

既往史：否认全身系统性疾病史，否认药物过敏史，否认高血压病史，否认糖尿病史，否认疫区接触史。

检查：颌面部检查两侧面部对称，张口度正常；口内检查全口义齿缺失，牙槽骨低平，上颌附着龈宽度正常，下颌附着龈较窄。

辅助检查：CBCT 检查显示双侧后牙区牙槽骨垂直骨高度不足，水平骨吸收较严重。

诊断：上下颌牙列缺失。

治疗计划：全口 ALL ON 6 种植修复，因上颌双侧后牙区骨高度不足，拟行 14、24 斜行种植，17、27 翼上颌复合体种植。

处置：医生已履行告知义务，患者完全知情同意并签署《种植治疗知情同意书》。全口常规消毒，铺巾，上颌 4% 阿替卡因 1.7ml × 6 支局部浸润麻醉，常规切开翻瓣，定位定点，序列钻孔；12、22 植入 4.5mm × 10mm 植体；14、24 植入 4.5mm × 11.5mm 斜行植体；17、27 植入 4.0mm × 18mm 斜行植体；放置复合基台，保护帽，常规缝合；术后 CBCT 检查位置、方向与术前一致；即刻修复。

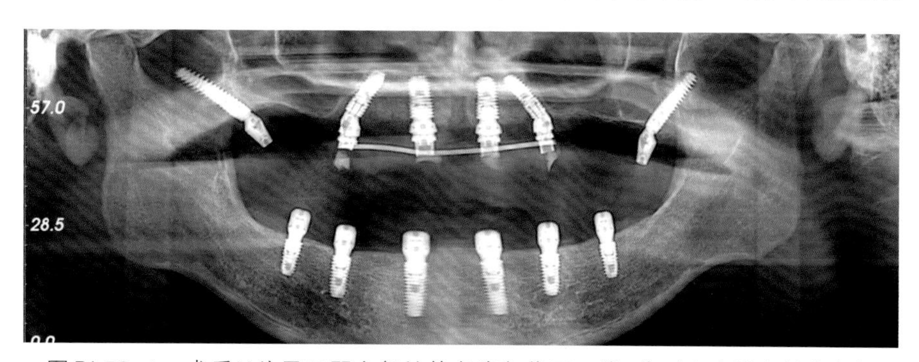

图 BL59-1　术后 X 片显示翼上颌植体角度与位置正常，临时义齿基台就位良好

展示病例(六十)

作者:阿布都热木·沙塔尔　**单位:**上海摩尔齿科

一般资料:何某,女,62岁。

主诉:全口牙松动,要求修复。

现病史:全口牙松动一年余,影响进食,要求修复。

既往史:否认全身系统性疾病史,否认药物过敏史,否认高血压病史,否认糖尿病史,否认疫区接触史。

检查:全口牙2度到3度松动,牙龈红肿;颌面部检查两侧面部对称,张口度正常。

辅助检查:CBCT检查显示双侧后牙区牙槽骨垂直骨高度不足,水平骨吸收较严重。

诊断:重度牙周炎。

治疗计划:上下颌ALL ON 6即刻种植修复,因上颌双侧后牙区骨高度不足,17、27翼上颌复合体种植。

处置:医生已履行告知义务,患者完全知情同意并签署《种植治疗知情同意书》。常规消毒,铺巾,上颌4%阿替卡因1.7ml×6支局部浸润麻醉,常规切开翻瓣,定位定点,序列钻孔;12、22植入3.3mm×12mm;15、25植入4.1mm×14mm植体;17、27植入4.1mm×16mm翼上颌复合体,放置复合基台,保护帽,减张缝合;术后CBCT检查位置、方向与术前一致;即刻修复。

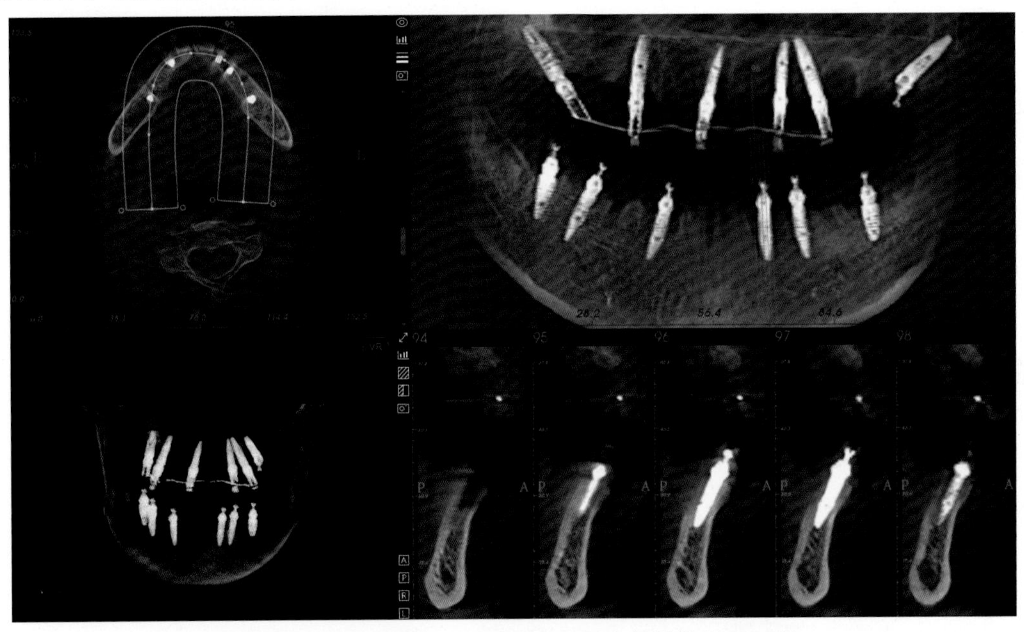

图BL60-1　术后当天CBCT显示翼上颌植体位置正常

病例小结

自从掌握了翼上颌复合体种植技术后,更多患者愿意选择该技术。由于上颌窦提升术带来的创伤和肿痛,患者更加愿意接受不需植骨的技术,缩短戴牙时间,节省了患者的时间成本和经济成本。该技术值得推广,但需注意手术技巧,特别注意此技术的并发症,特别强调不能让植体游走至翼突窝等间隙。

展示病例(六十一)

作者:黄圣运 **单位:**山东第一医科大学附属省立医院

一般资料:李女士,34岁。

主诉:上颌大部分缺失半年余。

现病史:患者近年来自觉上颌牙齿松动,咬物无力,于外院拔除,近上颌右侧末端余留一颗天然牙,影响进食及美观,现要求恢复咀嚼及外观,欲种植修复全口牙齿,遂来就诊。

既往史:否认高血压、糖尿病、心脏病等系统性疾病史,无药物过敏史,无吸烟史。

专科检查:(1)口外检查:患者左右颌面部基本对称,面下1/3未见明显异常,鼻唇沟加深,唇部及口角略下陷。张口度及张闭口型正常。双侧耳前区无弹响及压痛。(2)口内检查:口腔卫生可,上颌17-27缺失,拔牙后愈合良好,无明显骨尖骨嵴,牙槽嵴高圆;下颌41、36、37缺失,黏膜及骨组织未见异常,牙列不齐;上下颌弓形状大小协调:舌体、系带及口底未见明显异常。

辅助检查:曲面断层片显示,17-27、41、36、37缺失,上颌前牙区骨量可,双侧后牙区上颌窦底低,窦嵴距小;下颌牙槽骨重度吸收,余留牙均为1~2度松动。

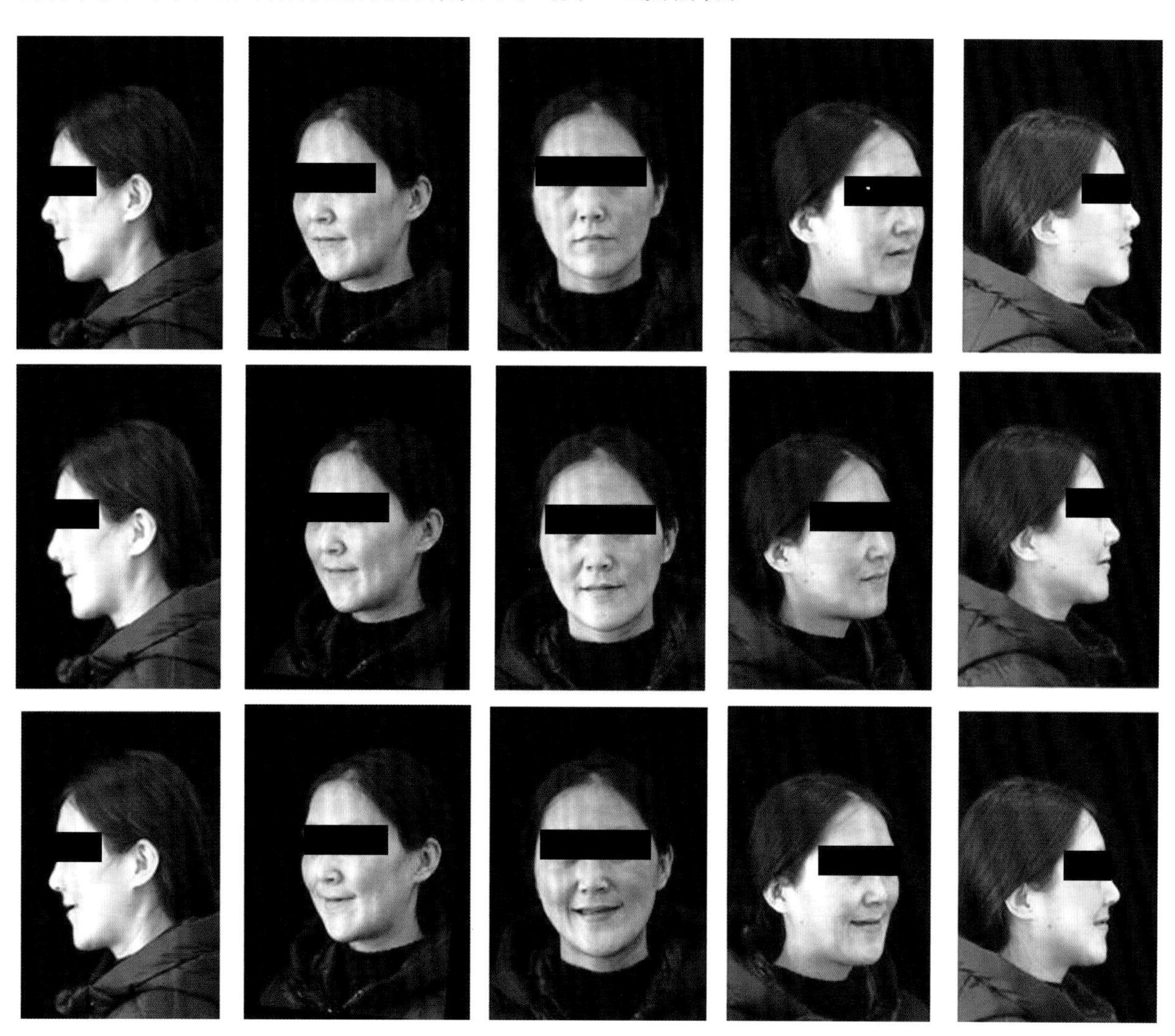

图BL61-1 口外面相照

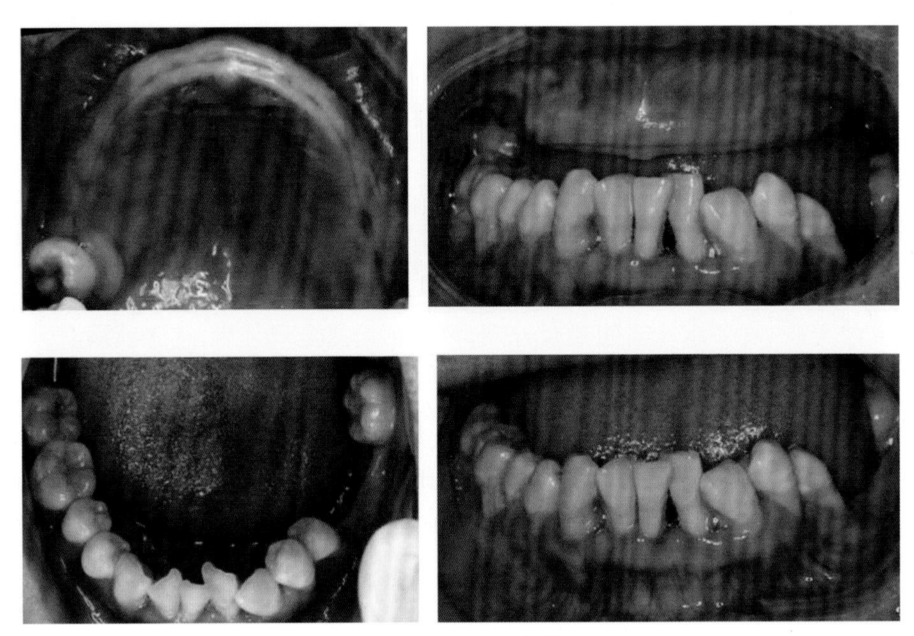

图BL61-2　口内照

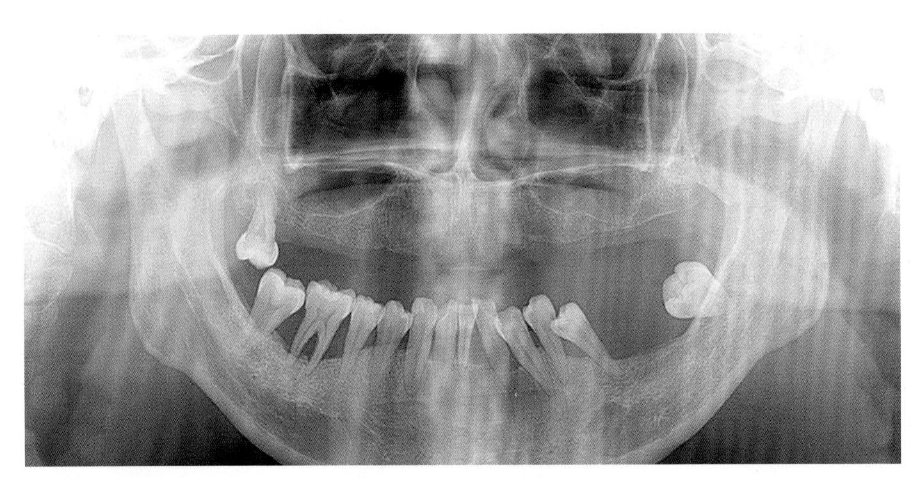

图BL61-3　术前曲面断层片

诊断：(1)上颌、下颌牙列缺损；(2)牙周炎；(3)牙列不齐。

治疗设计：经全面口内评估以及CBCT检查后，拟定以下治疗计划。

1. 上颌治疗设计

(1)微创拔除18，因上颌后牙区骨量明显不足，设计上颌前牙区依据现有骨量植入二枚种植体，上颌窦前壁各植入一枚倾斜种植体、双侧翼上颌区各倾斜植入一枚种植体，形成"VIIV"形式种植，完成上颌区种植，并即刻行制作10~12颗牙位并采用金属杆加强的树脂临时义齿，完成即刻负荷；(2)3~6个月，待种植体骨结合良好，软组织形态稳定后，以开窗式印模技术进行印模制取，制作10~14颗牙位的一段式螺丝固位纯钛金属桥架黏结氧化锆烤瓷冠。

2. 下颌治疗设计

(1)36、37各种植一枚种植体，拔除下颌余留牙并对下颌六枚种植体进行设计；(2)3~6个月，待种植体骨结合良好、软组织形态稳定后，以开窗式印模技术进行印模制取，制作36、37金属基台全瓷冠或10-14颗牙位的一段式螺丝固位纯钛金属桥架黏结氧化锆烤瓷冠；(3)上颌下颌可同时进行或单颌分次进行，经与患者商议，患者决定先行上颌种植义齿修复。

3.手术过程（详见图BL61-4至图BL61-28）

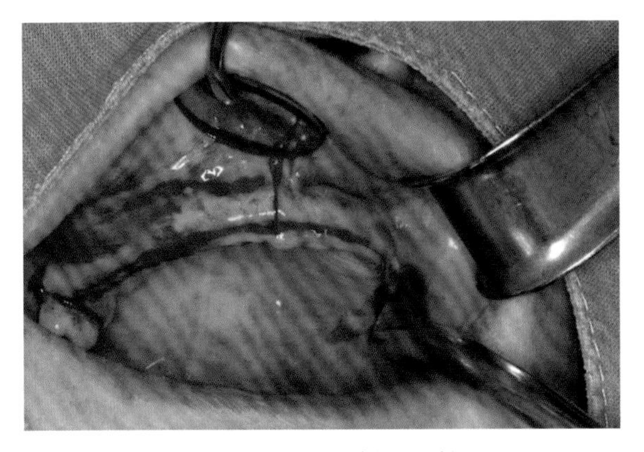

图BL61-4 沿牙槽嵴做T型切开

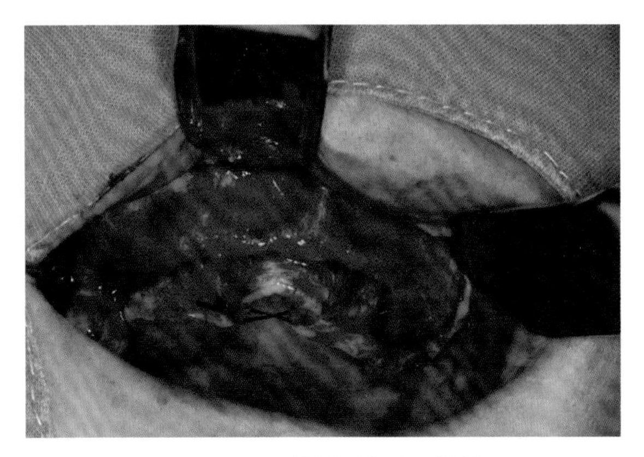

图BL61-5 翻瓣，暴露牙槽嵴

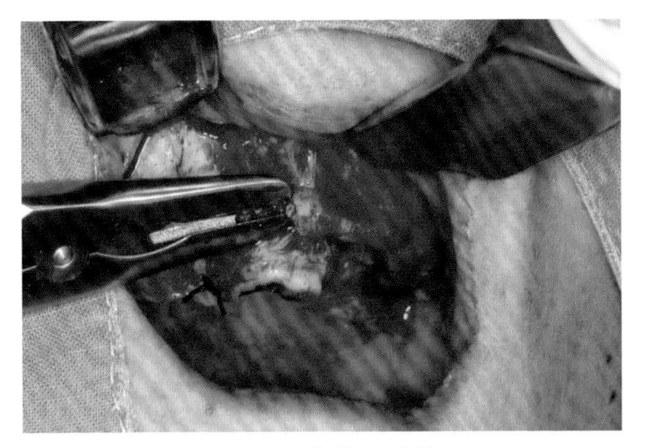

图BL61-6 修整牙槽骨

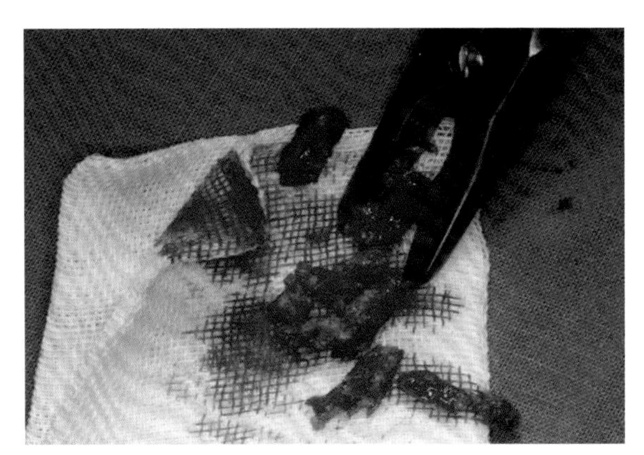

图BL61-7 修整牙槽骨碎屑

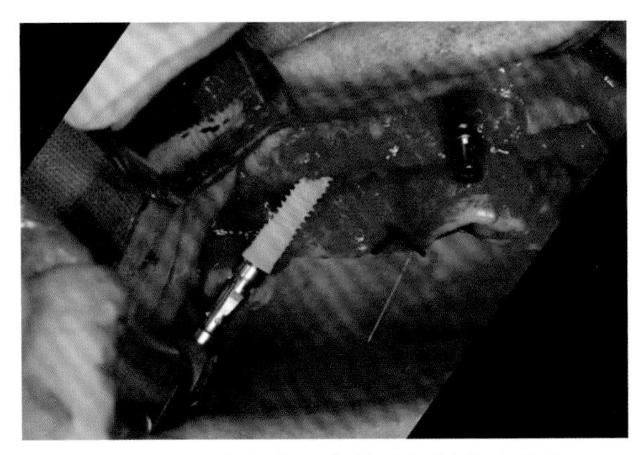

图BL61-8 右上上颌窦前壁倾斜种植体植入

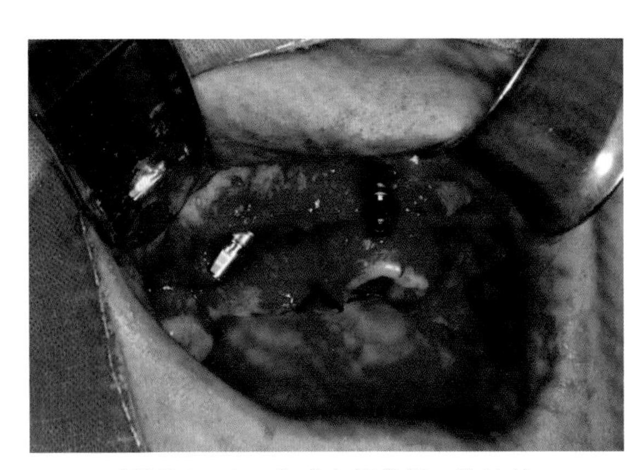

图BL61-9 完成右侧前部二枚植体

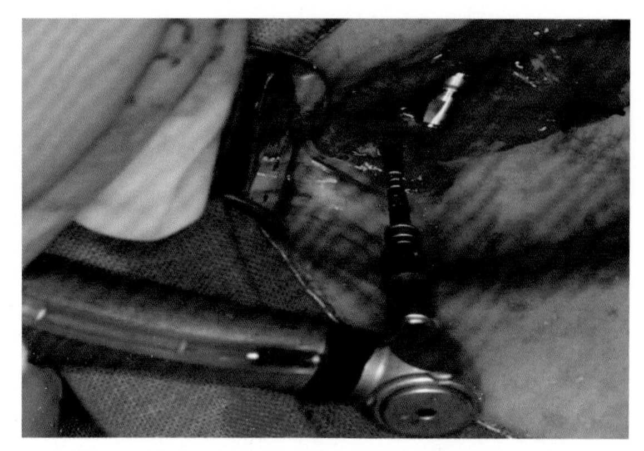

图BL61-10 右侧上颌穿翼种植体备洞

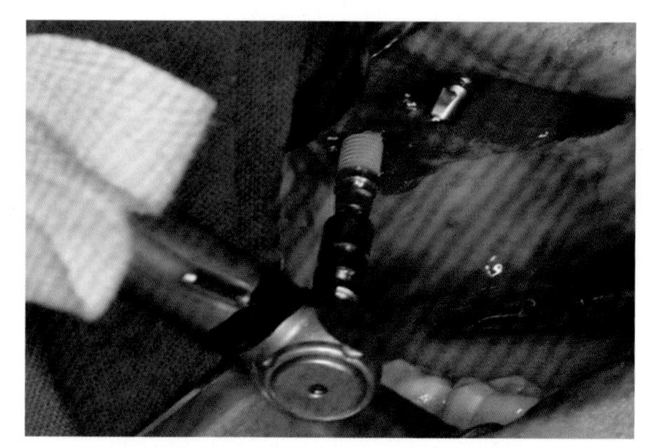

图BL61-11 右侧上颌穿翼种植体

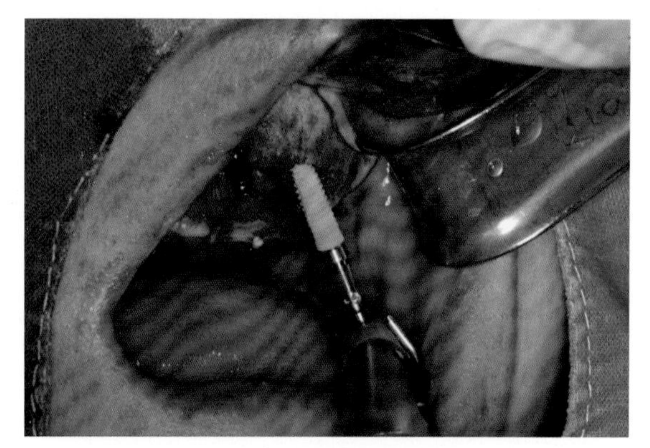

图BL61-12 左侧前牙区种植体植入

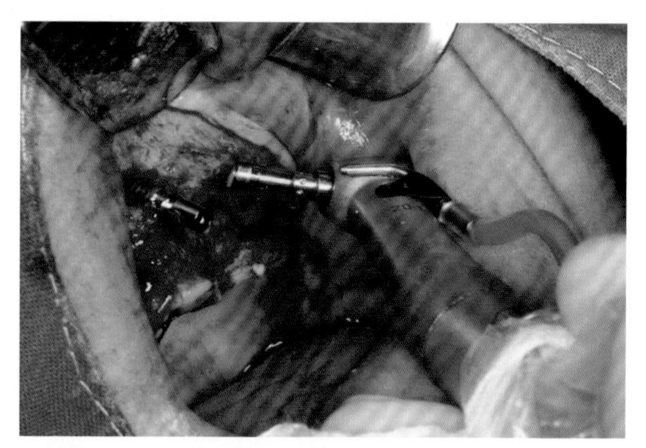

图BL61-13 左侧上颌窦前壁倾斜种植体植入

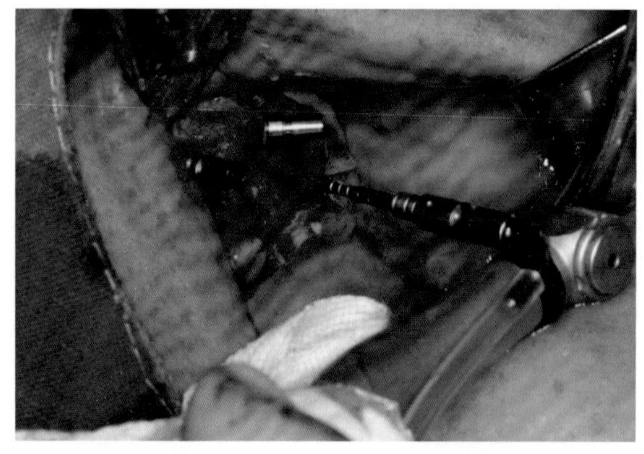

图BL61-14 左侧上颌穿翼种植体备洞

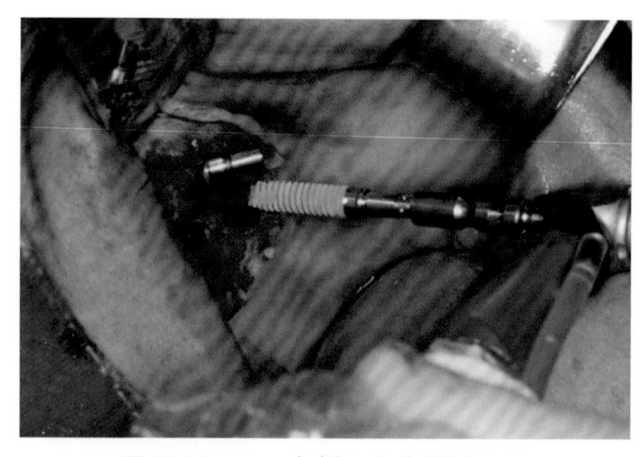

图BL61-15 左侧上颌穿翼种植体

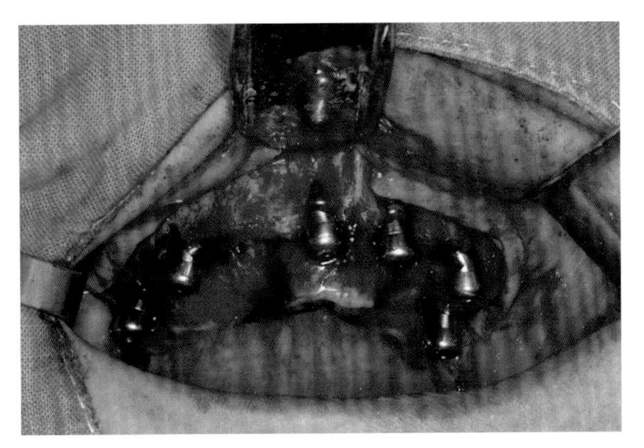

图 BL61-16　完成上颌种植体植入

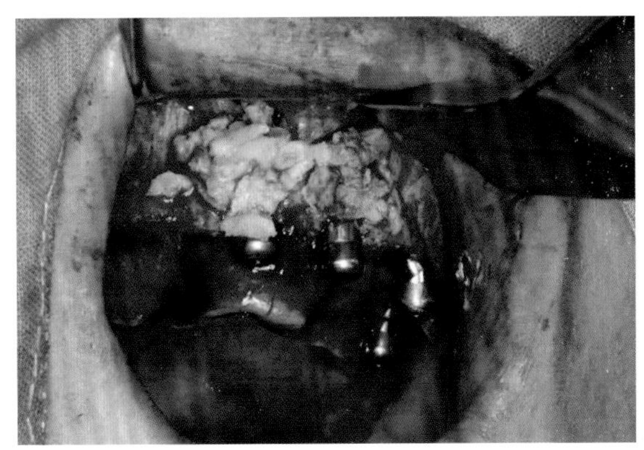

图 BL61-17　11、21 位点唇侧螺纹暴露，取截骨的自体骨咬碎，混合少量生理盐水，覆盖于上颌前牙区唇侧

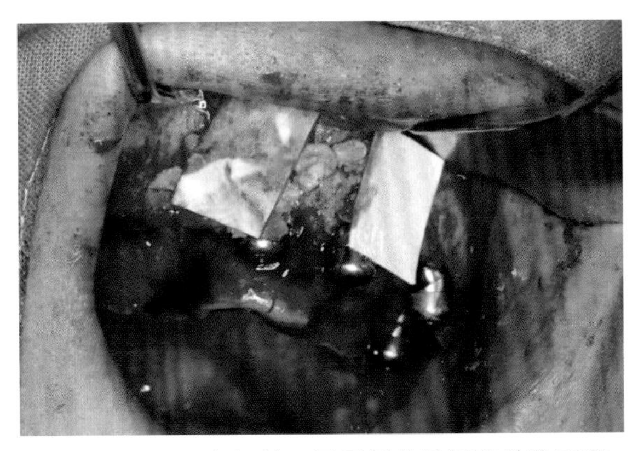

图 BL61-18　上颌前牙区唇侧植骨区覆盖胶原膜

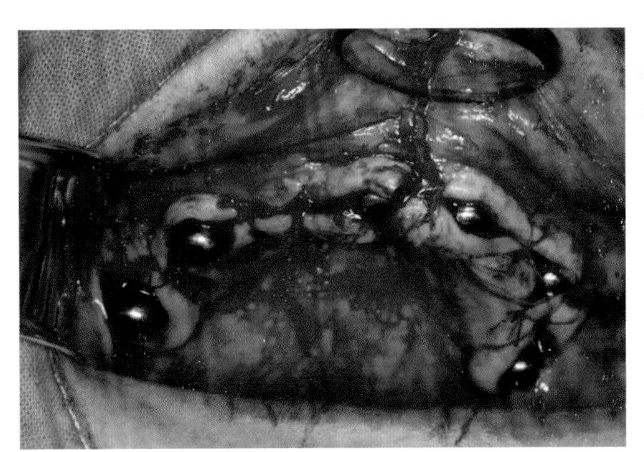

图 BL61-19　缝合术区

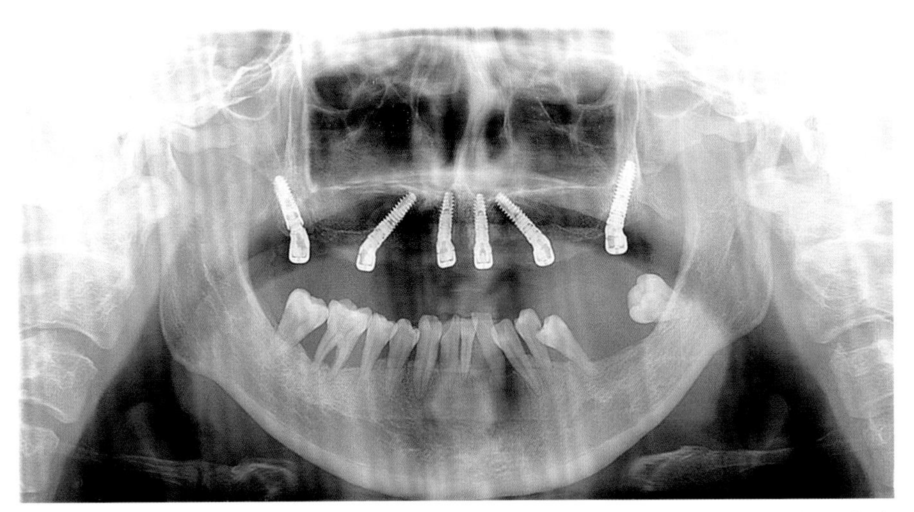

图 BL61-20　种植术后即刻曲面断层片(种植体型号：XiVE，从右到左依次为 3.8mm × 13mm、3.8mm × 15mm、3.8mm × 11mm、3.8mm × 11mm、3.8mm × 13mm、3.8mm × 15mm)

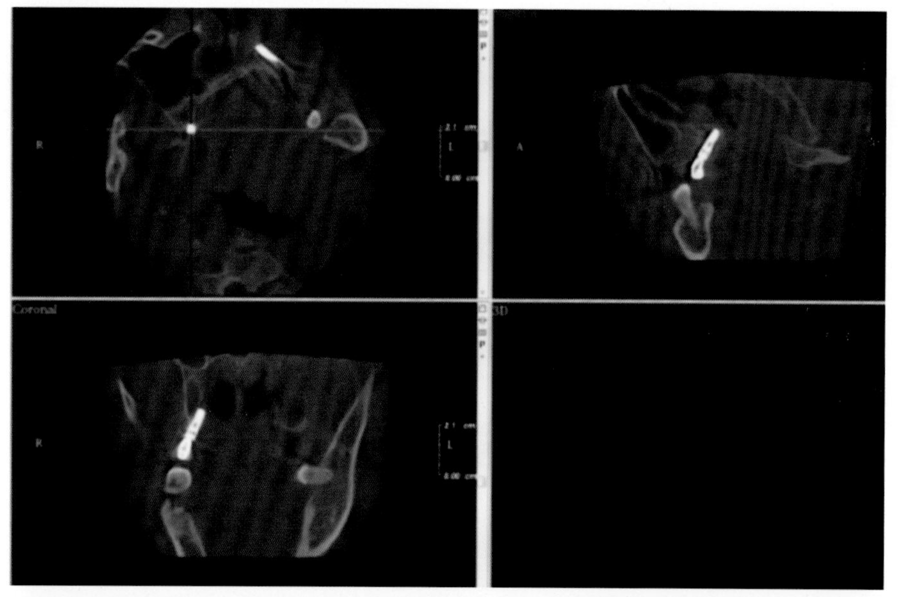

图BL61-21 17种植术后即刻CBCT影像

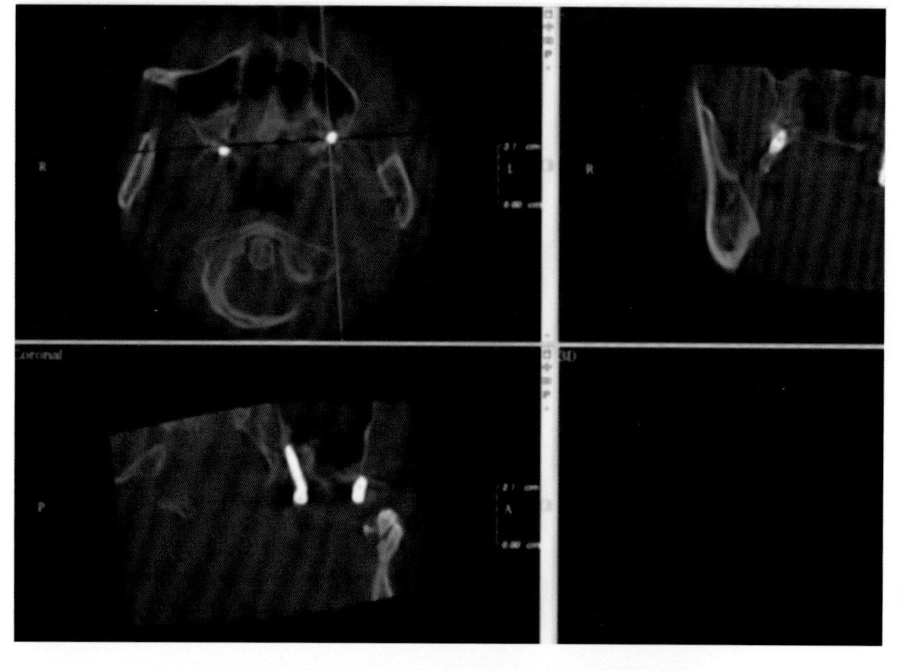

图BL61-22 27种植术后即刻CBCT影像

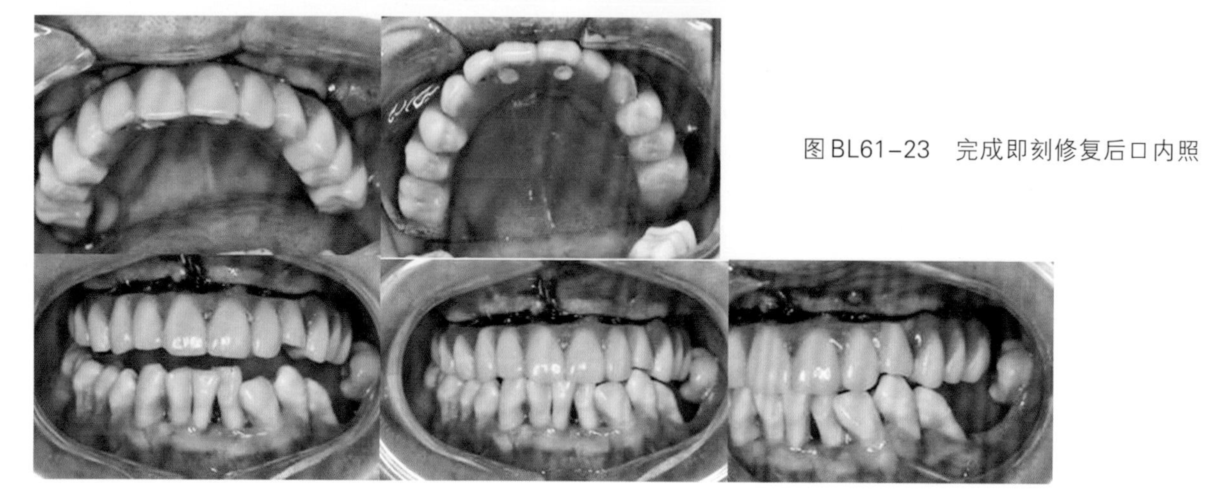

图BL61-23 完成即刻修复后口内照

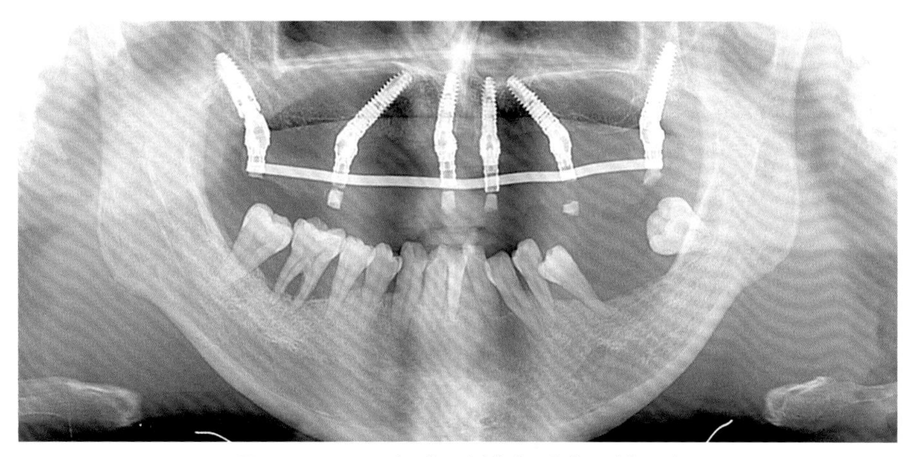

图BL61-24　完成即刻修复后曲面断层片

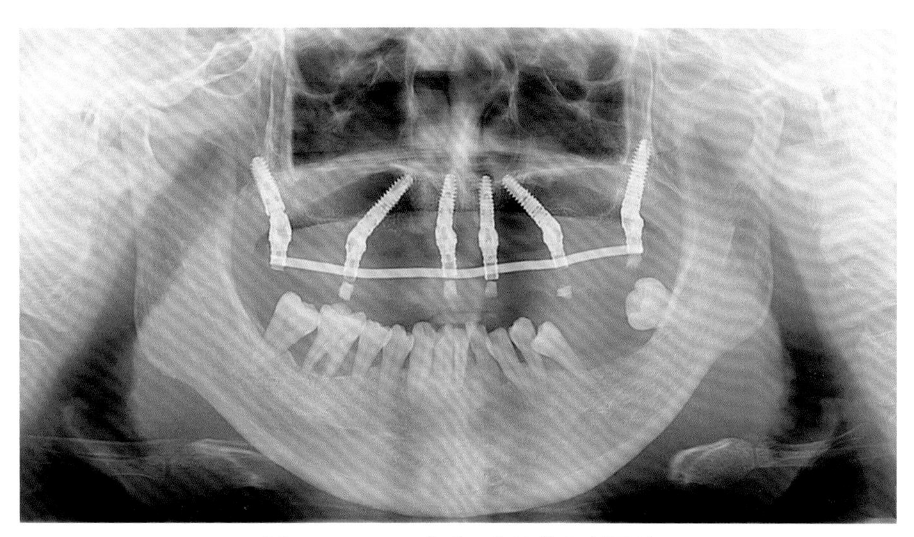

图BL61-25　术后5个月曲面断层片

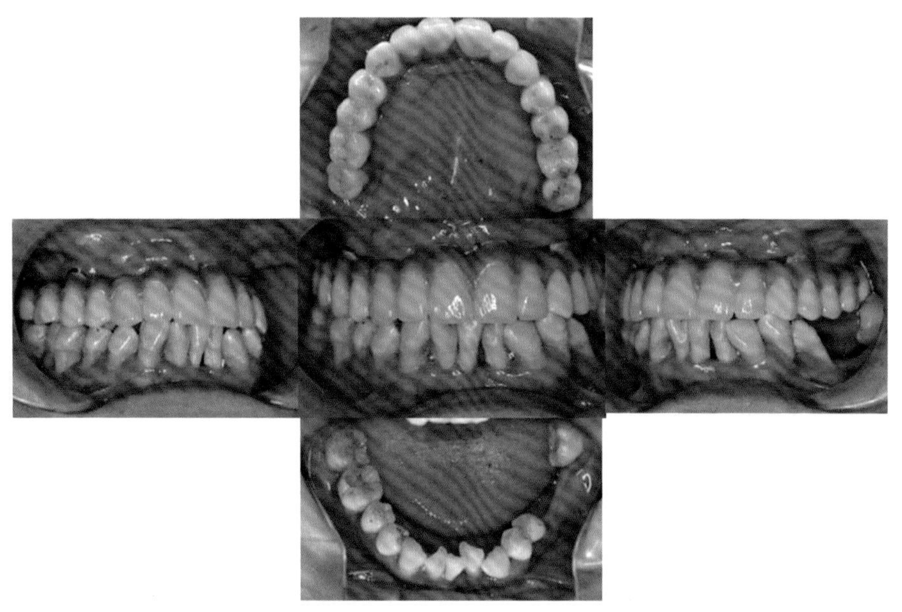

图BL61-26　术后5个月完成永久修复后口内照

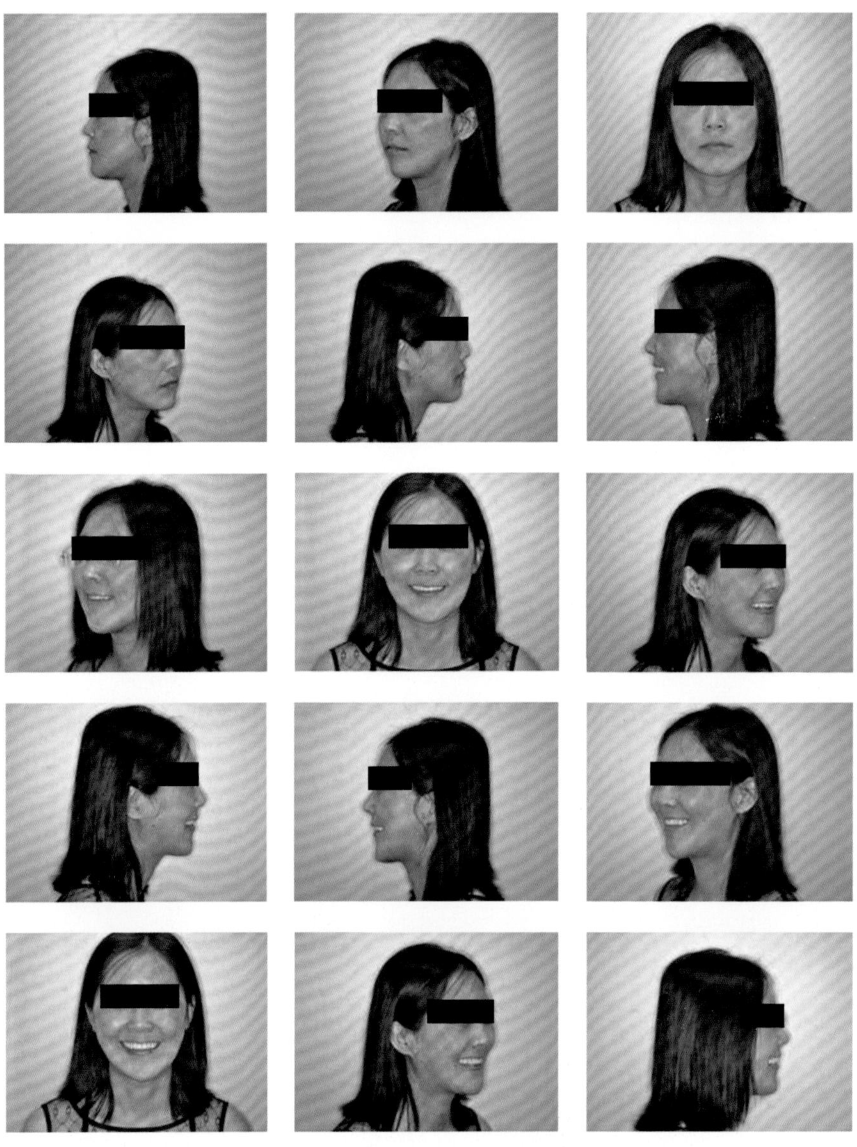

图 BL61-27　完成永久修复后面相

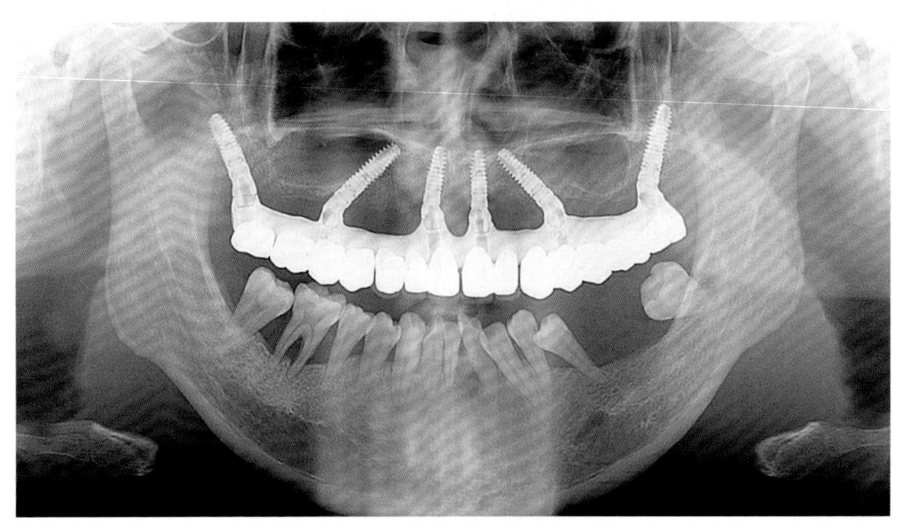

图 BL61-28　完成永久修复后曲面断层片

展示病例(六十二)

作者:黄圣运　**单位**:山东第一医科大学附属省立医院

一般资料:刘某,男,65岁。

主诉:要求全口种植。

现病史:患者于多年前上颌前牙及双侧下颌后因牙松动拔除,现自觉余留牙松动,咀嚼无力,欲种植修复全口牙齿,遂来就诊。

既往史:否认高血压、糖尿病、心脏病等系统性疾病史,无药物过敏史,无吸烟史。

口内检查:口内卫生状况良好,15-22、32、35-37、42、46、47缺失;余留牙牙龈退缩,根面暴露,松动度2~3度;43牙冠大面积龋坏,叩(+)(见图BL62-1)。

影像学检查:15-22、32、35-37、42、46、47缺失,余留牙牙槽骨吸收至根尖1/3,43根尖区可见低密度影;上颌后牙区及左侧下颌后牙区骨量严重不足(见图BL62-2)。

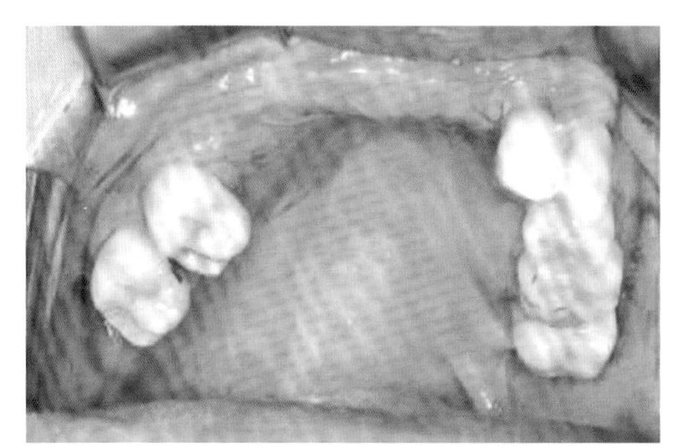
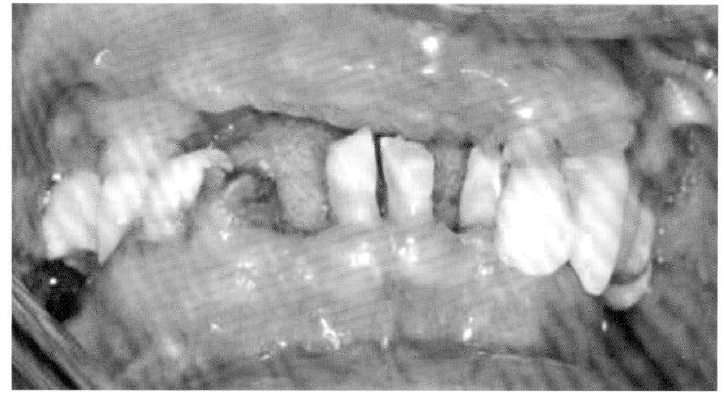

图BL62-1　口内照

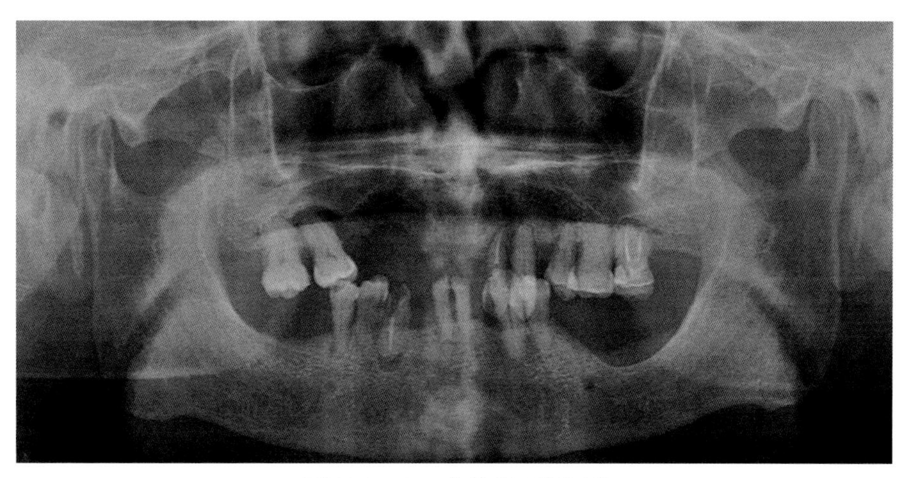

图BL62-2　术前曲面断层片

诊断:牙周炎、43根尖周炎。

治疗设计:(1)经全面口内评估以及CBCT检查后决定微创拔除口内全部余留牙,行全口即刻种植、即刻修复;(2)双侧上颌窦气化严重及牙周病造成骨质吸收,上颌后牙区骨量明显不足,设计上颌窦前壁、后壁分别倾斜植入种植体,前牙区依据现有骨量,设计二枚威高种植体,形成"VIIV"形式种植;(3)下颌右侧后牙区因缺牙时间较长造成牙槽骨骨质吸收严重,下颌神经管距离牙槽嵴顶较近,不宜在此位置设计种植体,选择颏孔前倾斜植入种植体的ALL ON 4设计;(4)修整牙槽骨,植入威高种植体,保证种植体良好的初期稳定性,术后即刻取模型临时固定修复;(5)3~6个月后,待种植体骨结合良好,软组织形态稳定后,制作永久修复。

手术过程(详见图BL62-3至图BL62-10)

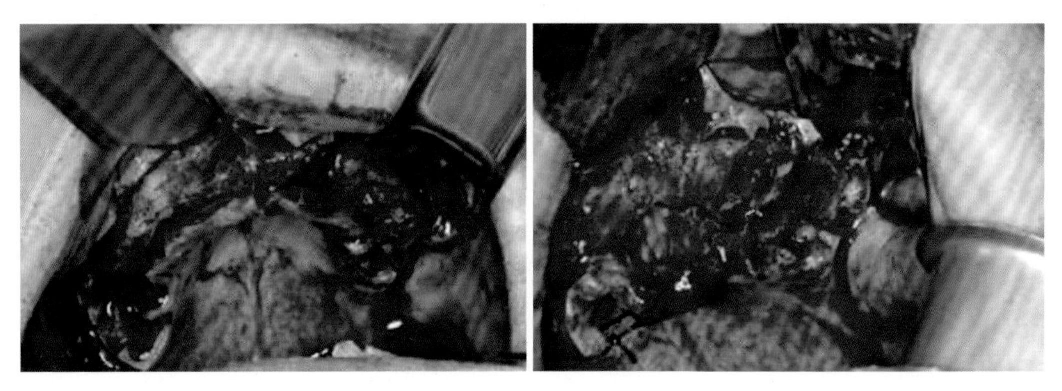

图BL62-3　常规消毒,铺巾,局部浸润麻醉下,拔除上颌余留牙齿,"一"字切口,翻瓣,修整牙槽骨

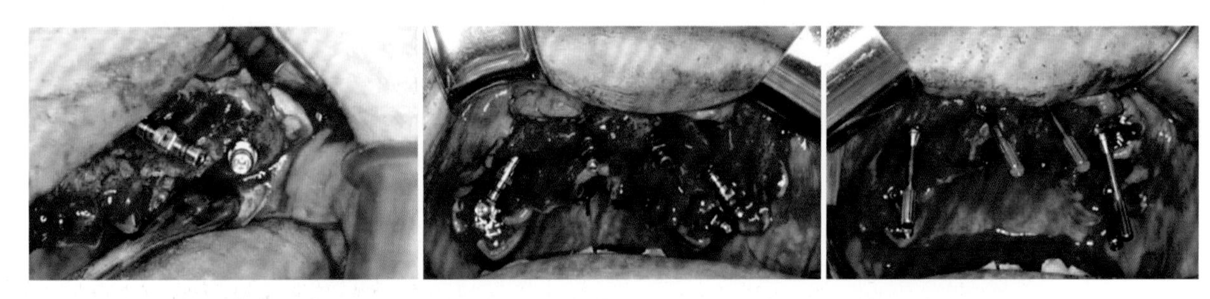

图BL62-4　上颌植入六枚种植体,上颌窦前壁、后壁分别倾斜植入种植体,前牙区依据现有骨量,设计二枚威高种植体,形成"VIIV",双侧后牙区四枚植体采用角度基台,前牙区二枚植体采用直基台,使基台方向趋于平行

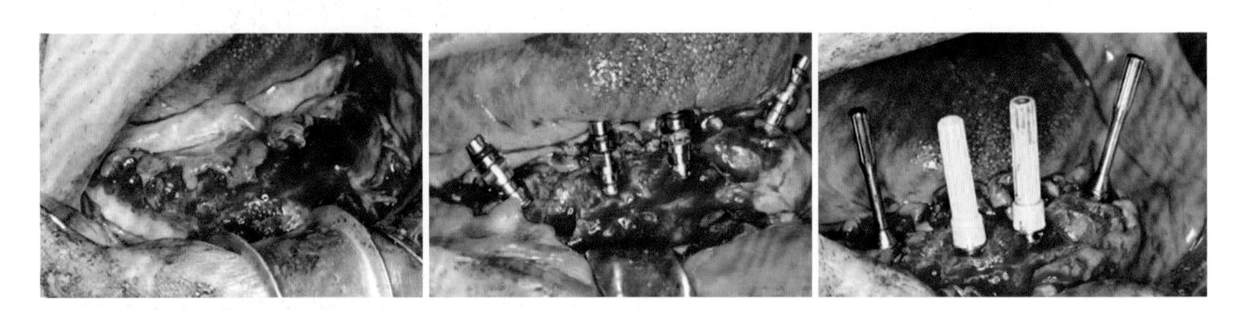

图BL62-5　局部浸润麻醉下,拔除下颌余留牙齿,"一"字切口,翻瓣,修整牙槽骨,颏孔前植入四枚威高种植体,双侧颏孔前二枚倾斜威高种植体采用角度基台,前牙区二枚种植体采用直基台,使基台方向趋于平行

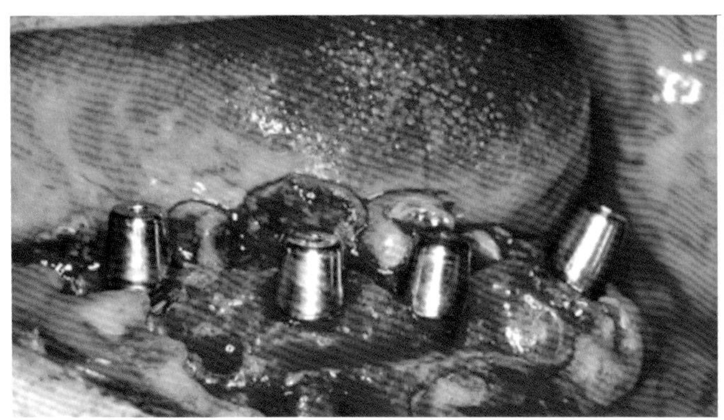
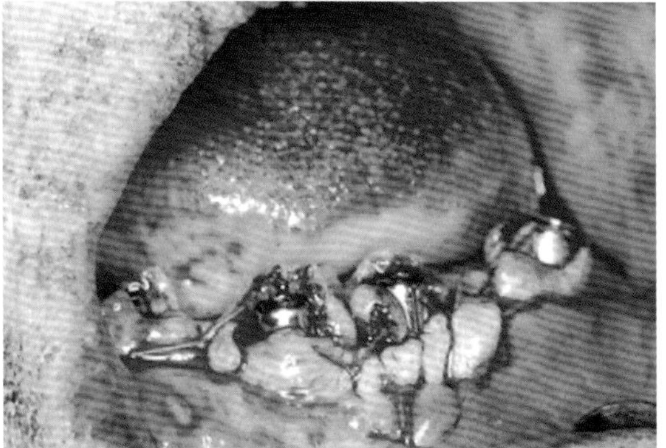

图 BL62-6　安装复合基台保护帽，间断缝合

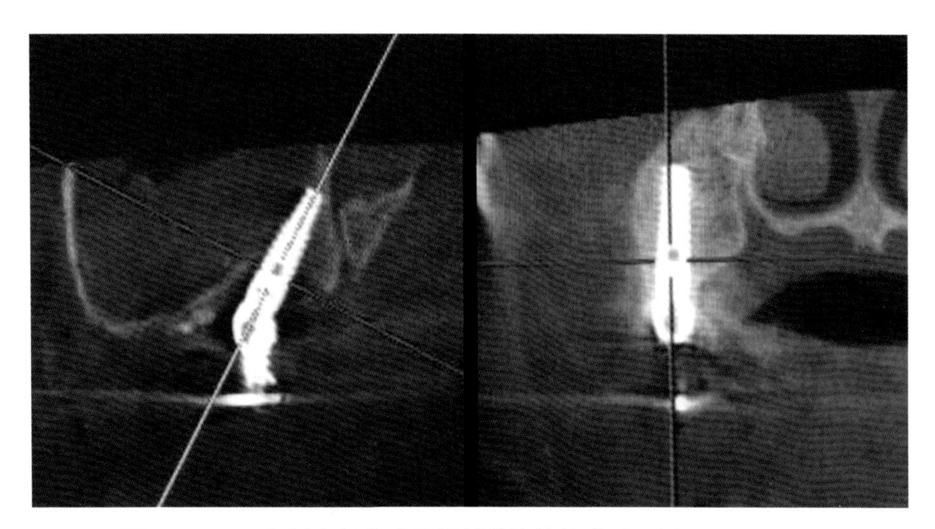

图 BL62-7　右侧上颌窦后壁倾斜种植体的术后即刻 CBCT 界面图

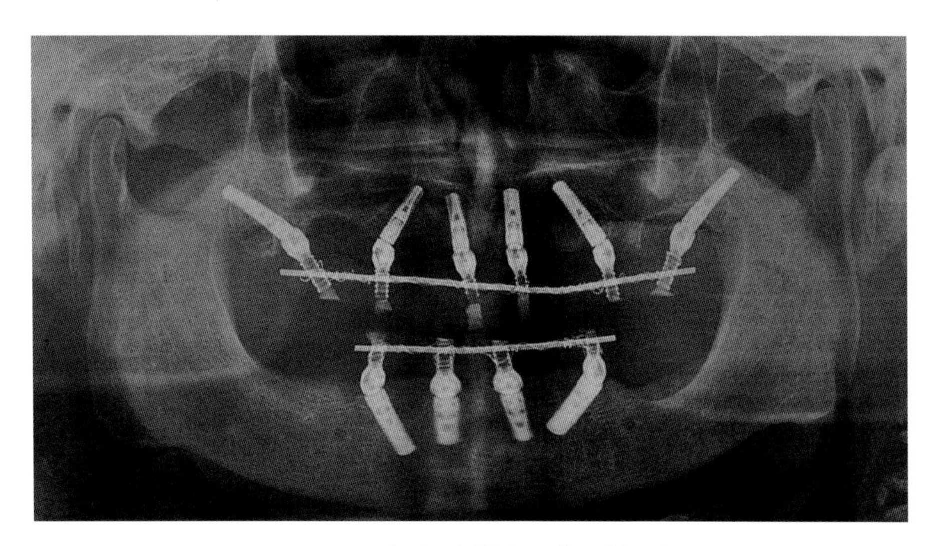

图 BL62-8　术后即刻修复后曲面断层片
威高种植体，共十枚：3.8mm × 11mm 二枚、3.8mm × 13mm 二枚、3.8mm × 17mm 二枚、4.3mm × 13mm 一枚、4.3mm × 15mm 二枚、5.0mm × 15mm 一枚
上颌从右到左依次为：3.8mm × 17mm、3.8mm × 13mm、3.8mm × 11mm、3.8mm × 11mm、3.8mm × 13mm、3.8mm × 17mm

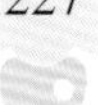

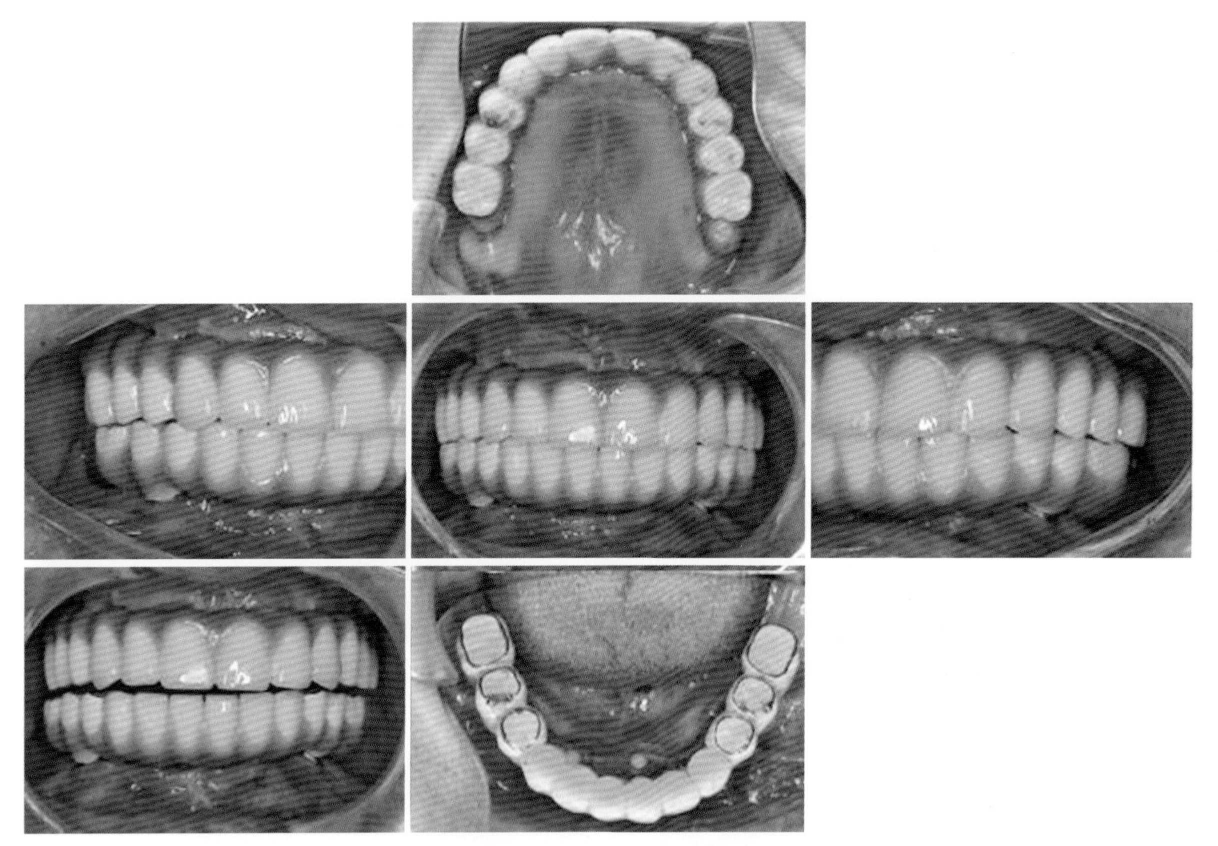

图 BL62-9　术后 1 年永久修复后口内照

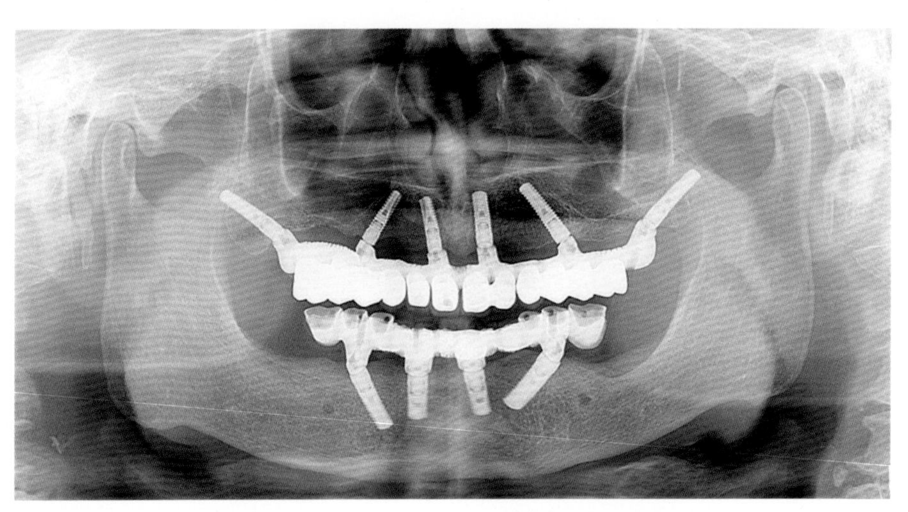

图 BL62-10　术后 1 年永久修复后曲面断层片

讨论:美国学者 Graves 等报道了翼上颌种植技术,翼上颌区穿翼种植技术是种植体通过翼上颌区的上颌结节、腭骨锥突之后进入蝶骨翼突,使种植体末端固位于蝶骨翼突的密质骨,从而获得良好的初期稳定性。

从笔者的经验来看,种植体植入点应该位于第二磨牙的远中,矢状方向种植体相对于眶耳平面的平均植入角度为 60°~70°,冠状方向相对于眶耳平面的平均植入角度为 70°~80°,植入后种植体平台远中平齐牙槽嵴顶水平,这样笔者认为种植体末端嵌入翼上颌裂和上颌窦后壁之间,种植体长轴稍向腭骨倾斜，以充分利用腭骨的皮质骨。植体长度一般选择大于13mm，笔者多选用15mm种植体。

穿翼种植设计能够更好地分散并传导殆力，使种植体和骨组织表面的应力分布更加合理，并能实现后牙区骨萎缩患者的种植即刻负荷。这是一种上颌后牙区严重骨萎缩患者种植修复合理有效方法。

展示病例(六十三)

作者:朱文新　**单位:**苏州常熟元和口腔门诊部，苏州牙道口腔医院

一般资料:吴某，男，44岁。

主诉:全口牙齿松动三年，要求修复。

现病史:患者自述三年来牙齿松动，影响进食，要求修复。

既往史:平素体健，否认系统性疾病史及食物药物过敏史，否认高血压病史，否认心脏病史，有拔牙史、镶牙史，否认服用双膦酸盐药物史。

检查:双侧颜面部基本对称，张口度及开口型正常，双侧颞下颌关节无弹响及杂音。口内检查全口牙齿3度松动，牙龈红肿，牙槽嵴中度萎缩，牙结石2度松动。

诊断:全口重度牙周炎。

治疗计划:全口即刻种植修复。(1)11、12、14、15、16、17、21、22、24、25、26、27、33、34、36、37、42、43、46、47拔除；(2)种植全口义齿修复，植体颗数为12颗。

处置:医生已履行告知义务，患者完全知情同意并签署《种植治疗知情同意书》。常规消毒铺巾，4%阿替卡因1.7ml × 6支局部浸润麻醉，拔除口内余留牙。在牙槽嵴顶做水平切口，全层切开黏骨膜，翻瓣，定位，备洞至预定深度；12、14、17、22、24、27、32、34、36、42、44、46位点植入种植体；17、27为翼上颌复合体种植，植入植体，放置30°复合基台；减张缝合，CT显示位置可；术后即刻负荷。

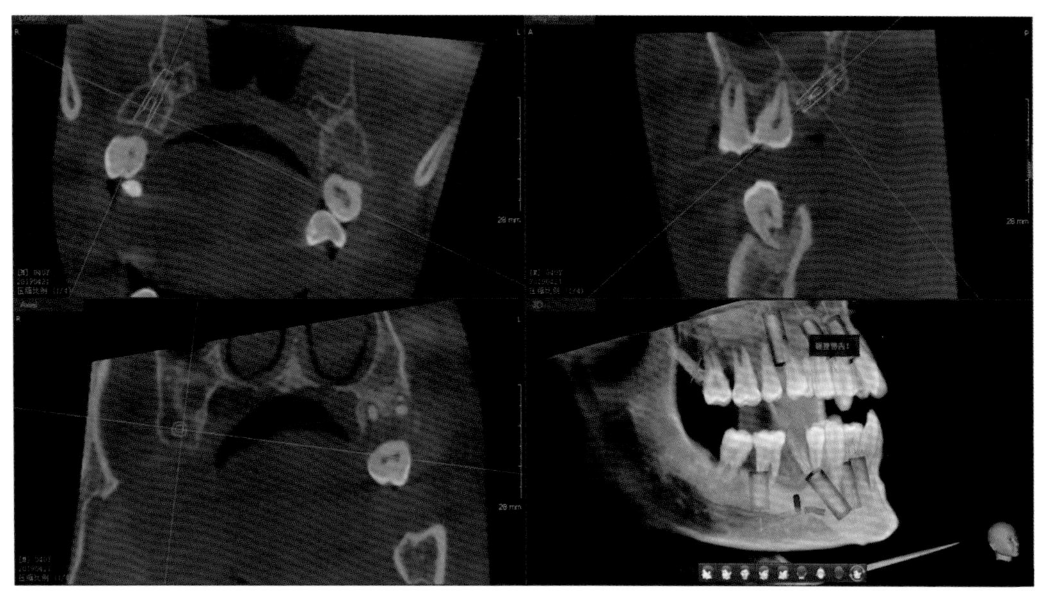

图BL63-1　术前导板设计

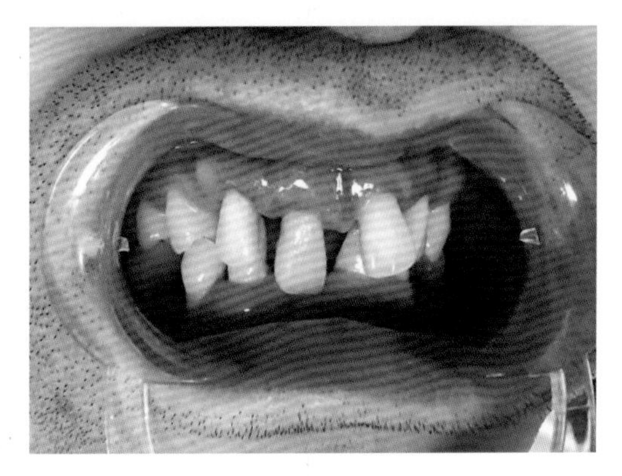

图BL63-2　术前口内咬合照

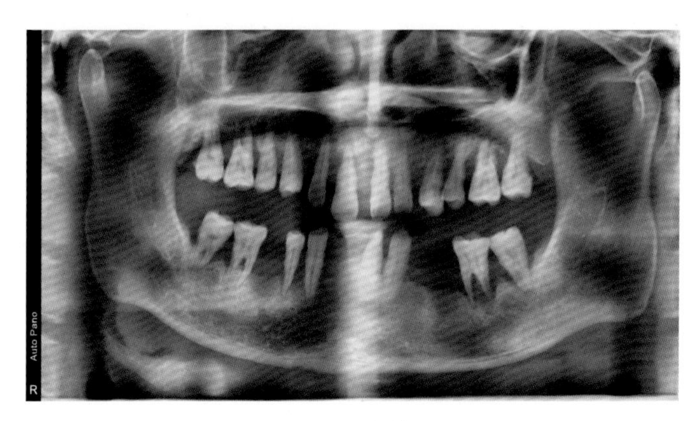

图BL63-3　术前全景片

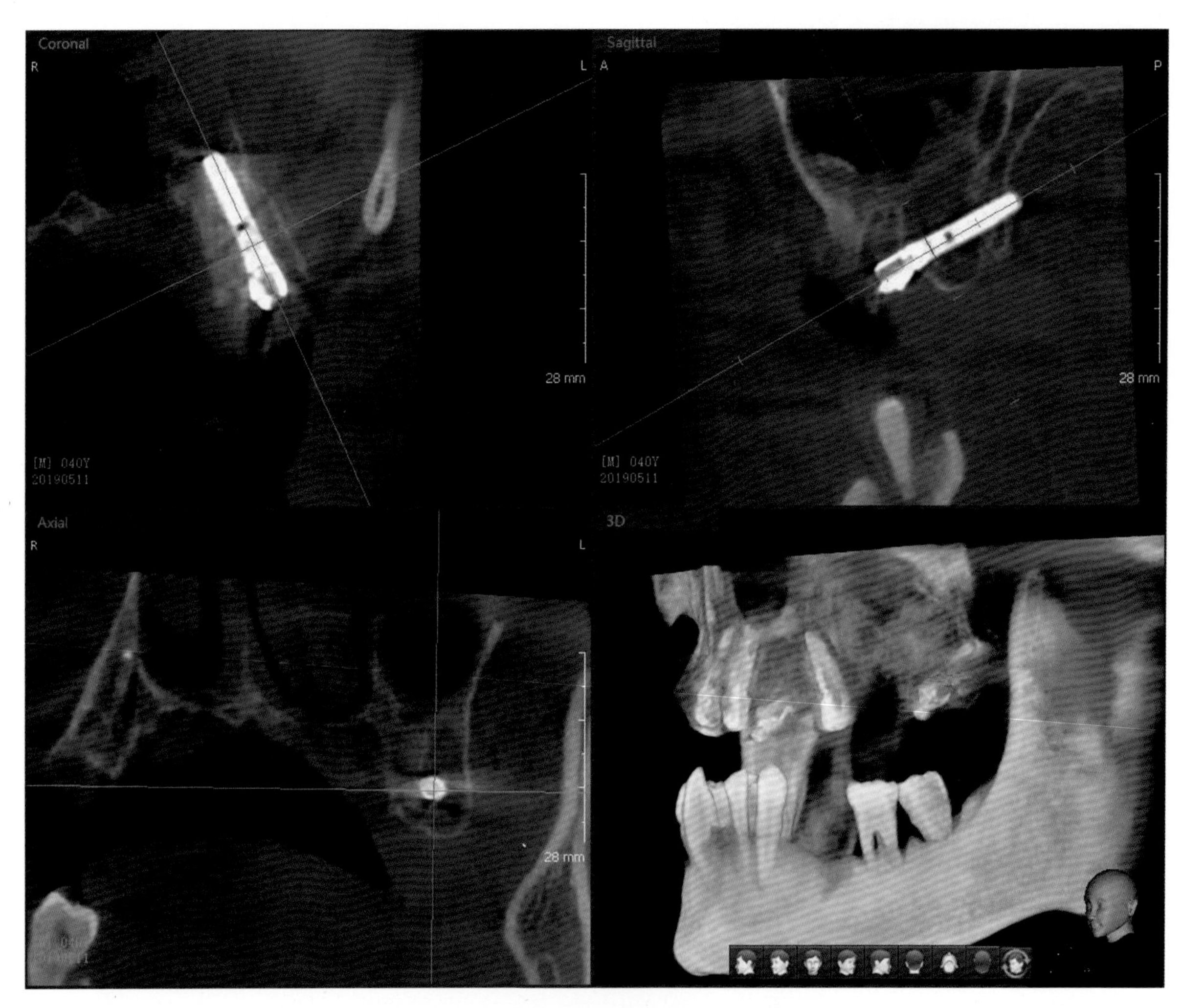

图BL63-4　术后CT显示翼上颌植体位置正常

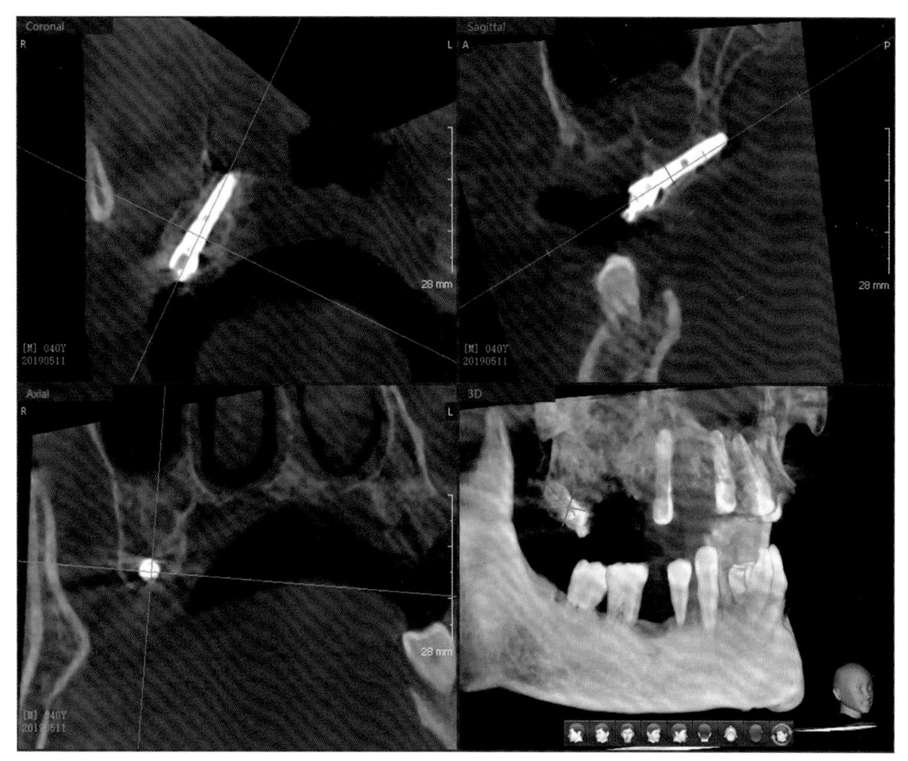

图 BL63-5　术后 CT 翼上颌植体角度正常

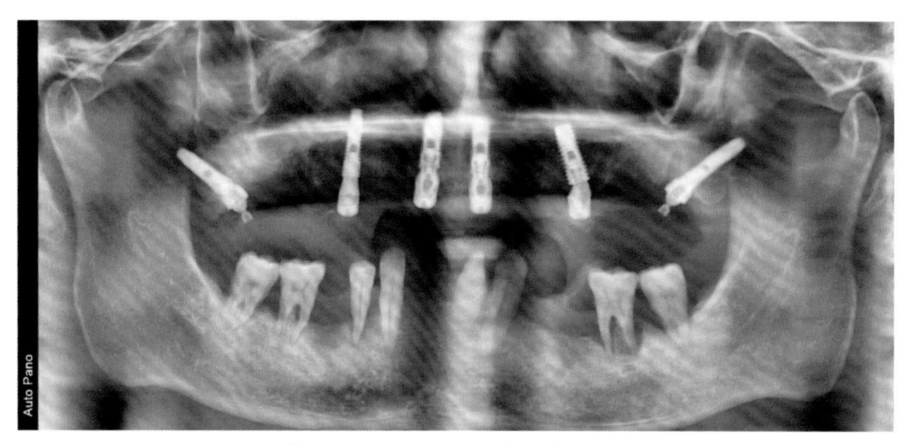

图 BL63-6　术后全景片显示翼上颌植体角度和位置正常

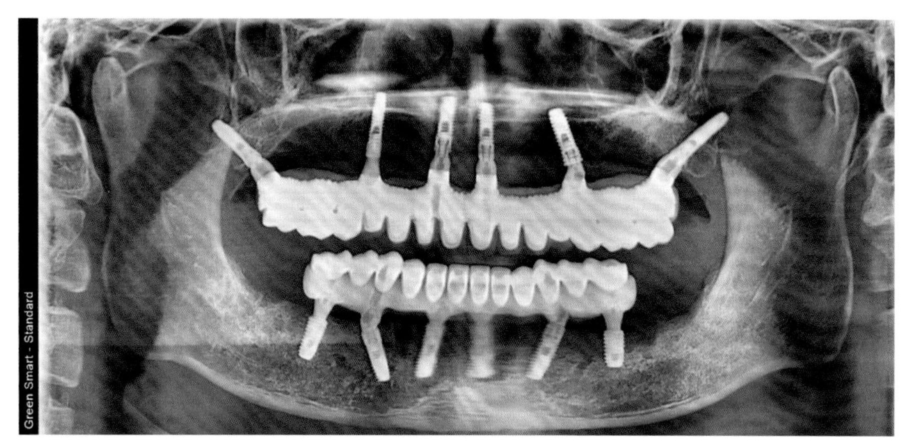

图 BL63-7　永久修复后全景片显示基台就位良好

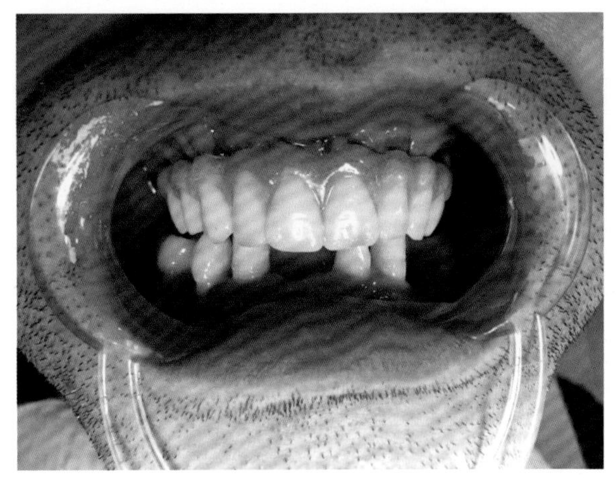

图BL63-8　术后当天即刻修复口内咬合照

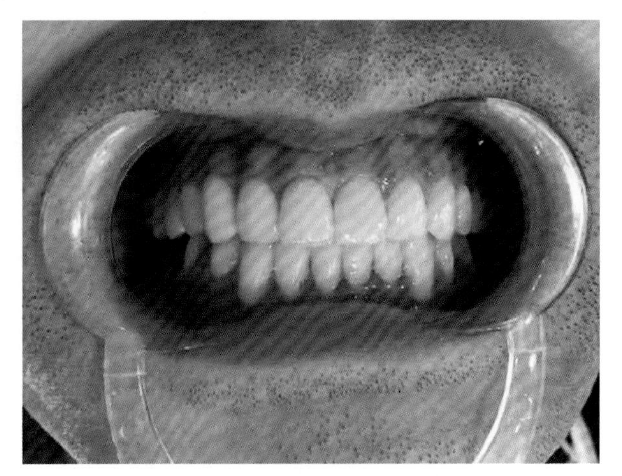

图BL63-9　永久修复后口内咬合照

病例小结

该患者年轻，才44岁，希望种植修复并能解决功能和美学两个方面，因此种植医师需要考虑的不仅仅是患者功能需求，缩短种植修复时间，还要考虑患者美学需求。常规种植技术无法实现即刻负荷，而采用翼上颌复合体种植技术可实现此功能，满足了患者功能需要同时兼顾了美学。

展示病例(六十四)

作者：朱文新　**单位**：苏州常熟元和口腔门诊部，苏州牙道口腔医院

一般资料：缪某，男，65岁。

主诉：上颌牙松动一年，影响咀嚼。

现病史：一年前自觉上颌牙齿松动，咀嚼进食受影响，来院咨询种植修复。

既往史：平素体健，否认系统性疾病史及食物药物过敏史，否认高血压病史，有拔牙史，否认服用双膦酸盐药物史。

口腔检查：21、22、24、25、27、33、35、36、41、44、45、46、47缺失，余留牙2~3度松动，牙结石3度，牙龈红肿溢脓，缺牙区牙槽嵴中度萎缩。

诊断：(1)上下颌牙列缺损；(2)重度牙周炎。

治疗计划：上颌ALL ON 6即刻种植、即刻修复；双侧翼上颌复合体种植。

处置：医生已履行告知义务，患者完全知情同意并签署《种植治疗知情同意书》。常规消毒，铺巾，4%阿替卡因1.7ml×4支局部浸润麻醉，拔除11、12、13、14、15、16、17、18、23、26；在牙槽嵴顶做水平切口，全层切开黏骨膜，翻瓣，定位，备洞预定深度，12、14、17、22、24、27置入种植体；17、27采用翼上颌复合体种植；减张缝合，CBCT显示位置可；术后当天完成即刻负荷。

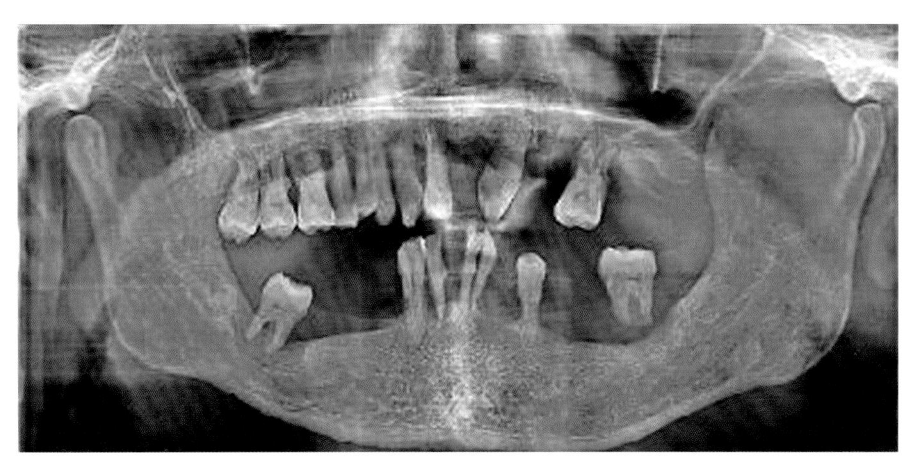

图BL64-1 术前全景片

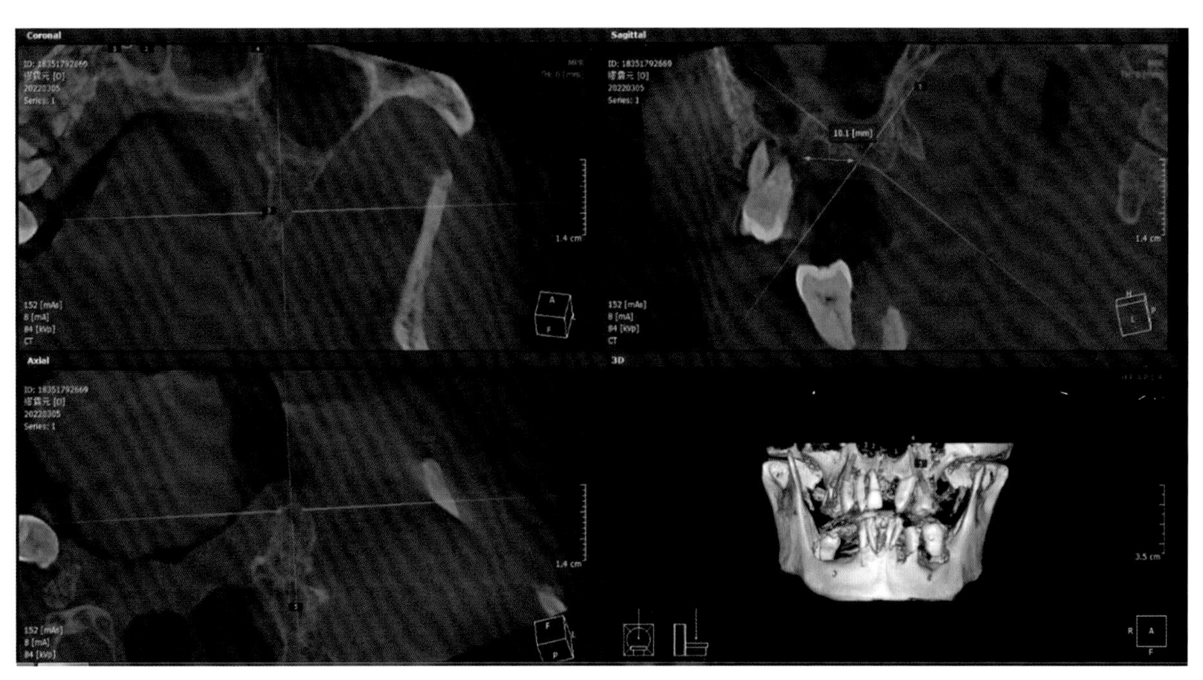

图BL64-2 术前CBCT显示4区骨量充足

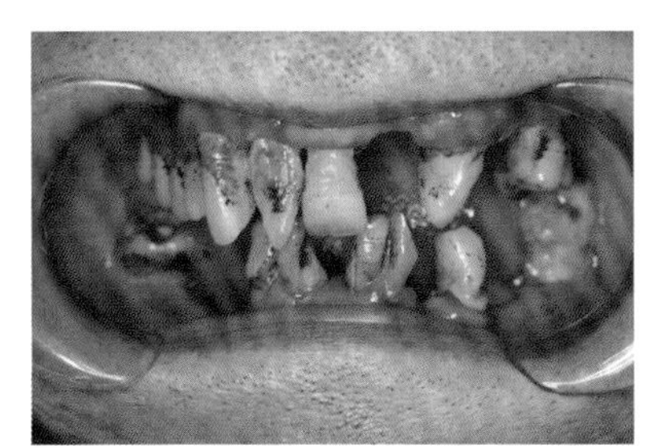

图BL64-3 术前口内咬合照

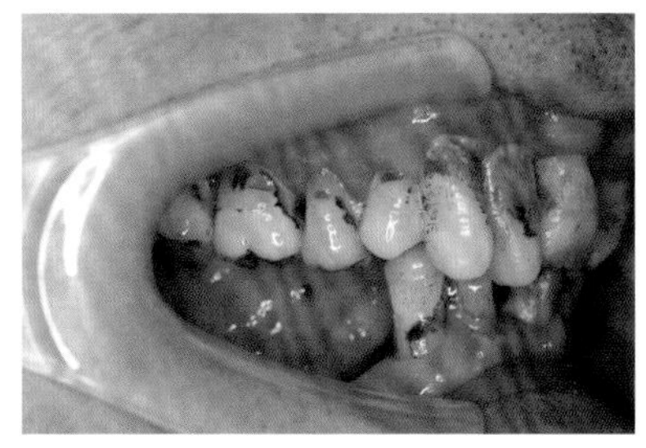

图BL64-4 术前口内侧方咬合照

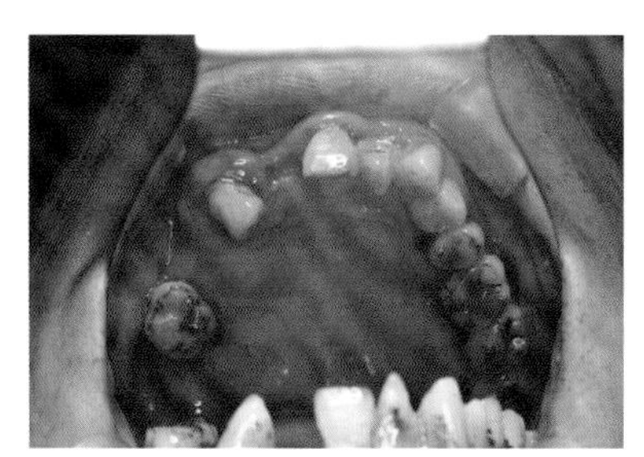

图BL64-5 术前口内上颌殆面照

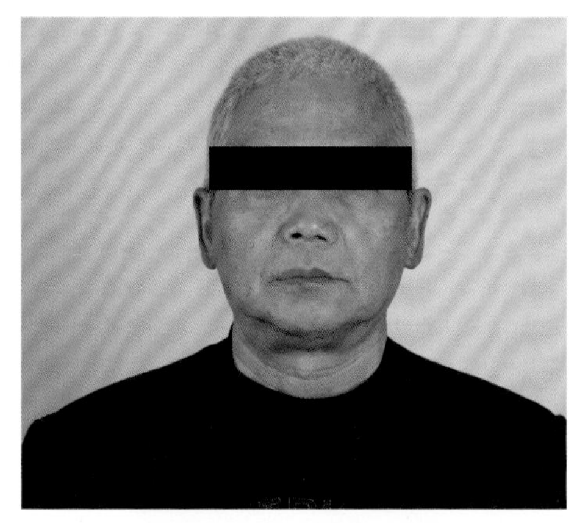

图 BL64-6　术前正面照

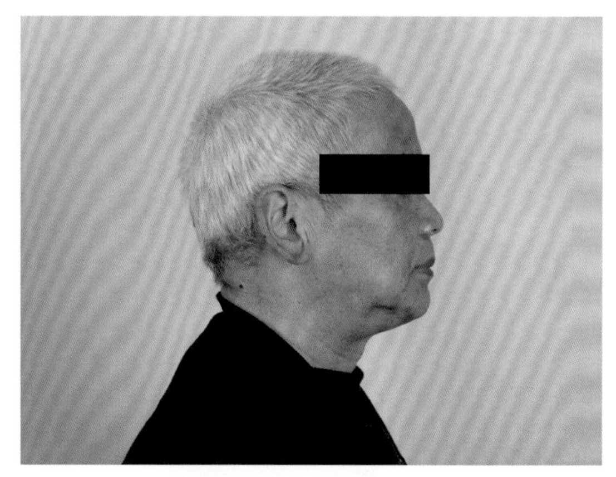

图 BL64-7　术前侧面照

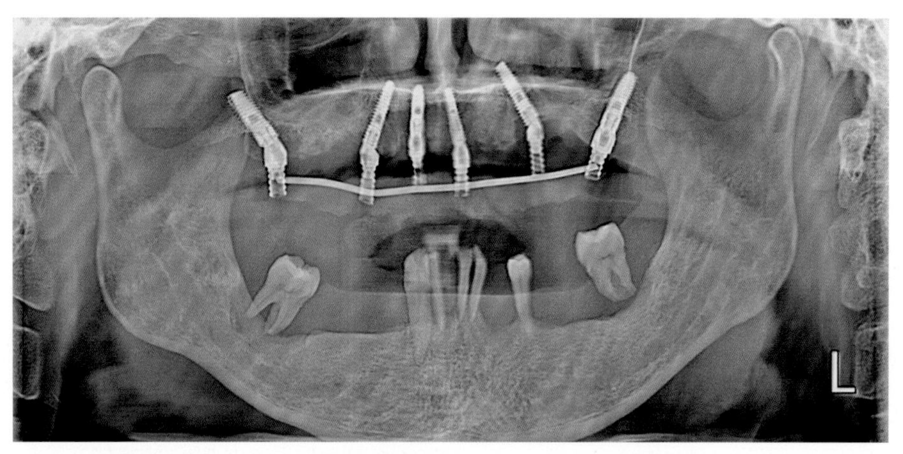

图 BL64-8　术后当天即刻修复 X 片显示基台就位良好

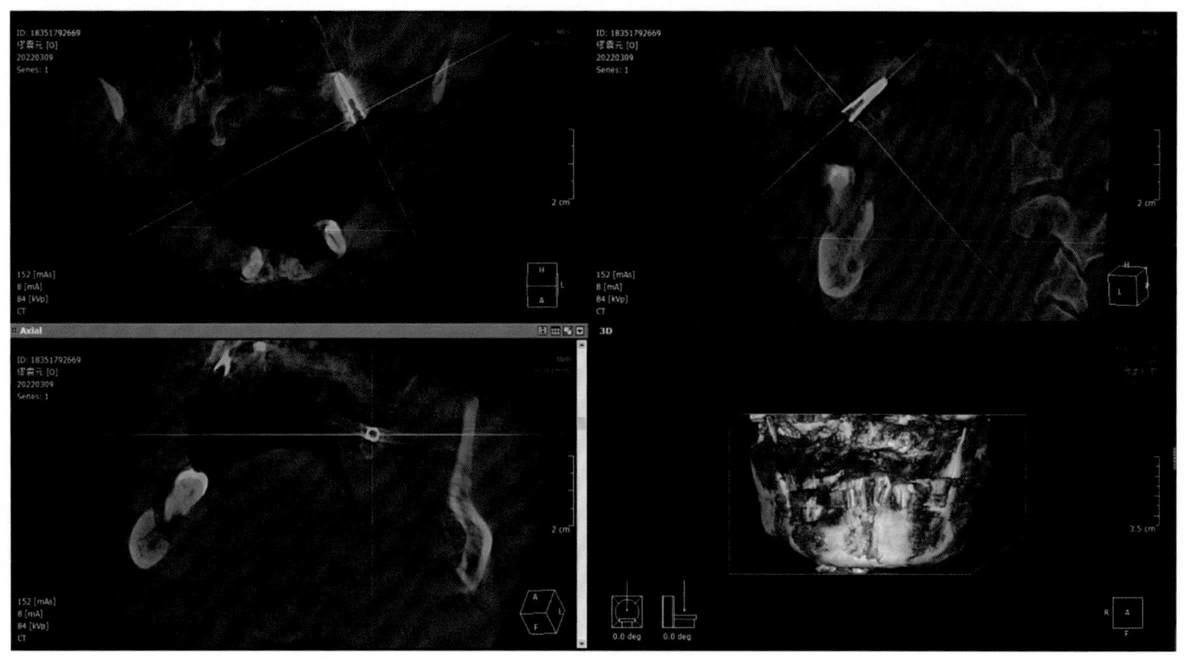

图 BL64-9　术后当天 CBCT 显示左侧翼上颌植体位置正常

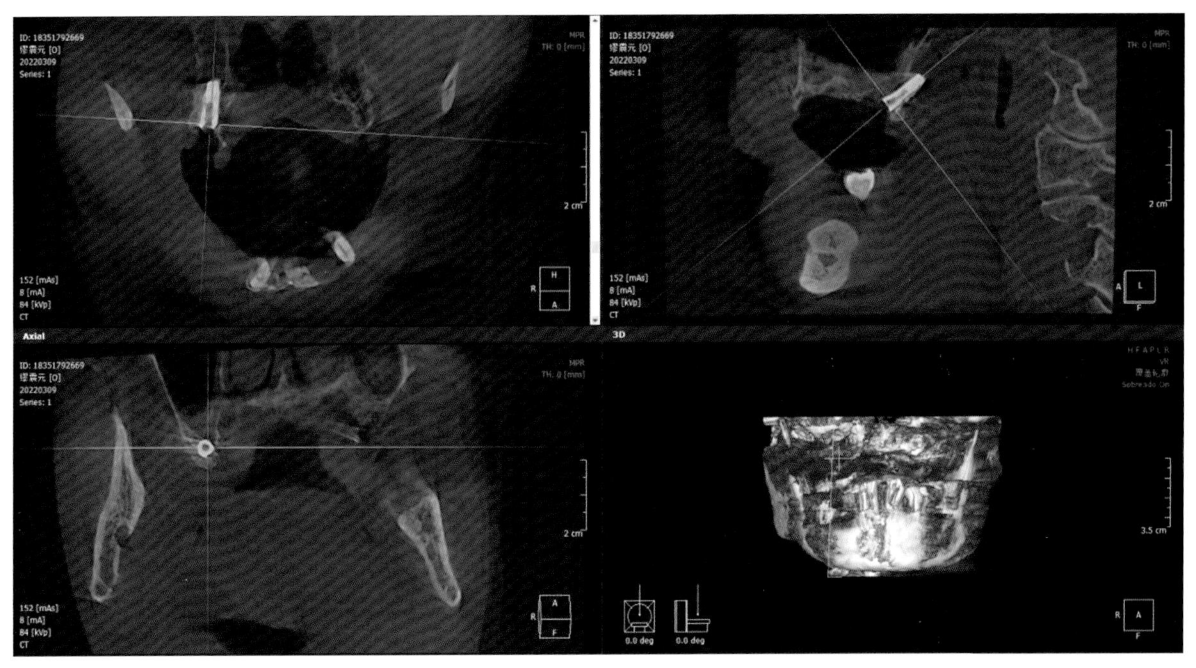

图BL64-10　术后当天CBCT显示右侧翼上颌植体位置正常

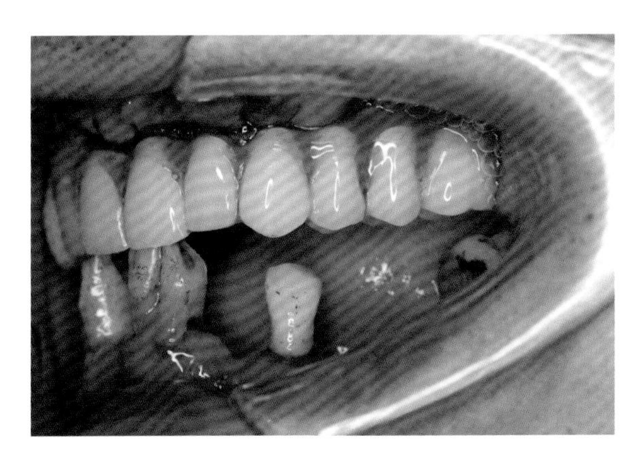

图BL64-11　术后当天口内左侧咬合照

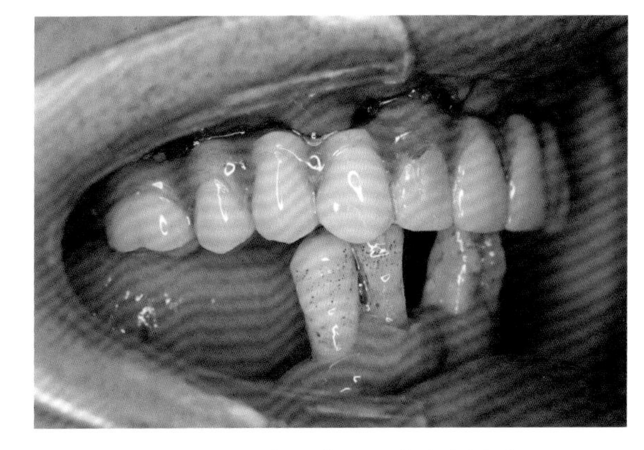

图BL64-12　术后当天口内右侧咬合照

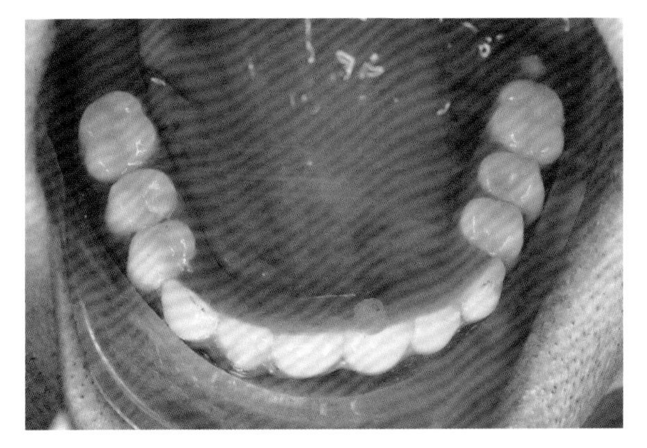

图BL64-13　术后当天口内义齿𬌗面照

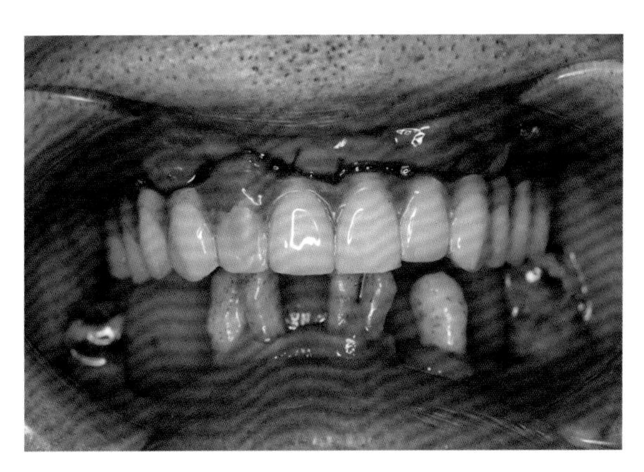

图BL64-14　术后当天口内咬合照

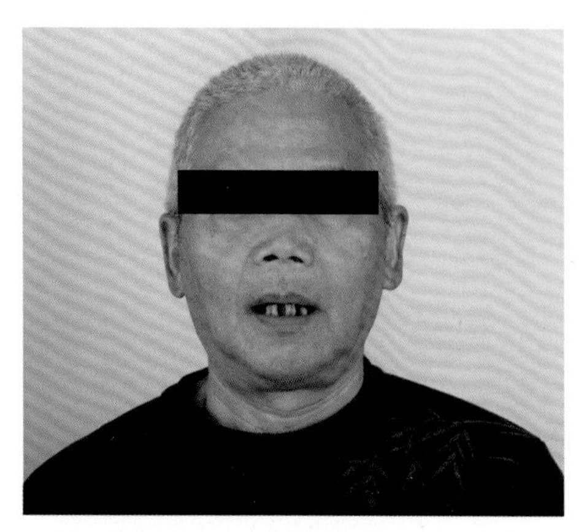
图BL64-15　术后当天戴牙后正面照

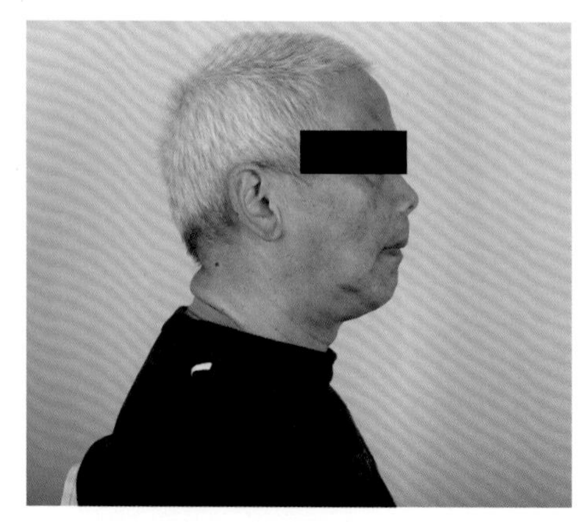
图BL64-16　术后当天戴牙侧面照

病例小结

患者全口重度牙周炎导致天然牙无法保留，常规种植需要3~6月无牙过渡期，患者工作应酬等社交需求也是种植医师需要考虑的因素；为了获得良好的种植义齿稳定性，采用上颌ALL ON 6种植，双侧翼上颌复合体种植，满足患者即刻修复和即刻负荷需求，解决了功能和美观的问题；因此，翼上颌复合体种植值得推广，同时呼吁百姓要重视天然牙口腔卫生、牙周护理等基础项目治疗。

展示病例（六十五）

作者：张国强　**单位：**杭州张尧生医院管理有限公司

一般资料：谢某，男，65岁。

主诉：上颌牙齿松动两年，要求种植修复。

现病史：患者自述两年来牙齿松动，影响进食，来院要求种植修复。

既往史：平素体健，否认系统性疾病史及食物药物过敏史，否认高血压病史，否认心脏病史，有拔牙史、镶牙史，否认服用双膦酸盐药物史。

检查：双侧颜面部基本对称，张口度及开口型正常，双侧颞下颌关节无弹响及杂音。口内检查17、14、21、36缺失，12-17固定桥修复，松动3度，11、22、23、24、25、26、27、43、42、41、31、32牙根暴露，2~3度松动，35-37固定桥修复。

辅助检查：全景片显示38埋伏影像，上颌3区骨高度不足，4区骨量充足。

诊断：(1)上颌牙列缺损；(2)慢性牙周炎。

治疗计划：(1)上颌ALL ON 6即刻种植；(2)建议择期下颌种植修复。

处置：局麻下完成上颌ALL ON 6种植，双侧选择翼上颌复合体种植手术，术中取仰卧位，常规口内外消毒，铺巾，心电监护下4%阿替卡因局部浸润麻醉，拔除上颌余留牙，大量生理盐水反复冲洗拔牙窝，切开黏膜至牙槽嵴顶，翻瓣，平整骨面，逐级备洞，植入植体，双侧翼上颌植体植入，放置复合基台及保护帽，即刻修复；术后当天完成即刻戴牙，实现即刻负荷；术后半年完成永久修复。

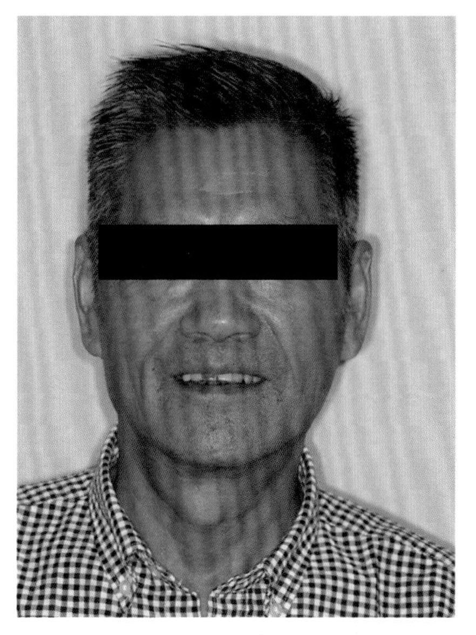

图 BL65-1　术前正面照

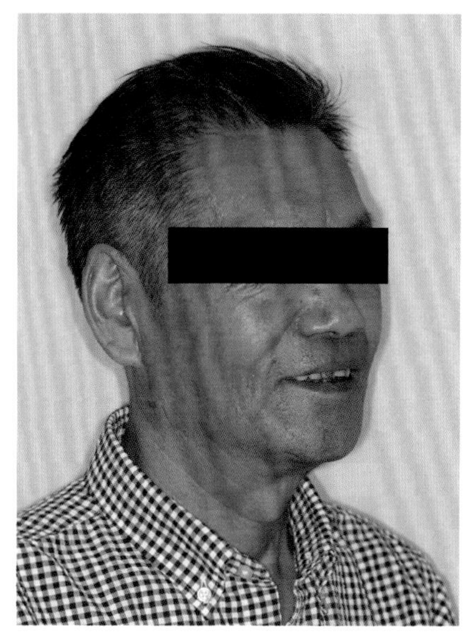

图 BL65-2　术前侧面照

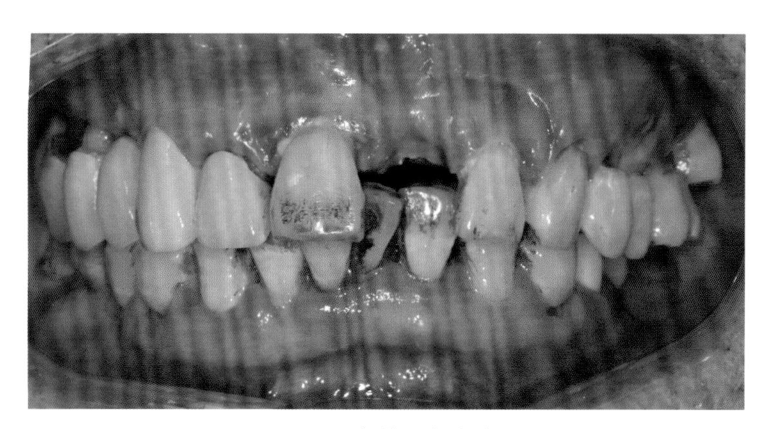

图 BL65-3　术前口内咬合照

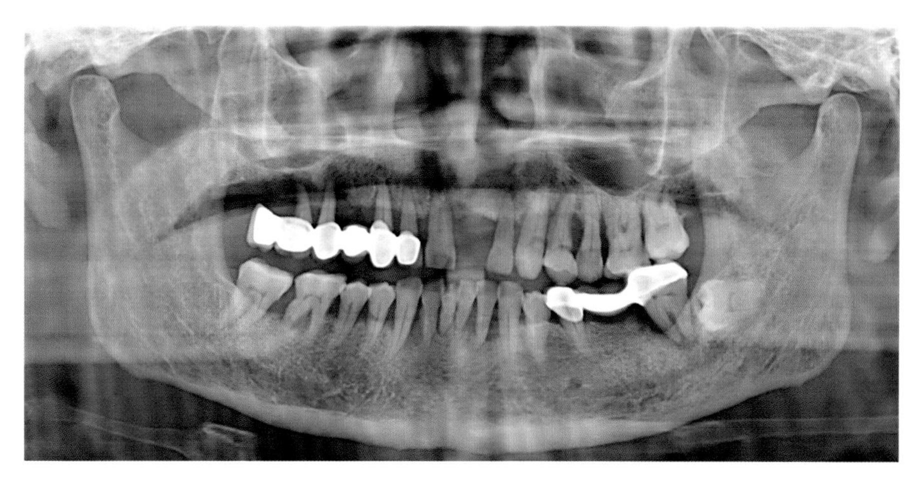

图 BL65-4　术前全景片

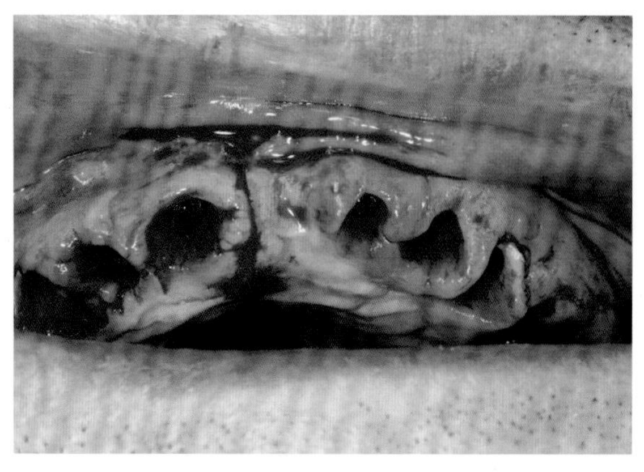

图BL65-5　术中拔除上颌余留牙

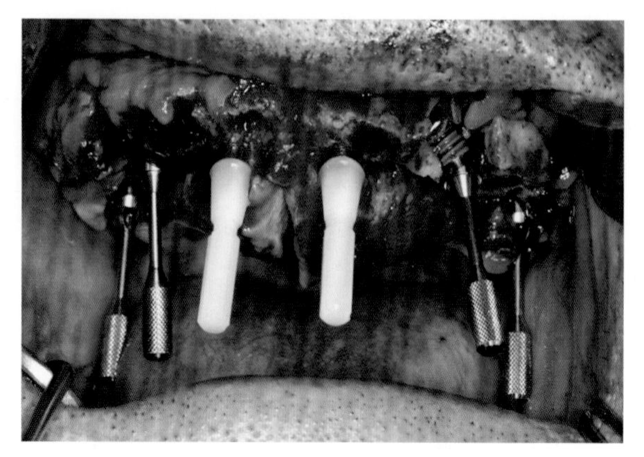

图BL65-6　术中植入植体，放置复合基台

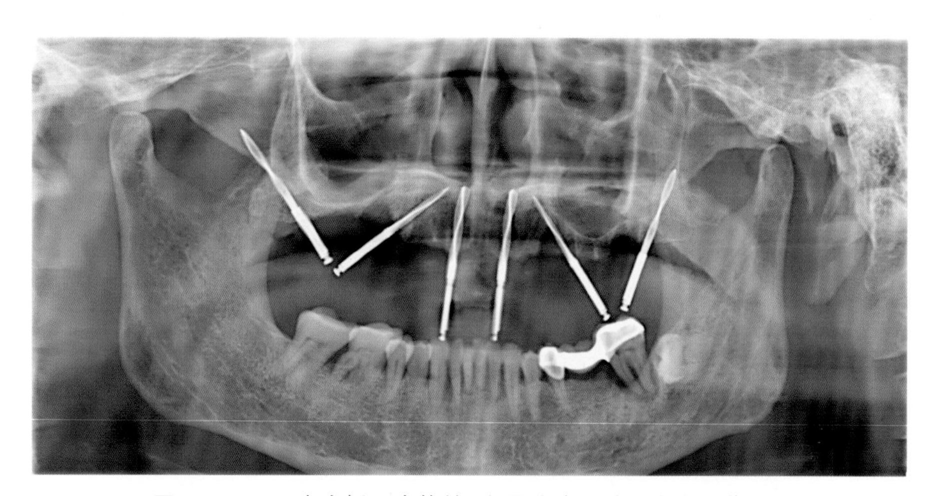

图BL65-7　术中插入先锋钻，全景片确认种植方向和位置

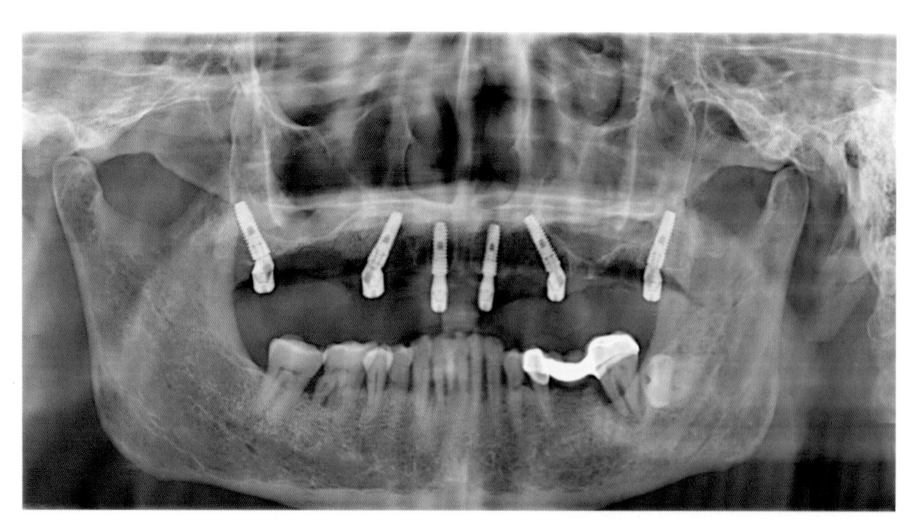

图BL65-8　术后当天全景片显示植体植入位置正常

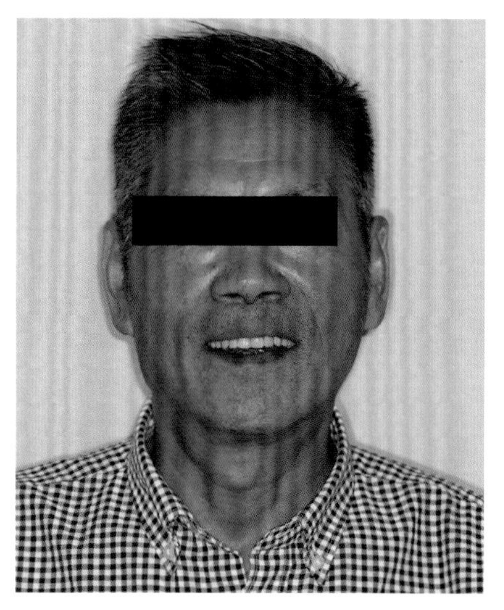

图 BL65-9　术后当天完成戴牙正面照

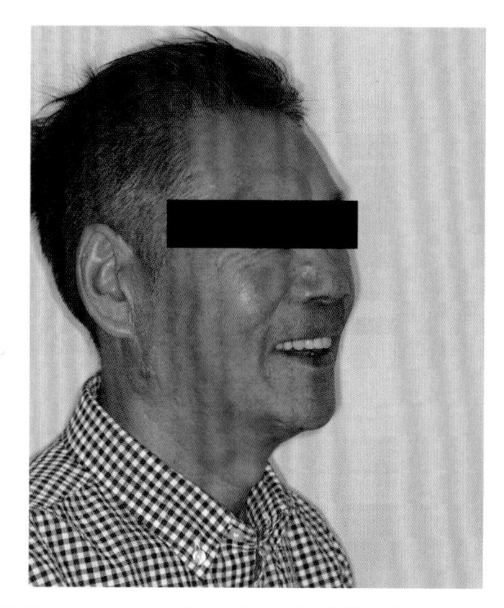

图 BL65-10　术后当天完成戴牙侧面照

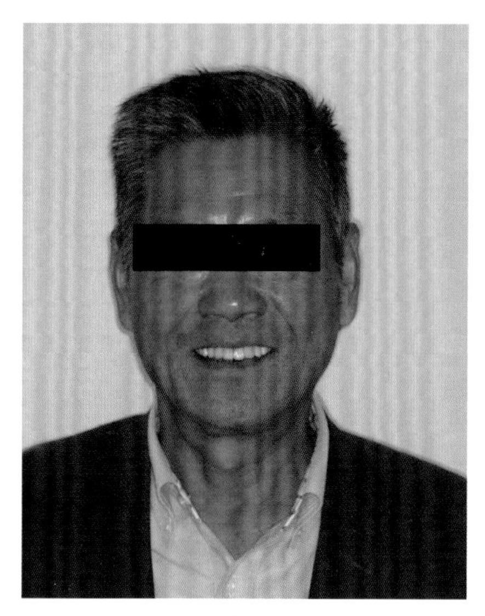

图 BL65-11　完成永久修复后正面照

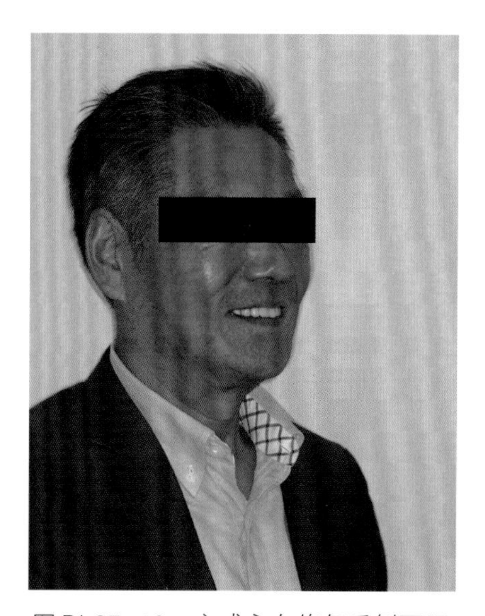

图 BL65-12　完成永久修复后侧面照

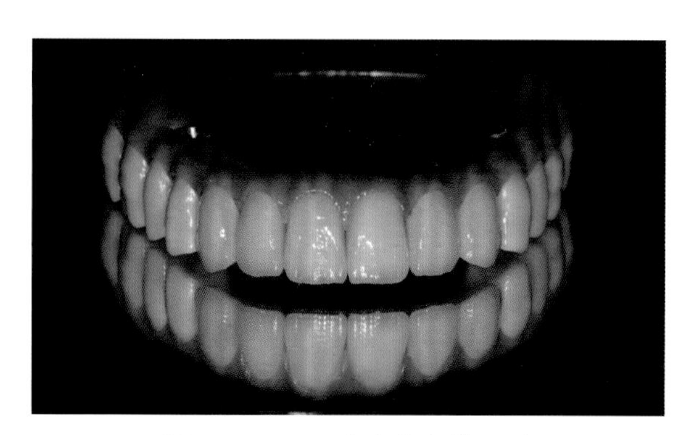

图 BL65-13　永久修复体照片

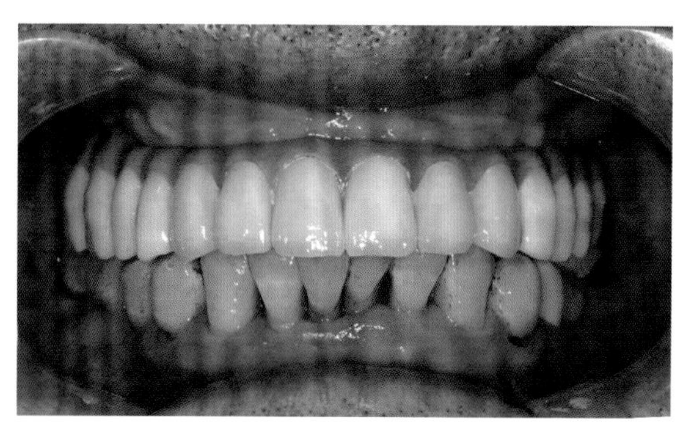

图 BL65-14　完成永久修复后口内咬合照

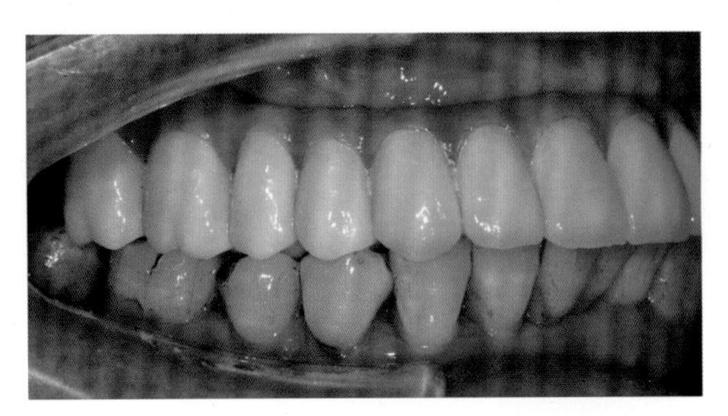

图BL65-15　完成永久修复后口内右侧咬合照

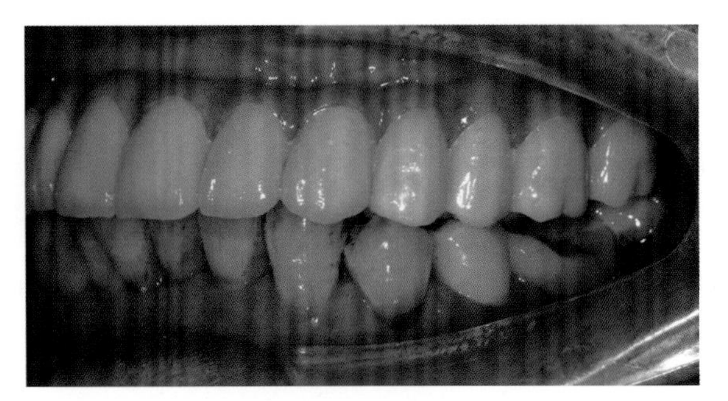

图BL65-16　完成永久修复后口内左侧咬合照

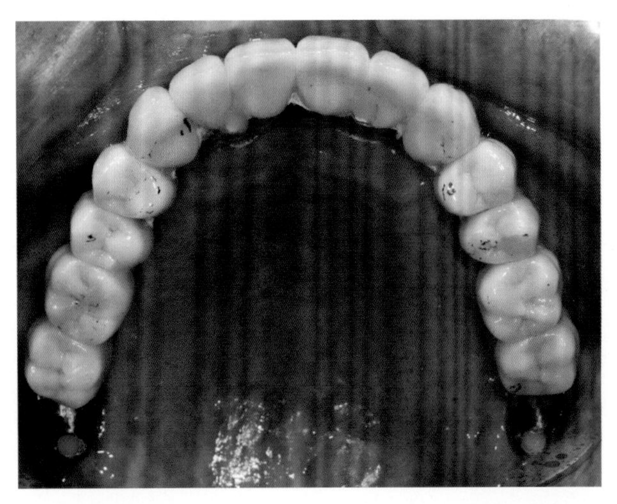

图BL65-17　完成永久修复后口内上颌殆面照

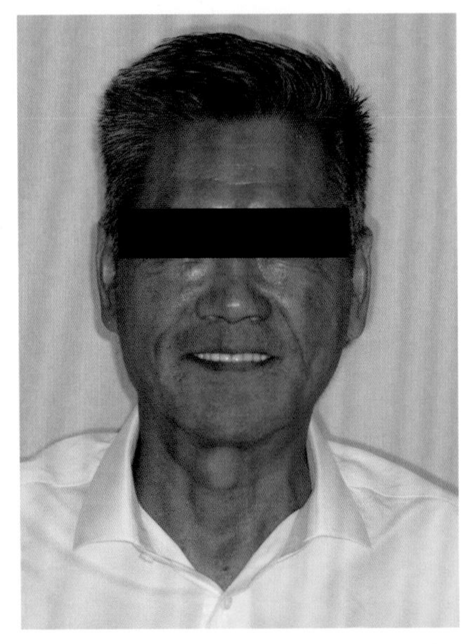

图BL65-18　完成永久修复后一年复查正面照

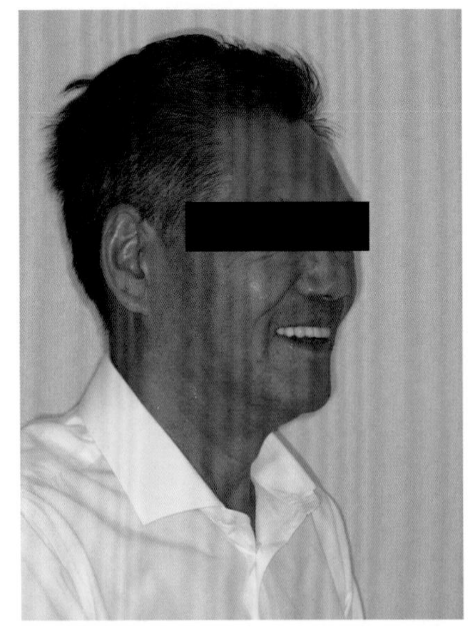

图BL65-19　完成永久修复后一年复查侧面照

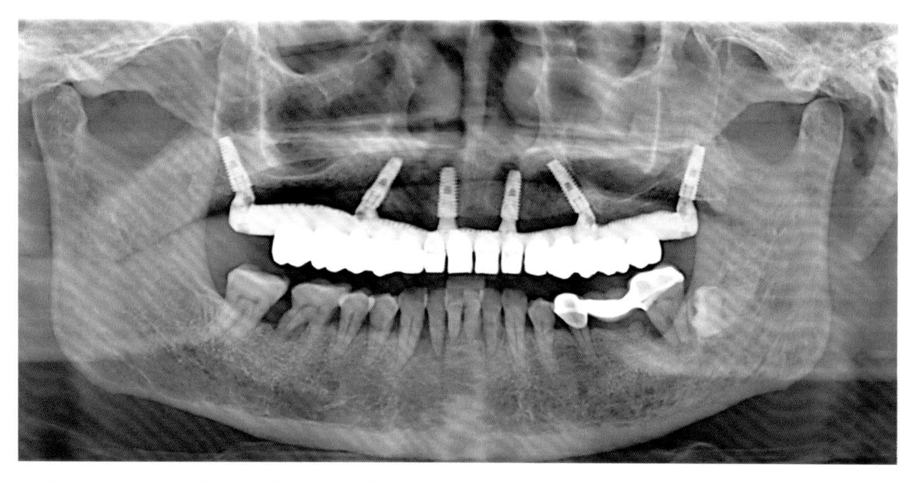

图BL65-20　完成永久修复后一年复查全景片显示翼上颌植体及其他植体均稳定

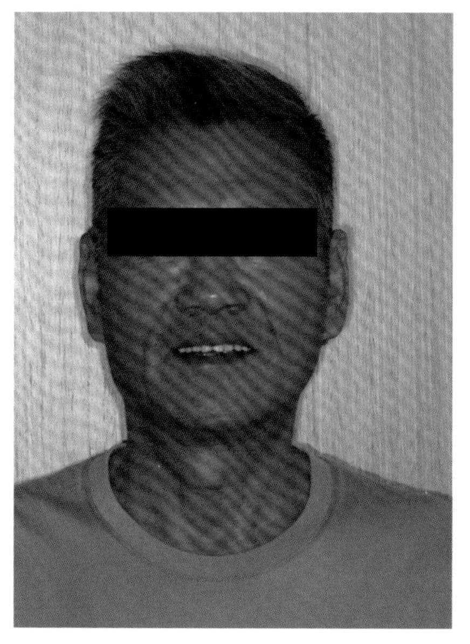

图BL65-21　完成永久修复后两年复查正面照

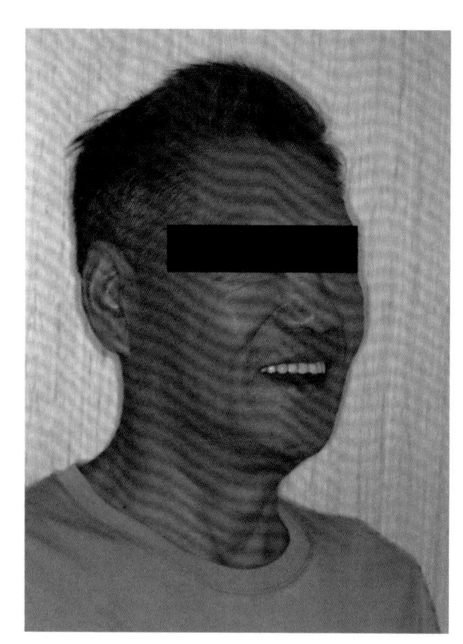

图BL65-22　完成永久修复后两年复查侧面照

病例小结

该患者上颌牙松动无法保留，拔除上颌松动牙，采用ALL ON 6种植技术，3区骨高度不足，充分利用4区骨质，行翼上颌复合体种植，快速实现即刻负荷；满足了患者咀嚼功能的需求，也消除了患者无牙的烦恼；经过两年临床复查，翼上颌植体稳定，骨吸收不明显；充分说明了可以选择4区骨进行翼上颌复合体种植，保持了上颌窦完整性，因此此术式值得推荐。

展示病例(六十六)

作者:张国强　**单位:**杭州张尧生医院管理有限公司

一般资料:沈某,男,56岁。

主诉:上颌牙齿脱落半年,影响咀嚼,要求种植修复。

现病史:患者自述半年前上颌牙陆续脱落,影响进食及容貌,来院要求种植修复。

既往史:平素体健,否认系统性疾病史及食物药物过敏史,否认高血压病史,否认心脏病史,有拔牙史,否认服用双膦酸盐药物史。

检查:双侧颜面部基本对称,张口度及开口型正常,双侧颞下颌关节无弹响及杂音。口内检查13、11、23牙根暴露,3度松动;24残根,上颌余牙缺失;42、41、31、34、36缺失;33–37固定桥修复。

辅助检查:全景片及CBCT显示上颌1区、2区骨量充足,上颌3区骨高度不足,4区骨量充足。

诊断:(1)上下颌牙列缺损;(2)慢性牙周炎。

治疗计划:(1)上颌ALL ON 6即刻种植;(2)建议择期下颌种植修复。

处置:局麻下完成上颌ALL ON 6即刻种植,双侧翼上颌复合体种植手术,术中取仰卧位,常规口内外消毒,铺巾,心电监护下4%阿替卡因局部浸润麻醉,拔除上颌余留牙,大量生理盐水反复冲洗拔牙窝,切开黏膜至牙槽嵴顶,翻瓣,平整骨面,逐级备洞,植入植体,双侧翼上颌植体植入,共植入八枚植体,16、26二枚植体潜入式愈合(储备),其余植体均放置复合基台及保护帽,即刻修复;术后当天完成即刻戴牙,实现即刻负荷;术后半年完成永久修复。

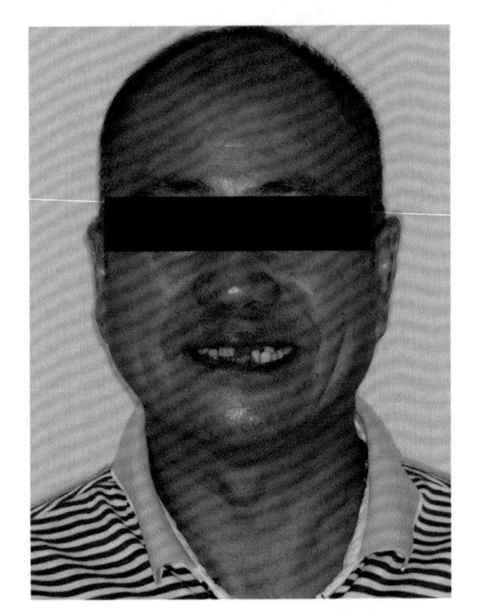

图BL66–1　术前正面照

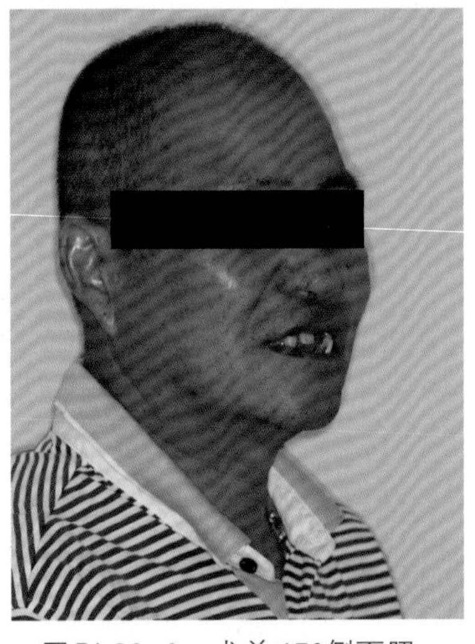

图BL66–2　术前45°侧面照

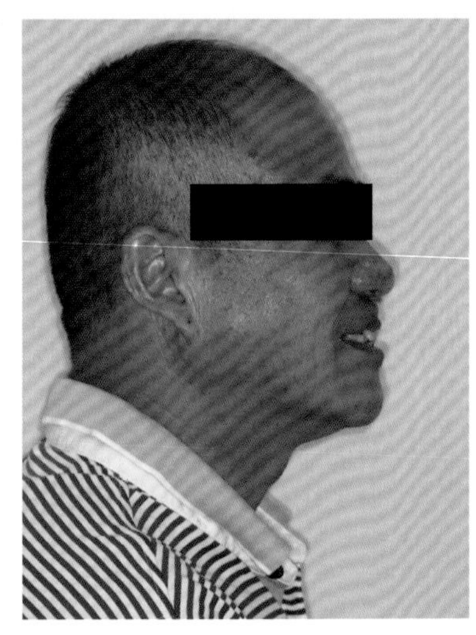

图BL66–3　术前90°侧面照

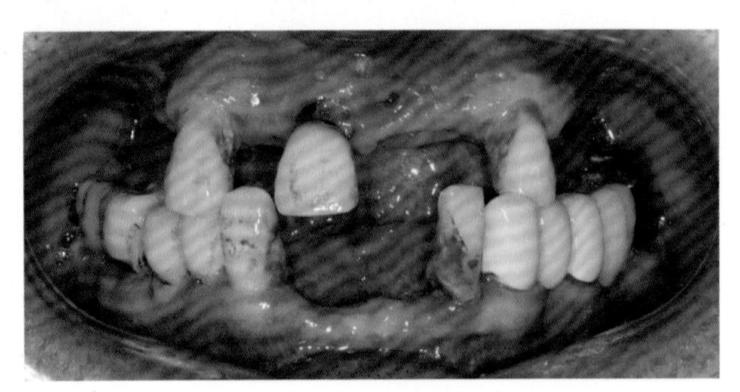

图BL66–4　手术前口内咬合照

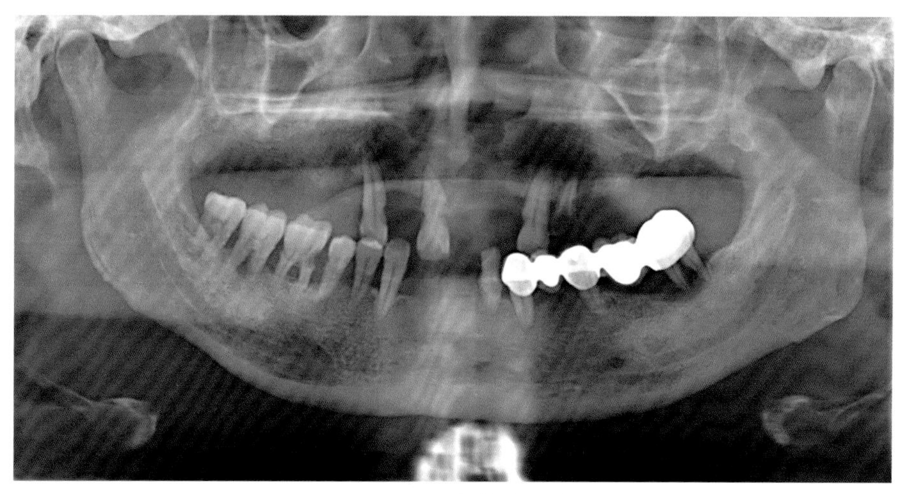

图 BL66-5　术前全景片

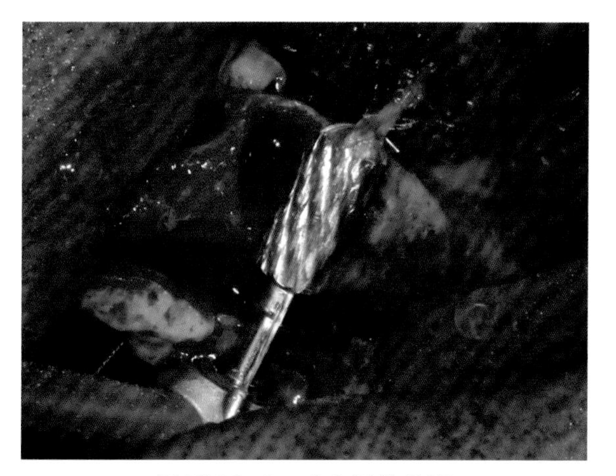

图 BL66-6　术中平整骨面

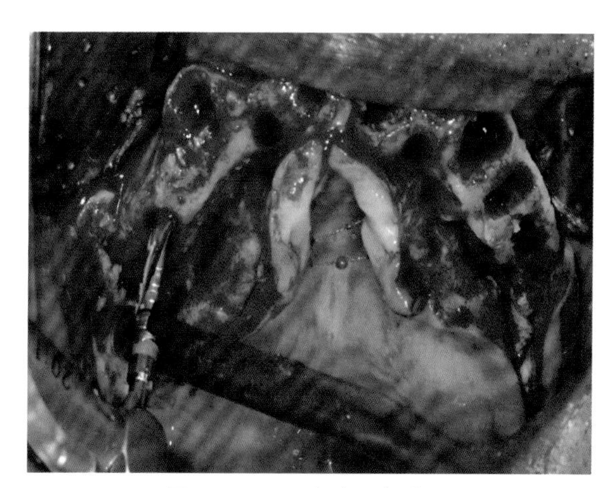

图 BL66-7　术中逐级备洞

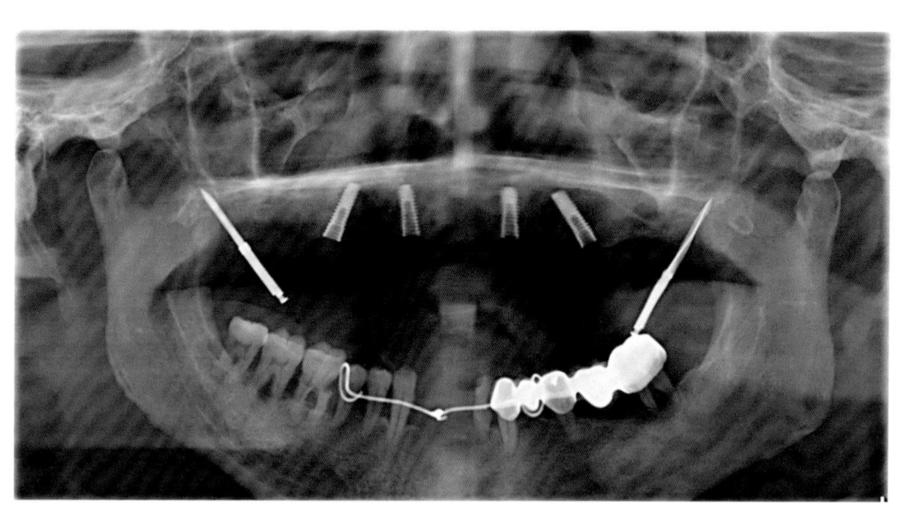

图 BL66-8　术中插入先锋钻，全景片检查方向及位置

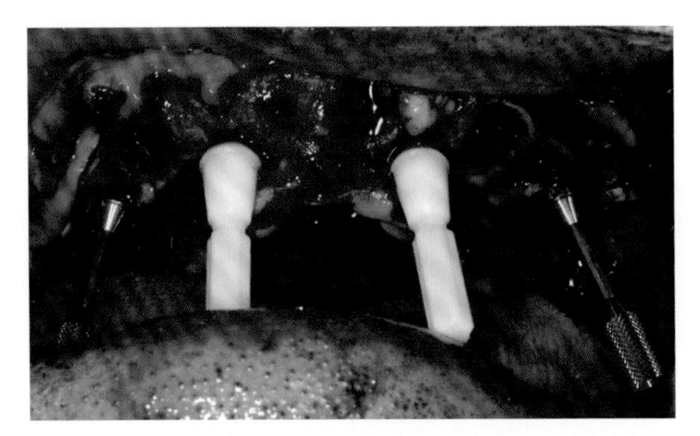

图 BL66-9　术中植入植体

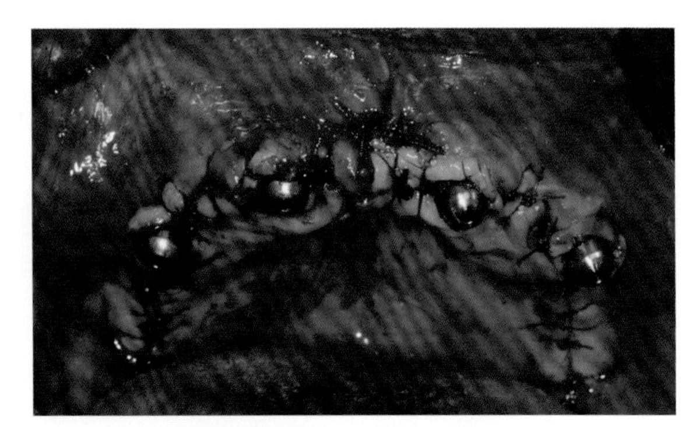

图 BL66-10　术中放置保护帽

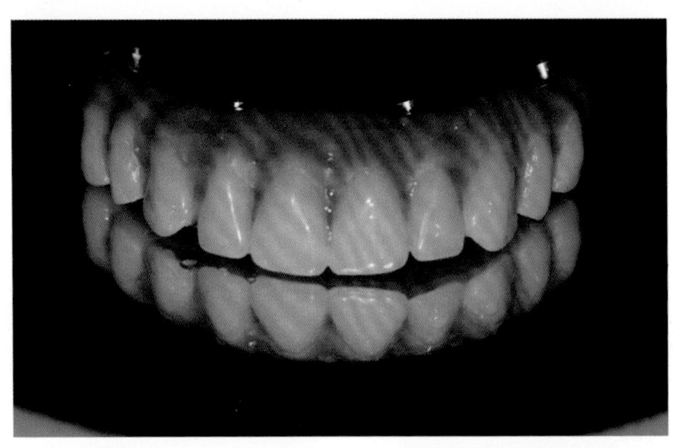

图 BL66-11　手术当天完成临时义齿制作

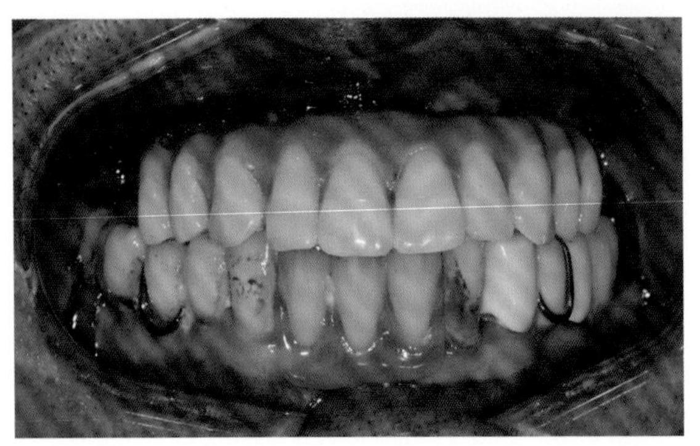

图 BL66-12　手术当天完成即刻负荷口内咬合照

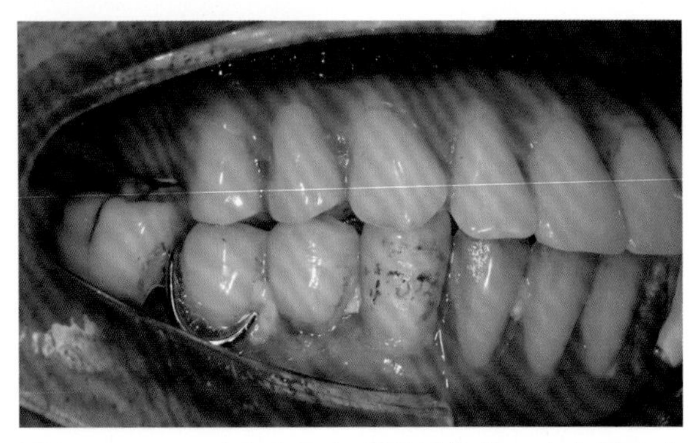

图 BL66-13　手术当天完成即刻负荷口内右侧咬合照

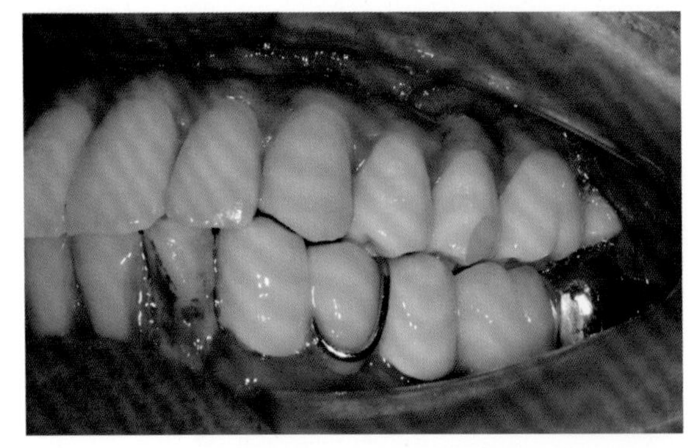

图 BL66-14　手术当天完成即刻负荷口内左侧咬合照

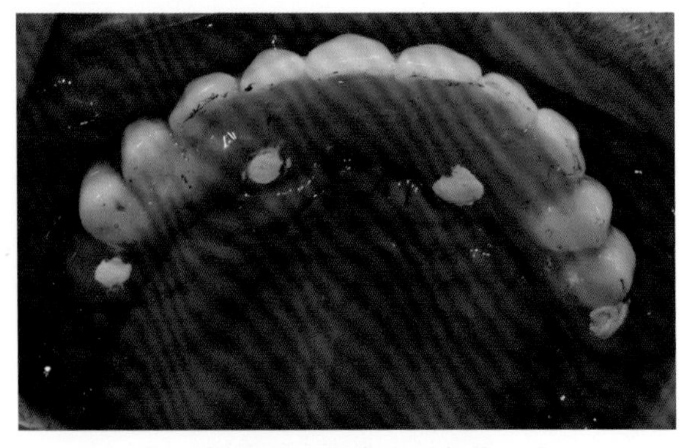

图 BL66-15　手术当天完成即刻负荷口内𬌗面照

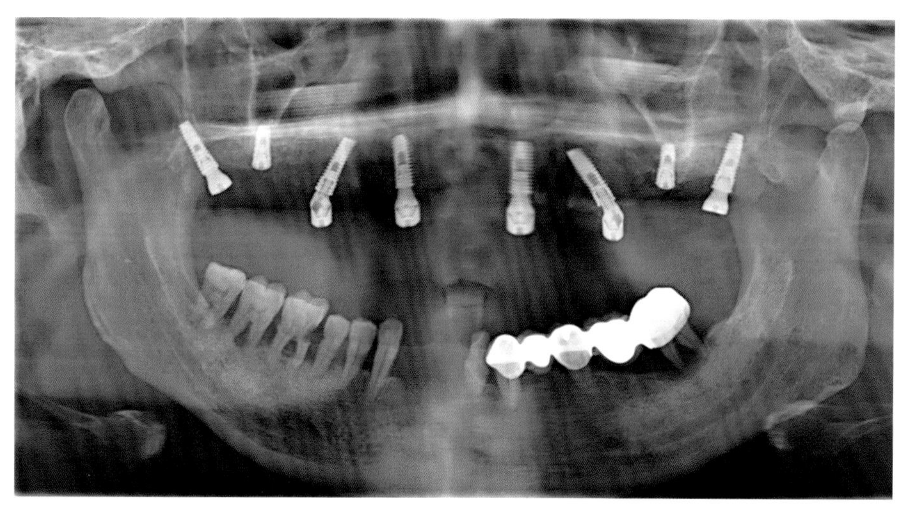

图BL66-16　术后当天全景片显示植体位置正常

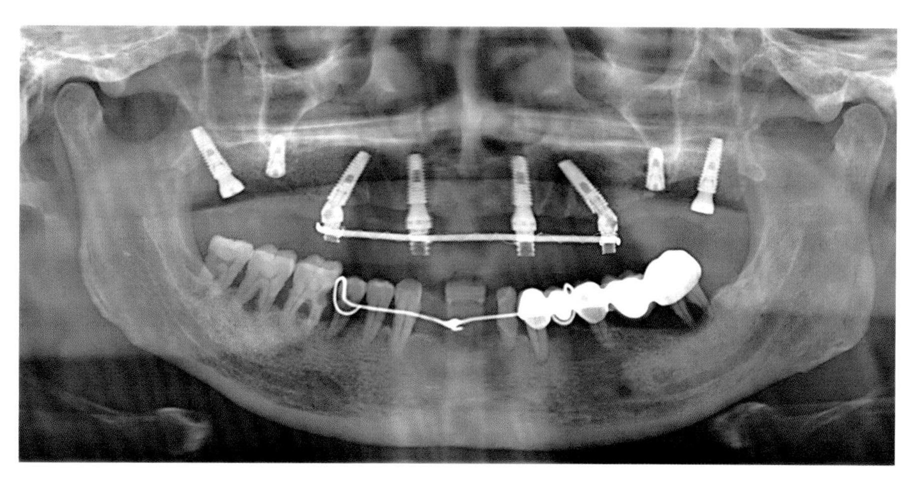

图BL66-17　术后当天即刻负荷后全景片显示基台就位良好

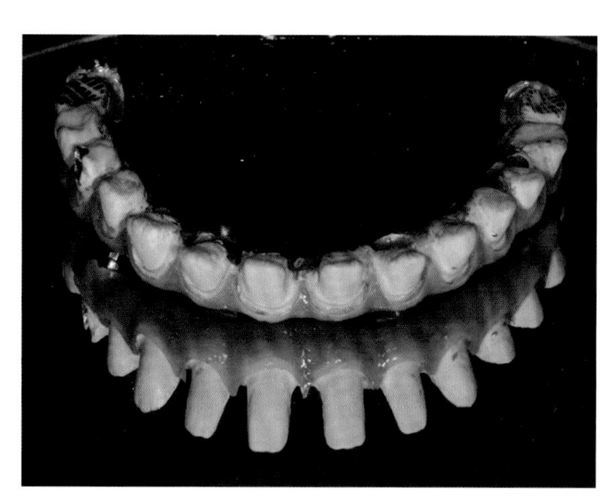

图BL66-18　制作永久修复体

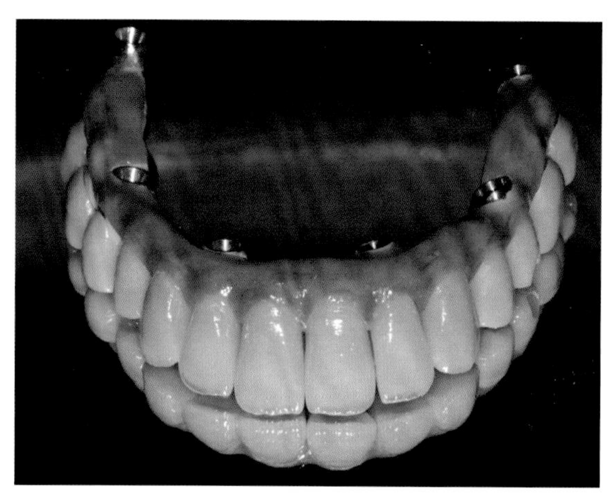

图BL66-19　永久修复体照

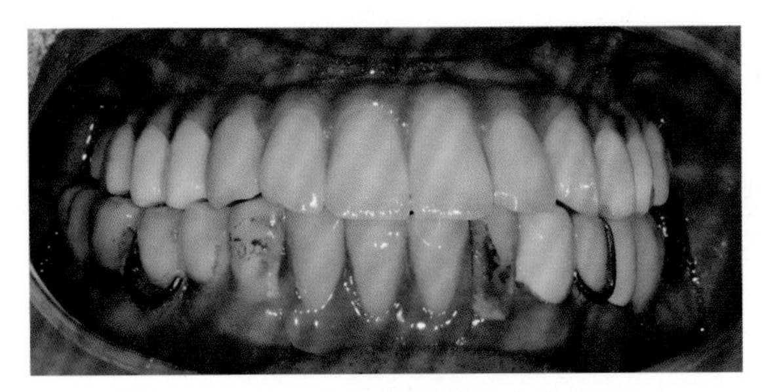

图 BL66-20　永久修复后口内咬合照

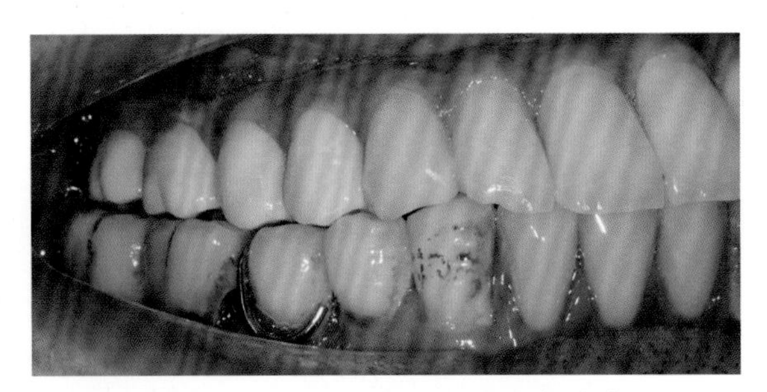

图 BL66-21　永久修复后口内右侧咬合照

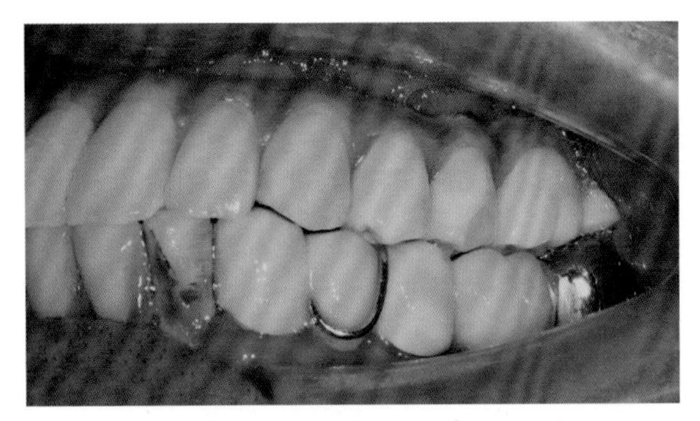

图 BL66-22　永久修复后口内左侧咬合照

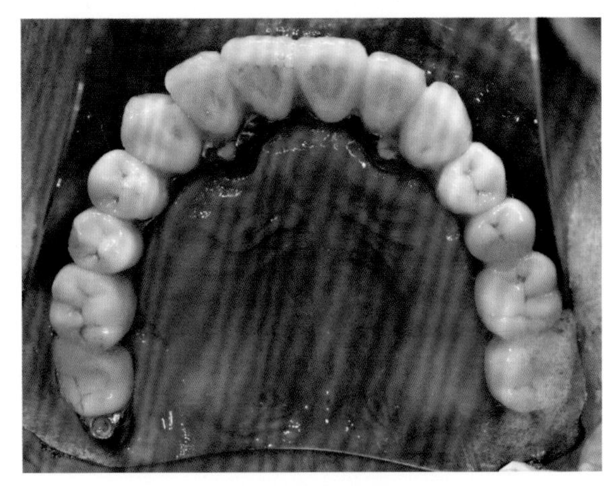

图 BL66-23　永久修复后口内上颌𬌗面照

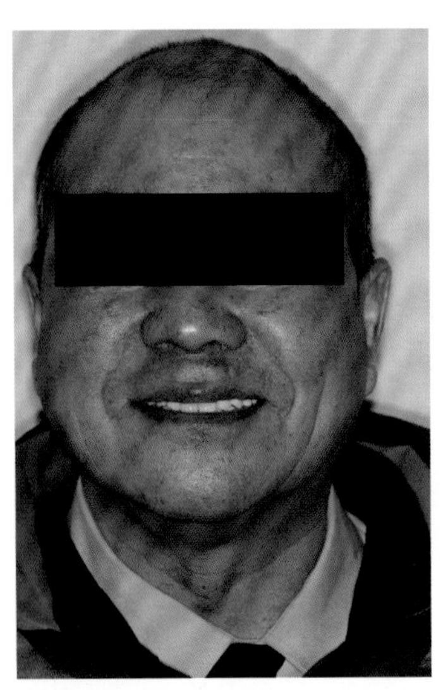

图 BL66-24　永久修复后正面照

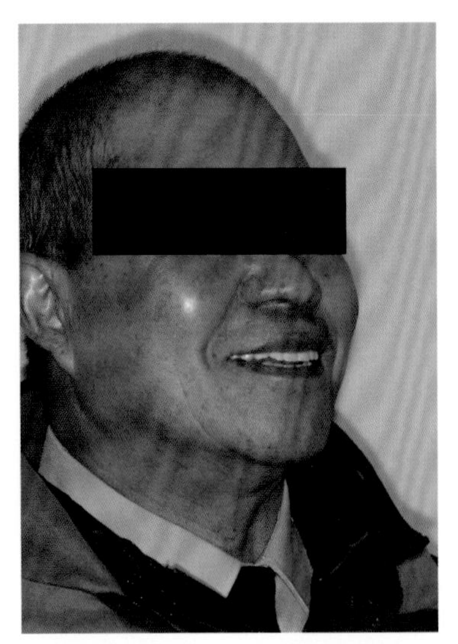

图 BL66-25　永久修复后 45°侧面照

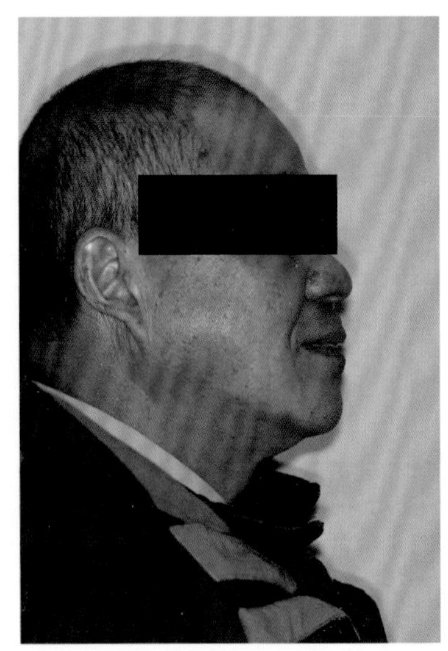

图 BL66-26　永久修复后 90°侧面照

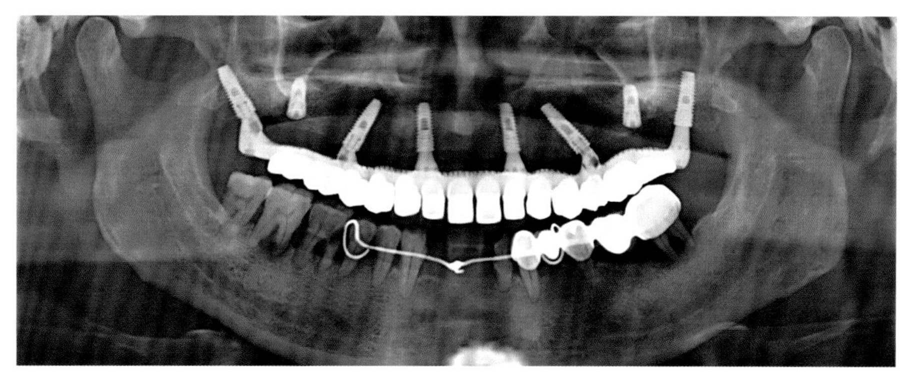

图BL66-27　永久修复后全景片显示基台就位正常

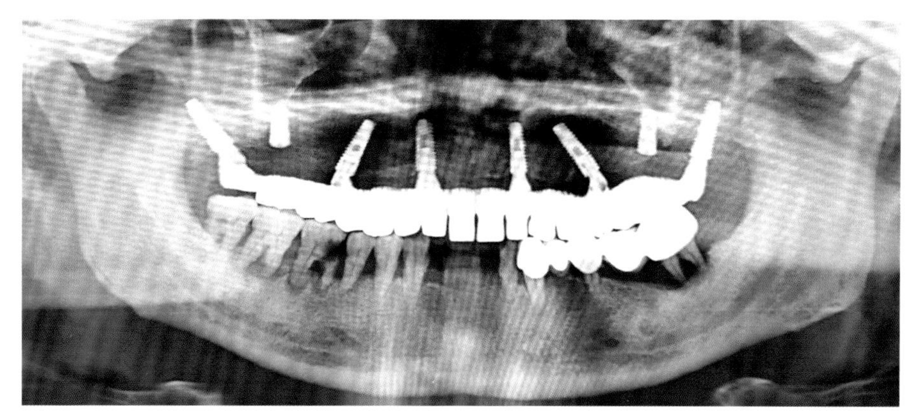

图BL66-28　永久修复后三年复查全景片显示翼上颌植体稳定

病例小结

翼上颌复合体种植适合在上颌无牙颌种植中应用，可以避免悬臂，植体可以获得理想初始稳定性，只要4区骨质充足，采用翼上颌复合体种植操作较为简单、安全和快捷。三年的临床观察发现翼上颌植体稳定，骨吸收并不明显，此术式值得推荐。

展示病例（六十七）

作者：张国强　**单位：**杭州张尧生医院管理有限公司

一般资料：刘某，男，70岁。

主诉：全口牙松动一年，咨询种植。

现病史：一年前自觉上颌牙松动，咀嚼无力，影响进食，来院咨询求治。

既往史：平素体健，否认系统性疾病史及食物药物过敏史，否认高血压病史，否认心脏病史，有拔牙史，否认服用双膦酸盐药物史。

检查：面部左右对称，两侧口角对称，唇面沟加深，张口无受限，上下颌牙牙根暴露。口内可见下颌固定桥修复体，上颌双侧后牙固定桥修复体，修复体3度松动；余留牙牙根暴露，3度松动；牙龈肿胀，轻度充血，上下颌磨牙缺失。

辅助检查：CBCT检查显示下颌骨高度及宽度可，上颌3区骨高度不足，1区、2区和4区骨量充足。

血液检验:外院体检报告显示血常规正常,凝血4项正常。

诊断:(1)全口重度牙周炎;(2)上下颌牙列缺损。

治疗计划:上下颌ALL ON 6即刻种植修复。

处置:医生向患者交代病情、治疗计划、费用、预后等,患者完全知情同意并签署《种植治疗知情同意书》。术中常规消毒,铺巾,4%阿替卡因1.7ml×6支碧兰麻局部浸润麻醉,拔除11–15、21–23、25、31–34、41–43,下颌行ALL ON 6种植,上颌行ALL ON 6种植,双侧翼上颌复合体种植,在牙槽嵴顶做水平切口,全层切开黏骨膜,翻瓣,定位,备洞至预定深度,置入OSTTEM种植体。32、42型号为4.5mm×13mm,扭力为35N·cm,放置复合基台0°常规穿龈4mm;35、45、37型号:4.5mm×7mm,扭力35N·cm,放置复合基台0°常规穿龈4mm;47型号为5.0mm×7mm,扭力35N·cm,放置复合基台0°常规穿龈4mm;17型号为4.5mm×11.5mm,扭力39N·cm,放置复合基台30°常规穿龈4mm;14型号为4.5mm×15mm,扭力55N·cm,放置复合基台30°常规穿龈4mm;11型号为4.0mm×13mm,扭力35N·cm,放置复合基台0°常规穿龈4mm;21型号为4.0mm×13mm,扭力35N·cm,放置复合基台0°常规穿龈4mm;24型号为4.0mm×11.5mm,扭力55N·cm,放置复合基台30°常规穿龈4mm;27型号为4.5mm×15mm,扭力51N·cm,放置复合基台30°常规穿龈4mm。

术中拔牙窝放CGF×2支+骨粉;减张缝合,CBCT显示位置可;术后当天即刻负荷;所有植体均负荷;术后7个月完成永久修复;完成两年复查,植体稳定,骨吸收不明显。

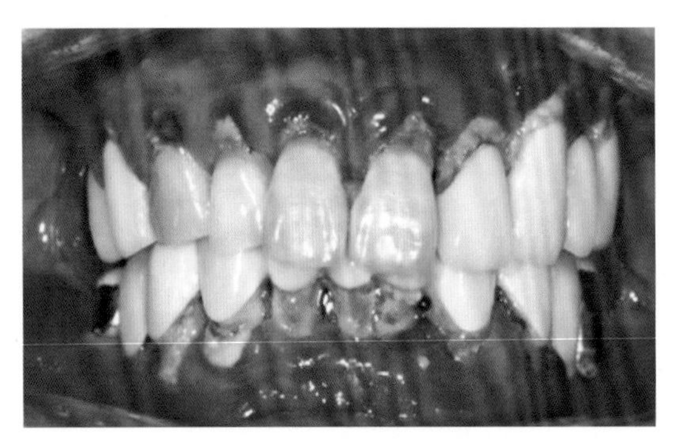

图BL67–1 术前口内照片

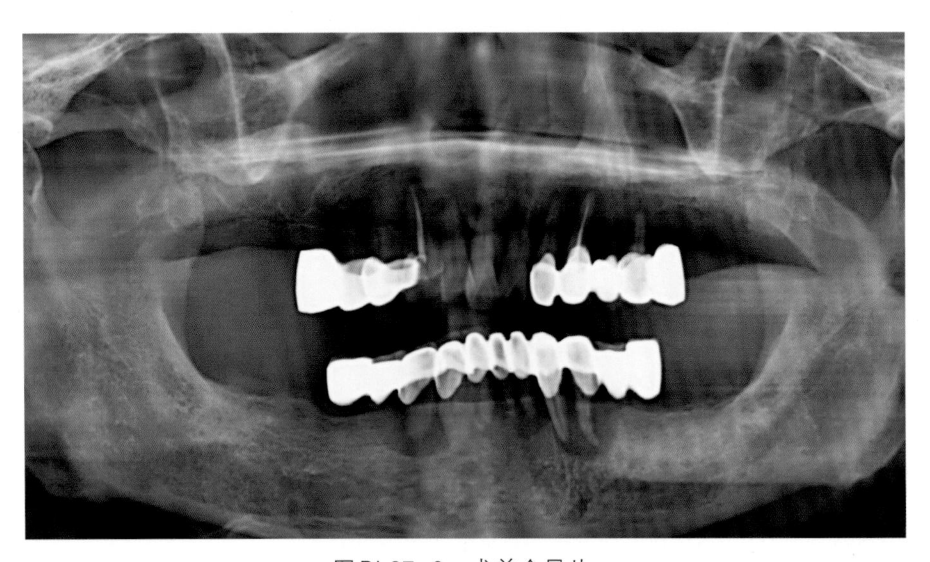

图BL67–2 术前全景片

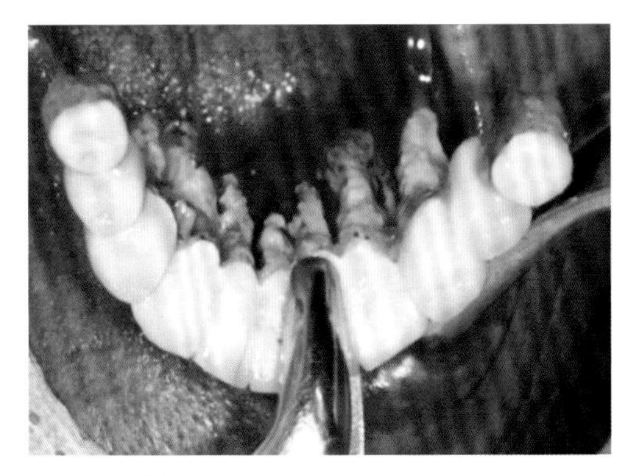

图 BL67-3　术中拔除患牙

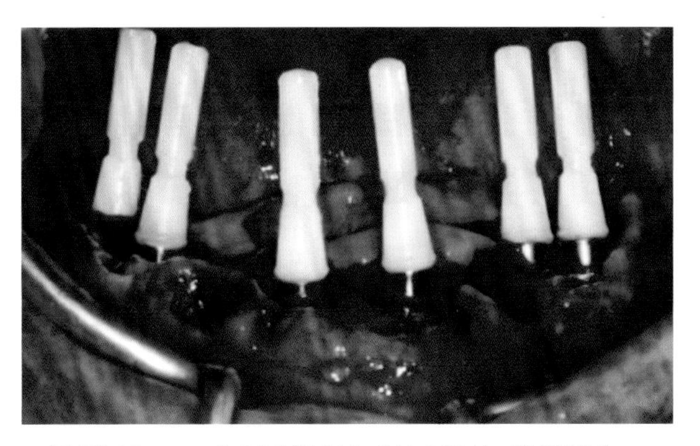

图 BL67-4　术中下颌 ALL ON 6 种植，放置基台

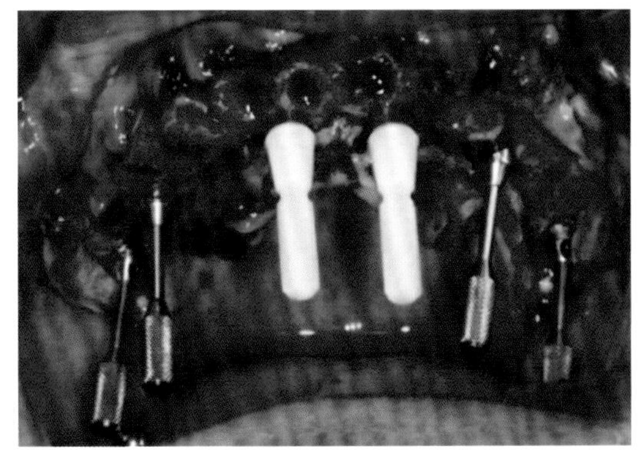

图 BL67-5　术中上颌 ALL ON 6 种植，双侧翼上颌复合体种植

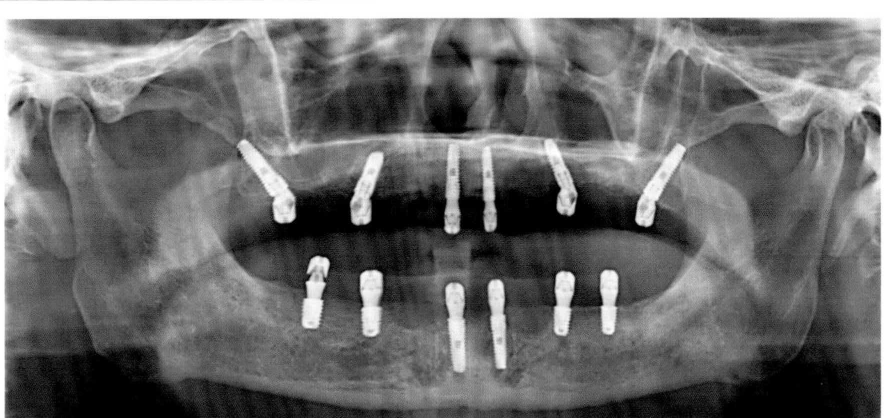

图 BL67-6　术后当天全景片显示植体位置良好

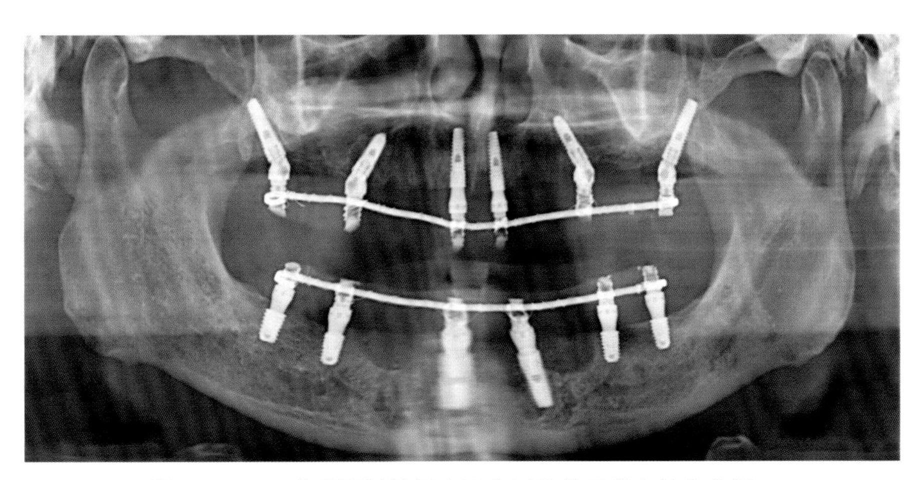

图 BL67-7　术后即刻修复当天全景片显示基台就位良好

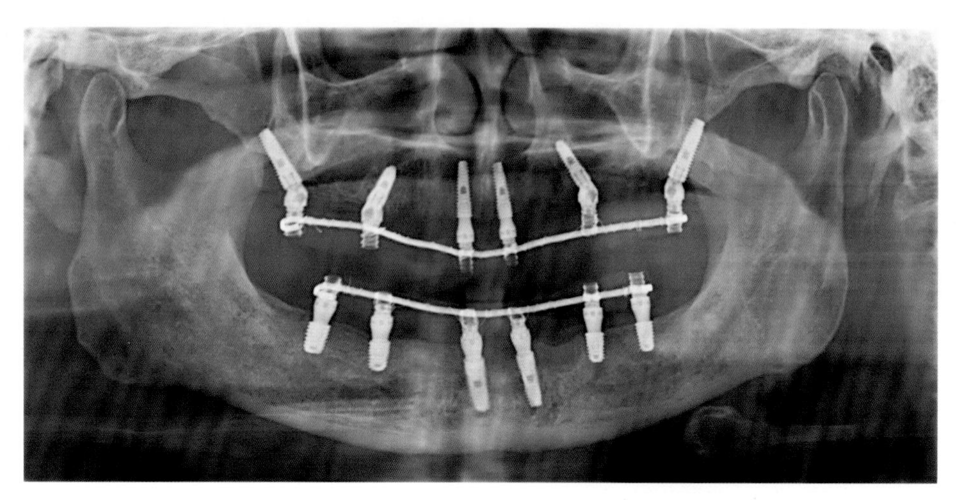

图 BL67-8　术后7个月复查全景片显示植体稳定

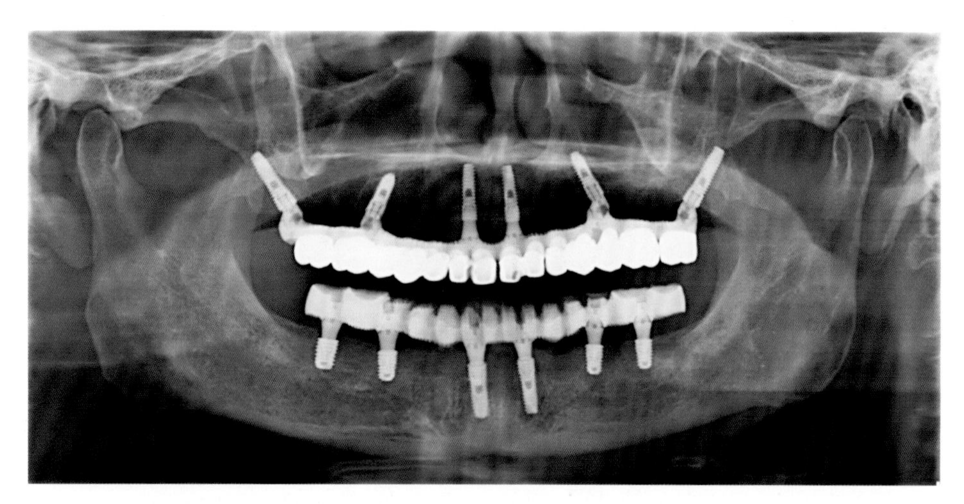

图 BL67-9　术后一年复查全景片显示植体稳定

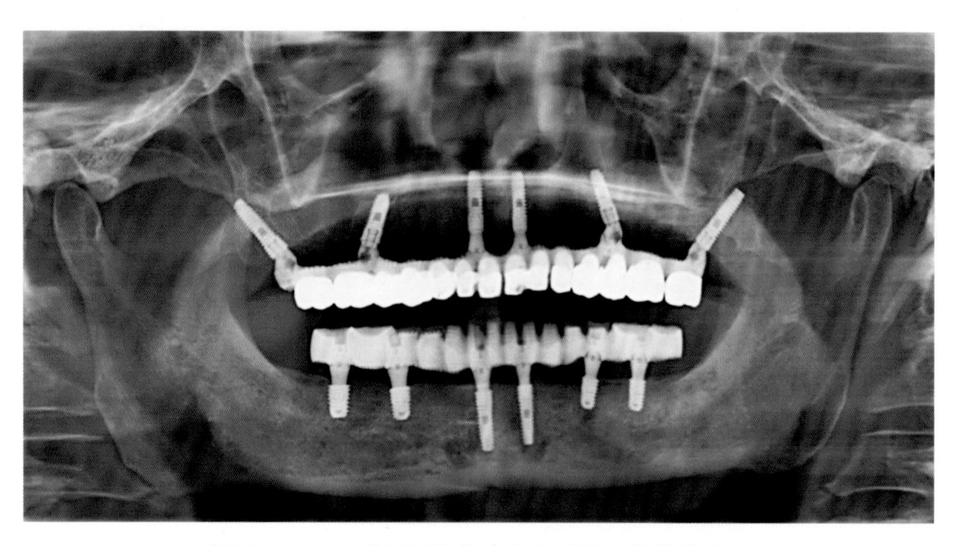

图 BL67-10　术后两年复查全景片显示植体稳定

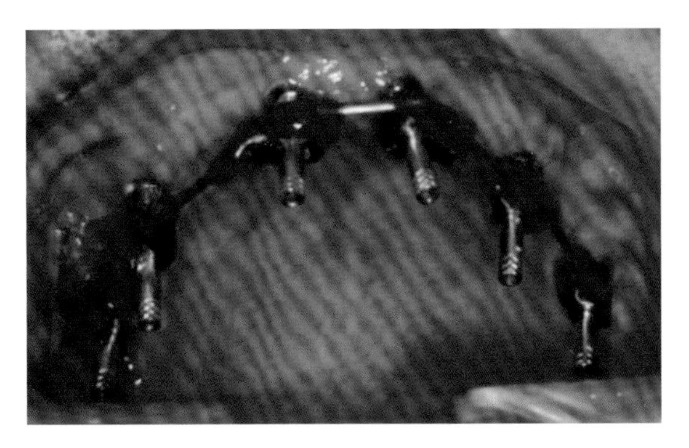

图 BL67-11 口内上颌取模杆刚性连接

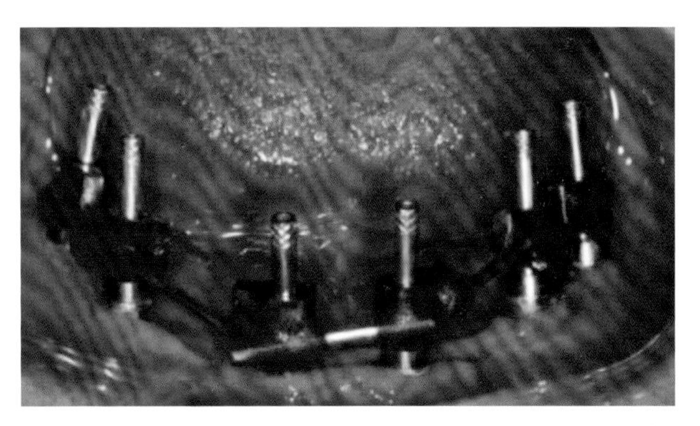

图 BL67-12 口内下颌取模杆刚性连接

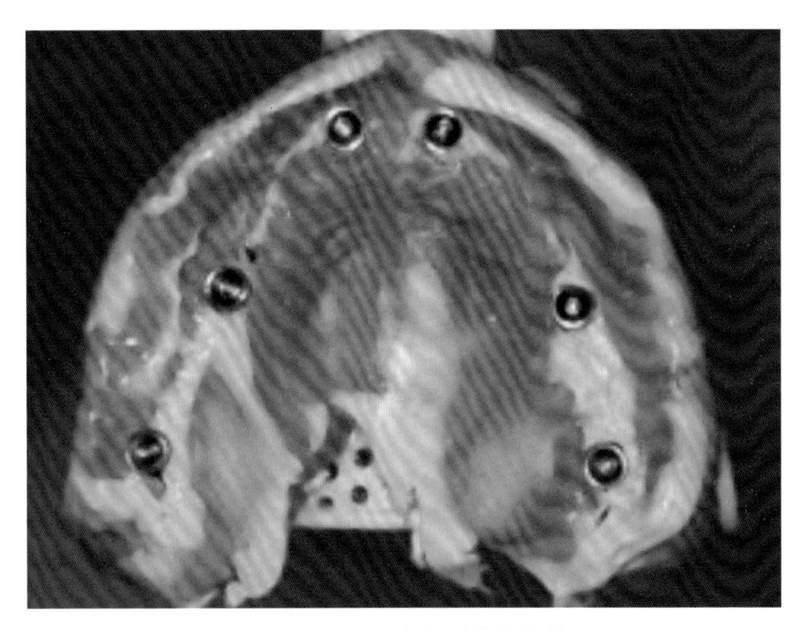

图 BL67-13 上颌硅橡胶取模

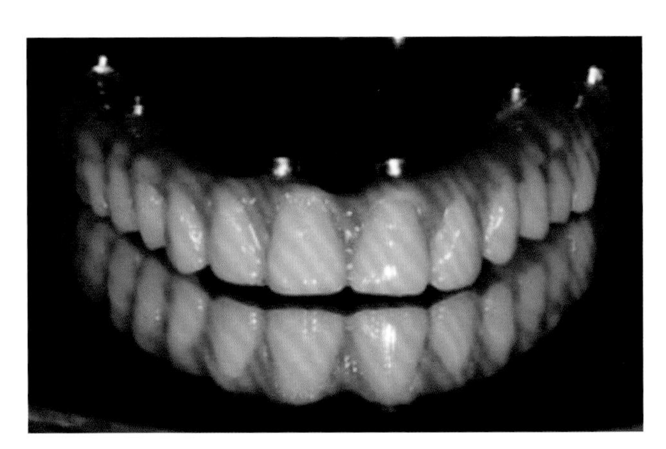

图 BL67-14 上颌永久修复体

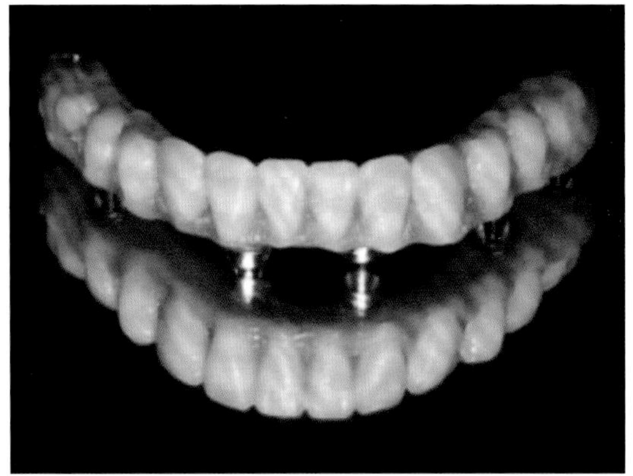

图 BL67-15 下颌永久修复体

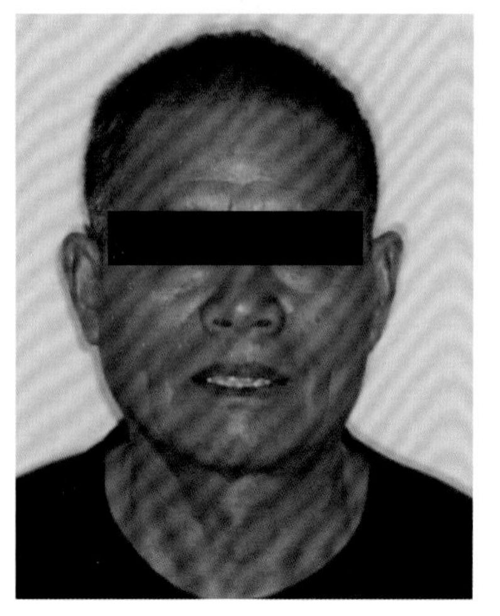

图BL67-16　术前正面照

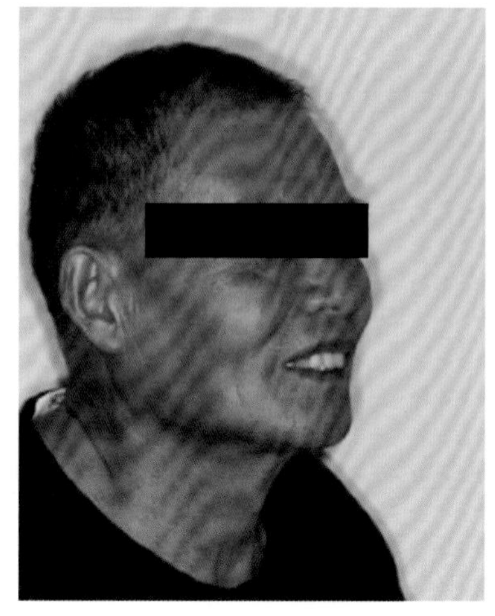

图BL67-17　术前侧面45°照

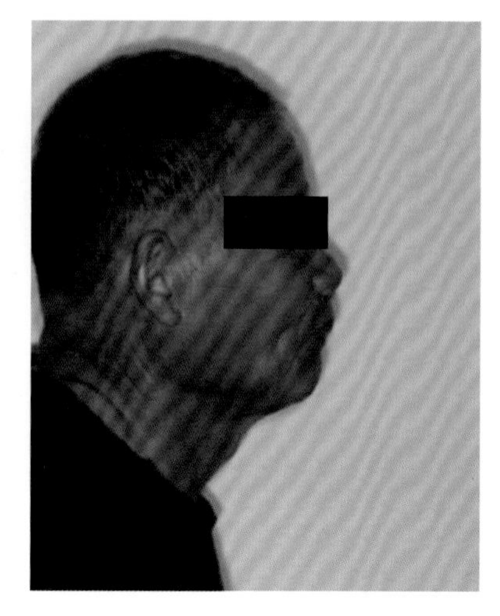

图BL67-18　术前侧面90°照

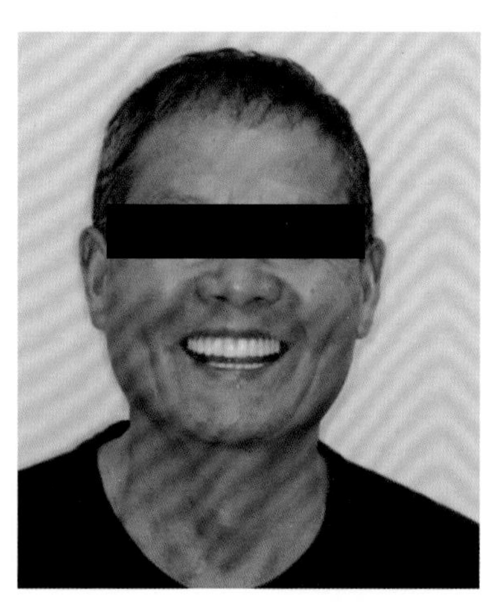

图BL67-19　术后永久修复正面照

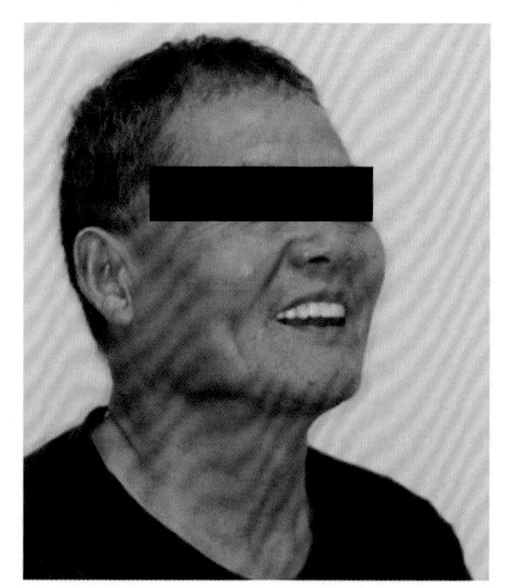

图BL67-20　术后永久修复45°侧面照

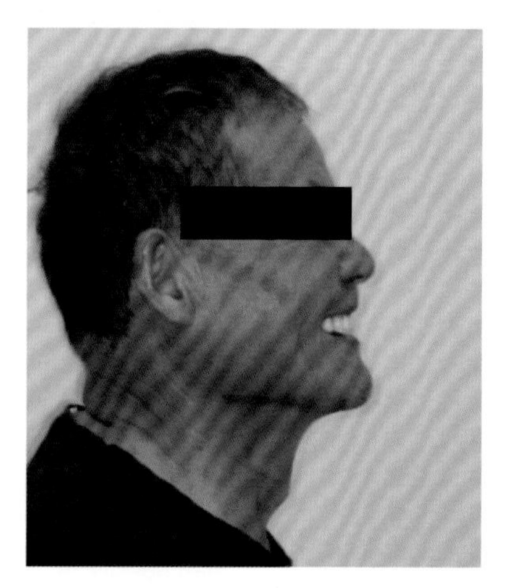

图BL67-21　术后永久修复90°侧面照

病例小结

该病例因牙周炎导致天然牙不能保留。考虑患者美观需求，选择上下颌ALL ON 6即刻种植，3区骨量不足，常规种植无法获得良好初始稳定性，采用翼上颌复合体种植，可以获得良好初始稳定性，并实现即刻负荷。翼上颌复合体种植技术能让患者落齿重生，增加患者种植的体验感和舒适感，因此值得采用。

展示病例(六十八)

作者：曹新颖　**单位：**天津合心口腔医院

一般资料：王某，女，57岁。

主诉：上下颌多颗牙缺失烤瓷桥修复十余年，现桥体松动，咨询种牙。

现病史：十余年前患者上下颌多颗牙齿松动，陆续拔除后，烤瓷桥修复，现上颌烤瓷桥脱落，下颌桥体松动，影响进食及美观，2020年5月9日咨询种植。

既往史：体健，否认药物过敏史，否认服用双膦酸盐药物史。

检查：11、14、17、21、22、24、25、26、27、36、37缺失，牙龈黏膜完好；33、32、31、41、42、43、44、45、46，烤瓷连桥修复，冠边缘不密合，3度松动；12、13、15、16松动3度，牙石3度。

辅助检查：CBCT显示双侧上颌窦气化，牙槽嵴顶垂直骨量约1毫米，不足以常规植入植体。

治疗计划：上下颌ALL ON 6种植；上颌后牙区采用翼上颌复合体种植。

处置：2020年5月21日局麻下完成上下颌ALL ON 6种植手术，术中取仰卧位，常规口内外消毒，铺巾，心电监护下阿替卡因局麻下拔除上颌口内余留牙齿，大量生理盐水冲洗拔牙窝；12、22、14、24、17、27位点定点，逐级扩孔，植入六枚植体，其中12、22植入雅定植体3.5mm×13mm两枚，14、24往近中方向斜行植入雅定植体3.5mm×13mm两枚，17、27翼上颌复合体种植植入雅定植体3.5mm×16mm两枚，放置四枚30°复合基台，高度3mm；12、22放置17°复合基台，高度3mm；加力至25N·cm，放置保护帽，转修复科完成即刻负荷；17扭力约为20 N·cm，术后四个月常规负荷。2020年10月27日取终印模，试戴树脂桥，调殆，抛光。2020年11月10日试戴桥架，调殆，咬合记录。2020年12月15日，戴纯钛烤塑桥，调殆，抛光，封螺丝孔，嘱注意事项，制作咬合垫预防夜磨牙。

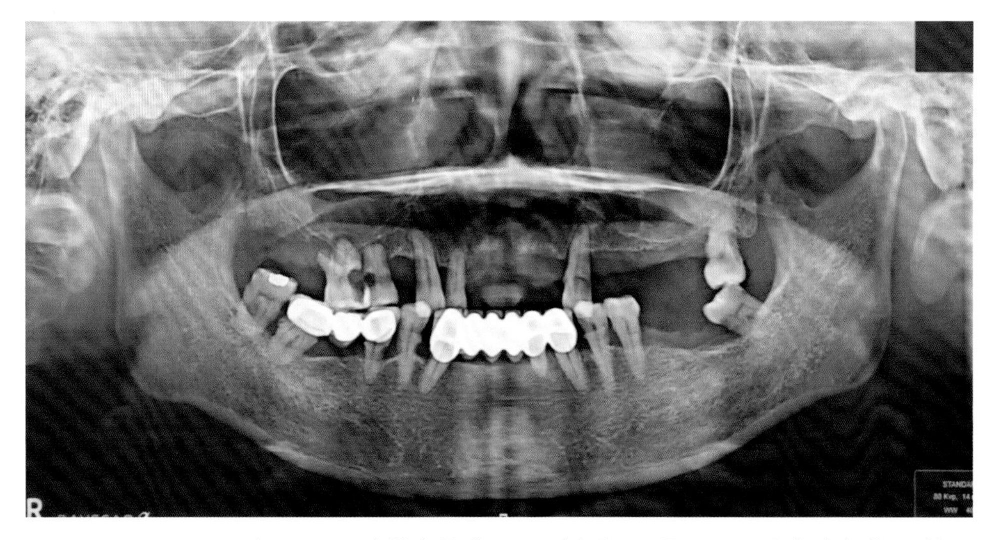

图BL68-1　2020年5月9日术前全景片显示双侧后牙区骨量不足，上颌窦气化，牙槽骨吸收

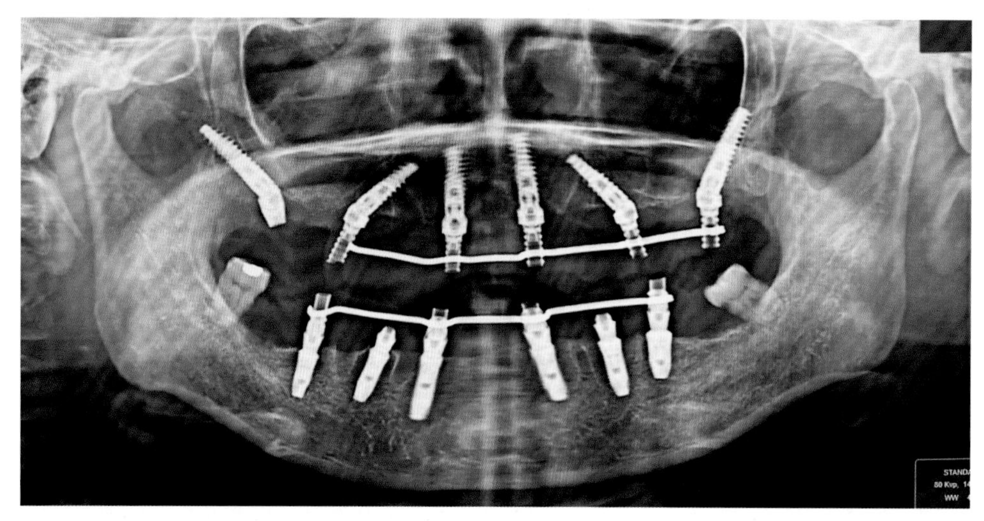

图 BL68-2　2020 年 5 月 21 日术后当天全景片显示左侧翼上颌植体即刻负荷，右侧翼上颌植体未负荷

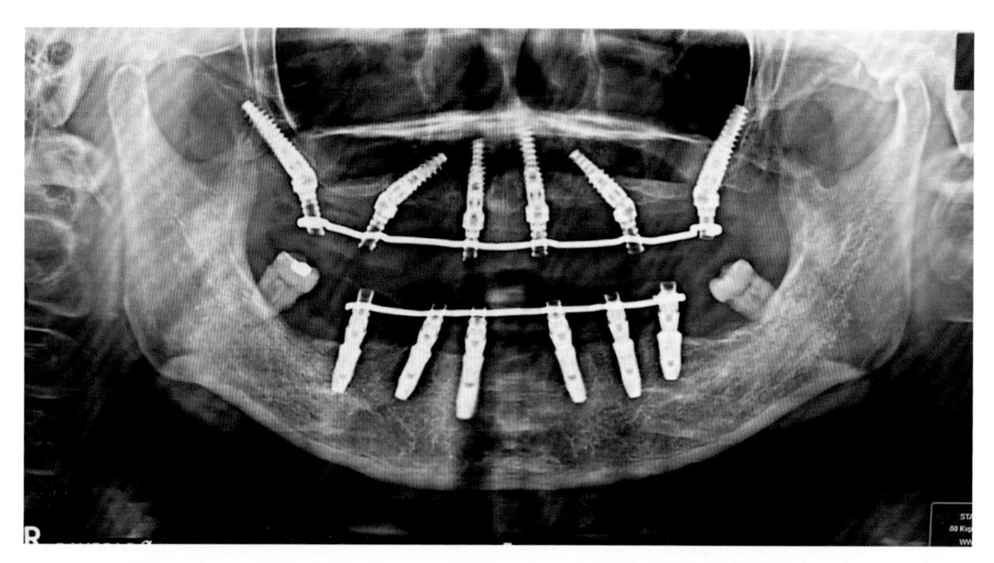

图 BL68-3　2020 年 9 月 18 日术后 4 个月更换临时牙，所有植体负荷

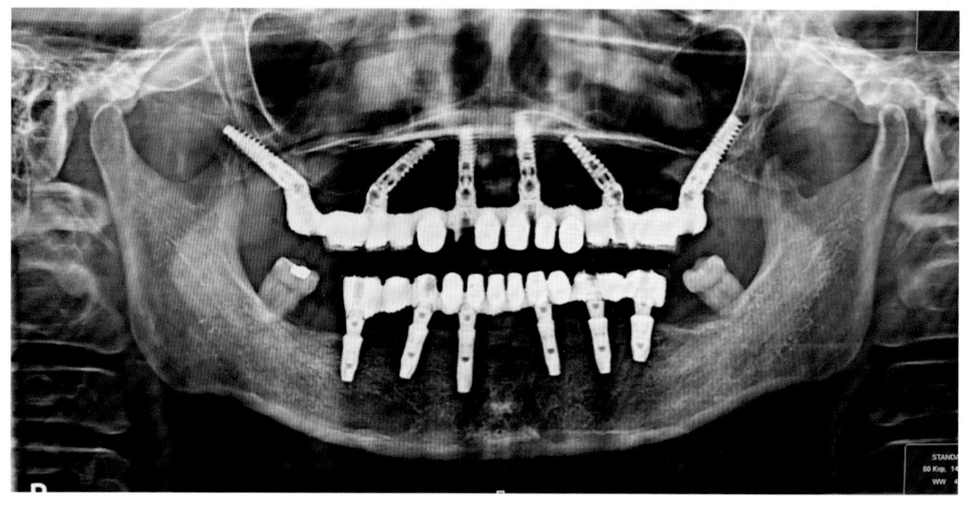

图 BL68-4　2020 年 12 月 15 日术后 7 个月完成永久修复，全景片显示基台就位良好

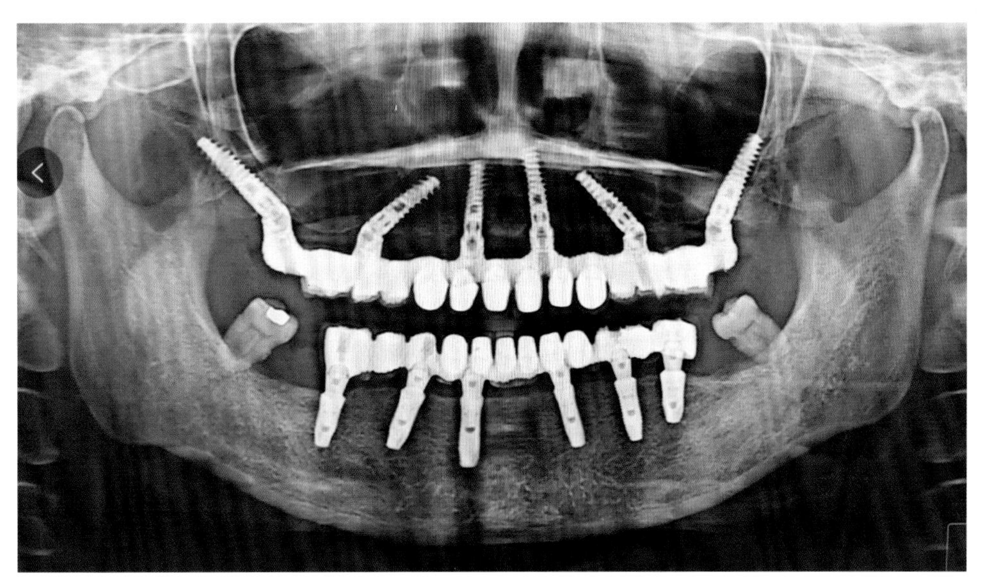

图BL68-5　2021年4月22日术后近一年复查，全景片显示所有植体稳定，翼上颌植体骨吸收不明显

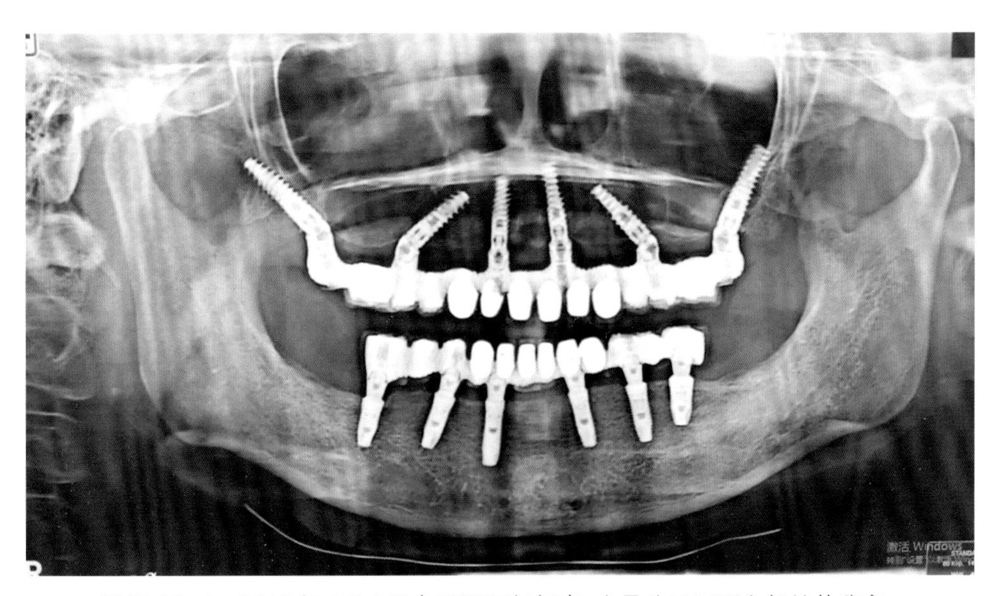

图BL68-6　2022年4月4日术后近两年复查，全景片显示翼上颌植体稳定

病例小结

患者的牙周病造成牙槽骨吸收及上颌窦气化，造成上颌后牙区窦嵴距较小，无法植入常规长度的植体，如进行上颌窦外提升植骨则无法即刻负重，治疗周期较长，此时行翼上颌复合体种植则能植入较长植体，实现即刻负荷。

展示病例(六十九)

作者:闫硕　**单位:**承德惟德口腔医院

一般资料:马某,男,62岁。

主诉:上颌后牙缺失数年,影响咀嚼,要求修复。

现病史:患者十年来口内牙齿因龋病及牙周病陆续脱落或拔除,后行套筒冠修复五年,现自觉咀嚼不适,来我院要求固定修复。

既往史:平素体健,否认系统性疾病史,否认高血压、心脏病史,有拔牙史,否认服用双膦酸盐药物史。

检查:双侧颜面部基本对称,张口度、开口型基本正常,双侧颞下颌关节无弹响和杂音。口内见15、16、17、24、26缺失,黏膜无明显异常,右上颌牙槽骨严重垂直向吸收。

辅助检查:CT显示16、17区骨高度严重不足,骨宽度不足;翼上颌区高度、宽度骨密度较好。

诊断:上颌牙列缺损。

治疗计划:15常规种植;17翼上颌复合体种植。

处置:医生向患者交代病情、治疗计划、费用、预后等,患者完全知情并同意种植修复。2019年1月22日行右侧翼上颌复合体种植及15种植:术中常规消毒,铺巾,4%阿替卡因1.7ml×2支碧兰麻局部浸润麻醉下,翻瓣,定位,备洞至预定深度;15置入Nobel Active植体,型号为4.3mm×8mm,旋入0°复合基台;17置入Nobel Active植体,型号为4.3mm×18mm,旋入30°复合基台;减张缝合,X片显示位置可;2019年6月26日永久修复戴牙;2020年5月13日术后一年零四个月复查,植体稳定。

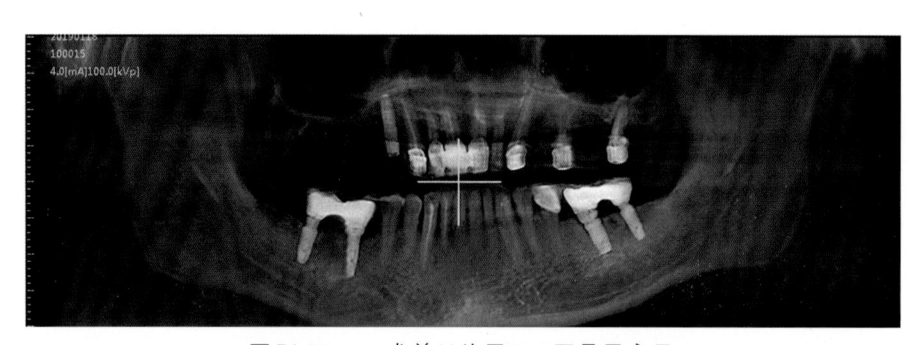

图BL69-1　术前X片显示4区骨量充足

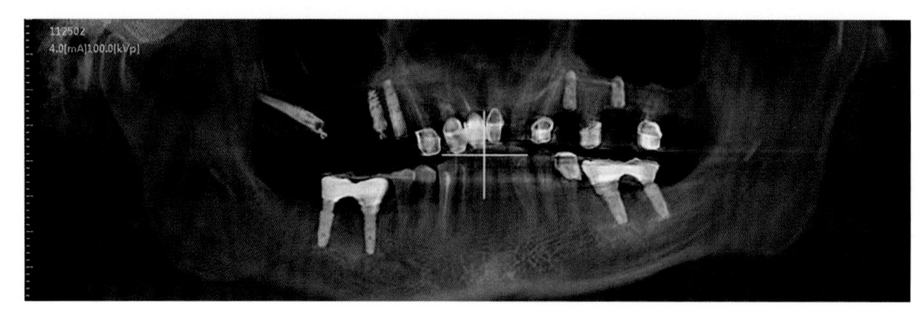

图BL69-2　术后当天拍片

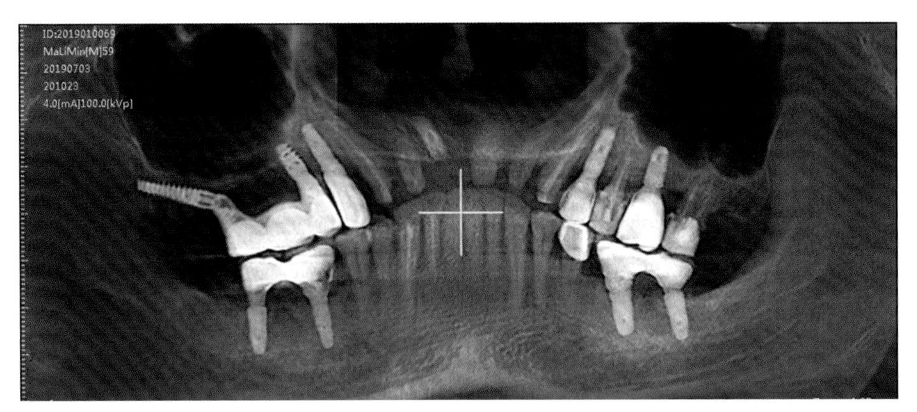

图 BL69-3　完成永久修复戴牙

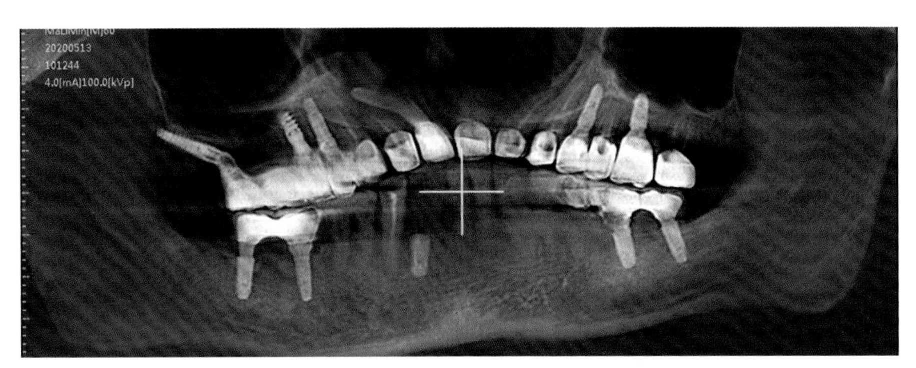

图 BL69-4　术后一年复查，翼上颌植体稳定

病例小结

翼上颌复合体种植的最大优点是可以避开上颌窦，保持了上颌窦完整性，同时最大限度地利用翼板区皮质骨，使翼上颌植体获得良好初始稳定性。尽管翼上颌植体靠后，但并不影响口腔卫生维护，常规口腔维护即可获得植体周围清洁卫生，让翼上颌植体长期稳定。短期观察可见翼上颌植体健康，骨吸收不明显，长期观察需继续跟踪。

展示病例（七十）

作者：苏印锋（소인봉-의사）　**单位：**暨南大学穗华口腔医院

一般资料：陈某，男，61 岁。

主诉：复诊种植。

现病史：患者自述三年前左侧后牙种植修复后咀嚼食物效果非常很好，平时感觉右侧不舒服，要求右边后牙继续做种植修复。

既往史：平素体健，否认系统性疾病史，否认高血压病史，否认心脏病史，有拔牙史、镶牙史，否认服用阿司匹林及双膦酸盐之类的药物史。

检查：双侧颜面部基本对称，张口度、开口型正常，双侧颞下颌关节无弹响及杂音。口内检查全口牙齿2~3度松动，上颌11、12、13、21、22、23烤瓷冠修复，14-17游离端桥体连接修复，下颌31、32、33、41、42、43、44烤瓷冠修复，牙龈红肿，牙槽嵴中度萎缩。

辅助检查：CBCT显示右上颌3区骨量高度不足，4区骨量充足。

诊断：全口重度牙周炎。

治疗计划：拆除右上颌桥体即刻种植修复。(1)14、15、16、17游离端桥体拆除；(2)右上颌种植修复，植体颗数为3颗。

处置：医生已履行告知义务，患者完全知情同意并签署《种植治疗知情同意书》。常规消毒，铺巾，4%阿替卡因1.7ml×2支局部浸润麻醉，牙槽嵴顶做水平切口，全层切开黏骨膜，翻瓣，定位，常规备洞至预定深度；14位点植入登腾系统种植体，型号为4.0mm×12mm；16向近中倾斜，避开上颌窦前壁，定位、备洞至预定深度，植入登腾植体，型号为4.0mm×14mm；17为翼上颌复合体种植，植入植体型号为4.0mm×14mm，倾斜角度为45°，选用30°复合基台，牙龈保护帽覆盖；减张拉拢缝合，X片显示位置可；术后临时冠即刻修复。

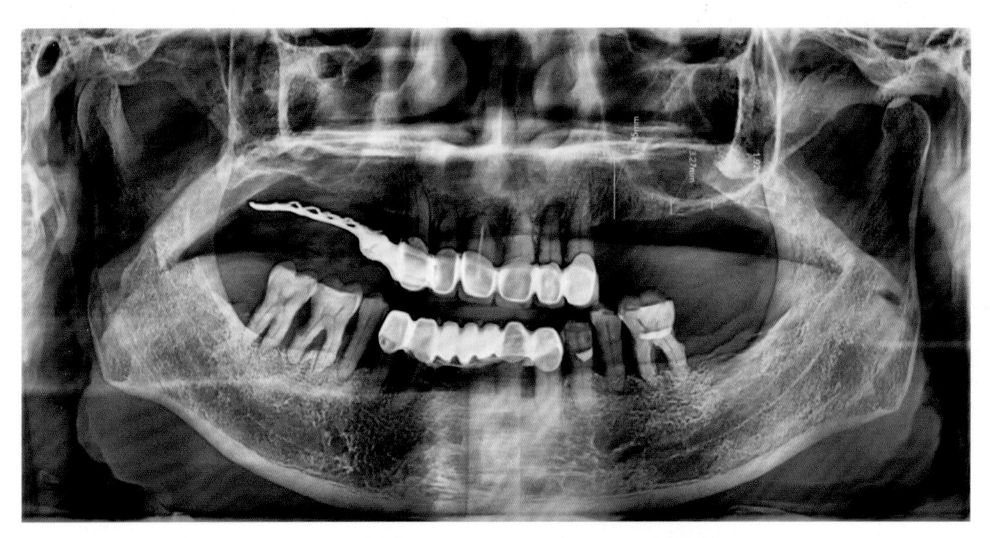

图BL70-1　术前全景片显示上颌3区骨量高度不足

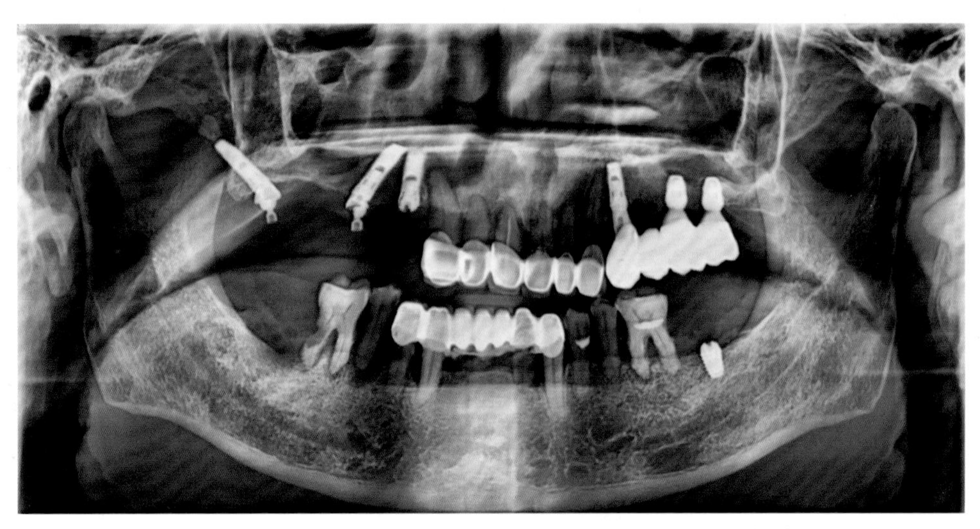

图BL70-2　术后全景片显示翼上颌植体位置与角度适当

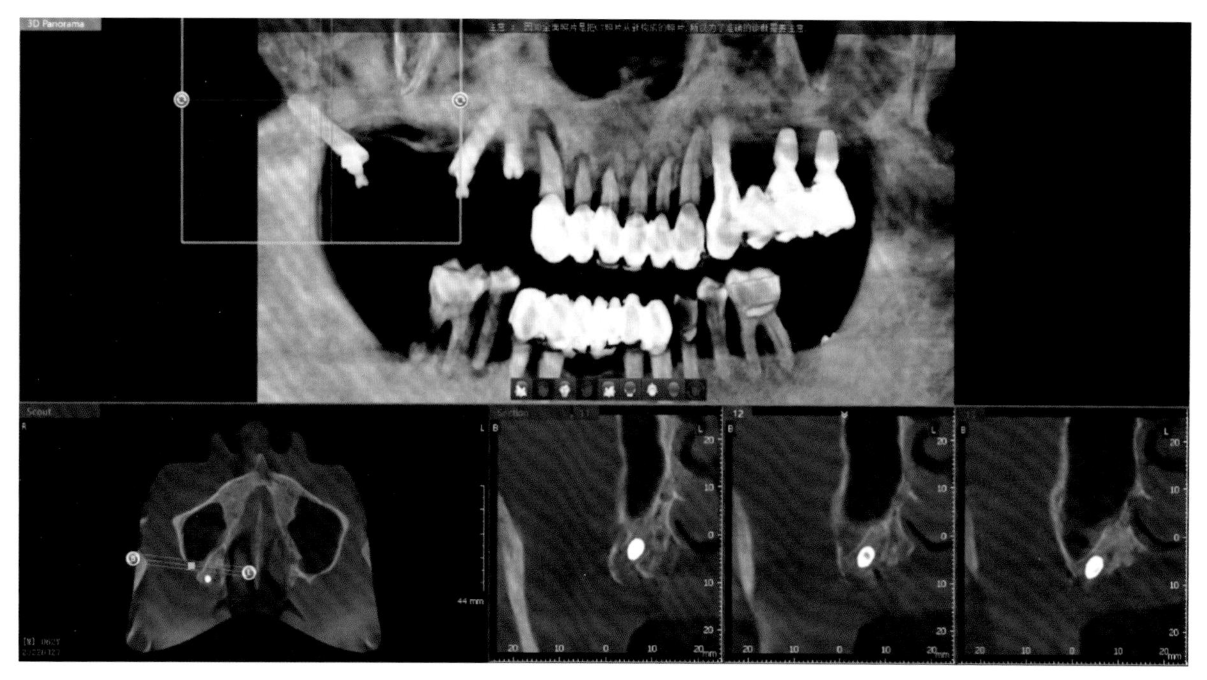

图BL70-3 CBCT显示翼上颌植体位置位于翼突窝

病例小结

3区骨量高度不足，常规种植需要外提升手术，半年后再次种植，修复时间太久，而翼上颌复合体种植技术可以简化手术操作，缩短手术时间及修复时间。只要掌握翼上颌复合体种植技术操作要领，规范流程，避免并发症，该技术还是安全可靠的，值得推广应用。

展示病例（七十一）

作者：王文清　**指导教师：**王明

一般资料：徐某，男，63岁。

主诉：左右上后牙缺失四个月，要求修复。

现病史：患者四个月前上、下后牙缺失，影响进食，要求修复。

既往史：平素体健，否认冠心病史，否认糖尿病史，否认高血压病史，否认肝肾系统疾病史，否认家族遗传病史，否认药物过敏史，否认服用双膦酸盐类药物史。

检查：16、31缺失，缺失区对殆牙无伸长；33、43近中倾斜；14、15、17、25、26、27松动3度，牙龈退缩，牙根暴露，牙周袋5mm；其余牙牙龈萎缩，牙根暴露，无松动。

辅助检查：口腔CBCT显示缺失区25牙槽骨高度7mm，宽度9mm；27牙槽骨高度12mm，宽度12mm；31牙槽骨高度17mm，宽度8mm；14、15、17、25、26、27牙槽骨向根尖方向吸收至根尖1/3，牙周膜增宽，牙根尖部有低密度影像，其余牙牙槽骨水平吸收。

诊断：（1）上下颌牙列缺损；（2）重度牙周炎。

治疗计划：25、26、27拔除；25、27、31种植；14、15、16、17择期处理。

处理：2020年11月23日行上颌种植手术，术中取仰卧位，辅助心电监护下，常规口内外消毒，铺巾，阿替卡因局麻下拔除25、26、27；搔刮拔牙窝，生理盐水冲洗，切开黏膜至牙槽嵴顶，翻瓣，术中整平牙槽骨，在25、27、31位点定位扩孔，逐级备洞，士卓曼瑞锆BLT亲水植体25位点即刻植入4.1mm × 8mm 一枚，置封闭螺丝，27位点翼上颌复合体种植，植入4.1mm × 16mm 一枚，置入30°复合基台，放置保护帽，31位点植入3.3mm × 12mm 一枚，置封闭螺丝，植入扭力为35N·cm,术中植入Bio-Oss骨胶原，缝合创口；无菌纱布压迫止血，拍片显示位置可；2021年4月6日复查，可见植体骨结合良好，完成永久修复；2022年1月15日术后一年零两个月复查，植体稳定，骨吸收不明显。

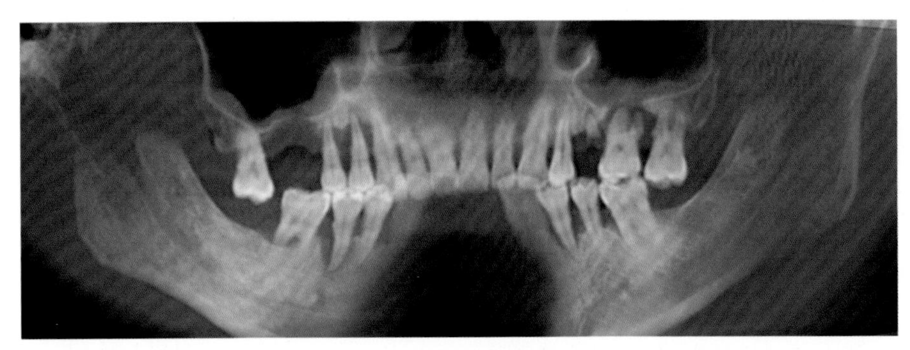

图BL71-1　术后当天CBCT显示翼上颌植体位置正常

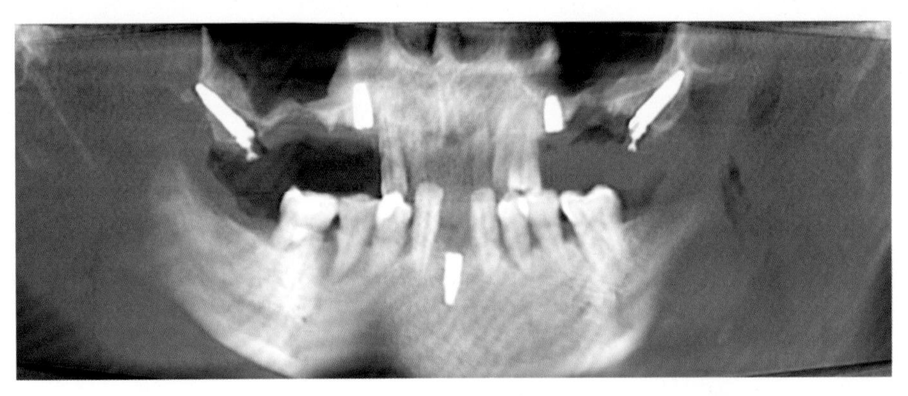

图BL71-2　拔牙前全景片显示3区骨高度不足，4区骨量充足

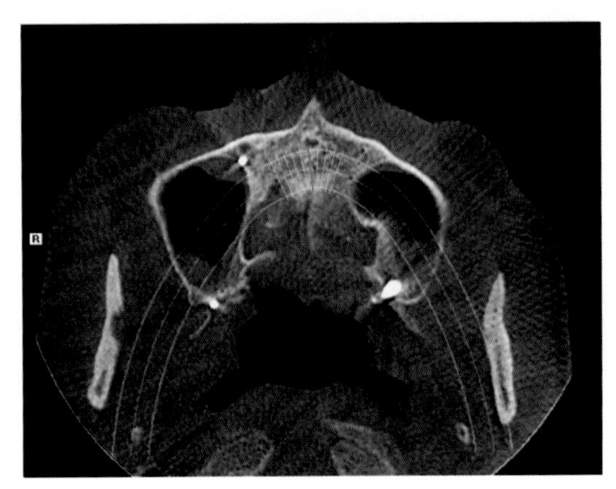

图BL71-3　CBCT水平面显示翼上颌植体位于翼内板翼外板之间，达到翼突窝

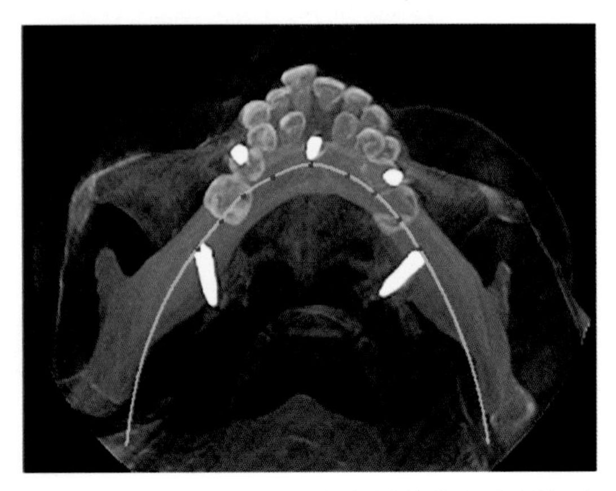

图BL71-4　CBCT显示翼上颌植体朝内侧角度适当

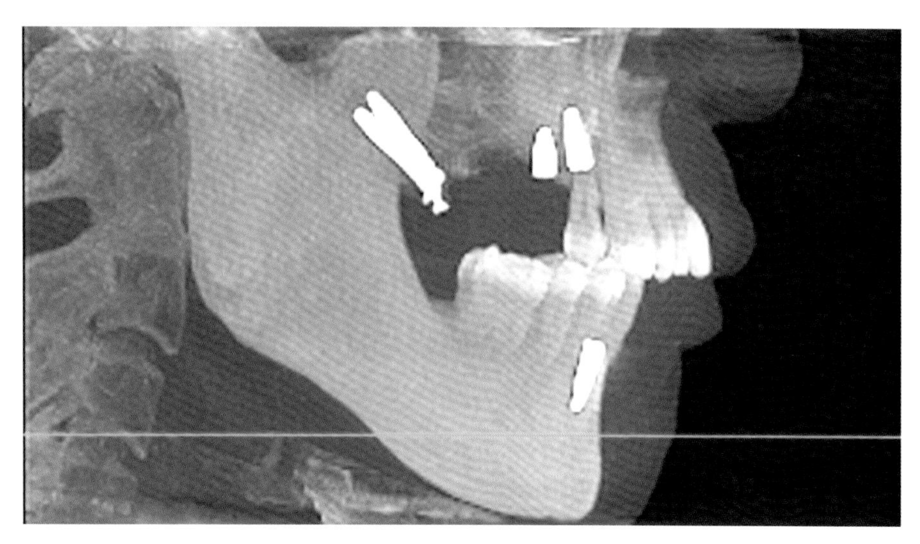

图BL71-5　CBCT矢状面显示翼上颌植体倾斜角度适当

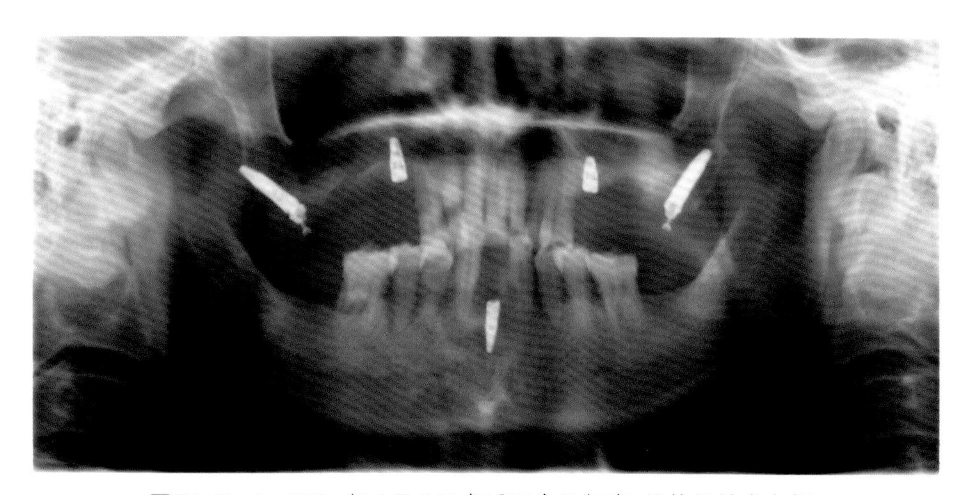

图BL71-6　2021年4月6日术后四个月复查，植体骨结合良好

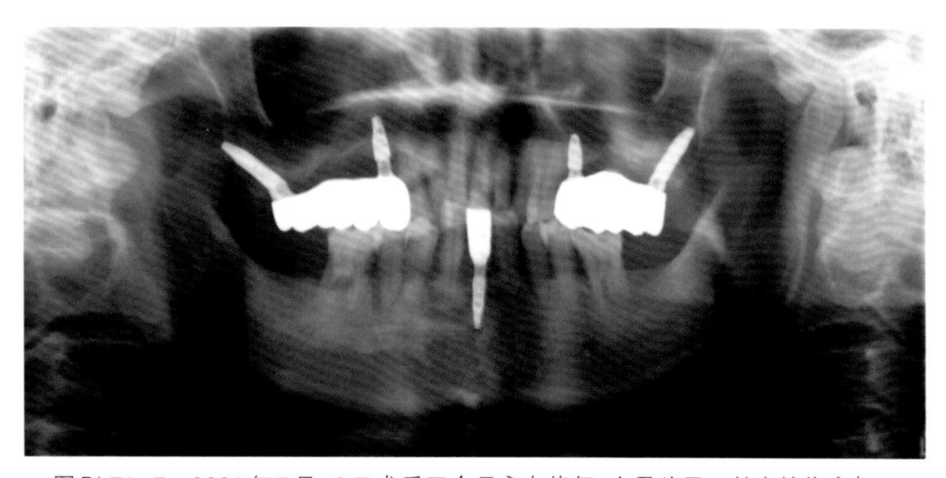

图BL71-7　2021年5月18日术后五个月永久修复，全景片显示基台就位良好

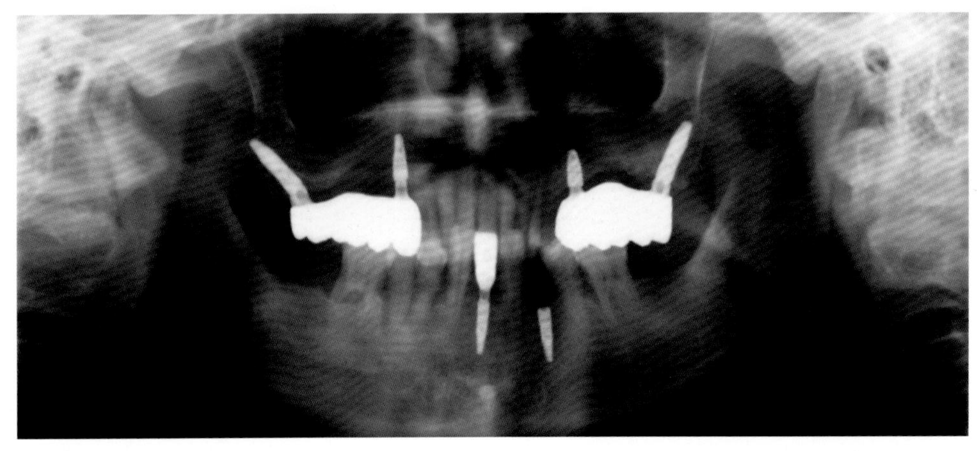

图 BL71-8　2022 年 1 月 19 日术后一年零两个月复查，全景片显示翼上颌植体稳定

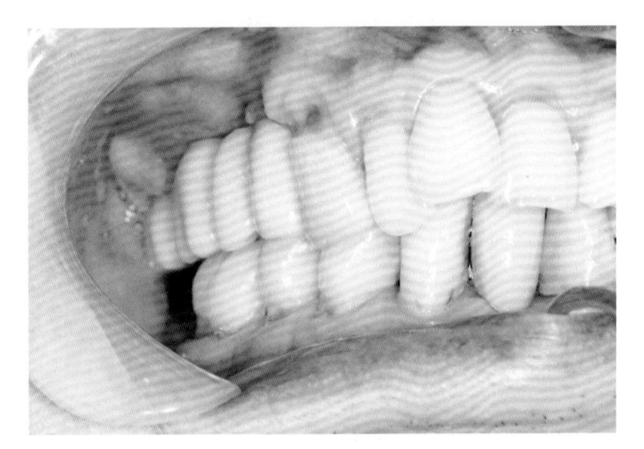

图 BL71-9　2022 年 1 月 19 日术后一年复查，口内照片可见 14 至 17 颊侧牙龈清洁，黏膜色、形、质正常

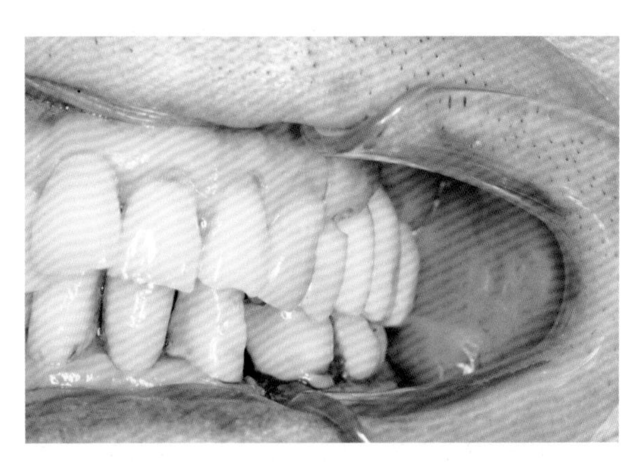

图 BL71-10　2022 年 1 月 19 日术后一年复查，口内照片可见 25 至 27 颊侧牙龈清洁，黏膜色、形、质正常

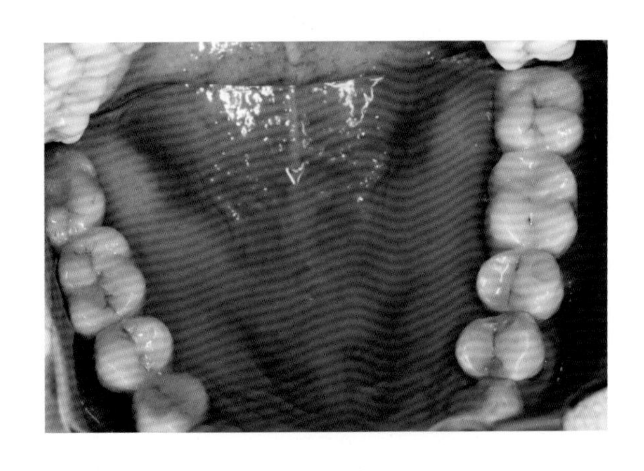

图 BL71-11　2022 年 1 月 19 日术后一年复查口内咬合照

病例小结

此病例存在重度牙周炎和双侧上后牙区牙列缺损，通过翼上颌复合体种植修复大大减轻患者术后反应和缩短戴牙周期，为患者缩短治疗疗程提供更为舒适化的治疗方案选择。受制于患者张口度等因素影响，在进行后牙区翼上颌种植术操作时需要患者高度配合，同时要注意器械脱落等风险因素，做好术前告知。

第十二章 翼上颌复合体种植的舒适化管理策略

口腔种植技术虽然已经经历了近六十年的发展，并建立了完善的理论基础和临床技术规范，但我们对于口腔患者在治疗过程中产生的恐惧感以及如何解决却始终重视不足。据相关调查，在牙科就诊过程中，80%的患者均存在不同程度的焦虑及恐惧心理，他们因害怕而回避治疗，往往只有到了迫不得已的时候才会选择就诊，也因此贻误了良好的就诊时机。牙科焦虑症(dental anxiety, DA)是一种在口腔治疗中的常见的心理障碍，其严重影响患者对口腔疾病的治疗意愿，使患者对口腔治疗感到紧张和害怕，进而表现出烦躁不安，甚至出现逃避治疗的现象。

口腔种植手术是口腔科门诊常见的治疗内容。由于这类手术需要在口腔深部进行，往往操作时间相对较长，手术难度较大，患者不仅需要长时间张口配合，还要忍受口腔内出血异味、局部牙龈切开、翻瓣、去骨以及挺凿器械的敲击震动等情况。虽有局部麻药的注射，但依然十分痛苦，很多患者在经历一次拔牙手术后，就不敢再轻易尝试接受牙科治疗，成为医源性牙科焦虑症患者。另外，社会老龄化现象加重，接受种植的老年患者日益增多，而老年患者往往合并各种心脑血管疾病。其手术操作时的疼痛刺激与创伤，均可引起患者的交感神经兴奋性升高，并使肾上腺髓质释放较多的儿茶酚胺，兴奋心脏和血管内的受体，使心率加快，血压升高，血氧饱和度下降，若不及时纠正则可能引起心律失常、心肌缺血、心功能衰竭等情况，这无形中给口腔种植增加了风险。因此，减轻甚至消除口腔疾病患者对种植过程的恐惧，使患者能够在安全、无痛、舒适的条件下接受诊疗是口腔医生和麻醉医生不可推卸的责任。特别是无牙颌患者，涉及翼上颌复合体种植、骨增量技术等较为复杂的手术，手术操作时间较长，为此我们提出了翼上颌复合体种植的舒适化管理策略。

一、良好的医患沟通和舒适的就诊环境

医患之间良好的沟通对于建立有效的工作关系是至关重要的，尤其对于有牙科焦虑症的患者来说，医生对他们的关心与理解的重要性高于医生的技术能力。良好沟通的基本要素包括：建立有效的双向互动，对患者的关心，注意非语言信号，有效地倾听和准确地理解病人所说的话，表现出同理心并使用适当的声音和语调等。良好的医患沟通能使患者对医生产生充分的信任，同时可以了解种植过程预期的治疗感觉和治疗时间，纠正患者在治疗过程中的误解。

舒适的就诊环境是翼上颌复合体种植舒适化管理的必要条件，人性化、个体化的医疗环境，可以从视觉、听觉等各方面影响病人的心理，从而缓解病人就诊时的恐惧心理，同时可以调动病人的积极性，使其积极配合医生治疗，以达到辅助治疗的效果。在布置环境时需要实现个体化，比如儿童对口腔诊室环境有其特有的喜好，针对学龄前儿童需要营造偏暖色调的抚慰、温暖氛围

并兼具童趣,学龄期儿童则更适合偏冷色调的装饰,要营造平静放松的诊室氛围;而老年人更偏爱安静休闲的就诊环境。以前在种植过程中覆盖在患者身上和头部的洞巾无形之中给患者增加了恐惧感,如果这时给患者戴上VR眼镜、放一些视频,同时播放舒适的音乐则将是一个不错的选择。

二、完善的镇痛和镇静技术

由于种植过程中患者不仅需要长时间张口配合,而且通常还需要忍受口腔内出血异味、局部牙龈切开、翻瓣、去骨以及挺凿器械的敲击震动等情况,一般非药物治疗方法无法缓解患者的焦虑恐惧情绪,这时往往需要使用药物来镇静和镇痛。常用的镇静治疗方法根据给药途径可以分为:经胃肠道外途径(吸入、静脉、鼻黏膜、直肠等)和经胃肠道途径(口服)。目前我国镇静麻醉工作主要由麻醉医生实施,这些当归属于监护下麻醉(monitored anesthesia care,MAC)的范畴。

(一)翼上颌复合体种植手术的镇痛策略

随着局部麻醉技术的不断完善,尤其是牙周膜麻醉、经腭侧黏膜下浸润麻醉等技术的广泛应用,单纯的局部麻醉事实上已经能满足大部分翼上颌复合体种植手术的镇痛需要。但为了提高患者尤其是牙科恐惧症患者在接受种植手术中过程的舒适度,口腔科医生在局部注射麻醉前应先完成注射部位的表面麻醉和(或)口服镇痛药,从而减少局部注射过程的疼痛。

(二)翼上颌复合体种植手术的镇静策略

1.口服药镇静技术

口服药是门诊口腔种植中常见的镇静措施,一般可用于轻度至中度镇静,常用的药物有安定类和水合氯醛类。其优点是无创给药易于接受,镇静程度一般较浅,相对安全和对设备要求低等;其缺点是镇静程度不好控制,持续时间短,起效和恢复的时间较长,不适合时间较长的种植治疗。

2.氧化亚氮吸入镇静技术

氧化亚氮吸入镇静技术是口腔门诊使用最早的镇静技术,氧化亚氮俗称笑气,是无色有甜味的气体,短时间吸入即可以产生镇静镇痛作用。其优点是起效和恢复时间快,相对安全,术中可通过调节氧化亚氮的浓度来调节镇静深度,且其镇痛作用可减少局部浸润麻醉引起的疼痛;其缺点是需要通过专门的设备,废气如果处理不当会污染手术室环境。在口腔种植过程中无论是否为牙科焦虑症患者均可应用笑气吸入镇静镇痛技术,并且在术前、术中进行指标监测以保证安全,能有效控制患者焦虑情绪,降低患者的疼痛感,并且患者能够保持连续自主呼吸及对物理刺激和语言指令做出相应反应,保护性反射活跃,能够主动配合治疗,尤其笑气结合局部麻醉使用效果更好。但需要注意的是,在笑气使用前和结束后,都需要给予充足的纯氧吸入,以充分置换出体内的残余笑气。

3.静脉清醒镇静技术

静脉镇静是指通过静脉通道输注适量的镇静药物实现镇静目的的技术,常用于需要中度和深度镇静的翼上颌复合体种植手术,常用的药物有丙泊酚、右美托咪定、咪达唑仑等。由于丙泊酚对呼吸和心血管有抑制作用,易出现呼吸抑制和血压下降,一般不作为首选。右美托咪定作为新型高选择性α2肾上腺素能受体激动剂,具有镇静、催眠和镇痛作用,能抑制伤害性刺激诱发的应激反应,无呼吸抑制,在操作过程中患者可被唤醒配合医生完成手术,所以越来越被麻醉医生和口腔科医生所接受。

4.深度镇静技术

深度镇静技术是指单独或联合用药使患者意识受到抑制,部分反射消失的镇静方法,常用于要求意识消失的牙科恐惧症患者或由于各种原因无法配合手术的患者等。

5.全身麻醉技术

全身麻醉是指将麻醉药经呼吸道吸入、静脉或肌肉注射进入体内,产生中枢神经系统的暂时抑制,其临床表现为神志消失、全身痛觉消失、遗忘、反射抑制和骨骼肌松弛等。常用于不能配合种植手术或极度恐惧要求全身麻醉的患者。由于口腔种植手术刺激较小,麻醉医生应控制各种药物的用量,避免过多药物引起的不良反应。

值得注意的是无论是镇静还是全身麻醉都必须在心电监护下实施。从轻度镇静、中度镇静、深度镇静到全身麻醉是一个连续的过程,实施者应该对镇静深度有正确的判断,必须有熟练的气道管理能力和基本的急救能力,尤其是在深度镇静和全身麻醉时,必须由有麻醉资质的麻醉医生实施,以保证患者在安全的环境下完成手术。镇静下种植手术最重要的便是维持治疗中呼吸道通畅和自主呼吸能力,是否具备对呼吸系统不良事件的预见能力和应急处理能力是衡量能否实施镇静镇痛治疗的关键。

三、种植手术中的微创治疗理念

随着微创外科手术理念的发展和普及,微创牙种植术已成为目前种植临床研究的热点之一。将微创理念用于即刻种植手术,在拔牙过程中可尽量减少去骨,加大牙体组织切割。微创的方法能准确去骨,精确控制切削的方向和范围,并可在牙的各部位任意分割牙体,准确去除阻力;不仅去骨范围可控,而且去骨量也尽量减少,以避免牙槽突高度的降低,有利于后期种植修复;减少机械性损伤,减少出血量,周围组织术后反应轻,最大限度减少并发症,提高患者舒适度和满意度。

四、完善的术后随访和健康教育

翼上颌复合体种植简化了传统复杂的术式,缩短了愈合时间。但无论如何,接受翼上颌复合体种植患者都会经历组织损伤与修复的阶段,从种植手术到最后固定义齿修复的完成一般需要4~8个月的时间,在这期间患者需要多次到口腔门诊复诊,部分依从性差的患者定期复查的意识较差,只有出现植体松动、发炎甚至脱落时才会复诊。这种因术后管理不当引起的不良反应给临床和患者本身增加了负担,给患者也带来了不良的就诊体验。这就需要我们建立完善的术后随访制度和正确的健康教育,在定期随访中及时发现问题,并予以正确的指导,减少患者的痛苦,减轻患者的经济负担,提高患者满意度。总之,随着医疗水平的不断进步和人民生活水平的不断提高,人们对口腔种植手术已不再仅仅满足于无痛,而更多的是期盼医生们把整个治疗过程从无痛变得既安全又舒适,这也是口腔医生和麻醉医生不断努力的方向。良好的医患沟通和舒适的就诊环境能减轻患者尤其是DA患者围术期的焦虑情绪,微创理念及手术器械的应用可以显著减少出血及肿胀情况,麻醉药的合理使用让患者可以在安全无痛的环境下接受手术,而这些恰恰都是“舒适化翼上颌复合体种植”的延伸。

后记

在上颌骨骨量分区中增加了第4区(翼上颌区)是本书独特的见解,重点在于将其分为五种类型,来指导翼颌种植的术式与方法。同时介绍了舒适化翼上颌复合体种植的应用,书中节选了主编的38例种植病例,其中一例是仅仅下颌植入四枚植体的超级细菌耐药患者,不含两例翼植体游走到翼突窝间隙,一例沉默植体,一例穿颧种植,一例颧种植和翼上颌复合体种植联合应用,展示了笔者34例翼上颌植体,女性病人13例,男性21例,最小年龄40岁,最大年龄81岁,平均年龄59.6岁,翼植体总数55枚,即刻负荷30颗,延期负重25颗,涉及7种种植系统,其中Nobel Active RP 4.3mm×18mm植体总数22枚,即刻负荷9枚,不即刻负荷13枚;Nobel Replace CC 4.3mm×16mm 8枚,即刻负荷6枚,不负重2枚;cortex 4.2mm×16mm 4枚,1枚即刻负荷,3枚不负重,OSSTEM 4.2mm×15mm总数5枚,即刻负荷4枚,不负重1枚;ICX总数4枚,其中即刻负荷3枚,不负重1枚;BLT 4.1mm×16mm 6枚,即刻负荷2枚,不负重4枚;BLT 4.8mm×14mm 1枚,即刻负荷,4.1mm×14mm 1枚,不负重,Nobel PCC 4.3mm×18mm 1枚,即刻负荷,4.3mm×15mm1枚,即刻负荷。AB系统2枚,即刻负重。植体长度区间在14~18mm,直径区间在4.0~4.3mm,展示病例完成了近1~5年后复查,最长病例观察时间为4年6个月,复查结果显示:植体均稳定,黏膜健康,无发生植体周炎或者黏膜炎情况。对于翼上颌复合体种植经验笔者总结了如下几点:

(1)植体长度区间:15~16mm。

(2)植体直径区间:3.8~4.3mm。

(3)植体角度:在矢状面观与殆平面成45°~50°朝上植入植体,在水平面观与中线平行线成10°~15°朝内侧植入植体。

(4)工具简单化,不过度挤压,避免颌骨骨折。

(5)初学者不建议植体必须穿出翼突窝,避免碰及翼植体罩门。

(6)预判翼植体是否有稳定性,牢记罩门预防三部曲,宁可放弃,不可大意。

感谢每一位参与本书撰写的同行,感谢大家的齐心协力和全力支持,共同致力推动翼上颌复合体种植技术的发展;感谢我的妻子刘恩艳和家人的全力支持和帮助;感谢我的导师杨小平教授的支持和鼓励;感谢美奥口腔领导和同事的支持和鼓励,感谢我的好兄弟龚鸣的支持,感谢我的好朋友黎强医师的支持,感谢所有参编人员的支持与奉献,感谢周磊教授、黄建生教授、邓飞龙教授、张健教授、刘峰教授和亓庆国教授的宝贵意见,感谢石国华副编审及出版社编辑们的辛勤付出。没有你们,就没有此书的出版。

参考文献

1. Aparicio C, Ouazzani W, Hatano N. The use of zygomatic implants for prosthetic rehabilitation of the severely resorbed maxilla[J]. Periodontology 2000,2008, 47:162–171.
2. Aparicio C,Ouazzani W,Hatano N. Zygomatic Implants[J]. Clinical Implant Dentisry,2010,12(1):55–61.
3. Aparicio C. A proposed classifi cation for zygomatic implant patient based on the zygoma anatomy guided approach(ZAGA): A cross-sectional survey[J]. European Journal of Oral Implantology, 2011, 4(3):269–275.
4. Arai Y, Tammisalo E, Iwai K, et al. Development of a compact computed tomographic apparatus for dental use[J]. Dentomaxillofac Radiology, 1999,28(4):245–248.
5. Araujo R Z, Santiago Júnior J F, Cardoso C L.Clinical outcomes of pterygoid implants: Systematic review and meta-analysis[J].Journal of Cranio-Maxillofacial Surgery, 2019,47(4):651–660.
6. Balshi S F, Wolfinger G J, Balshi T J. Analysis of 164 titanium oxide-surface implants in completely edentulous arches for fixed prosthesis anchorage using the pterygomaxillary region[J]. International Journal of Oral & Maxillofac Implants, 2005,20:946–952.
7. Balshi T J, Lee H Y, Hernandez R E. The use of pterygomaxillary implants in the partially edentulous patient: a preliminary report[J]. International Journal of Oral & Maxillfacial Implants, 1995,10:89–98.
8. Balshi T J, Wolfinger G J, Balshi 2nd S F. Analysis of 356 pterygomaxillary implants in edentulous arches for fixed prosthesis anchorage[J]. International Journal of Oral & Maxillofac Implants, 1999, 14: 398–406.
9. Balshi T J, Wolfinger G J, Slauch R W, Balshi S F. Brånemark system implant lengths in the pterygomaxillary region: A retrospective comparison[J]. Implant Dentistry, 2013,22(6):610–612.
10. Balshi T J. Single tuberosity-osseointegrated implant support for a tissue-integrated prosthesis[J]. International Jouranl of Periodontics & Restorative Dentistry, 1992, 12(5): 345–357.
11. Bidra A S, Huynh-Ba G. Implants in the pterygoid region: A systematic review of the literature[J]. International Journal of Oral & Maxillofac Surgery, 2011,40:773–81.
12. Brånemark P I, Adell R, Albrektsson T, et al. An experimental and clinical study of osseointegrated implants penetating th e nasal cavity and maxillay sinus[J]. International Journal of Oral & Maxillofac Surgery, 1984, 42(8): 497–505.
13. Breine U, Branemark PI. Reconstruction of alveolar jaw bone.An experimental and clinical study of immediate and preformed autologous bone grafts in combination with osseointegrated implants [J]. Scandinavian Jouranl of Plastic & Reconstrctive Surgery, 1980, 14(1): 23–48.
14. Chow J, Wat P, Hui E, et al. A new method to eliminate the risk of maxillary sinusitis with zygomatic implants[J]. International Journal of Oral & Maxillofac Implants, 2010, 25 (6):1233–1240.
15. Curi M M, Cardoso C L, Ribeiro KDCB. Retrospective study of pterygoid implants in the atrophic

posterior maxilla: Implant and prosthesis survival rates up to 3 years[J]. International Journal of Oral & Maxillofac Implants, 2015,30(2):378–383.

16. Dryer R R, Conrad H J. Displacement of a dental implant into the pterygoid Fossa: A clinical report[J]. Jouranl of Prosthetic Dentistry, 2019,28(9): 1044–1046.
17. Emitis N N, Mandana A, Hugo D B, et al. Narrative review regarding the applicability, accuracy, and clinical outcome of flapless implant surgery with or without computer guidance[J]. Clinic Implant Dentistry & Related Research, 2020,22(4): 454–467.
18. Esposito M, Grusovin M G, Rees J, et al. Effectiveness of sinus lift procedures for dental implant rehabilitation: A cochrane systematic review[J]. European Journal of Oral Implantology,2010,3: 7–26.
19. Fernández Valerón J, Fernández Velázquez J. Placement of screw-type implants in the ptery gomax illary-pyramidal region: Surgical procedure and preliminary results[J]. Int J Oral Max illofac Implants, 1997, 12(6): 814–819.
20. Fernández-Valerón JR, Fernández-Carreras J, Valerón P F, Results of total maxillary edentulism rehabilitation protocol with implant-supported prostheses in the pterygomaxillary-pyramidal region as posterior anchorage loci[J]. International Journal of Oral & Maxillfacial Implants,2020,35(4): 767–772.
21. Franchina A, Stefanelli L V, Gorini S, et al. Digital approach for the rehabilitation of the edentulous maxilla with pterygoid and standard implants: The static and dynamic computer–aided protocols[J]. Methods & Protocols, 2020,3(4): 84.
22. Graves S L. The pterygoid plate implant: a solution for restoring the posterior maxilla[J]. International Journal of Periodontics & Restorative Dentistry, 1995,14(6): 512–523.
23. Jaffin R A, Berman C L. The excessive loss of Brånemark fixtures in type IV bone: A 5-year analysis[J]. Journal of Periodontology, 1991,62(1): 2–4.
24. Khayat P, Nader N. The use of osseointegrated implants in the maxillary tuberosity [J]. Practical Periodontics and Aesthetic Dentistry,1994, 6(4): 53–61.
25. Kyoung R K, Kyoung-young S, Sunjai K. Conventional open–tray impression versus intraoral digital scan for implant-level complete-arch impression[J]. The Journal of Prosthetic Dentistry, 2019, 122(6): 543–549.
26. Lee S A, Lee C T, Fu M M, et al. Systematic review and metaanalysis of randomized controlled trials for the management of limited vertical height in the posterior region: short implants (5 to 8 mm) vs longer implants (>8 mm) in vertically augmented sites[J]. International Journal of Oral & Maxillofac Implants, 2014,29:1085 - 97.
27. Lekholm U, Zarb G A. Tissue-integrated prostheses: Osseointegration in clinical dentistry [M]. Chicago: Quintessence,1985: 199–209.
28. Marjolein V, Isabelle L, Reinhilde J, et al. Computer-supported implant planning and guided surgery: A narrative review[J]. Clinical Oral Implants Research,2015,26(S11):69–76.
29. Martinez H, Davarpanah M, Missika P, et al. Optimal implant stabilization in low density bone[J]. Clinical Oral Implants Research, 2001,12:423–32.
30. Monaco C, Scheda L, Baldissara P, et al. Implant digital impression in the esthetic area[J]. Journal of

Prosthodontics, 2019,28(5): 536–540.

31. Nocini P F, De Santis D, Morandini B. A dental implant in the infratemporal fossa: Case report[J]. International Journal of Oral & Maxillfacial Implants,2013,28(4):195–197.

32. Peñarrocha M, García B, Martí E, et al. Implant-supported rehabilitation of the severely atrophic maxilla: a clinical report[J]. Journal of Prosthodontics, 2004,13:187–191.

33. Peñarrocha M, Carrillo C, Boronat A, Retrospective study of 68 implants placed in the pterygomaxillary region sing drills and osteotomes[J]. International Journal of Oral & Maxillfacial Implants, 2009, 24(4): 720–726.

34. Ridell A, Kerstin Gröndahl K, Lars Sennerby L. Placement of Brånemark implants in the maxillary tuber region: Anatomical considerations, surgical technique and long-term results[J]. Clinical Oral Implants Research,2009,20:94–98.

35. Rodríguez X, Lucas-Taulé E, Elnayef B, et al. Anatomical and radiological approach to pterygoid implants: A cross-sectional study of 202 cone beam computed tomography examinations[J]. International Journal of Oral & Maxillafacial Surgery,2016, 45(5):636–640.

36. Rodriguez X, Mendez V, Vela X, et al. Modified surgical protocol for placing implants in the pterygomaxillary region: clinical and radiologic study of 454 implants[J]. International Journal of Oral & Maxillofac Implants,2012,27:1547–1553.

37. Ryan M, Mizumoto, Burak Y. Intraoral scan bodies in implant dentistry: A systematic review[J]. Journal of Prosthetic Dentistry, 2018, 120(3):343–352.

38. Signorini L, Faustini F, Samarani R, et al. Immediate fixed rehabilitation supported by pterygoid implants for participants with severe maxillary atrophy: 1-Year postloading results from a prospective cohort study[J]. Jouranl of Prosthetic Dentistry, 2021,126(1):67–75.

39. Stefanelli L V, Mandelaris G A, Franchina A. Accuracy evaluation of 14 maxillary full arch implant treatments performed with da vinci bridge: A case series[J]. Materials (Basel), 2020,13(12):2806.

40. Stefanelli V L, Graziani U, Pranno N, et al. Accuracy of dynamic navigation surgery in the placement of pterygoid implants[J]. International Journal of Periodontics Restorative Dentistry, 2020, 40(6):825–834.

41. Tulasne J F. Implant treatment of missing posterior dentition[C]// Albrektson T, Zarb G. The Brånemark osseointegrated implant. Chicago: Quintessence, 1989:103–115.

42. Tulasne J F. Osseointegrated fixtures in the pterygoid region[C]//Worthington P, Branemark P I. Surgery. Advanced osseointegration surgery: Applications in the Maxillofacial Region. Chicago: Quintessence, 1992:182–188.

43. Uchida Y, Yamashita Y, Danjo A, et al. Computed tomography and anatomical measurements of critical sites for endosseous implants in the pterygomaxillary region: A cadaveric study[J]. International Journal of Oral Maxillofac Surgegry,2017,46(6):798–804.

44. Valerón F J, Valerón P F. Long-term results in placement of screw-type implants in the pterygomaxillary-pyramidal region[J]. International Jouranl of Oral & Maxillofac Implants, 2007;22:195–200.

45. Venturelli A. A modified surgical protocol for placing implants in the maxillary tuberosity: Clinical results at 36 months after loading with fixed partial dentures[J]. International Journal of Oral &

Maxillofac Implants, 1996;11:743-749.

46. Widmark G, Andersson B, Carlsson G E, et al. Rehabilitation of patients with severely resorbed maxillae by means of implants with or without bone grafts: a 3-to 5-year follow-up clinical report[J]. International Journal of Oral & Maxillofac Implants, 2001;16:73-9.

47. Wilkirson E, Chandran R, Duan Y. Rehabilitation of atrophic posterior maxilla with pterygoid implants: A 3D finite element analysis[J]. International Journal of Oral & Maxillofac Implants, 2021, 36(3): 51-62.

48. Zarb G A, Zarb F L, Schmitt A. Osseointegrated implants for partially edentulous patients. Interim consideations[J]. Dental Clinics of North America, 1987, 31(3): 457-472.

49. Baker E W. 口腔医学解剖图谱[M].郑家伟,译.上海:上海科学技术出版社,2016.

50. 陈卓凡.口腔种植治疗的基础研究与临床应用[M].北京:人民军医出版社,2014.

51. 恩瑞格·阿里阿提,达维德·罗密欧.倾斜种植——骨量不足种植修复解决方案[M].吕昊昕,窦晓晨,等译.沈阳:辽宁科学技术出版社,2021.

52. 葛均波,徐永健,王辰.内科学[M].9版.北京:人民卫生出版社,2018.

53. 宫苹.口腔种植学[M].北京:人民卫生出版社, 2020.

54. 韩晓辉,廉亚萍,孔丽,等.翼上颌区穿翼种植体入路分析[J].医学影像学杂志,2021,31(8):1283-1286.

55. 洪涛,李志文,张芳,等.种植修复数字化口内印模及其精度的影响因素[J].实用口腔医学杂志,2021,37(2):263-268.

56. 李祖兵.翼板区种植[J].国外医学·口腔医学分册,1996,(4):208-210.

57. 刘利生.中国高血压防治指南[M].北京:人民卫生出版社,2006:28-29.

58. 满毅,袁姗姗,赵磊,等.上颌窦提升术的历史、现状和发展[J].国际口腔医学杂志,2014,41(6):621-627.

59. 满毅,周楠,杨醒眉.动态实时导航在口腔种植领域中的临床应用及新进展[J].口腔疾病防治,2020,28(6):341-348.

60. 史俊宇,赖红昌.翼上颌种植——循证与创新[M].沈阳:辽宁科学技术出版社,2021.

61. 宿玉成.国际口腔种植学会(ITI)口腔种植临床指南牙种植学的负荷方案:牙列缺失的负荷方案[M].沈阳:辽宁科学技术出版社,2019.

62. 宿玉成.浅谈数字化口腔修复治疗[J]. 中华口腔医学杂志,2016, 51(4): 194-200.

63. 宿玉成.现代口腔种植学[M].2版.北京:人民卫生出版社,2014.

64. 孙鹏.全牙列种植固定修复重建——以终为始[M].沈阳:辽宁科学技术出版社,2022.

65. 王菊兰.高血压危象急性发病病因分析与临床护理体会[J],按摩与康复学,2019,10(9):74-76.

66. 袁泉, 宫苹, 焦锡葳.颧骨种植术的研究进展[J]. 国外医学: 口腔医学分册, 2005, 32(1):50-51, 54.

67. 张健.数字化口腔种植外科技术[M].沈阳:辽宁科学技术出版社,2016.

68. 张一鸣,孙海鹏,邓飞龙.颧骨种植体植入术的研究进展[J]. 国际口腔医学杂志,2016,43(3):361-365.

69. 张志愿.口腔颌面外科学[M].7版.北京:人民卫生出版社,2012.

70. 章锦才.口腔种植并发症——病因预防和治疗[M].沈阳:辽宁科学技术出版社,2013.

71. 周芷萱,朱宪昕,杨益,等.翼上颌区种植相关解剖结构的影像学测量及分析研究[J].口腔医学,2021,41(7):603-607.

图书在版编目(CIP)数据

"翼"招制胜：无牙颌种植手术临床策略 / 王明主编. —杭州：浙江大学出版社，2022.7
ISBN 978-7-308-22780-3

Ⅰ. ①翼… Ⅱ. ①王… Ⅲ. ①种植牙—口腔外科手术
Ⅳ. ①R782.12

中国版本图书馆CIP数据核字(2022)第111612号

"翼"招制胜——无牙颌种植手术临床策略
王明　主编

责任编辑　石国华
责任校对　杜希武
封面设计　刘依群
出版发行　浙江大学出版社
　　　　　(杭州市天目山路148号　邮政编码310007)
　　　　　(网址: http://www.zjupress.com)
排　　版　杭州星云光电图文制作有限公司
印　　刷　杭州宏雅印刷有限公司
开　　本　889mm × 1194mm　1/16
印　　张　19
字　　数　450千
版 印 次　2022年7月第1版　2022年7月第1次印刷
书　　号　ISBN 978-7-308-22780-3
定　　价　398.00元

浙江大学出版社市场运营中心联系方式：(0571)88925591；http://zjdxcbs.tmall.com